微创脊柱畸形外科学

Minimally Invasive Spinal Deformity Surgery

原　　著　Michael Y. Wang
　　　　　Yi Lu
　　　　　D. Greg Anderson
　　　　　Praveen V. Mummaneni

主　　译　晋大祥　郑召民
　　　　　海　涌　吕国华

主　　审　周　跃　李　明

北京大学医学出版社

WEICHUANG JIZHU JIXING WAIKEXUE

图书在版编目（CIP）数据

微创脊柱畸形外科学 /（美）迈克尔·王
(Michael Y. Wang) 等原著；晋大祥等主译 . – 北京：
北京大学医学出版社 , 2021.3
书名原文：Minimally Invasive Spinal Deformity
Surgery
ISBN 978-7-5659-2332-6

Ⅰ.①微… Ⅱ.①迈… ②晋… Ⅲ.①脊柱畸形—矫
形外科学 Ⅳ.① R682.3

中国版本图书馆 CIP 数据核字 (2020) 第 232615 号

北京市版权局著作权合同登记号：图字：01-2015-6030

Translation from the English language edition:
Minimally Invasive Spinal Deformity Surgery
by Michael Y. Wang, Yi Lu, D. Greg Anderson and Praveen V. Mummaneni
Copyright © 2014 Springer Vienna
Springer Vienna is a part of Springer Science+Business Media

Simplified Chinese translation Copyright © 2021 by Peking University Medical Press.
All Rights Reserved.

微创脊柱畸形外科学

主　　译：晋大祥　郑召民　海　涌　吕国华
出版发行：北京大学医学出版社
地　　址：（100191）北京市海淀区学院路 38 号　北京大学医学部院内
电　　话：发行部 010-82802230；图书邮购 010-82802495
网　　址：http：//www.pumpress.com.cn
E － mail：booksale@bjmu.edu.cn
印　　刷：北京信彩瑞禾印刷厂
经　　销：新华书店
责任编辑：冯智勇　　责任校对：金彤文　　责任印制：李　啸
开　　本：787 mm × 1092 mm　1/16　印张：22　字数：558 千字
版　　次：2021 年 3 月第 1 版　2021 年 3 月第 1 次印刷
书　　号：ISBN 978-7-5659-2332-6
定　　价：220.00 元
版权所有，违者必究
（凡属质量问题请与本社发行部联系退换）

主　审

周　跃　重庆新桥医院骨科
李　明　上海长海医院脊柱外科

主　译

晋大祥　广州中医药大学第一附属医院脊柱骨科
郑召民　中山大学附属第一医院脊柱外科
海　涌　首都医科大学附属北京朝阳医院骨科
吕国华　中南大学湘雅二医院脊柱外科

译　者

（按姓氏笔画排序）

丁金勇	王　飞	王　华	王华锋	王建儒
叶福标	宁广智	朱　博	任之强	刘　铁
刘　辉	李　超	李秉学	李泽民	李思贝
李海音	杨昌盛	肖增林	张　超	张　瑷
张西峰	陈小龙	陈浩谚	范建平	易红蕾
周立金	郑文杰	孟祥龙	原　威	徐继禧
黄　博	康　南	谢炜星	潘爱星	魏显招

中文版序一

    脊柱外科是近年来医学界发展较为迅猛的学科之一。随着影像导航技术、脊柱内镜技术以及经皮通道技术等的出现和逐渐普及，创伤小、对周围软组织损伤少、术后恢复快的微创手术已成为脊柱外科发展的一个趋势。并且，由于当今社会的人口老龄化，越来越多的高龄、身体基础状况较差患者的出现使得微创脊柱外科更受青睐。目前，采用经皮椎弓根螺钉植入术、椎间孔镜下椎间盘切除术、经皮椎体成形术等技术治疗椎体骨折、腰椎间盘突出症、颈椎病等常规脊柱疾病已在各级医院开展并广泛报道。然而，脊柱微创技术在操作更为复杂、技术要求更高的脊柱畸形领域应用的研究尚不多见，更缺少一部详细介绍这类技术的专著。

    《微创脊柱畸形外科学》由美国迈阿密大学 Michael Y. Wang 教授、托马斯·杰斐逊大学的 D. Greg Anderson 教授、哈佛大学的 Yi Lu 教授和加利福尼亚大学旧金山分校的 Praveen V. Mummaneni 教授联合编撰。本书顺应这一趋势，从脊柱畸形的基础知识到微创脊柱外科的展望，由浅入深，以不同的手术入路为线索，全面详细地阐述了经皮节段固定、椎间融合、内镜等脊柱微创技术在脊柱畸形治疗中的应用，是一部不可多得的上乘佳作。晋大祥教授独具慧眼，联合郑召民教授、海涌教授、吕国华教授等知名学者，将该书引入国内，译文既忠实于原著，又达雅于中文，读之获益匪浅。

    希望本书能被国内有志于开展微创脊柱矫形技术的同道所接受，并从中获得启迪，共同推动我国脊柱外科的进步。

邱　勇

南京鼓楼医院

中文版序二

作为外科医生，无论我们是否喜欢，脊柱外科微创手术的时代已经到来，并展现了其独有的魅力，获得了其应有的地位。目前，患者需要这种医疗技术，并寻找擅长这方面技术的专家。为此，我祝贺晋大祥、郑召民、海涌和吕国华教授等组成的专家翻译团队，在国内脊柱外科医生急需这方面的专业指导之际，非常及时地将本书引进并翻译成中文。

我一直将脊柱畸形矫正视为传统开放手术难以攻克的最后堡垒之一。一般而言，脊柱畸形矫正需要通过前路和后路手术对多个节段行器械植入固定融合。众所周知，脊柱畸形手术，尤其是成人脊柱畸形手术，其并发症发生率是很高的。因此，任何能降低脊柱畸形手术并发症发生率的技术都是一种值得称道的进步。而技术的进步，永远都是医学界孜孜不倦追求的目标。

这本书给了我非常深刻的印象，因为它不仅有手术技术方面的翔实介绍，尤其值得称赞的是，它还阐述了脊柱畸形治疗的重要基本原则。我强烈建议读者首先细心阅读并掌握本书第一部分（即脊柱畸形外科学原则）的内容，然后再学习其他章节有关具体技术的内容，诸如经皮固定技术、后方和侧方入路技术，以及腰骶交界区的处理技术等。此外，本书还详尽论述了很多对成人脊柱畸形手术至关重要的问题，如畸形分型、手术指征、矢状面平衡、腰骶参数、放射安全和医疗费用等。这些内容，都是成功开展微创脊柱畸形手术的关键。

目前，尽管微创脊柱畸形手术仍处于不断完善的过程中，其手术指征及技术仍需要进一步的探索。但是，毫无疑问，本书的出版将为我国脊柱外科医生广泛深入了解微创脊柱畸形手术领域的前沿问题提供巨大的帮助。

张文智

香港大学骨科学系主任

国际脊柱侧弯学会候任主席

中文版前言

我国人口正趋于老龄化，与之相关的退行性脊柱病变的患病率也在逐渐上升。随着老年患者年龄的增大，脊柱退行性病变及成人脊柱畸形所致的功能障碍将更加严重。在老年人口中，成人脊柱侧凸的患病率高达70%。研究表明，由退行性脊柱病变，如腰椎管狭窄症，以及并发的椎间关节病变、椎体骨质疏松或骨质疏松性椎体骨折、脊柱侧凸所致的腰背痛和严重的功能障碍，由于其根本的结构性病理改变，导致需要手术矫正的患者越来越多。虽然传统的开放脊柱畸形矫正手术能够显著缓解腰背疼痛，阻止畸形加重，恢复矢状面和冠状面平衡，改善功能障碍，提高患者生活质量，但由于这些老年患者常有复杂病史及共病现象，如糖尿病、高血压、慢性阻塞性肺疾病、冠心病，甚或冠心病冠状动脉旁路移植术或支架术后，与骨质疏松症一起，使得老年脊柱畸形矫正手术极其困难而复杂。

近十几年，微创脊柱外科发展日新月异，脊柱内镜技术、腔镜技术、显微镜放大技术、术中实时成像、3D导航、手术机器人、术中神经功能监测、经皮植钉或空心螺钉强化、小切口侧前方经腰大肌入路矫形融合等新技术的优势不断整合、不断创新应用于老年脊柱畸形的矫正，不但取得了与传统开放手术相当的治疗效果，而且具有创伤小、出血少、严重并发症发生率低、可以早期下地进行功能锻炼等显著的优势。微创脊柱外科技术的发展仍在路上，老年脊柱畸形发病率的增高为微创脊柱技术提出了挑战，微创脊柱技术为老年脊柱畸形的治疗提供了符合时代需要的创新方法。传统脊柱畸形外科医生需要不断学习，精通微创脊柱技术，微创脊柱外科医生也需要系统掌握老年脊柱畸形的治疗原则。为此，《微创脊柱畸形外科学》的翻译出版恰逢其时，愿为我国的脊柱微创技术在老年脊柱畸形领域的推广应用尽绵薄之力。

"子在川上曰：逝者如斯夫！不舍昼夜。"自古以来，世间系统的学术思想都有其源流，如江河之水奔腾不息，前赴后继，万古同此情怀！正是出于这样的初心，几年来，我们在繁忙的临床工作之余，几乎耗尽所有的周末和节假日，精进不退，殚精竭虑，精雕细琢，翻译审校这部以脊柱微创前沿技术解决老年脊柱畸形疑难之经典。尽管如此，我们仍深感惴惴不安，恐有错谬，诚望读者朋友不吝赐教！

晋大祥

广州中医药大学第一附属医院脊柱骨科

郑召民

中山大学附属第一医院脊柱外科

原著前言

　　《微创脊柱畸形外科学》旨在为脊柱外科医生提供一个教育资源。迄今为止，该领域的文献仍较缺乏。一些具有创新思维的学术领军者尝试开展了一些小样本的系列手术，使得微创脊柱外科（minimally invasive spine surgery, MISS）技术取得了很大的进展。本书将微创脊柱外科技术及早期治疗结果汇集于一册，使关注这一快速发展领域的学者能够更广泛地获取最前沿的知识。

　　随着老龄人口的日益增长，我们在临床工作中经常看到患有严重脊柱退行性疾病（病变）及脊柱畸形的老年患者。这些疾病能使人致残，引起疼痛和运动障碍，并降低患者的生存质量。除骨质疏松症外，这些患者还常患有多种共病，造成很多困难，且常常使治疗非常复杂。因此，成人脊柱畸形的手术治疗充满危险和并发症，这就促使一些学术领军者寻求更好的解决方法。现代脊柱外科医生，既是矫形（骨）外科医生又是神经外科医生，已经认识到，MISS 正日益成为治疗这些老年疑难疾病的理想选择。据报道，MISS 技术能最大限度地减少出血量，减轻手术部位的疼痛，并能促进快速康复。McGirt 等最近的研究表明 [1]，与开放的两个节段腰椎融合手术相比，MISS 手术部位的感染病例数量显著减少。

　　本书共分 7 个部分，为希望了解 MISS 领域所有知识的读者提供了良好的基本信息。第一部分"脊柱畸形外科学原则"，不但包括流行病学和分类系统，而且还包括成人脊柱畸形的重要问题，如：矢状面平衡和腰椎骨盆参数。第二部分"经皮节段固定术"，回顾了骨质疏松性椎体的椎弓根螺钉植入技术。椎间融合器的应用分别在第三部分"后方入路"和第四部分"侧方入路"中讨论。"侧方入路"部分包括一章讲述神经监测的作用。运用神经监测对于侧方入路的安全至关重要。第五部分"腰椎 - 骨盆交界区的处理"，讨论认为，良好的远端固定是非常重要的，不应止于骶 1 椎体，而是应固定到髂骨。此部分对运用微创技术完成固定也进行了充分讨论。第六部分"脊椎节段间融合"，讨论了非常重要的骨移植技术问题。第七部分"未来发展方向"，将成人脊柱畸形手术的大部分内容与 MISS 后路青少年特发性脊柱侧凸手术合并讨论。

　　我非常赞赏本书作者将与微创脊柱畸形外科学高度相关的内容荟萃集中的辛勤努力。正是他们的杰出工作才使得脊柱外科医生有机会迅速学习这些重要的先进技术，只有掌握了这些先进技术，才能更好地为患者服务。

Randal R. Betz, M.D.

Philadelphia, PA

参考文献

1. McGirt MJ, Parker SL, Lerner J, Engelhart L, Knight T, Wang MY. Comparative analysis of perioperative surgical site infection after minimally invasive versus open posterior/transforaminal lumbar interbody fusion: analysis of hospital billing and discharge data from 5170 patients. J Neurosurg Spine 2011; 14(6):771–8.

目　录

第一部分　脊柱畸形外科学原则

第 1 章　成人脊柱畸形流行病学和老龄化人口 2

第 2 章　脊柱侧凸分型概要 10

第 3 章　成人脊柱畸形的手术适应证 19

第 4 章　矢状面平衡 29

第 5 章　腰椎骨盆参数 33

第 6 章　腰骶交界小弯的重要性 39

第 7 章　辐射安全 44

第 8 章　微创脊柱手术的费用 48

第 9 章　MiSLAT 法则：成人退变性脊柱畸形的微创评估和治疗 54

第二部分　经皮节段固定术

第 10 章　MIS 手术的透视技术 62

第 11 章　微创脊柱畸形手术的影像引导 69

第 12 章　经皮胸、腰椎椎弓根螺钉固定的细微差别 80

第 13 章　弯棒、穿棒和棒连接 90

第 14 章　经皮骶骨 - 骨盆固定术 93

第 15 章　骨质疏松性骨的治疗 100

第 16 章　微创骨水泥强化椎弓根螺钉固定术 110

第三部分　后方入路

第 17 章　椎间融合器的选择 132

第 18 章　多节段 TLIF 治疗脊柱畸形 145

第 19 章　可膨胀融合器用于胸段脊柱畸形 156

第 20 章　可膨胀融合器用于腰段脊柱畸形 161

第 21 章　内镜下腰椎椎间融合术 168

第 22 章　微创脊柱截骨技术 183

第四部分　侧方入路

第 23 章　胸腔镜技术 190

第 24 章　神经监测在微创脊柱侧方入路手术中的作用.....................................197

第 25 章　侧方入路椎间减压融合术：入路选择 207

第 26 章　单独侧方入路矫正脊柱畸形 215

第 27 章　侧方经腰大肌入路的并发症 221

第 28 章　微创前柱重建矫正矢状面畸形 229

第 29 章　微创胸椎椎间融合术 241

第五部分　腰椎 - 骨盆交界区的处理

第 30 章　小切口 ALIF 术行腰骶交界区融合 254

第 31 章　微创骶前入路椎间盘切除椎间植骨融合畸形矫正术.............................263

第 32 章　微创骶髂关节融合术 271

第六部分　脊椎节段间融合

第 33 章　骨移植材料 284

第 34 章　微创 Wiltse 入路侧后方融合术 293

第 35 章　微创胸腰段小关节融合术 308

第七部分　未来发展方向

第 36 章　微创脊柱外科的临床研究：现状和未来挑战.......................................314

第 37 章　青少年脊柱畸形的微创外科治疗..328

第 38 章　微创脊柱外科的未来..334

第一部分

脊柱畸形外科学原则

第1章 成人脊柱畸形流行病学和老龄化人口

1.1 老龄化人口

美国人口正趋于老龄化，与之相关的是退行性脊柱疾病患病率的上升。据 2010 年美国人口普查数据显示，随着 25~44 岁年轻适龄工作人口减少 3.4%，年长适龄工作人口，准确地说，45~64 岁人口则增加了 31.5%，现在全美共计 8150 万人[1]。从 2000 年至 2010 年，美国 62 岁以上（含 62 岁）退休年龄段人口增加了 21.2%。总之，65 岁以上以及通常认为已退休的老人共计 4030 万，占美国总人口的 39%。在 2000 年至 2010 年间，美国这一老龄组人口增加最快，与之相关的是脊柱医疗保健需求的增长，包括成人退行性脊柱畸形（表 1.1）。

除了即将到退休年龄的"婴儿潮人口"数量日益增长外，美国老龄人口的增加还与预期寿命延长的趋势有关，正如人口普查数据表明，美国老龄人口增加最快的是 90 岁及以上的老人[1]。在过去 30 年里，美国 90 岁及以上老人增加了 2 倍，至 2010 年已达 190 万人。并且，由于医疗保健技术的进步，在接下来的 40 年里，美国 90 岁及以上人口预计会翻两番[2]。由于预期寿命的延长，美国 90 岁以上老人现在已占 65 岁以上人口的 4.7%，与此相比，在 1980 年仅占 2.8%，到 2050 年预计将增加至 10%[1-2]。

随着老龄人口的增加，相应年龄的医疗保健需求也将随之增加。美国大多数老人有一种或多种功能障碍，腰椎退行性病变及腰痛是最常见的肌肉骨骼问题[2-4]。与其他疾病相比，由脊柱退行性病变所致的功能障碍对生活质量（基于 EQ-5D）很低的患者非常重要。EQ-5D 是由欧洲生活质量小组（EuroQol Group）开发的健康状况标准量表（表 1.2）。基于文献回顾，腰椎退行性病变所致的功能障碍是前列腺癌的 2 倍，也较充血性心力衰竭、慢性阻塞性肺疾病和糖尿病等所导致的功能障碍更加严重。

随着老年患者年龄的增大，脊柱退行性病变及成人脊柱畸形所致的功能障碍将更加严重。例如，90 岁以上的老人通常不与他们的家人生活在一起，要么独自生活，要么在护理机构。他们独立生活的能力，或被送进专业的养老护理机构，与对影响他们独立功能的疾病的治疗有关[2]。考虑到老龄人口中脊柱疾病变的患病率及其导致的功能障碍，可以预期，对包括外科手术等，为提高生活质量或延长生活质量增加寿命年（quality-added life years, QALYs）的医疗保健需求将呈指数级增长，以竭力保持老龄患者的功能和整体生活质量。

1.2 老龄人口脊柱疾病和畸形的发病率

在美国，腰痛（low back pain, LBP）是一种高发的致残疾病，占用了大量的医疗资源[5-6]。腰痛在老龄人群中发病率很高，在过去一年内，42% 的老人至少有一次腰痛发作。因此，在因腰痛而就诊的全部患者中，64 岁以上的老人占 20%[7-9]。Medicare 数据（1991—2002）表明，虽然腰痛患者仅增加了 32%，但是相关费用却增加了 387%，这还缺少 65

表 1.1　有关年龄及性别构成的人口表（比较 2000—2010 年的数据）
按性别和选择的年龄分组的人口：2000 年和 2010 年
（有关机密保护、非抽样误差和定义等资料，请登录 *www.census.gov/prod/cen2010/doc/sf1.pdf*）

性别和选择的年龄分组	2000		2010		变化，2000—2010	
	数量	%	数量	%	数量	%
总人口	281,421,906	100.0	308 745 538	100.0	27 323 632	9.7
性别						
男	138,053,563	49.1	151 781 326	49.2	13 727 763	9.9
女	143,368,343	50.9	156 964 212	50.8	13 595 869	9.5
选择的年龄组						
＜18 岁	72,293,812	25.7	74 181 467	24.0	1 887 655	2.6
＜5 岁	19,175,798	6.8	20 201 362	6.5	1 025 564	5.3
5～17 岁	53,118,014	18.9	53 980 105	17.5	862 091	1.6
18～44 岁	112,183,705	39.9	112 806 642	36.5	622 937	0.6
18～24 岁	27,143,454	9.6	30 672 088	9.9	3 528 634	13.0
25～44 岁	85,040,251	30.2	82 134 554	26.6	−2 905 697	−3.4
45～64 岁	61,952,636	22.0	81 489 445	26.4	19 536 809	31.5
≥65 岁	34,991,753	12.4	40 267 984	13.0	5 276 231	15.1
≥16 岁	217,149,127	77.2	243 275 505	78.8	26 126 378	12.0
≥18 岁	209,128,094	74.3	234 564 071	76.0	25 435 977	12.2
≥21 岁	196,899,193	70.0	220 958 853	71.6	24 059 660	12.2
≥62 岁	41,256,029	14.7	49 972 181	16.2	8 716 152	21.1

Sources: U.S. Census Bureau, Census 2000 Summary File 1 and 2010 Census Summary File 1.
From: Howden and Meyer[1]

表 1.2　所选疾病的 EQ-5D 指数基线、研究项数和纳入患者数量概况

所选疾病	研究项数	纳入患者数量	EQ-5D 指数均数 (SD)
前列腺癌	6	2 317	0.79(0.23)
2 型糖尿病	32	35 348	0.76(0.22)
IBD	5	1 229	0.75(0.23)
COPD	11	7 495	0.70(0.24)
ERSD/RF	8	2 126	0.66(0.26)
类风湿关节炎	24	28 569	0.66(0.22)
CHF	12	5 067	0.63(0.25)
膝 OA	10	3 029	0.52(0.26)
PVD	9	1 824	0.50(0.28)
髋 OA	9	36 301	0.41(0.31)
腰椎退行性疾病	24	11 801	0.39(0.26)
总计	137	135 106	

岁以上老人腰痛的研究数据[10-11]。然而，研究表明，由脊柱退行性病变，如腰椎管狭窄症，以及并发的椎间关节病变或脊柱侧凸所致的腰痛，由于其根本的结构性病理改变，大多数是需要治疗的[12-13]。

成人退行性脊柱侧凸通常是指由成人椎间关节病变和脊柱退行性改变所致的 Cobb 角 >10° 的侧凸。尽管这可能发生于先前患青少年特发性侧凸患者的衰老过程中，但是退行性脊柱侧凸通常不仅发生于年龄相关的退行性脊柱疾病变导致的新发脊柱畸形，而且也可能与医源性因素，如椎板切除术后综合征，或由骨质疏松症所致的不对称性椎体骨折有关。2006 年，Kobayashi 报道了一项随访超过 12 年的研究，纳入 50～84 岁的患者 60 例，发现新发退行性脊柱侧凸的发病率为 37%[14]。这支持了 Schwab 在 2005 年发

表的有关 60 岁或以上老人脊柱侧凸发病率的数据。Schwab 研究了 75 例患者，平均年龄 70.5 岁，之前没有脊柱侧凸病史或脊柱手术史。他认为，在他的研究中，68% 的受试者 Cobb 角 >10°，这符合脊柱侧凸的定义[15]。考虑到年龄与退行性脊柱疾病变进展之间的固有关系，退行性脊柱侧凸是 65 岁以上老人常见的手术指征之一，这并不令人感到意外[12-13,16-19]。

1.3 老龄人口中成人脊柱畸形的手术率

手术矫正继发于年龄相关的退行性脊柱畸形是一项近年来取得长足进展的专科技术。如前所述，这主要是因为美国人口的老龄化问题。虽然老年脊柱畸形首选保守治疗，但是由于严重的功能障碍，选择手术治疗的数量正逐渐增加[20]。很多因素与老年脊柱畸形的患病率增加有关，先前的研究试图揭示年龄增长与胸椎后凸加重及矢状面正失衡之间的关系[19,21]。老年退行性脊柱畸形可以影响脊柱固有的承重能力的平衡，这与患者的重心偏移有关，当 C7 铅垂线位于 Dubousset 经济圆锥的外前方时，功能障碍就会逐渐加重[21-23]。

如果对患者的伴发疾病进行调整，那么老年患者的治疗结果就与年轻患者相当，所以成人退行性脊柱畸形的手术率正逐渐增加[24]。一项平均至少随访 5 年的大样本回顾性系列研究表明，视觉模拟评分（visual analogue scale，VAS）显著改善，临床治疗结果的优良率达 70%[25]。Rageb 也报道了一项大样本系列研究，纳入患者 118 例，虽然他们没有规范地选用 VAS 或 ODI（Oswestry disability index，Oswestry 功能障碍指数）评分，患者报告结果的优良率仍达 90% 以上[26]。在这些研究中，总并发症发生率各不相同，大约为 38%。尽管有围术期并发症的发生，如果病例选择合适，且进行审慎的术前筛查[27]，尤其对术前功能障碍严重的患者[28]，手术疗效较好，能降低疼痛及功能障碍评分。由于脊柱外科医生术前评估及术后结果评价技能的提高，这更加支持了数据的可信性和由此得出的老年脊柱手术效果的评价。虽然微创脊柱外科（MIS）技术在矫正老年脊柱畸形的应用已有报道[29]，但尚未完全阐明。虽然还有很多技术上的挑战，但出血量少对进一步降低老年患者围术期并发症的发生率是有益的。

有关脊柱退行性疾病发病率及治疗率，虽然过去有各独立中心或小样本队列分析（或组群分析）的报道，但仍缺乏从美国人口角度研究成人脊柱畸形手术率的数据。研究总手术率的困难部分在于《国际疾病分类》（第 9 版）（ICD-9）中诊断命名的变化。虽然一些外科医生的病历记录使用 ICD-9 代码 737，即脊柱侧凸，作为成人退行性脊柱侧凸的手术适应证，但大部分医生仍使用 ICD-9 代码 722，即椎间盘病。尽管从技术上这样对需要治疗的退行性疾病的记录是正确的，但这却很难将侧凸 Cobb 角 <10° 的患者与符合脊柱侧凸畸形诊断的患者区别开来。

另外，基于《现行诊治专用术语》（CPT）应用的代码，成人脊柱侧凸外科手术的病历记录也不相同。对于脊柱后路手术，脊柱外科医生可依据脊柱融合节段的数量使用 CPT 代码 22800、22802 或 22804：

- **CPT 22800** 脊柱融合术，后路，治疗脊柱畸形，用或不用支具；最多 6 个节段
- **CPT 22802** 脊柱融合术，后路，治疗脊柱畸形，用或不用支具；7 ~ 12 个节段
- **CPT 22804** 脊柱融合术，后路，治疗脊柱畸形，用或不用支具；13 个或更多节段

基于 Medicare（美国老年医疗保险）有关一般老年人和有残疾老年人的数据，这些

手术代码的增长率非常明显，特别是 CPT 22802，在从 2001 年至 2011 年的 10 年间，已增加了 289%（图 1.1）。在这样的老年人群中，6 个或少于 6 个节段的脊柱畸形手术，其增长率为 153%。而 13 个或超过 13 个节段的融合手术，其增长率为 248%（图 1.1）。

然而，外科医生也可能使用后路脊柱融合术 CPT 原代码 CPT 22610 或 CPT 22612 记录成人脊柱畸形手术，而不使用上述通常用于柔软性青少年脊柱侧凸的 CPT 代码。通过使用这些原代码，在完成前 2 个节段的融合后，外科医生能为每一个增加的脊柱节段附加 CPT 22614：

- **CPT 22600**　脊柱融合术，后路或后外侧入路，单节段；胸椎（有或无外侧横突间植骨）

- **CPT 22612**　脊柱融合术，后路或后外侧入路，单节段；腰椎（有或无外侧横突间植骨）

- **CPT 22614**　脊柱融合术，后路或后外侧入路，单节段；每增加一个节段（除主要手术编码外，还要分别列出）

虽然这些手术编码可用于新发的与年龄相关的脊柱畸形，但这些手术编码也可以用于成人医源性脊柱畸形（如腰椎管狭窄症广泛减压所致）的融合及稳定手术（图 1.2）。从 Medicare 数据来看，基于 CPT 代码 64037，腰椎椎板切除术已从 2000 年的 56 840 台次增加到 2010 年的 81 700 台次，增长率为 144%。正如人们所预计的，椎板切除术后综合征（ICD-9 代码 722）已成为需行腰椎融合术（CPT 代码 22612）的最常见的 5 个术前诊断之一。腰椎融合术的增长曲线紧随腰椎椎管减压术的增长曲线（图 1.2）。虽然 CPT 22612 的增长率高达 274%，从 2001 年的 24 032 台次增加至 2011 年的 65 834 台次，但是这个手术编码也包括了其他疾病的治疗，从退行性脊柱疾病变如腰椎滑脱症，到脊柱创伤如腰椎爆裂骨折。

尽管人们对预防医源性腰椎失稳和平背综合征方法的认识水平已有很大提高，但既往有脊柱手术史的腰椎椎管狭窄症患者的增加很可能导致了对脊柱畸形矫正手术需求的增长。在过去 20 年中，治疗诸如老年腰椎

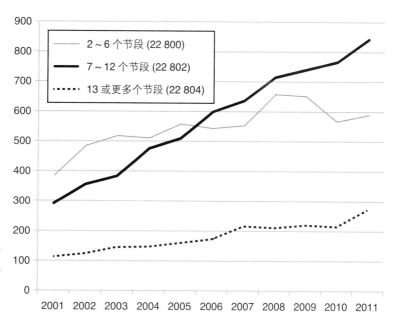

图 1.1　运用 CPT 编码得出的脊柱畸形后路融合术的增长率（基于 2001–2011 年 Medicare 的资料）

图 1.2 运用 CPT 编码得出的椎板切除术和腰椎融合术的增长率（基于 2001–2011 年 Medicare 的资料）

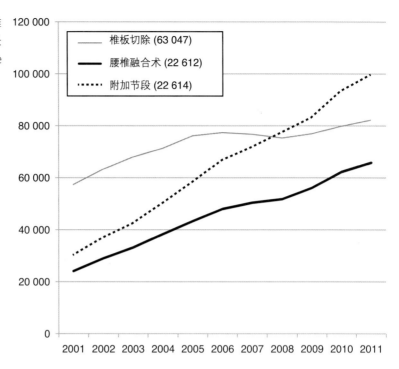

椎管狭窄症的手术量以及诊疗脊柱相关疾病的 Medicare 总费用都有显著增加 [12-13,19]。我们对 Medicare 数据分析结果与 Deyo 等对 65 岁以上（含 65 岁）Medicare 受益人的研究结果相同，结果表明，10 年间主要脊柱手术增长率达 230%[12-13]。在 2008 年的报道中，Martin 关注到了老龄患者医疗费用增长的问题，其中仅脊柱相关性疾病的医疗费用 2005 年总计已达 860 亿美元，较 1997 年增长了 65%[30]。与该病的自然进程比较，评估治疗的相对风险及并发症的发生率，这项研究反复强调了医疗及手术治疗成人脊柱畸形的重要价值。

1.4　老龄脊柱畸形矫正术的并发症发生率

统计数据表明，未来几十年矫正脊柱畸形的手术量预计将会有所增长，但这种手术并非没有严重并发症和死亡等重大风险。Johns Hopkins 医院回顾性研究 361 例成人脊柱畸形患者，其术后 30 天死亡率为 2.4%[31]。死亡原因包括心肌梗死、脓毒症性多器官衰竭、肺栓塞、脑水肿和低血容量性休克等。且死亡风险与术前 ASA（American Society of Anesthesiologist，美国麻醉医师协会）身体状况分级强烈相关。另外一个机构研究了至少融合 5 个节段的脊柱畸形矫形手术，患者为 75 岁及以上的老人，总并发症发生率为 62%，严重并发症发生率为 38%。严重并发症是指危及生命或对临床效果有重大影响的并发症，如伤口深部感染、肾衰竭和心肌梗死等 [32]。作者发现，并发症发生率，而非死亡率，与年龄增长有很大关系。另外，高血压会使围术期严重并发症的风险增大 10 倍。同样，脊柱畸形研究小组（Spinal Deformity Study Group）报道了一项多中心研究，65 ~ 85 岁老年脊柱畸形矫形手术患者的总并发症发生率为 71%，其中，轻度和严重并发症发生率分别为 42% 和 29%。这表明，即使由专家中心最优秀的脊柱外科医生主刀，成人脊柱畸形矫正术的并发症发生率也是较高的[33]。这项多中心的回顾性研究也发现了相似的年龄和并发症发生率之间的关系，老年患者并发症发生率大约是年轻患者的 4～5 倍。

并发症的高风险在某种程度上除与手术本身的性质有关外，也和患者人口特征有关。畸形矫正手术范围较大，通常需要多节段截骨和器械固定，出血量较多，神经损伤的风险较高。鉴于这些患者年龄较大且活动受限，成人脊柱畸形既有畸形僵硬、骨骼质量不良等困难，也有基线功能障碍、心肺功能失健化以及共病等危险因素[34-35]。

当计划行脊柱畸形矫正手术时，危险分层是非常重要的，尤其对于老年患者。能够而且应该对各种共病进行术前评估，以便进行危险分层。Goldman 心脏危险指数是这样一种量表，即凡有糖尿病、非窦性心律、室性期前收缩大于 5 次/分、主动脉狭窄、过去 6 个月内发生过心肌梗死或失代偿性充血性心力衰竭病史，且年龄大于 70 岁的患者，表明有增加心脏病并发症的危险[36-37]。肺部并发症在老年患者中也并不少见。术前基线 PCO_2 是一项有实用价值的度量标准，因为慢性阻塞性肺疾病及 PCO_2 大于 50 mmHg 的患者很可能需要术后机械通气支持[38]。早期活动且行激励性肺活量测定对尽可能减少脊柱畸形患者术后肺部并发症非常重要。当考虑泌尿系统相关并发症时，大切口畸形矫正术中发生的大量液体转移具有重大意义。高龄与肌酐清除率及肾小球滤过率降低有关[39]。用低渗液补充血容量可导致水、电解质紊乱。在老年患者，术后低钠血症也并非少见。脊柱畸形矫正术后，胃肠系统并发症也很常见。很多学者引述，术后肠梗阻一般至少持续 2～3 天[40]。最后，伤口感染也是需要强调的术后并发症。高龄与伤口感染有关，高龄患者伤口感染的危险是年轻患者的 3～6 倍[41]。

开放畸形矫正术所致的手术时间长、术中出血量多和因术后疼痛而活动延迟等可令上述许多并发症加重。最近，现代技术的进步已使应用微创手术进行脊柱畸形矫正和椎间融合固定成为可能[34,42]。与同样的开放手术相比，先前使用的微创手术能减轻术后疼痛、减少出血量和缩短手术时间[43-45]。由于人口老龄化以及对脊柱畸形矫正术需求的增加，预计在未来几年对微创畸形矫正术的需求将以指数性增长。

结论

很多学者已经认识到，即便脊柱疾病的发病率恒定不变，且认定提供了太多不适当的药物和手术等医疗服务，但在全美享受 Medicare 的人群中，退行性脊柱疾病的医疗需求仍有上升趋势。无论如何，人口数据表明美国老龄人口正在快速增长，因此，适龄的退行性脊柱疾病（包括需要药物和手术治疗的脊柱畸形）也将随之增加。

对日益增长的医疗保健费用的担忧已经引发了对所选治疗方法（包括微创外科手术）成本 - 效益的讨论。由于脊柱疾病与一些功能障碍和生活自立能力丧失的高发生率有关，认识成人脊柱畸形的流行病学和人口老龄化，对避免不合理的医疗限量配给是非常必要的。评价这些脊柱疾病治疗正当性的唯一方法就是对各种临床变量和结果效益进行分析，而不是仅关注绝对费用或费用的增长率，因为对任何数据子集的过度解读都可能是误导性的，也是危险的。

（Joseph S. Cheng, Jonathan Forbes, Cyrus Wong, Edward Perry 著　王建儒　杨昌盛 译　郑召民 校）

参考文献

1. Howden LM, Meyer JA. Age and sex composition: 2010–2010 census briefs. 2011. http://www.census.gov/prod/cen2010/briefs/c2010br-03.pdf

2. He W, Muenchrath MN. 90+ in the United States: 2006–2008-American Community Survey Reports. 2011. http://www.census.gov/prod/2011pubs/acs-17.pdf

3. Bressler HB, Keyes WJ, Rochon PA, et al. The prevalence of low back pain in the elderly: a systematic review of the literature. Spine. 1999;24:1813–9.

4. Koch H, Smith MC, DHHS publication (PHS). Office-based ambulatory care for patients 75 years old and over, National Ambulatory Medical Care Survey, 1980 and 1981. Hyattsville: Advance Data from Vital and Health Statistics, National Center for Health Statistics (NCHS); 1985. p. 85–1250.

5. Dagenais S, Caro J, Haldeman S. A systematic review of low back pain cost of illness studies in the United States and internationally. Spine J. 2008;8:8–20.

6. Deyo RA, Mirza SK, Martin BI. Back pain prevalence and visit rates: estimates from U.S. national surveys, 2002. Spine (Phila Pa 1976). 2006;31:2724–7.

7. Weiner DK, Haggerty CL, Kritchevsky SB, et al. How does low back pain impact physical function in independent, well-functioning older adults? Evidence from the Health ABC cohort and implications for the future. Pain Med. 2003;4:311–20.

8. Cypress BK. Characteristics of physician visits for back symptoms: a national perspective. Am J Public Health. 1983;73:389–95.

9. Hart LG, Deyo RA, Cherkin DC. Physician office visits for low back pain. Frequency, clinical evaluation, and treatment patterns from a US national survey. Spine. 1995;20:11–9.

10. Weiner DK, Kim Y, Bonino P, et al. Low back pain in older adults: are we utilizing healthcare resources wisely? Pain Med. 2006;7:143.

11. Bigos SBO, Braen G, et al. Acute low back problems in adults. Rockville: Agency for Health Care Policy and Research, Public Health Service, US Department of Health and Human Services; 1994.

12. Deyo RA, Mirza SK, Martin BI. Error in trends, major medical complications, and charges associated with surgery for lumbar spinal stenosis in older adults. JAMA. 2011;306:1088.

13. Deyo RA, Mirza SK, Martin BI, Kreuter W, Goodman DC, Jarvik JG. Trends, major medical complications, and charges associated with surgery for lumbar spinal stenosis in older adults. JAMA. 2010;303:1259–65.

14. Kobayashi T, Atsuta Y, Takemitsu M, Matsuno T, Takeda N. A prospective study of de novo scoliosis in a community based cohort. Spine (Phila Pa 1976). 2006;31(2):178–82.

15. Schwab F, Dubey A, Gamez L, El Fegoun AB, Hwang K, Pagala M, Farcy JP. Adult scoliosis: prevalence, SF-36, and nutritional parameters in an elderly volunteer population. Spine (Phila Pa 1976). 2005;30(9):1082–5.

16. Carreon LY, Puno RM, Dimar 2nd JR, Glassman SD, Johnson JR. Perioperative complications of posterior lumbar decompression and arthrodesis in older adults. J Bone Joint Surg Am. 2003;85-A:2089–92.

17. Cassinelli EH, Eubanks J, Vogt M, Furey C, Yoo J, Bohlman HH. Risk factors for the development of perioperative complications in elderly patients undergoing lumbar decompression and arthrodesis for spinal stenosis: an analysis of 166 patients. Spine (Phila Pa 1976). 2007;32:230–5.

18. Zheng F, Sandhu HS, Cammisa Jr FP, Girardi FP, Khan SN. Predictors of functional outcome in elderly patients undergoing posterior lumbar spine surgery. J Spinal Disord. 2001;14:518–21.

19. Amundsen T, Weber H, Nordal HJ, Magnaes B, Abdelnoor M, Lilleas F. Lumbar spinal stenosis: conservative or surgical management? A prospective 10-year study. Spine (Phila Pa 1976). 2000;25:1424–35. discussion 1435–1426.

20. Glassman SD, Berven S, Kostuik J, Dimar JR, Horton WC, Bridwell K. Nonsurgical resource utilization in adult spinal deformity. Spine (Phila Pa 1976). 2006;31:941–7.

21. Schwab F, Lafage V, Boyce R, Skalli W, Farcy JP. Gravity line analysis in adult volunteers: age-related correlation with spinal parameters, pelvic parameters, and foot position. Spine (Phila Pa 1976). 2006;31(25):E959–67.

22. Dubousset J. Three-dimensional analysis of the scoliotic deformity. In: Weinsteid SL, editor. The pediatric spine: principles and practice. New York: Raven Press; 1994.

23. Glassman SD, Bridwell K, Dimar JR, Horton W, Berven S, Schwab F. The impact of positive sagittal balance in adult spinal deformity. Spine (Phila Pa 1976). 2005;30(18):2024–9.

24. Drazin D, Shirzadi A, Rosner J, Eboli P, Safee M, Baron EM, Liu JC, Acosta FL. Complications and outcomes after spinal deformity surgery in the elderly: review of the existing literature and future directions. Neurosurg Focus. 2011;31(4):E3.

25. Best NM, Sasso RC. Outpatient lumbar spine decompression in 233 patients 65 years or older. Spine (Phila Pa 1976). 2007;32:1135–40.

26. Rageb AA, Fye MA, Bohlman HH. Surgery of the lumbar spine for spinal stenosis in 118 patients 70 years of age or older. Spine (Phila Pa 1976). 2003;28:348–53.

27. Glassman SD, Hamill CL, Bridwell KH, Schwab FJ, Dimar JR, Lowe TG. The impact of perioperative complications on clinical outcome in adult deformity surgery. Spine (Phila Pa 1976). 2007;32:2764–70.

28. Li G, Passias P, Kozanek M, Fu E, Wang S, Xia Q, Li G, Rand FE, Wood KB. Adult scoliosis in patients over sixty-five years of age: outcomes of operative versus non-operative treatment at a minimum of two-year follow-up. Spine (Phila Pa 1976). 2009;34(20):2165–70.

29. Scheufler KM, Cyron D, Dohmen H, Eckardt A. Less invasive surgical correction of adult scoliosis. Part II: complications and clinical outcome. Neurosurgery. 2010;67(6):1609–21.

30. Martin BI, Deyo RA, Mirza SK, et al. Expenditures and health status among adults with back and neck problems. JAMA. 2008;299:656–64.

31. Pateder DB, et al. Short-term mortality and its association with independent risk factors in adult spinal deformity surgery. Spine (Phila Pa 1976). 2008;33(11):1224–8.

32. Acosta Jr FL, et al. Morbidity and mortality after spinal deformity surgery in patients 75 years and older: complications and predictive factors. J Neurosurg Spine. 2011;15(6):667–74.

33. Smith JS, et al. Risk-benefit assessment of surgery for adult scoliosis: an analysis based on patient age. Spine (Phila Pa 1976). 2011;36(10):817–24.

34. Wang MY. Percutaneous iliac screws for minimally invasive spinal deformity surgery. Minim Invasive Surg. 2012;2012:173685.

35. Fehlings MG, Ibrahim GM. Spinal deformity. J Neurosurg Spine. 2010;13(6):663–4. discussion 664–5.

36. Goldman L. Multifactorial index of cardiac risk in noncardiac surgery: ten-year status report. J Cardiothorac Anesth. 1987;1(3):237–44.

37. Ford MK, Beattie WS, Wijeysundera DN. Systematic review: prediction of perioperative cardiac complications and mortality by the revised cardiac risk index. Ann Intern Med. 2010;152(1):26–35.

38. Milledge JS, Nunn JF. Criteria of fitness for anaesthesia in patients with chronic obstructive lung disease. Br Med J. 1975;3(5985):670–3.

39. Rowe JW, et al. The effect of age on creatinine clearance in men: a cross-sectional and longitudinal study. J Gerontol. 1976;31(2):155–63.

40. DeWald RL. Spinal deformities: the comprehensive text. 1st ed. New York: Thieme; 2003.

41. Nicolle LE, Huchcroft SA, Cruse PJ. Risk factors for surgical wound infection among the elderly. J Clin Epidemiol. 1992;45(4):357–64.

42. Wang MY, Mummaneni PV. Minimally invasive surgery for thoracolumbar spinal deformity: initial clinical experience with clinical and radiographic outcomes. Neurosurg Focus. 2010;28(3):E9.

43. Deutsch H, Boco T, Lobel J. Minimally invasive transpedicular vertebrectomy for metastatic disease to the thoracic spine. J Spinal Disord Tech. 2008;21(2):101–5.

44. Foley KT, Holly LT, Schwender JD. Minimally invasive lumbar fusion. Spine (Phila Pa 1976). 2003;28(15):S26–35.

45. Schwender JD, et al. Minimally invasive transforaminal lumbar interbody fusion (TLIF): technical feasibility and initial results. J Spinal Disord Tech. 2005;18(Suppl):S1–6.

第2章 脊柱侧凸分型概要

2.1 概述

脊柱侧凸分型对治疗决策具有指导意义[1-2]。理想的分型系统应该是全面和便于应用的[3]。

2.1.1 定义

为便于理解，现将脊柱侧凸研究学会（Scoliosis Research Society, SRS）的一些定义论述如下：骶骨中垂线（central sacral vertical line, CSVL 或 CSL）是指前后位 X 线片上通过骶骨中点的垂线（图 2.1）。顶椎是指侧向偏离 CSVL 最远的椎体或椎间盘。胸弯是指顶椎位于 T2 和 T11 椎体之间的侧弯，胸腰弯是指顶椎位于 T12 和 L1 椎体之间的侧弯，而腰弯是指顶椎位于 L1 和 L5 椎体间的侧弯。头侧端椎是指侧弯顶椎头侧端上终板向凹侧最倾斜的椎体。同样地，尾侧端椎是指侧弯顶椎尾侧端下终板向凹侧最倾斜的椎体。侧弯度数用 Cobb 法来测量，即通过头侧端椎上终板和尾侧端椎下终板所画两条直线之间的夹角。对于有多个侧弯的患者，主弯是指站立冠状面全长 X 线片上 Cobb 角最大的侧弯，而任何 Cobb 角小于主弯的侧弯均称为次弯。中立椎是指无轴向旋转的椎体，而稳定椎是指邻近侧弯且几乎被 CSVL 等分的胸椎或腰椎（假设骨盆是水平的）。见图 2.1。如果一个侧弯在仰卧位时向凸侧最大自主侧向屈曲的 X 线片示矫正仍不能超过 0°，则称为结构性弯。这种方法也可以计算侧弯的柔韧性。脊柱后凸是指脊柱向后方凸出成角[4]。

2.2 青少年特发性脊柱侧凸分型系统

基于病因学，脊柱侧凸一般分为特发性、神经肌肉性、综合征性、先天性和退变性。根据患者确诊时的年龄，特发性脊柱侧凸（最为常见）可细分为婴儿型、少儿型、青少年型和成人型[5]。早期的脊柱侧凸分型研究主要集中于青少年特发性脊柱侧凸（adolescent idiopathic scoliosis, AIS）这一类型。

1905 年，Schulthess 将脊柱侧凸分为颈胸弯、胸弯、胸腰弯、腰弯和混合性原发双弯等类型[6]。这种分型是基于侧凸的类型和位置而确定的。由于颈胸弯型较为少见，James 于 1954 年[7]、Moe 于 1970 年[8]分别发表文章将该型删除。然而，他们仍然坚持这一分型的基本原则，即按照侧凸的位置及类型确定分型。即便是处于生长期内，这些特征仍被认为是保持不变的[9]。早期的分型还不完善，不能很好地指导治疗策略的制订。随着对脊柱侧凸临床特征认识的提高，以及研究方法和外科技术的进步，使得分型系统更加完善。目前主要有 King[10]、Coonrad[11]、Lenke[12] 和 PUMC（Peking Union Medical College，北京协和医学院）[3]等分型系统。

2.2.1 King 分型系统

King 分型系统旨在挑选适于行选择性

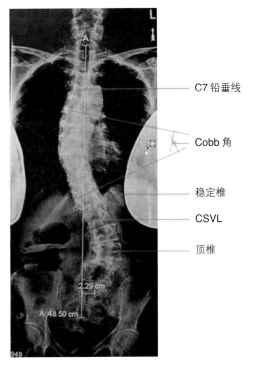

图 2.1　在 36 英寸前后位 X 线片上图示脊柱侧凸术语。CSVL，骶骨中垂线

图中标注：
- C7 铅垂线
- Cobb 角
- 稳定椎
- CSVL
- 顶椎
- 2.29 cm
- A: 48.50 cm

胸弯融合术的混合性胸弯和腰弯的脊柱侧凸患者，并确定融合的节段。他们回顾性分析了 405 例采用后路 Harrington 棒固定融合的胸弯 AIS 患者，排除单腰弯或胸腰弯、发育迟缓和神经肌肉性脊柱侧凸、腰椎滑脱症和手术时年龄超过 25 岁的患者。评估每位患者术前站立前后位（AP）或后前位（PA）X线片和仰卧位侧方弯曲相 X 线片。侧凸的类型基于 CSVL 进行评价，并且重视对稳定椎的评估。他们提出了"柔韧指数"（flexibility index）的概念。通过胸弯及腰弯最大侧方弯曲相 X 线片计算柔韧百分比。腰弯矫正百分比减去胸弯矫正百分比即为柔韧指数[10]。

Ⅰ型为胸弯和腰弯均跨越中线的 S 形双弯，在站立位 X 线片上，腰弯大于胸弯。柔韧指数为负值（即在侧方弯曲相，胸弯比腰弯更柔韧）。Ⅱ型为胸弯和腰弯均跨越中线的 S 形双弯，胸弯等于或大于腰弯，柔韧指数 ≥0。Ⅲ型为仅胸弯跨越中线而腰弯

未跨越中线（所谓悬垂样）。Ⅳ型为长胸弯，L5 位于骶骨中央上方，但 L4 向长胸弯倾斜。Ⅴ型为双胸弯，T1 倾斜入上胸弯的凹侧，且凸侧第 1 肋骨向上抬高。

King 分型完全没有考虑矢状面畸形，弯型仅依据冠状面 X 线片确定。后来发现，这种分型的观察者间和观察者内可靠性较差，并且可重复性也很有限[12-14]。

2.2.2　Coonrad 分型系统

1998 年，Coonrad 等认为尚没有一个全面的、基于数据和便于使用的特发性脊柱侧凸的冠状面分型[11]。他们回顾性地研究了连续的 2000 例特发性脊柱侧凸患者的病历和影像学资料。这些患者治疗时间跨度为 30 年。作者的目的是：（1）根据 SRS 的顶椎定义，对大样本特发性脊柱侧凸患者冠状面弯曲类型进行识别和分类；（2）采用简单的数字命名法进行分型。该分型被视为特发性脊柱侧凸矢状面和三维变量研究的一个重要开端。在督导下拍摄仰卧位侧方弯曲相冠状面 X 线片，以确定侧弯的柔韧性。该系统共分为 11 个类型，现分述如下。

1A 型有胸弯和腰弯，两者均为结构性弯。腰弯较大，和（或）柔韧性差，顶椎位于或低于 L1/2 椎间隙。1B 型有胸弯和胸腰弯，两者均为结构性弯。胸腰弯较大，和（或）柔韧性差，顶椎位于 T12、L1 或 T12/L1 椎间隙。2A 型有胸弯和腰弯，两者均为结构性弯。胸弯较大，和（或）柔韧性差。腰弯的顶椎位于或低于 L1/2 椎间隙。2B 型有胸弯和胸腰弯，两者均为结构性弯。胸弯较大，和（或）柔韧性差。胸腰弯的顶椎位于 T12、L1 或 T12/L1 椎间隙。3 型有一个结构性胸弯，顶椎位于 T7～T9。4 型有一个结构性胸弯，顶椎位于 T10 或 T11。下端椎一般位于 L2 或 L3，且 L4 向凹侧倾斜。5 型为双胸弯，两者均为结构性弯。T1 或 T2

通常向上胸弯倾斜。两个顶椎都位于脊柱胸段。6 型有一个胸腰弯，顶椎位于 T12、L1 或 T12/L1 椎间隙。7 型有一个腰弯，顶椎位 L1/2 或 L4/5 椎间隙，或两者之间。8 型有 3 个弯，其中最大的弯决定了弯曲的侧向偏移度。9 型有多个侧弯。Coonrad 研究认为，弯曲的数量最多有 4 个。

Coonrad 分型基于弯曲的以下特征：位置、数量、相对的 Cobb 角和每个弯曲的柔韧性。没有考虑到畸形的矢状面和三维特征。然而，研究认为，这些特征正是治疗选择、融合节段和手术方法所必需的。无论任何分型，对存在的冠状面弯曲的形态类型进行确认和分类都是一个强制性的先决条件。该分型补充了 King 系统的不足。据早期的报道，该分型观察间和观察者内可靠性分别为 98.7% 和 100%。然而，后来发现，观察者间可靠性仅为 46%（κ =0.38）[15]。3 年后，Lenke 分型系统问世。

2.2.3　Lenke 分型系统

2001 年，基于脊柱侧凸的冠状面和矢状面，Lenke 等联合 SRS 共同提出了另外一个分型系统。该分型系统的目的在于确定恰当的脊椎融合范围。他们研究了 27 例患者的 4 种 X 线片，包括站立位全长冠状面及矢状面 X 线片，以及仰卧位冠状面左、右侧方弯曲相 X 线片。以上胸弯（proximal thoracic，PT）、主胸弯（main thoracic，MT）和胸腰弯 / 腰弯（thoracolumbar/lumbar，TL/L）定义弯曲的位置。PT 弯的顶椎位于 T3、T4 或 T5。MT 弯的顶椎位于 T6 和 T11/12 椎间盘之间。SRS 的定义可用于区分主弯和次弯，也可用于定义胸腰弯和腰弯的顶椎。该系统还重视次弯的柔韧性问题。如果在侧方弯曲相 X 线片上 Cobb 角 ≥25° 和（或）后凸大于 20°，表明这样的侧弯没有正常的柔韧性，将这样的侧弯称为

结构性弯。基于主弯的确定和次弯的结构特征，Lenke 侧弯分型如下 [12]。

1 型，MT 弯为主弯，PT 弯和 TL/L 弯为次弯和非结构性弯。2 型，双胸弯，MT 弯为主弯，而 PT 弯为次弯和结构性弯，TL/L 弯为次弯和非结构性弯。3 型，双主弯，MT 弯的 Cobb 角 ≥ TL/L 弯；或者 MT 弯的 Cobb 角＜ TL/L 弯，但相差不超过 5°。这两个弯均为结构性弯。MT 弯为主弯，而 PT 弯为非结构性弯。4 型，三主弯，PT 弯、MT 弯和 TL/L 弯均为结构性弯，后两个弯中的任何一个可能为主弯。5 型，TL/L 弯为结构性弯，并且是主弯；PT 弯和 MT 弯为非结构性弯。6 型，TL/L 弯为主弯，MT 弯为结构性弯，TL/L 弯至少大于 MT 弯 5°；PT 弯为非结构性弯，见图 2.2。

由于腰段畸形改变了脊柱平衡并影响上方的弯曲，Lenke 分型系统还首次提出了腰弯修正型 A、B 或 C。在上至稳定椎平面之前，CSVL 位于腰椎椎弓根之间，即为修正型 A。侧凸的顶椎必须在脊柱胸段，位于或高于 T11/12 椎间盘。因此，修正型 A 仅适用于 MT 弯为结构性主弯的类型（1~4 型），而不适用于 TL/L 弯为结构性主弯的类型（5 和 6 型），即不适用于 CSVL 位于腰弯顶椎椎弓根内侧的情况。当 CSVL 触及腰弯顶椎凹侧椎体边缘（如果顶椎为椎间盘，可触及多个椎体的边缘），或位于腰弯顶椎凹侧椎弓根与椎体边缘之间时，即为修正型 B。排除 TL/L 弯为结构性主弯的病例，因为这种情况时侧弯的顶椎均位于脊柱胸段。如果 CSVL 完全位于 TL/L 弯顶椎椎体凹侧的内侧（如果顶椎为椎间盘，可在多个椎体的内侧），即为修正型 C。

在该分型系统中，胸椎后凸畸形的描述使用另外一套修正型，即 -，N，+。胸椎矢状面序列从 T5 至 T12 的正常范围为（ +10° 至 +40°），平均为 +30°[16]。与正常对照组相比，青少年特发性脊柱侧凸患者的

侧凸分型	1	2	3	4	5	6
侧凸的特征	主胸弯	双胸弯	双主弯	三主弯	胸腰弯 / 腰弯	胸腰弯 / 腰弯 - 主胸弯
结构性主弯	MT	MT	MT	MT 或 TL/L	TL/L	TL/L
结构性次弯	无	PT	TL/L	MT 或 TL/L PT	无	MT
非结构性次弯	PT，TL/L	TL/L	PT	无	PT，MT	PT

腰弯修正型	胸椎矢状面修正型		
A：在上至稳定椎平面之前，CSVL 位于腰椎椎弓根之间	_	< 10°（后凸减小）	
B：CSVL 触及腰椎顶椎凹侧椎体边缘，或位于腰弯顶椎凹侧椎弓根与椎体边缘之间	N	+10° 至 +40°（后凸正常）	
C：CSVL 完全位于腰弯顶椎椎体凹侧的内侧	+	> +40°（后凸增大）	

图 2.2　Lenke 分型系统。结构性弯是指在侧方弯曲相 X 线片上 Cobb 角 ≥ 25° 和（或）后凸大于 20°。有或无非结构性次弯。*PT* 上胸弯，*MT* 主胸弯，*TL/L* 胸腰弯 / 腰弯，*CSVL* 骶骨中垂线[12]

胸椎后凸减小甚或变成胸椎前凸[16-17]。通过站立侧位胸椎 X 线片，测量 T5 椎体上终板与 T12 椎体下终板（延长线）的交角，以确定胸椎矢状面修正型。修正型 "–" 是指胸椎后凸减小（< +10°）。修正型 "N" 是指胸椎后凸正常（+10° 至 +40°）。修正型 "+" 是指胸椎后凸增大（> +40°）。对于结构性主弯和结构性次弯均需要融合，而对非结构性次弯不需要融合。一般建议，脊柱融合范围应仅限于主弯和结构性次弯。

Lenke 等指出，仅通过正侧位两个平面的 X 线片评价轴面畸形是不准确的，因此，该分型系统并不包括轴面畸形。作者指出，该系统确定侧弯分型时观察者间可靠性平均为 93%（85%～100%），平均 κ 值为 0.92（0.83～1.00），而 King 分型系统为 64%，κ 值为 0.49[14]。后来，其他研究者报道，Lenke 分型系统观察者间可靠性为中等范围[18-19]。

与先前的分型相比，Lenke 系统更全面，对侧弯的客观评价有助于手术方案的制订。该系统包含有矢状面畸形。然而，必须强调它的复杂性。将修正型应用到 6 类基本的侧弯，可以推导出 42 类脊柱侧凸。该分型系统未涉及畸形的旋转因素。对 AIS，Lenke 系统是目前应用最广泛的分型，因此，它为治疗和结果的比较提供了基础[20]。

2.2.4　PUMC 分型系统

2005 年，北京协和医学院邱贵兴等提出 PUMC 分型系统。他们回顾性研究了 427 例特发性脊柱侧凸术后超过 18 年的患者资料。通过术前仰卧位左右侧方弯曲相 X 线片以及手术前后站立位和正侧位 X 线片评估侧弯。严格应用 SRS 脊柱侧凸及侧弯顶椎位置的定义。侧弯的柔韧性通过如下方式计算：（站立位冠状面 Cobb 角－冠状面向凸侧弯曲相 Cobb 角）÷ 站立位冠状面 Cobb 角 × 100%[3]。按照 Nash-Moe 方法将顶椎旋转度分为 1～4 度[21]。

该分型的目的在于指导手术入路和融合范围的选择。根据顶椎的数量将侧凸分为单弯、双弯和三弯等 3 种类型，分别命名为 I 型、Ⅱ型和Ⅲ型。共计 13 个亚型。

I a 型为单胸弯，I b 型为胸腰弯，I c

型为单腰弯。Ⅱ型包括胸弯（T）和 TL/L 弯。Ⅱa 型为双胸弯。Ⅱb 型，T 弯 >TL/L 弯 10° 以上。Ⅱc 型，T 弯与 TL/L 弯 Cobb 角差值 <10°。而Ⅱd 型，TL/L 弯 >T 弯 10° 以上。依据侧弯的柔韧性、TL/L 的后凸和轴向旋转的程度，再细分这些亚型。Ⅲa 型有 3 个侧弯，TL/L 弯 Cobb 角 ≤45°，旋转 <2°，柔韧性 ≥70%，且无后凸。Ⅲb 型，远端腰弯更大、更僵硬。

作者报道，PUMC 分型系统观察者间可靠性为 85%（κ =0.83），观察者内可靠性为 91%（κ =0.90）[3]。尽管有 13 种亚型，该系统试图进一步将 AIS 分型简化为 3 大类，同时也包含有畸形的轴面旋转因素。该分型系统的可靠性仍需经独立的前瞻性多中心研究进一步证实。

2.3　成人脊柱侧凸分型系统

成人脊柱侧凸在临床特征、影像学表现、治疗以及预后等方面完全不同于 AIS[22]。成人脊柱畸形常伴发退行性改变，如椎管狭窄、腰椎滑脱、旋转半脱位、腰椎前凸减小和畸形僵硬等[2]。另外，成人脊柱畸形的分型、进展情况、临床表现、治疗目标及治疗策略也不相同。

由于这类患者年龄较大、骨骼质量差以及没有坚强的内固定进行脊柱矫正并维持矫正效果等所致的巨大风险，因此，直到最近，成人脊柱侧凸的治疗还仍以非手术方法为主。然而，随着人口年龄的增长和寿命的延长，加之外科和麻醉技术的进步，极大地促进了成人脊柱侧凸手术的长足发展[23]。在骨骼发育成熟的脊柱，一般将冠状面 Cobb 角大于 10° 的侧弯定义为成人脊柱侧凸。症状性退行性改变和脊柱矢状面冠状面整体失平衡严重影响成人脊柱侧凸患者的健康状况和治疗方式的选择[2,27]。应将这些因素纳入

全面的成人脊柱侧凸分型系统之中。另外，指导选择治疗方式的原则，诸如手术或非手术，有限或长节段的融合固定等，也需要通过一个有效的分型系统进行详尽的规定。目前，临床上常用的成人脊柱侧凸分型系统有四种，分别是 Aebi 系统[24]、Schwab 系统[25]、SRS 系统[2] 和 SRS-Schwab 系统[26]。

2.3.1　Aebi 分型系统

2005 年，Max Aebi 提出成人脊柱侧凸分型系统，该系统关注的焦点是病因学而非畸形的具体细节，共分为Ⅰ、Ⅱ、Ⅲa 和Ⅲb 四种类型。Ⅰ型为原发性退行性脊柱侧凸，侧弯通常发生于胸腰段或腰段脊柱，顶椎位于 L2 和 L4 之间。此型被认为是由非对称的脊柱负荷所导致的非对称的椎间盘退变性畸形。随之，就发生以一侧关节突关节为枢轴的冠状面偏离和旋转。Ⅱ型发生于幼儿或青少年时期的特发性胸腰段 / 腰段脊柱侧凸，随后，由于机械、骨骼或退变等因素而逐渐加重。Ⅲ型有两个亚型。Ⅲa 型为继发性成人脊柱侧凸，主要见于胸腰段、腰段或腰骶段。该型继发于相邻的脊柱侧弯、腰骶畸形（如半骶化）或骨盆倾斜（继发于髋部病变或下肢不等长）。Ⅲb 型是由骨骼脆弱性改变所致的成人脊柱侧凸，主要由代谢性骨病和骨质疏松症所引起[24]。

Aebi 系统提供了一个基于病因学的、相对简单明了的成人脊柱畸形的分型方法。其在预测疾病的自然进程方面是有用的。然而，该系统不能反映具体畸形的复杂性，仅在某种程度上适用于制订详细的手术计划。

2.3.2　Schwab 分型系统

Schwab 等指出，影响成人脊柱侧凸畸形及治疗方法的因素是疼痛和功能障碍，而不是骨骼的衰老或畸形的预期进展[25]。因

此，针对儿童和青少年的分型系统不可转换应用于成年患者。他们的假设是，提出一个由临床分组构成的可靠的影像学分类。依据初始治疗方法（手术与非手术治疗）和生活质量进行临床分组。

该研究纳入了 11 个医疗中心的 947 例成年患者。修正型被用于腰椎前凸和腰椎滑移的分级（冠状面或矢状面）。该分型系统按照顶椎的位置将成人脊柱侧凸分为 5 大类型。Ⅰ型，单胸弯。Ⅱ型，上胸弯为主弯，其顶椎位于 T4–T8，并伴有胸腰弯或腰弯。Ⅲ型，下胸弯为主弯，顶椎位于 T9–T10，并伴有胸腰弯或腰弯。Ⅳ型，胸腰弯为主弯，顶椎位于 T11–L1，可伴有任何其他的次弯。Ⅴ型，腰弯为主弯，其顶椎位于 L2–L4，可伴有任何其他的次弯。按照 SRS 的定义区分主弯和次弯。如果有 2 个以上相等 Cobb 角的侧弯，就以下方的侧弯为主弯。

腰椎前凸修正型（A、B 和 C）的评价基于 T12–S1 矢状面 Cobb 角。修正型 A，腰椎前凸增大，前凸角＞40°。修正型 B，腰椎前凸正常，前凸角为 0°～40°。修正型 C 为前凸角减小。还增加了腰椎滑移修正型。测量冠状面或矢状面上椎体间的最大滑移以确定腰椎滑移的分级。修正型 0，无腰椎滑移。修正型 +，中度腰椎滑移（1～6 mm）。修正型 ++，严重腰椎滑移（＞7 mm）。按照 ODI 及 SRS 功能 / 疼痛评分对功能障碍及疼痛进行评价，并进行亚型之间的比较。还研究了不同亚型的治疗方法。

在胸腰弯和腰弯为主弯（Ⅳ型和Ⅴ型）的患者，腰椎前凸角减小与明显下降的 SRS 疼痛 / 功能评分和较高的 ODI 评分显著相关（腰椎前凸修正型 A 组与 C 组相比，P＜0.007）。然而，腰椎前凸角减小对以胸弯为主弯的类型（Ⅰ、Ⅱ和Ⅲ型）的作用则与此相反，因为在统计学上无显著性差异。当运用 SRS 功能及 ODI 评分进行衡量时，腰椎滑移修正型也对Ⅳ型和Ⅴ型成人脊柱侧凸有明显影响。对胸弯的影响并不明显。虽然侧弯分型并不预测手术方案，但随着腰椎前凸角的逐渐减小（腰椎前凸修正型 A 与 C 相比：36% vs 54%；P＜0.04）以及腰椎滑移逐渐加重（腰椎滑移修正型 0 与 ++ 相比：36% vs 52%；P＜0.001），患者的手术率显著增加。

该分型系统重点关注临床影响参数，但缺少对侧弯结构性差异的充分描述。该分型系统完全不同于青少年分型系统所用的详细的放射学参数。然而，目前公认的是，疼痛和功能障碍是成人脊柱侧凸治疗的主要问题。

2.3.3 SRS 分型系统

SRS 成人脊柱侧凸分型系统由脊柱侧凸研究学会（Scoliosis Research Society, SRS）成人脊柱畸形委员会提出，旨在为成人脊柱畸形的治疗提供一个循证医学的基本原则，并以此为基础比较各中心的治疗方法和结果。该分型系统基于站立位冠状面及矢状面脊柱全长 X 线片，评价整体平衡、局部畸形以及畸形范围内退行性局灶改变等 [2]。

基于顶椎位置确定 6 类主要的冠状面侧弯分型。如果没有明显的冠状面侧弯，就以主要的矢状面畸形命名。这 6 类主要的侧凸分型是：单胸弯（single thoracic, ST）、双胸弯（double thoracic, DT）、双主弯（double major, DM）、三主弯（triple major, TM）、胸腰弯（thoracolumbar, TL）、腰弯（lumbar, L）和一个主要的矢状面畸形（sagittal-plane, SP）。按照 SRS 标准对这些侧弯进行定义。重要的原发性胸弯必须 ≥40°，且 C7 铅垂线必须位于侧弯顶椎椎体的侧方。如果第 1 肋骨或锁骨倾斜 ≥5°，且抬高侧位于畸形顶椎同侧，上胸弯即为结构性弯。胸腰弯（TL）和腰弯（L）的标准是 Cobb 角 ≥30°，CSVL 位于侧弯顶椎椎体的侧方。

一般认为，在矫正成人脊柱侧凸时，矢状面后凸畸形对健康状况及手术策略有重要影响，因此矢状面修正型过去已应用于临床。当矢状面 Cobb 角 ≥ 20° 时，上胸弯（PT）矢状面修正型为 +。相应地，主胸弯（MT）Cobb 角 ≥ 50°、胸腰弯（TL）≥ 20° 及腰弯（L）≥ -40°，矢状面修正型也为 +。如果影像学显示任何平面的椎间盘变窄、小关节病，以及退变性腰椎滑脱，或旋转性滑移 ≥ 3 mm，腰椎退变性修正型才可使用。整体平衡的修正型用于描述脊柱冠状面或矢状面失平衡。如果 C7 铅垂线位于骶骨岬前方或后方 ≥ 5 cm，则矢状面失衡严重。然而，如果 C7 铅垂线偏离 CSVL ≥ 3 cm，则冠状面失衡严重。

作者报道，侧凸分型（κ = 0.64）、矢状面修正型（κ = 0.73）、腰椎退变性修正型（κ = 0.65）和整体平衡修正型（κ = 0.92）具有良好的观察者间可靠性。该分型系统并没有纳入患者的临床症状、年龄、共病（或合并症，诸如骨质疏松症和系统性疾病）等因素。这些临床参数对成人脊柱侧凸的治疗决策非常重要。有必要进一步验证该分型系统。

2.3.4 SRS- Schwab 分型系统

最近有学者发表了成人脊柱侧凸的 SRS-Schwab 分型系统[26]（图 2.3）。作者指出，骨盆参数与疼痛和功能障碍有较强的相关性[27]。因此，作者旨在将这些与临床相关的脊柱骨盆参数纳入 Schwab 分型系统，并随后评估该混合分型系统的可靠性。相关参数包括矢状面垂直轴偏距（sagittal vertical axis, SVA）、骨盆倾斜角（pelvic tilt, PT）、腰椎前凸角（lumbar lordosis, LL）和 PI-LL，即骨盆入射角（pelvic incidence, PI）与 LL 的差值。PI 为骶骨终板的垂线和两个股骨头中心连线的中点与骶骨上终板中点连线所成的夹角。LL 是 L1 上终板和 S1 上终板的矢状面 Cobb 角。PT 是两个股骨头中心连线的中点与骶骨上终板中点的连线与铅垂线的夹角。SVA 是矢状面上 C7 铅垂线与骶骨终板后上角之间的垂直距离。测量在全脊柱冠状面及矢状面 X 线片上进行。运用先前报道的对临床有显著影响的结果评分确定修正型的临界值[28-29]。

该系统共有 4 个基本的侧弯分型。T 型，胸弯为主弯，顶椎位于 T9 或以上，Cobb

冠状面侧弯分型	侧弯位置	侧弯顶椎	Cobb 角
T	主胸弯	T9 及以上	> 30°
L	主腰弯或 主胸腰弯	T10 及以下	> 30°
D	双主弯	2 个	2 个侧弯都 > 30°
N		无冠状面侧弯 > 30°	

矢状面修正型	PI-LL	SVA	PT
0	< 10°	< 4 cm	< 20°
+	10° ~ 20°	4 ~ 9.5 cm	20° ~ 30°
+ +	> 20°	> 9.5 cm	> 30°

图 2.3 SRS-Schwab 分型系统

角＞30°。L 型，腰弯或胸腰弯为主弯，顶椎位于 T10 或以下，Cobb 角＞30°。D 型，双主弯，每个弯的 Cobb 角都＞30°。N 型，在冠状面，侧弯 Cobb 角均≤30°（即冠状面无主弯）。

第一个矢状面修正型为 PI-LL 的差值。此参数对于设计截骨术以保持适当的 LL 非常重要。修正型 0，即 PI-LL＜10°；修正型 +，即 PI-LL 为 10°～20°；修正型 ++，即 PI-LL＞20°。第二个矢状面修正型为 PT。PT 对评估脊柱畸形非常重要。高 PT 值（骨盆后倾增大）是可以显著影响及减少矢状面整体序列紊乱程度的一种代偿机制。修正型 0，即 PT＜20°；修正型 +，即 PT 在 20°～30°；修正型 ++，即 PT＞30°。第三个矢状面修正型为 SVA。修正型 0，即 SVA＜40 mm；修正型 +，即 SVA 在 40～95 mm；修正型 ++，即 SVA＞95 mm。

作者报道，整个分型系统评分者间可靠性为 0.79。他们的结论认为，该分型系统应用容易，且一致性高。最近的一项研究表明，该分型系统是描述性的，与 HRQOL 健康相关生活质量（health-related quality of life, HRQOL）评分关联性好，并对应于成人脊柱畸形治疗方法的选择[30]。

结论

脊柱侧凸分型系统的重要性在于能够为医疗专业人员提供标准化的交流语言，且有利于治疗方法和结果的比较。AIS 的本质是结构性的，其分型系统经历了不同阶段。最初的努力是描述冠状面的侧弯分型及其在脊柱的位置、侧弯的相对柔韧性等。Lenke 等提出了描述后凸和相关腰椎畸形的修正型。PUMC 分型系统采用畸形的轴向旋转作为其修正型的一部分，试图阐明脊柱畸形的三维结构。由于成人显著的退变性特征和系统性

疾病，因此，成人脊柱侧凸的分型系统不同于 AIS。疼痛和功能障碍是成人脊柱侧凸治疗的主要因素，必须把这些因素都纳入分型系统中，以确保完整地描述成人脊柱侧凸患者及其畸形。对于有效的治疗决策，这样的分型系统也必定是很有实用价值的。

（Olaolu C. Akinbo, Tsung-Hsi Tu, John E.
Ziewacz, Praveen V. Mummaneni 著

王华锋　刘　辉 译　郑召民 校）

参考文献

1. Garbuz DS, Masri BA, Esdaile J, Duncan CP. Classification systems in orthopaedics. J Am Acad Orthop Surg. 2002;10:290–7.
2. Lowe T, Berven SH, Schwab FJ, Bridwell KH. The SRS classification for adult spinal deformity: building on the King/Moe and Lenke classification systems. Spine. 2006;31:S119–25.
3. Qiu G, Zhang J, Wang Y, Xu H, Zhang J, Weng X, Lin J, Zhao Y, Shen J, Yang X, Luk KD, Lu D, Lu WW. A new operative classification of idiopathic scoliosis: a peking union medical college method. Spine. 2005;30:1419–26.
4. SRS Terminology Committee and Working Group on Spinal Classification. Revised Glossary of Terms, March 2000.
5. Breakwell LM, Lenke LG. The Lenke classification system of adolescent idiopathic scoliosis. In: Mummaneni PV, Lenke LG, Haid Jr RW, editors. Spinal deformity: a guide to surgical planning and management. St Louis: Quality Medical Publishing Inc; 2008. p. 47–68.
6. Schulthess W. The pathology and treatment of the spine. Joachimsthal handbook of orthopedic surgery [in German]. Berlin: Gustav Fischer; 1905–1907.
7. James JIP. Idiopathic scoliosis. The prognosis, diagnosis and operative indications related to curve patterns and age of onset. J Bone Joint Surg. 1954;36-B:36–49.
8. Moe JH, Kettleson DN. Idiopathic scoliosis. Analysis of curve patterns and the preliminary results of Milwaukee-brace treatment in 169 patients. J Bone Joint Surg. 1970;52-A:1509–33.
9. Ponseti IV, Friedman B. Prognosis in idiopathic scoliosis. J Bone Joint Surg Am. 1950;32-A:381–95.
10. King HA, Moe JH, Bradford DS, Winter RB. The selection of fusion levels in thoracic idiopathic scoliosis. J Bone Joint Surg Am. 1983;65:1302–13.
11. Coonrad RW, Murrell GA, Motley G, Lytle E, Hey LA. A logical coronal pattern classification of 2,000 consecutive idiopathic scoliosis cases based on the

scoliosis research society-defined apical vertebra. Spine. 1998;23:1380–91.

12. Lenke LG, Betz RR, Harms J, Bridwell KH, Clements DH, Lowe TG, Blanke K. Adolescent idiopathic scoliosis: a new classification to determine extent of spinal arthrodesis. J Bone Joint Surg Am. 2001;83: 1169–81.

13. Cummings RJ, Loveless EA, Campbell J, Samelson S, Mazur JM. Interobserver reliability and intraobserver reproducibility of the system of King et al. For the classification of adolescent idiopathic scoliosis. J Bone Joint Surg Am. 1998;80:1107–11.

14. Lenke LG, Betz RR, Bridwell KH, Clements DH, Harms J, Lowe TG, Shufflebarger HL. Intraobserver and interobserver reliability of the classification of thoracic adolescent idiopathic scoliosis. J Bone Joint Surg Am. 1998;80:1097–106.

15. Behensky H, Giesinger K, Ogon M, Krismer M, Hannes B, Karlmeinrad G, Michael O, Martin K. Multisurgeon assessment of coronal pattern classification systems for adolescent idiopathic scoliosis: reliability and error analysis. Spine. 2002;27:762–7.

16. Bernhardt M, Bridwell KH. Segmental analysis of the sagittal plane alignment of the normal thoracic and lumbar spine and thoracolumbar junction. Spine. 1989;14:717–21.

17. Bridwell KH, Betz R, Capelli AM, Huss G, Harvey C. Sagittal plane analysis in idiopathic scoliosis patients treated with Cotrel-Dubousset instrumentation. Spine. 1990;15:921–6.

18. Ogon M, Giesinger K, Behensky H, Wimmer C, Nogler M, Bach CM, Krismer M. Interobserver and intraobserver reliability of Lenke's new scoliosis classification system. Spine. 2002;27:858–62.

19. Richards BS, Sucato DJ, Konigsberg DE, Ouellet JA. Comparison of reliability between the Lenke and King classification systems for adolescent idiopathic scoliosis using radiographs that were not premeasured. Spine. 2003;28:1148–57.

20. Lam FC, Kanter AS, Okonkwo DO, Ogilvie JW, Mummaneni PV. Thoracolumbar spinal deformity: part II. Developments from 1990 to today: historical vignette. J Neurosurg Spine. 2009;11:640–50.

21. Nash Jr CL, Moe JH. A study of vertebral rotation. J Bone Joint Surg Am. 1969;51:223–9.

22. Smith JS, Shaffrey CI, Kuntz IV C, Mummaneni PV. Classification systems for adolescent and adult scoliosis. Neurosurgery. 2008;63:A16–24.

23. Mummaneni PV, Ondra SL, Haid RW. Principles of spinal deformity: part II. Advances in the operative treatment of thoracolumbar deformity. Contemp Neurosurg. 2002;24:1–10.

24. Aebi M. The adult scoliosis. Eur Spine J. 2005;14: 925–48.

25. Schwab F, Farcy JP, Bridwell K, Berven S, Glassman S, Harrast J, Horton W. A clinical impact classification of scoliosis in the adult. Spine. 2006;31:2109–14.

26. Schwab F, Ungar B, Blondel B, Buchowski J, Coe J, Deinlein D, DeWald C, Mehdian H, Shaffrey C, Tribus C, Lafage V. Scoliosis Research Society—Schwab adult spinal deformity classification: a validation study. Spine. 2012;37(12):1077–82.

27. Glassman SD, Berven S, Bridwell KH, et al. Correlation of radiographic parameters and clinical symptoms in adult scoliosis. Spine. 2005;30:682–8.

28. Lafage V, Schwab F, Patel A, et al. Pelvic tilt and truncal inclination: two key radiographic parameters in the setting of adults with spinal deformity. Spine (Phila Pa 1976). 2009;34:E599–606.

29. Glassman SD, Bridwell K, Dimar JR, et al. The impact of positive sagittal balance in adult spinal deformity. Spine (Phila Pa 1976). 2005;30:2024–9.

30. Schwab F, Lafage V, Shaffrey CI, Smith JS, Moal B, Ames CP, Fu KG, Mummaneni PV, Burton DC, Gupta M, Deviren V, Mundis G, Hart R, Bess S, International Spine Study Group. The Schwab-SRS adult spinal deformity classification: assessment and clinical correlations based on a prospective operative and nonoperative cohort. Neurosurgery. 2012;71(2):E556.

第3章 成人脊柱畸形的手术适应证

3.1 概述

人口特征的变化和人口老龄化已导致了成人脊柱畸形（ASD）发病人数的增加。ASD 是指 18 岁以上的成人脊柱在冠状面、轴面或矢状面上的异常弯曲。近期发表的文献显示，ASD 的患病率在总人口中为 2%~32%，但在 60 岁以上的成年人中，其患病率已超过 60%[1]。同时，随着人们对生活质量（quality of life，QOL）预期的提高，患者对 ASD 治疗的需求急剧增加。ASD 最常见的病因是未经治疗的 AIS、成年期发病的退行性脊柱侧凸或原发性矢状面畸形[2]。尽管一些 ASD 病例可以采用保守治疗或非手术疗法，但是许多 ASD 病例仍需手术干预。和 AIS 不同的是，还没有一个被广泛接受的分型系统能够指导 ASD 的手术治疗[3]。因此，对于决定进行手术治疗的 ASD 病例，必须慎重考虑患者的临床症状、影像学参数、同时存在的共病和生理状况。与 ASD 手术相关的潜在益处和风险也必须纳入治疗决策中。本章简要回顾了现已公认的 ASD 手术适应证，并重点论述了临床症状结合影像资料为 ASD 患者提供最佳治疗方案的重要意义。

3.2 因症状驱动的治疗

在 ASD 患者的治疗决策过程中，临床症状是关键的因素之一。虽然对儿童及青少年脊柱畸形的评估基于影像学资料，但是对 ASD 的评估却是基于影像学资料和临床症状的[4]。对于脊柱畸形的治疗，年轻的成年患者倾向于要求解决冠状面畸形，而老年患者可能更希望减轻疼痛和改善功能障碍[4]。通过手术治疗，外科医生的任务就是缓解疼痛、恢复脊柱序列和提高功能。与儿童或青少年脊柱畸形患者相比，老年患者手术风险大，愈合能力弱，因此老年患者的手术是复杂而艰巨的[4]。疼痛和功能障碍是成年患者要求治疗的最主要的驱动因素，重要的是，要认识到疼痛和功能障碍之间的差别。疼痛和功能障碍是两个独立的临床现象，具有不同的症状和治疗方法。

3.2.1 *疼痛*

作为 ASD 的手术适应证，轴性疼痛和根性疼痛两者都受到重视。虽然这两种类型的疼痛均由脊髓和周围神经介导产生，但两者的病因、症状以及手术适应证有很大差异。尽管连续使用麻醉药可能导致药物依赖或耐受，这两类疼痛均可用镇痛药，如非甾体类抗炎药（NSAIDs），或麻醉药处理。在手术治疗前，必须首先考虑采用非侵袭性保守方法处理疼痛，例如物理治疗或椎管内注射。

3.2.2 *轴性疼痛*

ASD 患者的轴性疼痛最常见于腰骶部，一般认为，这是由晚期椎间盘（intervertebral disc，IVD）退变和小关节骨性关节炎引起的。IVD 退变导致椎间盘生理性改变，反过来又由于不稳、异常活动或刚度丢失而产生疼痛。疼痛可能是由于生化环境的改变所致，例如炎性细胞因子或痛觉神经递质的释放[5]。虽然 IVD 常和轴性疼痛有关，但疼痛也可能源于其他有关的解剖结构。关节突关节、韧带、筋膜、神经根和硬膜均能传递疼痛。进行性椎间盘疾病导致周围结构受到循环载荷的影响，这可能引起关节突关节病、韧带肥厚和肌肉疲劳。研究表明，具有相同症状患者的疼痛源范围宽泛，包括有椎间盘、关节突关节和骶髂关节等。真正的疼痛源是椎间盘本身，抑或是周围结构，目前仍不清楚[5]。

当患者表现为轴性腰背痛时，即表明需要行脊柱融合术。理论认为，这样的疼痛与椎间盘和关节突退变所致的跨运动节段的异常活动和载荷有关。脊柱外科医生一般采用跨退变椎间盘的融合术以缓解疼痛，尽管文献并未表明老年患者椎间融合术后能获得一致的令人满意的临床结果[5]。

3.2.3　根性疼痛

经神经皮节放射到一个或者多个肢体的疼痛即为根性疼痛，常提示神经根的炎症、受压、功能失调或牵拉[6]。文献表明，椎间盘切除术是治疗椎间盘突出引起的根性疼痛的常用方法，成功率为 48%～89%[7]。长期随访发现，10 年后，50%～60% 的患者将患有严重腰痛，20%～30% 的患者复发根性疼痛[7]。对于非手术治疗无效的顽固性根性疼痛，也可以运用经椎间孔切开或椎板切除的神经根减压[8-9]。此外，研究表明，当根性疼痛由峡部裂腰椎滑脱引起时，运用固定融合术解除疼痛是有效的[9]。然而，术后效果不佳表明仍有进行性退变、节段性不稳、椎管狭窄以及椎间盘突出复发[10]。

3.2.4　功能障碍

功能障碍，无论是否合并疼痛，都是 ASD 治疗的另一个重要的驱动因素，并且还应该把功能障碍和上述疼痛综合征分别考虑。功能障碍意味着功能受限，可能由畸形、生物力学功能不全和机械障碍所致。例如，严重骨盆后倾的患者可能没有明显疼痛，但由于其矢状面畸形和伸髋受限（行走和站立障碍）可致日常生活非常困难。由疼痛导致的功能障碍可用药物治疗（如前所述），而机械性功能障碍则需要借助外部助行器、支具或轮椅。ODI 是一种应用广泛的调查问卷，既可用于评估功能障碍，还可用于追踪个体或群体患者的功能障碍变化[11]。

3.3　影像与症状的相互关系

除评估疼痛和功能障碍外，放射学影像对与 ASD 相关的诊治计划也非常重要。研究表明，功能障碍较严重的患者从手术中获得的益处最大。而且，影像学上畸形越严重的患者往往疼痛也越严重，功能障碍调查评分也越低[12-13]。然而，随着年龄的增长，ASD 患者功能障碍的严重程度并不一致。且仅凭影像学表现无法准确预判患者的功能障碍[4]。最近，一个新的分类系统阐明了影像学表现和功能障碍之间的关系，并明确了手术治疗应达到的影像学目标。

3.4　SRS-Schwab 分型系统

虽然先前对 ASD 的描述使用的是儿童分型系统，但是，根据成人脊柱畸形患者疼痛和功能障碍的驱动因素进行分型改良，已经建立起了 SRS-Schwab 分型系统。SRS-Schwab 分型系统运用放射学影像评估脊柱畸形的严重程度，以确定脊柱畸形手术是否必需，并在需要手术矫形时制订手术计划。在预先标记和未标记的 X 线片上，该分型系统显示出极好的观察者间和观察者内可靠性。并且还证实该分型系统对脊柱畸形的评估和手术计划的制订至关重要 [14]。最近，SRS-Schwab 分型系统已更新升级，纳入了对评估成人脊柱畸形具有关键作用的放射学骨盆参数 [15-22]。

　　恢复矢状面序列是脊柱手术的一个基本目标。几个关键参数，包括 SVA（sagittal vertical axis，矢状面垂直轴偏距）、PT（pelvic tilt，骨盆倾斜角）和 PI-LL（pelvic incidence minus lumbar lordosis，骨盆入射角与腰椎前凸角的差值），已被确定为评估 ASD 的重要影像学参数（图 3.1.）。

　　这些参数被认为与患者的功能障碍高度相关，且可以为患者评估及手术计划提供指导 [21,23]。

SVA（矢状面垂直轴偏距）用于确定脊柱矢状面的整体序列，是由 C7 椎体中心所画的铅垂线与骶骨终板后上角之间的偏移距离。

PT（骨盆倾斜角）是指股骨头轴线中点与骶骨上终板中点的连线和由骶骨上终板中点所画铅垂线之间的角度。PT 代表脊柱的空间定位。

PI-LL 是一个矢状面修正型，PI 减 LL 的差值。

　　PI（骨盆入射角）是指从股骨头轴线中点与骶骨上终板中点画一直线，这一直线与经骶骨上终板中点所画的垂直于上终板的直线之间的角度。

　　LL（腰椎前凸角）是 S1 上终板与 L1 上终板两个平面之间夹角的角度。

　　随后，依据广泛使用的疼痛和功能障碍量表，确定影像学结果对应的疼痛和功能障碍阈值。Schwab 等阐明了手术治疗的影像学参数值目标，并肯定了矢状面修正型的改善与疼痛和功能障碍的改善有关。功能障碍的阈值定义为 ODI 评分大于 40，SVA 大于 47 mm，PT 大于 22°，PI-LL 的绝对值大于 11°[24]。考虑到影像参数和疼痛及功能障碍的相关性，Schwab 等明确了矢状面重建的

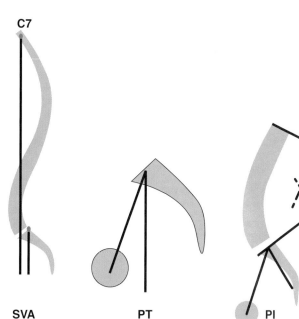

图 3.1　矢状面参数，对评估 ASD 非常重要，且可用于手术计划。矢状面垂直轴偏距（SVA）、骨盆倾斜角（PT）以及骨盆入射角和腰椎前凸角的差值（PI-LL）与患者的功能障碍有关

目标是 SVA 小于 50 mm，PT 小于 20°，LL 等于 PI ± 9°（图 3.2）[25]。

3.4.1　影像分析与诊断

在评估 ASD 时，放射学测量要求拍摄患者独立站立位影像。这样的体位对有效评估畸形的主要特征和患者可能恢复平衡的潜在代偿机制是必不可少的。如果患者不处于负重位，那么就有可能低估畸形全貌、躯干倾斜以及代偿机制，导致对患者不准确的评估和治疗。理想的站立位 X 线片体位包括自然足位，肩关节前屈，肘关节屈曲至指尖置于颧骨或锁骨中点（图 3.3）[26]。CT 和 MRI 研究表明，可以量化腰段脊柱对旋转力矩的反应，并发现退变椎间盘轴向旋转的增加与椎间盘造影激发的疼痛有一定联系[27-28]。另外，轴性腰痛患者的 X 线片显示出与退变性椎间盘疾病一致的特征。虽然 X 线片不能区分软性椎间盘组织，但可以显示椎间盘高度降低，即提示椎间盘塌陷或脱水。终板硬化或骨在骨上的现象常见于严重的椎间盘退变，且这就是疼痛源的标志[5]。现对评估有症状的 ASD 常用影像学技术概述如下。

3.4.2　X 线片

常规的 X 线片简单易行。对患者畸形进行全面的评估需行全脊柱站立正位（前后位）和矢状位（侧位）X 线片。X 线片应包括上至枕骨下至股骨头的范围。在患者独立站立位时的 X 线片可用于评估脊柱（图 3.3 和图 3.4）。然而，由于长时间的暴露，这种利用电离辐射的方法对人体是有害的。最近，由法国 EOS 公司开发的全身低剂量射线 2D/3D 成像系统新技术正逐渐取代传统的单束 X 线照相技术。

3.4.3　MRI

MRI 是在射频范围内利用强磁场成像。这种方法对观察软组织结构特别有用，尤其是对椎间盘及其相邻的软组织。虽然如此，该方法还是有诸多局限，主要包括无法获得站立位图像和需要较长的数据采集时间。强磁场的使用也可能为体内安装了电子器械的患者带来问题，这些电子器械包括心脏起搏器或脊髓刺激仪等。

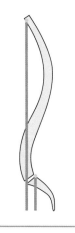

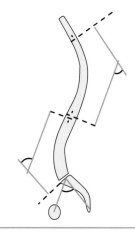

图 3.2　基于这些参数与 HRQOL 评分之间的关系得出的手术目标

SVA＜50mm

PT＜20°

脊柱 - 骨盆平衡
LL=PI+/−9°

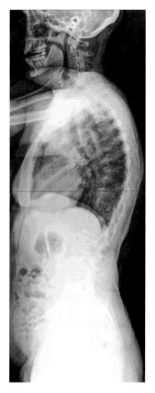

图 3.3 标准的用于评估 ASD 的站立位 X 线片

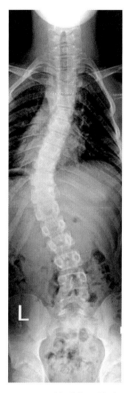

图 3.4 前后位 X 线片

3.4.4 CT

CT 成像是通过轴面生成身体特定区域的断层切片图像。计算机运算法则允许进行图像的矢状面和冠状面重建。该检查对观察骨组织特别有用。结合蛛网膜下腔造影剂注射进行脊髓造影，可以清晰精确地显示脊柱的解剖结构。与 MRI 相比，脊髓造影 CT 能够更好地显示骨和关节的解剖。然而，和传统的 X 线片一样，这种方法也运用电离辐射技术，可能会对患者造成伤害（图 3.5）。

3.4.5 EMG

EMG 有助于鉴别根性疼痛的原因和确立手术适应证的指导原则。EMG 能记录肌肉的电活动，并为神经肌肉功能的评价提供有价值的帮助。EMG 和神经传导检查常用于鉴别神经根和周围神经病变，并能确认神经根受压的部位。EMG 表现异常且有神经根病变的症状和体征，如果影像学上确认有相应的病变，即是手术减压的适应证。

生物力学研究表明，脊柱本身并不能承受很大的负荷，因此还需要动用椎旁肌以维持身体形态[29]。一项 ASD 的评价研究显示，异常 EMG 可以预测畸形的进展，例如，侧弯的下端椎椎旁肌不对称的 EMG 活动和畸形进展相关[30]。

3.5 手术适应证

非手术治疗对缓解疼痛和改善功能障碍无效，是 ASD 患者进行手术治疗最重要的最有可能从手术中获得显著效益的是那些畸形修正型分类严重的患者。这类患者滑移越严重，疼痛及功能障碍评分越差。从临床角度看，术前合并症较少的患者功能障碍改善的可能性也越小，与 ASD 手术矫正获得的临床症状改善相比，这些患者更易受到术后恢复困难因素的影响。

Glassman 等完成一项 ASD 手术与非手术治疗的配对比较研究，结果表明，非手术患者术前危险因素更多，而手术患者冠状面侧凸角度更大，更常见下肢疼痛，且腰痛更严重[31]。脊柱侧凸角度较大、且伴有慢性疼痛或功能障碍的年轻成人，若保守治疗不能缓解，适于手术治疗。当畸形在美观上令患者无法接受时，也是手术矫正的适应证。出于同样原因，手术矫正不但适用于老年患者，而且也适用于非基础性肺病所致的严重肺功能障碍患者[32]。

在与患者进行开放式讨论中，必须谨慎权衡和评估任何计划性手术的风险和潜在益处。ASD 手术目的通常不是完全恢复功能或消除所有畸形和疼痛，而是改善脊柱序列，阻止畸形加重，稳定脊柱，解决畸形所导致的疼痛和功能障碍。由于患者不切实际的期望会导致对最终疗效的不满，因此，必须明确告知患者可能取得的手术效果的期望。

强调任何一位脊柱外科医生和医疗团队完成脊柱矫形手术的能力是非常重要的。例如，对于一个具体病例，与前 / 后路联合椎间融合术相比，由于经椎间孔腰椎椎间融合术（transforaminal lumbar interbody fusion, TLIF）的手术时间短、出血量小、住院时间短，且感染和假关节等并发症的发生率低，因此一般首选 TLIF 术[33]。然而，如果医生对前 / 后路联合椎间融合术更有经验，而对 TLIF 技术没有经验，那么就不应该盲目尝试 TLIF 术。

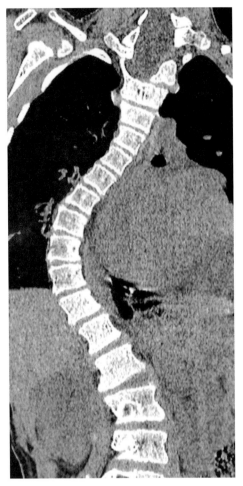

图 3.5　一例脊柱侧凸患者的前后位 CT 扫描图像（经 Ha 等许可转载[53]）

指征。非手术治疗包括支具、止痛药、锻炼和物理治疗。如果这些保守治疗不能达到令人满意的效果，则表明需要手术治疗。

为确定 ASD 患者能否从手术治疗中获益，Schwab 等报道了运用二分类 logistic 回归分析法建立一些自变量的预测模型，这些自变量包括性别、年龄、BMI（体重指数）、椎体滑移程度、截骨术以及矢状面平衡等[13]。最小临床重要差异（minimal clinically important difference, MCID）是由多个广泛使用的疼痛和外观调查量表决定的。

3.6 手术治疗的益处

已对手术治疗 ASD 进行了全面研究，其潜在益处也得到了广泛认可。研究发现，手术治疗 ASD 可以显著改善脊柱序列及 QOL 相关性因素。与非手术治疗的 ASD 患者相比，手术患者的整体疼痛、腿痛及疲劳感明显缓解，且自我形象和日常功能显著改善 [34-39]。在决定选择手术治疗时，患者和术者都应该审慎考虑手术的益处。

减轻疼痛和功能障碍：手术治疗 ASD 可以显著缓解与脊柱畸形有关的疼痛。一项对成人特发性脊柱侧凸患者的手术与非手术治疗的对比研究表明，手术患者的背痛、腿痛、疲劳感和功能障碍明显减轻 [34,36,39]。在确定治疗方案时，最应该考虑的关键因素是疼痛和功能障碍的处理。

提高 QOL 评分：与匹配的非 ASD 患者相比，ASD 患者功能受限更严重，日用止痛药剂量更大，QOL 评分更差 [2,34,40]。应告知患者翻修、分期及前 / 后入路手术很有可能发生的严重并发症，以增加患者对手术风险的理解 [2]。研究发现，手术治疗在提高患者 QOL 方面有很多益处。与非手术治疗患者相比，手术患者在自我形象、体能工作、功能性和体位性任务完成能力等方面都得到显著提高 [34,37]。在一项对有症状的成年腰椎侧凸患者的队列研究中发现，手术治疗能显著改善 QOL。而非手术治疗，无论是观察，还是药物治疗，或药物联合注射和物理治疗，都不能明显改善患者的 QOL [35]。此外，一项有关退行性腰椎侧凸保守和手术治疗的回顾性研究发现，手术患者的行走能力和 QOL 显著提高，且并发症很少 [38]。尽管通常认为手术治疗是为了减轻 ASD 患者的疼痛和功能障碍，但治疗决策的制订也必须考虑 QOL 因素。SRS-Schwab 分型系统可以预测 ASD 术后 HRQOL 评分的变化。

Schwab 等的一项研究报道，与非手术患者相比，手术患者功能障碍更严重，且 HRQOL 评分更差。按照 SRS-Schwab 分型系统参数，通过 SVA 和 PT 修正型更差的评分反映出手术组基线畸形更严重。然而，在术后 1 年随访时发现，手术患者较非手术患者改善更加显著。这些发现都进一步支持了手术治疗能够改善成人脊柱畸形患者生活质量的论断。

改善老年患者的健康状况：手术治疗 ASD 的潜在益处适用于所有成年患者。然而，最近的一项研究表明，手术治疗给予老年患者的益处可能更多 [41]。一项对接受手术治疗的患者的回顾性研究表明，与年轻患者比较，老年患者的功能障碍、背痛、下肢疼痛及健康状况的基线更差。此外，老年患者比年轻患者的手术并发症更多。然而，尽管具有更严重的术前功能障碍和更高的术后并发症发生率，但老年组术后功能障碍、健康状况、背痛、腿痛等结果评分和年轻组相比统计学上无显著性差异。这表明，与年轻患者相比，老年患者因手术治疗在功能障碍及疼痛方面获得了更大的改善。另一项研究表明，患退行性椎间盘病的 65 岁以上老人，接受椎管减压及脊柱融合术后获得显著效果 [42]。与年龄小于 65 岁的患者相比，65 岁以上老年患者的背痛及下肢疼痛评分改善更大。由于并发症风险的增加，并不总是建议老年患者接受手术治疗。但是，老年患者从手术治疗中可能会获得更大的益处，这一结论有助于制订老年患者的治疗决策。

3.7 手术风险

尽管已证明了手术矫正 ASD 的可能益处，但手术仍有很多的风险和并发症。决定接受手术治疗的 ASD 患者必须权衡手术带来的可能益处以及与之俱来的固有风险。

手术并发症：即便非手术治疗可能加重功能障碍和预后不良，但手术治疗的并发症风险明显高于非手术治疗。ASD 手术严重并发症发生率约为 10%，轻度并发症发生率为 14%～34%[2-3,43]。在老年人群中，并发症的发生率甚至高达 80%[43]。对于决定接受手术的 ASD 患者，必须慎重考虑并发症发生率较高的问题。

ASD 手术常见的并发症包括肺、心脏、肾、血液、胃肠道问题以及感染。这些并发症的严重程度各有不同[43-44]。据报道，ASD 手术常见的并发症还有出血量大、伤口深部感染和肺栓塞[2]。

Bridwell 等进行了一项腰椎侧凸患者手术和非手术治疗的队列研究。有轻度并发症（渗血较多、浅表感染、轻度神经功能障碍、术后脑脊液漏和血肿）或严重并发症 [包括心搏骤停、脊髓功能障碍、神经根损伤、血管和内脏损伤、内固定失效或交界区塌陷、伤口深部感染、心肌梗死和严重神经和（或）运动功能障碍] 的患者，其术后 HRQOL 评分较术前基线评分显著改善[45]。然而，与那些仅有轻度或无并发症的患者相比，严重并发症的患者 HRQOL 评分改善较少[35]。

3.8　手术并发症的危险因素

既往史：一般而言，发生严重手术并发症的患者常有复杂病史及共病现象[3]。研究发现，某些共病，如骨质疏松症，可能导致 ASD 手术并发症。由于骨质疏松症患者骨骼质量较差，使得手术方法的选择复杂化[46]。其他常见的共病还有高血压病、抑郁症 / 焦虑症、冠心病以及胃食管反流病[3]。共病的数量是术后并发症的独立危险因素[47]。当决定对 ASD 患者实施手术治疗时，必须考虑到既往史和共病等因素的影响。

先前的手术和手术方式：一项回顾性研究发现，ASD 手术后发生严重并发症的大多为翻修或分期手术患者[2]。行翻修手术的患者，其出血量多和伤口深部感染的发生率最高。因为第一次手术所致的营养及代谢紊乱限制了第二次手术时生理功能的恢复能力。因此，研究发现，脊柱术后感染与分期手术和多入路手术密切相关[48]。另外，通过对 SRS 发病率和死亡率的数据库研究发现，脊柱截骨术或前 / 后联合入路并发症的发生率显著高于其他术式[49]。如果考虑手术，应将这些危险因素纳入手术计划。

3.9　最大限度地降低手术风险

风险评分：风险评分通常用于确定患者发生不良结局的风险。风险评分系统有助于识别风险因素，使患者能更好地理解有关手术的风险和益处，减少围术期并发症[2]。风险评分方法包括美国麻醉医师协会（American Society of Anesthesiologists, ASA）身体状况分级、急性生理和慢性健康评估（Acute Physiology and Chronic Health Evaluation, APACHE）、损伤严重程度评分（Injury Severity Score, ISS）以及 Glasgow 昏迷量表（Glasgow Coma Scale, GCS)[50-51]。这些分级系统可预测手术并发症发生率和死亡率。发生 ASD 手术严重并发症的患者大多为 ASA 状况Ⅲ级[3]。一个改良的患者特异性风险评分系统对决定手术方式的选择至关重要。应开发一个能够量化疼痛源和特定手术方式对并发症风险影响的风险评分系统[2]。

手术成本：除手术生理性并发症外，高昂的手术费用也是一个重要的社会和健康经济问题。高费用的部分原因是 ASD 矫正术后并发症发生率高，资源占用多[3]。为减少并发症和降低手术成本，必须优化对患者及手术方式的选择[52]。

结论

　　手术适应证依赖于医患之间反复的沟通，ASD 手术治疗的决定基于一系列个体的、临床的、影像学的和结局建模信息。当决定手术方案时，手术医生，医疗团队以及医院的能力至关重要。尽管影像学检查、分型系统已成为评估脊柱畸形的有效工具，但临床症状、体格检查以及患者的期望值对优化临床决策也是极其重要的。通过疾病及手术计划，使得利用影像学检查、疼痛及功能障碍评估建立预测模型成为可能。SRS-Schwab 分型系统，结合高超的技术，有助于确定获得手术成功的益处和可能性。一个改良的风险评分系统，可量化患者特异性参数和确定手术并发症风险，这将有助于 ASD 手术方案的制订。

（Jeffrey H. Weinreb, Kristina L. Bianco,
Virginie Lafage, Frank Schwab 著
叶福标　李泽民　译　郑召民　校）

参考文献

1. Schwab F, Dubey A, Gamez L, et al. Adult scoliosis: prevalence, SF-36, and nutritional parameters in an elderly volunteer population. Spine. 2005;30:1082–5.
2. Schwab FJ, Hawkinson N, Lafage V, et al. Risk factors for major peri-operative complications in adult spinal deformity surgery: a multi-center review of 953 consecutive patients. Eur Spine J. 2012;21(12):2603–10.
3. Lafage V, Hawkinson N, Schwab F, et al. Major complications following adult spinal deformity surgery: is there a high risk patient profile? Chicago: SRS; 2012.
4. Bess S, Boachie-Adjei O, Burton D, et al. Pain and disability determine treatment modality for older patients with adult scoliosis, while deformity guides treatment for younger patients. Spine (Phila Pa 1976). 2009;34:2186–90.
5. Benzel EC, Hoh DJ, Ghogawala Z, Schlenk R. Indications for spine fusion for axial pain. In: Benzel EC editor. Spine surgery: techniques, complication avoidance, and management. 2nd ed. 2005. Philadelphia: Saunders Elsevier.
6. Benzel EC, Lavelle WF, Bianco AJ, Kitab SA. Anatomy of nerve root compression, nerve root tethering, and spinal instability spine surgery: techniques, complication avoidance, and management. In: Benzel EC editor. Spine surgery: techniques, complication avoidance, and management. 2nd ed. 2005. Philadelphia: Saunders Elsevier.
7. Traynelis VC. Spinal arthroplasty. Neurosurg Focus. 2002;13:1–7.
8. Williams RW. Microcervical foraminotomy. A surgical alternative for intractable radicular pain. Spine (Phila Pa 1976). 1983;8:708–16.
9. de Loubresse CG, Bon T, Deburge A, Lassale B, Benoit M. Posterolateral fusion for radicular pain in isthmic spondylolisthesis. Clin Orthop Relat Res. 1996;323:194–201.
10. Benzel EC, Mazanec DJ, DeMicco RC. Management of a 45-year-old with mechanical low back pain with or without L4-5 spondylolisthesis and no neurologic findings. In: Benzel EC editor. Spine surgery: techniques, complication avoidance, and management. 2nd ed. 2005. Philadelphia: Saunders Elsevier.
11. Fairbank JCT, Pynsent PB. The Oswestry disability index. Spine. 2000;25:2940.
12. Glassman SD, Berven S, Bridwell K, Horton W, Dimar JR. Correlation of radiographic parameters and clinical symptoms in adult scoliosis. Spine (Phila Pa 1976). 2005;30:682–8.
13. Schwab FJ, Lafage V, Farcy JP, Bridwell KH, Glassman S, Shainline MR. Predicting outcome and complications in the surgical treatment of adult scoliosis. Spine. 2008;33:2243.
14. Deyo RA, Cherkin DC, Ciol MA. Adapting a clinical comorbidity index for use with ICD-9-CM administrative databases. J Clin Epidemiol. 1992;45:613–9.
15. Schwab F, Dubey A, Gamez L, et al. Adult scoliosis: prevalence, SF-36, and nutritional parameters in an elderly volunteer population. Spine (Phila Pa 1976). 2005;30:1082–5.
16. Duval-Beaupere G, Marty C, Barthel F, et al. Sagittal profile of the spine prominent part of the pelvis. Stud Health Technol Inform. 2002;88:47–64.
17. Legaye J, Duval-Beaupere G, Hecquet J, Marty C. Pelvic incidence: a fundamental pelvic parameter for three-dimensional regulation of spinal sagittal curves. Eur Spine J. 1998;7:99–103.
18. Roussouly P, Gollogly S, Berthonnaud E, Dimnet J. Classification of the normal variation in the sagittal alignment of the human lumbar spine and pelvis in the standing position. Spine (Phila Pa 1976). 2005;30:346–53.
19. Schwab F, Lafage V, Boyce R, Skalli W, Farcy JP. Gravity line analysis in adult volunteers: age-related correlation with spinal parameters, pelvic parameters, and foot position. Spine (Phila Pa 1976). 2006;31:E959–67.
20. Vialle R, Levassor N, Rillardon L, Templier A, Skalli W, Guigui P. Radiographic analysis of the sagittal alignment and balance of the spine in asymptomatic subjects. J Bone Joint Surg Am. 2005;87:260–7.
21. Lafage V, Schwab F, Patel A, Hawkinson N, Farcy JP. Pelvic tilt and truncal inclination: two key radiographic parameters in the setting of adults with spinal

deformity. Spine. 2009;34:E599.

22. Lafage V, Schwab F, Skalli W, et al. Standing balance and sagittal plane spinal deformity: analysis of spino-pelvic and gravity line parameters. Spine. 2008;33: 1572–8.

23. Schwab F, Ungar B, Blondel B, et al. Scoliosis research society – Schwab adult spinal deformity classification: a validation study. Spine. 2012;37:1077.

24. Schwab FJ, Bess S, Blondel B, et al. Combined assessment of pelvic tilt, pelvic incidence/lumbar lordosis mismatch and sagittal vertical axis predicts disability in adult spinal deformity: a prospective analysis: PAPER# 20*. 2011, p. 65.

25. Schwab F, Patel A, Ungar B, Farcy JP, Lafage V. Adult spinal deformity – postoperative standing Imbalance: how much can you tolerate? An overview of key parameters in assessing alignment and planning corrective surgery. Spine. 2010;35:2224.

26. Horton WC, Brown CW, Bridwell KH, Glassman SD, Suk SI, Cha CW. Is there an optimal patient stance for obtaining a lateral 36" radiograph? A critical comparison of three techniques. Spine. 2005;30:427–33.

27. Haughton VM, Rogers B, Meyerand ME, Resnick DK. Measuring the axial rotation of lumbar vertebrae in vivo with MR imaging. Am J Neuroradiol. 2002;23:1110–6.

28. Blankenbaker DG, Haughton VM, Rogers BP, Meyerand ME, Fine JP. Axial rotation of the lumbar spinal motion segments correlated with concordant pain on discography: a preliminary study. Am J Roentgenol. 2006;186:795–9.

29. Lu WW, Hu Y, Luk KDK, Cheung KMC, Leong JCY. Paraspinal muscle activities of patients with scoliosis after spine fusion: an electromyographic study. Spine. 2002;27:1180–5.

30. Cheung J, Halbertsma JPK, Veldhuizen AG, et al. A preliminary study on electromyographic analysis of the paraspinal musculature in idiopathic scoliosis. Eur Spine J. 2005;14:130–7.

31. Glassman SD, Schwab FJ, Bridwell KH, Ondra SL, Berven S, Lenke LG. The selection of operative versus nonoperative treatment in patients with adult scoliosis. Spine. 2007;32:93.

32. Bradford DS, Tay BKB, Hu SS. Adult scoliosis: surgical indications, operative management, complications, and outcomes. Spine. 1999;24:2617.

33. Figueiredo N, Martins JWG, Arruda AA, et al. TLIF: transforaminal lumbar interbody fusion. Arq Neuropsiquiatr. 2004;62:815–20.

34. Dickson JH, Mirkovic S, Noble PC, Nalty T, Erwin WD. Results of operative treatment of idiopathic scoliosis in adults. J Bone Joint Surg Am. 1995;77:513.

35. Bridwell KH, Glassman S, Horton W, et al. Does treatment (nonoperative and operative) improve the two-year quality of life in patients with adult symptomatic lumbar scoliosis: a prospective multicenter evidence-based medicine study. Spine. 2009;34:2171.

36. Smith JS, Shaffrey CI, Berven S, et al. Operative versus nonoperative treatment of leg pain in adults with scoliosis: a retrospective review of a prospective multicenter database with two-year follow-up. Spine. 2009;34:1693–8.

37. Li G, Passias P, Kozanek M, et al. Adult scoliosis in patients over sixty-five years of age: outcomes of operative versus nonoperative treatment at a minimum two-year follow-up. Spine. 2009;34:2165.

38. Kluba T, Dikmenli G, Dietz K, Giehl JP, Niemeyer T. Comparison of surgical and conservative treatment for degenerative lumbar scoliosis. Arch Orthop Trauma Surg. 2009;129:1–5.

39. Smith JS, Shaffrey CI, Berven S, et al. Improvement of back pain with operative and nonoperative treatment in adults with scoliosis. Neurosurgery. 2009;65:86–94.

40. Berven S, Deviren V, Demir-Deviren S, Hu SS, Bradford DS. Studies in the modified Scoliosis Research Society Outcomes Instrument in adults: validation, reliability, and discriminatory capacity. Spine (Phila Pa 1976). 2003;28:2164–9. discussion 2169.

41. Smith JS, Shaffrey CI, Glassman SD, et al. Risk-benefit assessment of surgery for adult scoliosis: an analysis based on patient age. Spine. 2011;36:817.

42. Glassman SD, Polly DW, Bono CM, Burkus K, Dimar JR. Outcome of lumbar arthrodesis in patients sixty-five years of age or older. J Bone Joint Surg. 2009;91:783–90.

43. Carreon LY, Puno RM, DimarII JR, Glassman SD, Johnson JR. Perioperative complications of posterior lumbar decompression and arthrodesis in older adults. J Bone Joint Surg. 2003;85:2089–92.

44. Baron EM, Albert TJ. Medical complications of surgical treatment of adult spinal deformity and how to avoid them. Spine. 2006;31:S106–18.

45. Glassman SD, Berven S, Kostuik J, Dimar JR, Horton WC, Bridwell K. Nonsurgical resource utilization in adult spinal deformity. Spine. 2006;31:941–7.

46. Glassman SD, Alegre GM. Adult spinal deformity in the osteoporotic spine: options and pitfalls. Instr Course Lect. 2003;52:579–88.

47. Kalanithi PS, Patil CG, Boakye M. National complication rates and disposition after posterior lumbar fusion for acquired spondylolisthesis. Spine. 2009;34: 1963.

48. Fang A, Hu SS, Endres N, Bradford DS. Risk factors for infection after spinal surgery. Spine. 2005;30:1460–5.

49. Sansur CA, Smith JS, Coe JD, et al. Scoliosis research society morbidity and mortality of adult scoliosis surgery. Spine. 2011;36:E593.

50. Baker SP, O'Neill B, Haddon Jr W, Long WB. The injury severity score: a method for describing patients with multiple injuries and evaluating emergency care. J Trauma. 1974;14:187–96.

51. Knaus WA, Wagner D, Draper E, et al.: The APACHE III prognostic system. Risk prediction of hospital mortality for critically ill hospitalized adults. Chest 1991;100:1619–36.

52. Weidenbaum M. Considerations for focused surgical intervention in the presence of adult spinal deformity. Spine. 2006;31:S139–43.

53. Ha HI, Seo JB, Lee SH, et al. Imaging of marfan syndrome: Multisystemic Manifestations. Radiographics. 2007;27(4):989–1004.

第 **4** 章 矢状面平衡

近年来，人们越来越重视矢状面序列对人体减少能耗作用的重要性。异常的矢状面序列是脊柱畸形和其他脊柱疾病患者功能障碍的一个主要原因。异常的矢状面序列与多种疾病有关，如椎间盘退变性疾病、Scheuermann后凸畸形、椎体滑脱、创伤性后凸、强直性脊柱炎及医源性平背畸形等。无论运用任何技术，传统或MIS（微创外科），为了获得理想的功能结果，恢复或保持正常矢状面序列是非常重要的。

虽然大多数疾病仅影响脊柱有限节段的序列，但局部变化常伴随脊柱远节段代偿性改变。由于代偿机制不全或畸形严重，就会产生矢状面整体失平衡，并由此引起很多负面结果。代偿性变化本身就可以导致不良后果。在评价和治疗脊柱疾病患者时，应当考虑到这些代偿性变化。为了正确认识异常矢状面序列，首先必须理解脊柱矢状面的生理弯曲。

4.1 脊柱的局部序列

研究表明，节段性矢状面序列差别很大，正常值范围较为宽泛[1,2]。通过测量无临床症状人体C2至C7的曲度，得出正常颈椎序列的平均前凸角为13.9°±12.3°[3]。前凸中心位于C4 - C6之间。一些学者认为，颈椎前凸角受胸椎后凸角的影响[4]。矢状面序列从相对中立位过渡到颈胸交界处的轻度后凸，正常值范围为1°~20°。在老年人群，该角度随着年龄增长而逐渐增大。

正常胸椎后凸角范围为20°~66°[2,5]，后凸顶点位于T6–T8。胸椎后凸角的增大与年龄增长及女性性别有关。胸腰交界处是一个过渡区。随着脊柱从胸椎后凸向腰椎前凸过渡，在此节段的矢状面序列变成中立位。

同样地，腰椎前凸角差别也很大，正常值范围一般为20°~80°，腰椎前凸的顶点在L3/L4椎间隙[5-6]。绝大部分腰椎前凸位于下腰椎，大约2/3发生于L4/L5至L5/S1椎间隙。除个体差异外，年龄增长也与腰椎前凸角减小有关，这可能是椎间盘退变的结果。个体骨盆的固有形态，即骨盆入射角（PI）决定着腰椎前凸角[7]。

骨盆矢状面序列是整体矢状面序列的重要组成部分，由3个主要参数组成：骨盆入射角（PI）、骨盆倾斜角（PT）和骶骨倾斜角（SS）（图4.1）。PI是一个形态学参数。当患者骨骼发育成熟时，PI是一个恒定值。虽然PI有个体间的差异，但此参数不因体位或相关脊柱畸形而改变。其正常值范围为33°~82°[2]。PI是双侧股骨头轴线中点与骶骨上终板中点之间的连线与经骶骨上终板中点所做的垂线之间的夹角。

与PI相反，PT和SS是体位参数，随体位和脊柱畸形而发生变化。PT是双侧股骨头中点与骶骨上终板中点之间的连线与铅垂线之间的夹角。SS是骶骨上终板与水平基准线之间的夹角。因为PI是PT与SS之和（PI=PT+SS），所以这些参数之间高度相关。因此，PT或SS的增加必然引起另一参数值相应减小，以确保PI值恒定不变。

在脊柱畸形中，这些参数值代表一个重要的代偿机制，亦即，在矢状面正向平衡的患者代偿增大的PT值以保持直立姿势。这

图 4.1　骨盆矢状面参数

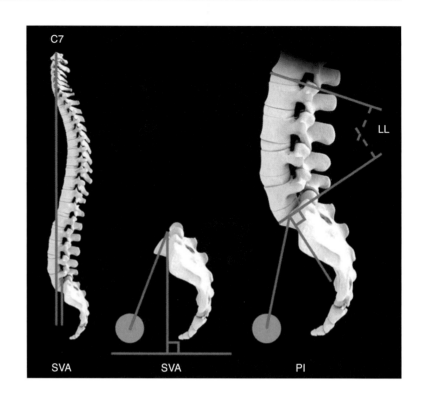

一代偿机制依赖于髋关节后伸和正常强大的臀肌肌力，是一个高能耗的过程。随着患者年龄的增长，继发于多种因素，包括髋骨性关节炎、髋屈肌挛缩及臀肌肌力减弱（髋伸肌群），使脊柱矢状面序列异常的代偿能力受到损害。这些因素都限制了骨盆的代偿机制。

Stagnara 在 1982 年提出，且最近也已证实，由于所谓的矢状面序列正常值范围较广，治疗方法应适应于不同个体的具体情况，而不应只是创设一个"一刀切"的方案。指导原则是，患者能够很轻松地笔直站立，且 LL（腰椎前凸角）与 PI（骨盆入射角）密切协调一致，相差不超过 10°。同样地，重视骨盆参数对于准确理解和计划脊柱畸形手术方案非常重要，且对于获得理想的治疗效果也非常关键。

研究表明，骨盆矢状面序列对腰椎滑脱症也非常重要。PI 增大的患者，常伴发 LL 增大，致使作用于 L5-S1 峡部的剪切力增大，因此，患者有发生椎弓峡部裂的风险。同样地，腰椎滑脱的分级与 PI 呈线性关系。骨盆矢状面序列对于决定腰椎滑脱是否适合复位也非常重要。尽管滑脱非常严重，如果能维持骶骨骨盆平衡，就能维持正常的站立姿势。如果骨盆后倾，骶骨骨盆失平衡，若要恢复患者向前的矢状面平衡，就需进行腰椎滑脱复位[8]。

4.2　脊柱的总体序列

有许多评估矢状面整体序列的测量方法。最简单常用的参考点是 C7 SVA（C7 矢状面垂直轴偏距）。即，从 C7 椎体向下画一条垂线，测量这条垂线与 S1 后上角之间的距离。当 C7 铅垂线位于 S1 后上角的前方时，就认为患者的脊柱是矢状面正向平衡。反之，当这条垂线位于 S1 后上角的后方时，就认为是矢状面负向平衡。正常情况下，C7 铅垂线与 S1 后上角之间的距离为 0.5 cm（±2.5 cm）。这种测量方法的优点在于，它相对简单可靠，且为大多数医生所熟识。还有一种评估总体平衡的方法就是测量 T1 倾斜角。即 T1 重心与双髋轴中点的连线与经 T1 重心的铅垂线所成的夹角。该测量方法的优点是不需要标准化的 X 线片。研究证明，T1 倾斜角与 SVA 相互关系。T1 倾斜角大于 25°，与偏距大于 10 cm 的矢状面正向失平衡有关，而且最重要的是与患者的报告结果有关[9]。

4.3　影像学检查

这些参数的准确测量有赖于获得高质量 X 线片的技术。用 36 英寸胶片盒行全长后前位及侧位 X 线片对全面评估脊柱序列至关重要。新的低辐射双平面 X 线照相技术能提供高清晰度的图像，而辐射仅有传统 X 线照相技术的 10%[10]。显示双侧股骨头是计算骨盆参数所必不可少的。

为全面了解脊柱矢状面情况，应要求患者双膝伸直固定站立，以最大限度地减少代偿性膝关节屈曲的影响。另外，上肢位置对于拍摄高质量的 X 线片也很重要。虽然要求上肢屈曲以获得清晰的脊柱图像，而上肢位置对脊柱矢状面序列的影响也很明显。运用多种技术可以最大限度地减少这些影响。一个常用的方法就是让患者抓住静脉输液架或滑雪杖，在静脉输液架或滑雪杖的支持下，保持上肢与上肢重力线成 45°角[11]。这样就能被动抬高上肢，最大限度地减少对脊柱矢状面序列的影响。另一个方法是保持双手握拳置于同侧锁骨上。

4.4　结果

矢状面失平衡令患者痛苦不堪，可能对患者的功能状况和生命质量造成重大影响[12]。矢状面向前（表示为 +）平衡的患者必须持续用力消耗能量才能保持水平凝视和垂直站立。因此造成患者日常活动时能量需求的显著增加。脊柱前屈 25° 或 50° 时，氧耗量分别增加 28% 和 60%[13]。膝关节屈曲是代偿性机制的一部分，这也增加了能量消耗。除腰背部疼痛外，患者还可能诉大腿和臀部疲乏无力，髋部或膝部疼痛。另外，通过骨盆后倾和正常运动节段过伸使患者保持直立姿势，均需肌肉活动和能量消耗。

这意味着对患者的生命质量和患者报告的健康相关结果有着重大影响。研究表明，作为影像学参数，矢状面序列异常是最重要的预测因素，其与不良结果的相关性超过冠状面失平衡和冠状面侧弯的严重程度。这已通过多个量表指数得到证实，包括 SF-12 身体健康综合指数、SRS-29 疼痛指数、SRS-29 活动指数、SRS-29 总指数以及 ODI 调查问卷[9,12,14]。研究表明，当 SVA 大于 5 cm 时，这些差异更加显著[9]。

另一个重要因素是矢状面畸形所在的位置。虽然没有整体矢状面平衡重要，但后凸畸形的位置越靠近尾端，患者的预后就越差。研究表明，与腰段平直或前凸相比，腰段后凸患者的疼痛和功能障碍更加严重。此外，PT 增大（> 25°）预示有关不良健康结果的预后更差，疼痛和功能障碍加重，这表明即便代偿较好的矢状面异常序列，仍然令许多患者非常痛苦[9]。

图 4.2 展示了一个代表性病例，因矢状面正向失平衡，该患者接受了脊柱融合及内固定手术。术前，患者功能障碍严重，ODI 评分 24。然而，术后 4 个月，ODI 评分增加到 44，且患者的 SRS 指数所有项目都有

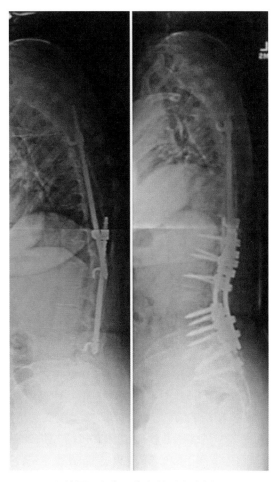

图 4.2　矢状面正向失平衡翻修手术病例

改善（表 4.1）。

表 4.1　手术前后 SRS 结果评分

	活动	疼痛	形象	精神健康	满意度	均数
术前	2.40	2	1.2	2.8	n/a	2.1
术后	4.3	4.5	4.5	4.2	5	4.5

（Jeffrey B. Knox，Baron S. Lonner 著
李思贝　刘　辉 译　郑召民 校）

参考文献

1. Stagnara P, De Mauroy JC, Dran G, et al. Reciprocal angulation of vertebral bodies in a sagittal plane: approach to references for the evaluation of kyphosis and lordosis. Spine. 1982;7(4):335–42.

2. Vialle R, Levassor N, Rillardon L, Templier A, Skalli W, Guigui P. Radiographic analysis of the sagittal alignment and balance of the spine in asymptomatic subjects. J Bone Joint Surg Am. 2005;87(2):260–7.

3. Yukawa Y, Kato F, Suda K, Yamagata M, Ueta T. Age-related changes in osseous anatomy, alignment, and range of motion of the cervical spine. Part I: Radiographic data from over 1,200 asymptomatic subjects. European Spine Journal: official publication of the European Spine Society, the European Spinal Deformity Society, and the European Section of the Cervical Spine Research Society 2012;21(8):1492–8.

4. Erkan S, Yercan HS, Okcu G, Ozalp RT. The influence of sagittal cervical profile, gender and age on the thoracic kyphosis. Acta Orthop Belg. 2010;76(5):675–80.

5. Bernhardt M, Bridwell KH. Segmental analysis of the sagittal plane alignment of the normal thoracic and lumbar spines and thoracolumbar junction. Spine. 1989;14(7):717–21.

6. Roussouly P, Pinheiro-Franco JL. Sagittal parameters of the spine: biomechanical approach. European Spine Journal: official publication of the European Spine Society, the European Spinal Deformity Society, and the European Section of the Cervical Spine Research Society. 2011;20(5):578–85.

7. Korovessis PG, Stamatakis MV, Baikousis AG. Reciprocal angulation of vertebral bodies in the sagittal plane in an asymptomatic Greek population. Spine. 1998;23(6):700–4. discussion 704–705.

8. Hresko MT, Labelle H, Roussouly P, Berthonnaud E. Classification of high-grade spondylolistheses based on pelvic version and spine balance: possible rationale for reduction. Spine. 2007;32(20):2208–13.

9. Lafage V, Schwab F, Patel A, Hawkinson N, Farcy JP. Pelvic tilt and truncal inclination: two key radiographic parameters in the setting of adults with spinal deformity. Spine. 2009;34(17):E599–606.

10. Deschenes S, Charron G, Beaudoin G, et al. Diagnostic imaging of spinal deformities: reducing patients radiation dose with a new slot-scanning X-ray imager. Spine. 2010;35(9):989–94.

11. Marks M, Stanford C, Newton P. Which lateral radiographic positioning technique provides the most reliable and functional representation of a patient's sagittal balance? Spine. 2009;34(9):949–54.

12. Glassman SD, Bridwell K, Dimar JR, Horton W, Berven S, Schwab F. The impact of positive sagittal balance in adult spinal deformity. Spine. 2005;30(18):2024–9.

13. Saha D, Gard S, Fatone S, Ondra S. The effect of trunk-flexed postures on balance and metabolic energy expenditure during standing. Spine. 2007;32(15):1605–11.

14. Glassman SD, Berven S, Bridwell K, Horton W, Dimar JR. Correlation of radiographic parameters and clinical symptoms in adult scoliosis. Spine. 2005;30(6):682–8.

第5章 腰椎骨盆参数

5.1 概述

美国人口老龄化的趋势已经引起了成人脊柱侧凸发病率的上升。据报道，在老年人口中，成人脊柱侧凸的发病率高达70%[1]。尽管成人脊柱侧凸的发病是一个无明显痛苦的过程，但由于椎间盘退变、小关节病和（或）神经根受压，仍有一些患者的症状非常严重。成人脊柱侧凸的症状一般表现为疼痛和功能障碍，腰背痛及神经根性疼痛是最常见的临床表现[2]。全面认识成人脊柱侧凸需要评估腰椎骨盆参数。研究表明，腰椎骨盆参数与HRQOL相互关联，并且对制订成人脊柱畸形手术计划非常重要[3-6]。

脊柱在人体中具有许多极其重要的功能。从结构上讲，脊柱是由椎体、椎间盘和周围软组织构成的。最近，学者们已认识到，当研究脊柱的平衡和序列作用时仅孤立地分析脊柱是不全面的，因为脊柱的平衡和序列与骨盆及双下肢的联系非常紧密[7-14]。事实上，Dubousset把骨盆当作一个独立的椎体来看待，甚至将骨盆的重要性纳入脊柱分析的范畴[15]。从静止的形态看，骨盆就是脊柱的根基，并通过骶骨和骶髂关节与脊柱相互连接。骨盆的形态决定着骶骨的位置。活动的脊柱能适应骶骨的位置，通过调整脊柱的曲度以获得一个最省力的姿势[16]。由于骨盆形态是不变的，或者，至少在青春期后每个个体的骨盆形态是相对恒定的。骨盆的形态被看作是支撑脊柱的根基，根基决定着位于其上的脊柱矢状面序列的位置[17]。在正常、没有症状的状态下，脊柱与骨盆之间取得平衡，即脊柱骨盆平衡（spinopelvic balance）。该术语由Vaz等首次提出[14]，用于描述骨盆形态与脊柱弯曲之间的关系。

虽然冠状面畸形经常是最显而易见的，也是传统上手术矫正的目标，但是，多项研究表明，矢状面平衡对预测成人脊柱侧凸手术前后症状及HRQOL的作用更重要[4,6,18-19]。有效保持直立姿势的能力是人体正常功能的基础，而脊柱畸形经常损害人体维持直立姿势的能力。最近的研究表明，脊柱整体序列紊乱是预测功能障碍的重要因素[4]。Dubousset提出"经济圆锥"（cone of economy）的概念，用于描述最佳站立平衡和姿势的原理，即以圆锥为基础，以站立的双足为中心，向上向外扩展。经济圆锥界定了最省力且没有外部支持物维持人体平衡时站立姿势的范围[20]。当患者身体处于圆锥周边时，常见脊柱畸形患者为保持平衡非常吃力，消耗很多能量。当患者身体处于圆锥以外时，为防止跌倒，就必须有外部支持物，如手杖、拐杖或助行器。当躯干倾斜到经济圆锥周边或超出经济圆锥范围之外时，为维持无外部支持物的站立姿势就要消耗更多能量，脊柱畸形患者常见疲乏无力、疼痛和功能障碍等临床表现[20]。为评估脊柱序列确定了几项X线片参数的测量，包括冠状面、矢状面及骨盆测量。如果参数测量值正常，患者保持直立姿势位于经济圆锥内，直立时休息或运动患者都不会感到疼痛[7]。人们越来越多地认识到了骨盆对脊柱序列影响的重要作用，并且已确定了评估脊柱骨盆平衡的参数。

5.2　骨盆入射角（PI）

　　骨盆入射角（pelvic incidence，PI）是两股骨头中点与骶骨终板中点的连线与经骶骨终板中点的垂线所成的夹角（图 5.1）[21]。PI 是一个终生保持恒定的形态学参数，仅在儿童发育期有稍许变化[17]。一般认为，青春期后 PI 是一个固定不变的形态学参数，反映了骶骨与骨盆之间的关系[17]。尽管 PI 恒定不变，但其主要通过腰椎前凸角（lumbar lordosis，LL）的变化，调节并维持着脊柱得矢状面平衡。最近，Schwab 等报道了 PI 对决定 LL 大小的作用，基于 Duval-Beaupère 等的工作，提出一个公式，即，LL=PI+9°（±9°）[13,22]。

5.3　骨盆倾斜角（PT）

　　骨盆倾斜角（pelvic tilt，PT）是髋股轴中点与骶骨终板中点的连线与经髋股轴中点的铅垂线所成的夹角（图 5.1）[6]。当脊柱向前倾斜时（与年龄相关的变化，矢状面失平衡，前凸丢失，后凸增加），维持脊柱骨盆序列的一个途径就是骨盆向后倾斜，PT 增大，保持一个节能省力的姿势，且使脊柱尽可能地直立。Schwab 等回顾了 125 例成人脊柱畸形患者，研究发现 HRQOL 评分与 PT 显著相关[13]。PT 增大表示骨盆后倾，试图代偿矢状面畸形和变小的 LL（图5.2）[13]。虽然 PT 是一个重要的参数，且与 HRQOL 相关，但还应牢记，PT 是一个姿势依赖的测量参数[6,13]。如果没有考虑到 PT 增大，截骨矫正脊柱畸形就不可能完全矫正矢状面正向失平衡，矢状面失平衡的临床症状仍将持续存在[7]。骨盆序列重塑应力求获得术后 PT ＜ 20°[19]。PT 重塑能够恢复高效率行走所需的股骨 - 骨盆 - 脊柱协调一致的

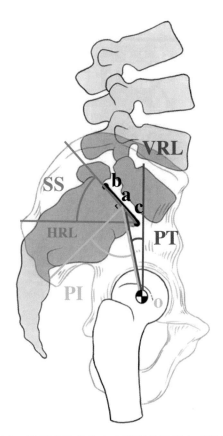

图 5.1　PI 是两股骨头中点到骶骨终板中点的连线与经骶骨终板中点的垂线所成的夹角。SS 是骶骨上终板与水平参考线之间的夹角。PT 是从髋轴中点到骶骨终板中点的连线与经髋轴中点的铅垂线所成的夹角。PI 等于 SS 加 PT 之和。 SS 与 PT 都可基于骨盆位置而发生改变，然而，PI 是一个恒定不变的参数（Image reproduced with permission from Medtronic. Radiographic Measurement Manual. Memphis, TN: Medtronic Sofamor Danek; 2004 ）

序列。研究表明，PT 是患者久行耐受功能障碍的独立关联因素，在制订手术计划时应予以考虑[6,13,15]。

5.4　骶骨倾斜角（SS）

　　骶骨倾斜角（sacral slope, SS）是沿骶骨上终板的画线与经 S1 后上角水平参考线延长

图 5.2　说明骨盆后倾如何代偿一个特定的脊柱结构性畸形的模式图。*左*，无骨盆后倾，SVA 明显增大。*中*，骨盆后倾及 SVA 中等程度增大。*右*，骨盆后倾严重，SVA 无增大

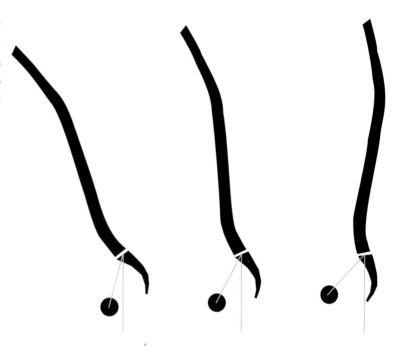

线之间的夹角（图 5.1）[23]。这些参数之间有一个数学关系式，即 PI=PT＋SS[5-7,19,23]。当 PT 增加时，因为骶骨围绕股骨头轴旋转越接近于竖直位（骨盆后倾），所以 SS 就变小[6]。

5.5　腰椎前凸角（LL）

　　LL 是 L1 上终板与 S1 上终板之间的夹角，对人体保持直立姿势具有重要作用（图 5.3）[13]。LL 减小或平背综合征可导致腰背部疼痛，且使人体不能保持直立姿势[24]。成人 LL 的正常值范围为 40°～60°。然而，不能低估骨盆对 LL 的影响，因为每一个个体都有一个依赖于 PI 的 LL[11,17,23,25]。Duval-Beaupère 等的研究证实，LL 与 PI 之间存在一定的关系，必须保持这种关系才能获得理想的脊柱骨盆平衡[22]。一个大于正常的 PI 必须由一个大于正常的 SS 和 LL 来平衡。与 PI 相比，尽管在较小的 LL 情况下脊柱也可以取得平衡，但是，PT 常常增大，这是矢状面失平衡的标志，这更加突显了骨盆在

决定脊柱整体平衡方面的复杂作用[10]。

5.6　骨盆侧斜角（PO）

　　在制订手术计划时，骨盆侧斜角（pelvic obliquity, PO）是具有非常重要作用的冠状面参数。通过在前后位 X 线片上测量水平参考线与两个骶骨翼下点连线的夹角评估骨盆侧斜度（图 5.4）[7]。骨盆侧斜可由先天性或后天性下肢不等长或骶骨骨盆畸形所导致，每种情况都可产生代偿性腰椎侧凸以平衡脊柱。只矫正腰椎侧凸而不处理根本性的骨盆侧斜可能导致冠状面代偿失调。同样，骨盆侧斜可能是继发性的（例如，由代偿脊柱侧凸所致），在这些病例中，矫正侧凸的策略是手术范围必须足够大，使术后骨盆在冠状面上得到松解。必须对所有患者下肢不等长的临床症状体征和影像学表现进行评估。一旦确定下肢不等长，试穿增高鞋垫以评价脊柱和骨盆对矫正下肢不等长的反应。之后，再次评估患者的临床表现和影像

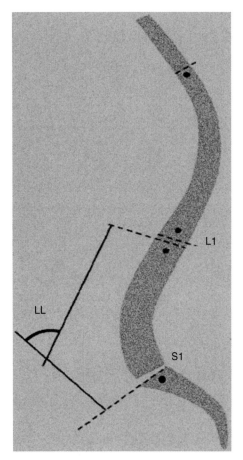

图 5.3 脊柱矢状面参数。LL 的测量，即 L1 上终板垂线和 S1 上终板垂线之间的夹角

学表现。对因下肢不等长造成的骨盆侧斜，且脊柱侧凸较为柔软的患者，仅穿戴增高鞋垫或行下肢等长术，脊柱侧凸的矫正效果就非常满意。如果脊柱侧凸僵硬，增高鞋垫不能矫正脊柱畸形，那么，脊柱矫形手术计划还应考虑到骨盆侧斜的问题。

5.7 脊柱骨盆关系和骨盆的转移作用

起初，脊柱侧凸的治疗通常局限于对腰椎前凸和胸椎后凸（thoracic kyphosis, TK）的矫正。最近，多项研究强调骨盆形态，特别是通过对 LL 的作用，对正常成人和儿童站立平衡非常重要[8-9,11-12,26]。研究表明，脊柱骨盆轴交界区（骨盆／腰椎；腰椎／胸椎）参数是相互依赖的。这些关系维系着人体的矢状面平衡以及代偿机制的运作。研究表明，如 Dubousset 经济圆锥概念所述，对所有站立者（成人脊柱畸形患者和无症状的成人）的双足而言，重心被平衡在一个狭窄的关系范围内[20]。显然，为保持力线，脊柱畸形将启动平衡机制[12]。评估这一平衡的其中一种方法是分析 PT，因 PT 可间接评估骨盆相对于足跟重力线的位置，且随着 SVA 向骨盆后方转移的逐渐增大以保持整体平衡

图 5.4 骨盆侧斜角的测量（Image reproduced with permission from Medtronic. Radiographic Measurement Manual. Memphis, TN: Medtronic Sofamor Danek; 2004）

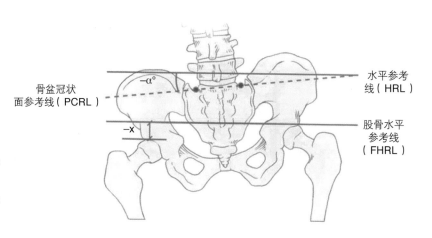

时，PT 也逐渐增大 [6]。这些发现证实了骨盆对维持脊柱骨盆轴平衡的重要作用。

5.8　临床意义

近期的许多研究发现，正常矢状面序列是影响成人脊柱畸形术后结果唯一最重要的因素 [4,9,27]。矢状面正向失平衡且 LL 变小的脊柱畸形患者，其身体功能、社会功能、自我形象以及疼痛评分较差 [4]。虽然临床有效，但矢状面平衡概念的不足之处在于不能解决如何获得平衡的问题。这也正是脊柱骨盆平衡概念能够影响成人脊柱畸形手术之所在。脊柱骨盆平衡是以脊柱与骨盆之间存在一种正常、协调一致关系的概念为基础的 [7-9,11-12,26]。在成人脊柱畸形矫正术中，恢复这样的关系对于手术效果具有重要作用，而与矢状面平衡无关。Lafage 等通过大样本研究发现，在成人脊柱畸形患者中，由 PT 评估的骨盆位置与 HRQOL 评分有关 [6]。此外，PT 值异常增大，表明骨盆后倾，这是矢状面失平衡的代偿机制。这可能会影响截骨的方法和位置，根据不同的脊柱节段，还可能影响如何进行矫正和在脊柱的哪个位置进行矫正等 [7]。应将脊柱骨盆平衡与矢状面平衡区别开来，后者是指脊柱与骨盆间总的矢状面关系，而前者描述了矢状面各部分、局部弯曲是如何相互影响、相互联系的。Vaz 等 [14] 发现，PI 是恒定不变的，而 LL、TK、SS、PT 和膝关节的位置都是可变的。每一个人的 PI 都是恒定不变的，PI 决定了骶骨的位置，通过 LL 的大小平衡骶骨的位置，进而影响 TK 的大小。最近，又有学者提出了一个新的成人脊柱畸形分型系统，即 SRS-Schwab 分型系统，该系统将脊柱参数和骨盆参数合并，具有很好的观察者间和观察者内可靠性，是一个非常实用的成人脊柱畸形分类系统 [28]。

研究表明，脊柱融合后发生平背综合征或矢状面失代偿的患者，往往是 PI 较大。失代偿患者 LL 变小与 PI 有关。Gottfried 等 [29] 报道，脊柱融合术后僵硬的矢状面失平衡患者，由于代偿机制致骨盆后倾，其脊柱骨盆序列一般是 PI 较大，PT 异常变大，LL 及 TK 变小。这再次证实以下问题非常重要，即术前确认异常矢状面脊柱骨盆参数，认识到患者 PI 越大，需要的 LL 就越大；术后 PT 较大常表明脊柱矢状面序列矫正不足 [6,13,18-19,21]。

结论

综上所述，骨盆对维持人体坐立及站立姿势的平衡具有极其重要的作用。除传统评估参数外，如 SVA、LL、TK 和局部侧凸，评估骨盆参数对制订手术策略也很重要，以争取最大的获得理想手术效果的机会。当计划脊柱重建手术时，认识到以下问题是非常重要的，即术前计划方案没有评估骨盆参数，尤其是 PI 和 PT，是错误的，这增加了术后脊柱序列紊乱的风险 [30]。若要 PT 恢复正常，矫正的角度应大于 Ondra 公式的预测 [31]。还应重视骨盆侧斜及其相关病因，因为无论骨盆侧斜的病因是原发性抑或是代偿性，都对整个手术计划有重大影响。许多研究还分析了骨盆位置与脊柱序列之间的关系。认识正常人的这一关系非常重要，只有这样，才有可能获得脊柱畸形正确的诊断评估和理想的治疗方法。脊柱骨盆关系紊乱很难取得令人满意的治疗效果，且能导致医源性疾病，如平背综合征和后凸失代偿综合征，又称"僵硬性矢状面失平衡"。

（Manish K. Kasliwal，Justin S. Smith，Manish Singh，Christopher I. Shaffrey 著

李思贝　刘　辉译　郑召民校）

参考文献

1. Schwab F, Dubey A, Pagala M, Gamez L, Farcy JP. Adult scoliosis: a health assessment analysis by SF-36. Spine. 2003;28:602–6.

2. Smith JS, Fu KM, Urban P, Shaffrey CI. Neurological symptoms and deficits in adults with scoliosis who present to a surgical clinic: incidence and association with the choice of operative versus nonoperative management. J Neurosurg Spine. 2008;9:326–31.

3. Bridwell KH, Glassman S, Horton W, et al. Does treatment (nonoperative and operative) improve the two-year quality of life in patients with adult symptomatic lumbar scoliosis: a prospective multicenter evidence-based medicine study. Spine. 2009;34:2171–8.

4. Glassman SD, Bridwell K, Dimar JR, Horton W, Berven S, Schwab F. The impact of positive sagittal balance in adult spinal deformity. Spine. 2005;30:2024–9.

5. Lafage V, Bharucha NJ, Schwab F, et al. Multicenter validation of a formula predicting postoperative spino-pelvic alignment. J Neurosurg Spine. 2012;16:15–21.

6. Lafage V, Schwab F, Patel A, Hawkinson N, Farcy JP. Pelvic tilt and truncal inclination: two key radiographic parameters in the setting of adults with spinal deformity. Spine. 2009;34:E599–606.

7. Ames CP, Smith JS, Scheer JK, et al. Impact of spino-pelvic alignment on decision making in deformity surgery in adults: a review. J Neurosurg Spine. 2012; 16:547–64.

8. Labelle H, Roussouly P, Berthonnaud E, Dimnet J, O'Brien M. The importance of spino-pelvic balance in L5-s1 developmental spondylolisthesis: a review of pertinent radiologic measurements. Spine. 2005;30: S27–34.

9. Legaye J, Duval-Beaupère G. Sagittal plane alignment of the spine and gravity: a radiological and clinical evaluation. Acta Orthop Belg. 2005;71:213–20.

10. Neal CJ, McClendon J, Halpin R, Acosta FL, Koski T, Ondra SL. Predicting ideal spinopelvic balance in adult spinal deformity. J Neurosurg Spine. 2011;15:82–91.

11. Roussouly P, Gollogly S, Berthonnaud E, Dimnet J. Classification of the normal variation in the sagittal alignment of the human lumbar spine and pelvis in the standing position. Spine. 2005;30:346–53.

12. Schwab F, Lafage V, Boyce R, Skalli W, Farcy JP. Gravity line analysis in adult volunteers: age-related correlation with spinal parameters, pelvic parameters, and foot position. Spine. 2006;31:E959–67.

13. Schwab F, Lafage V, Patel A, Farcy JP. Sagittal plane considerations and the pelvis in the adult patient. Spine. 2009;34:1828–33.

14. Vaz G, Roussouly P, Berthonnaud E, Dimnet J. Sagittal morphology and equilibrium of pelvis and spine. Eur Spine J Off Publ Eur Spine Soc Eur Spinal Deform Soc Eur Sect Cerv Spine Res Soc. 2002;11:80–7.

15. Skalli W, Zeller RD, Miladi L, et al. Importance of pelvic compensation in posture and motion after posterior spinal fusion using CD instrumentation for idiopathic scoliosis. Spine. 2006;31:E359–66.

16. Labelle H, Roussouly P, Berthonnaud E, et al. Spondylolisthesis, pelvic incidence, and spinopelvic balance: a correlation study. Spine. 2004;29:2049–54.

17. Mac-Thiong JM, Berthonnaud E, Dimar 2nd JR, Betz RR, Labelle H. Sagittal alignment of the spine and pelvis during growth. Spine. 2004;29:1642–7.

18. Schwab FJ, Patel A, Shaffrey CI, et al. Sagittal realignment failures following pedicle subtraction osteotomy surgery: are we doing enough?: clinical article. J Neurosurg Spine. 2012;16:539–46.

19. Schwab F, Patel A, Ungar B, Farcy JP, Lafage V. Adult spinal deformity-postoperative standing imbalance: how much can you tolerate? An overview of key parameters in assessing alignment and planning corrective surgery. Spine. 2010;35:2224–31.

20. Dubousset J. Three-dimensional analysis of the scoliotic deformity. In: Weinstein SL, editor. The pediatric spine: principles and practice. New York: Raven; 1994. p. 479–96.

21. Legaye J, Duval-Beaupère G, Hecquet J, Marty C. Pelvic incidence: a fundamental pelvic parameter for three-dimensional regulation of spinal sagittal curves. Eur Spine J Off Publ Eur Spine Soc Eur Spinal Deform Soc Eur Sect Cerv Spine Res Soc. 1998;7:99–103.

22. Boulay C, Tardieu C, Hecquet J, et al. Sagittal alignment of spine and pelvis regulated by pelvic incidence: standard values and prediction of lordosis. Eur Spine J Off Publ Eur Spine Soc Eur Spinal Deform Soc Eur Sect Cerv Spine Res Soc. 2006;15:415–22.

23. Berthonnaud E, Dimnet J, Roussouly P, Labelle H. Analysis of the sagittal balance of the spine and pelvis using shape and orientation parameters. J Spinal Disord Tech. 2005;18:40–7.

24. Lu DC, Chou D. Flatback syndrome. Neurosurg Clin N Am. 2007;18:289–94.

25. Mac-Thiong JM, Labelle H, Berthonnaud E, Betz RR, Roussouly P. Sagittal spinopelvic balance in normal children and adolescents. Eur Spine J Off Publ Eur Spine Soc Eur Spinal Deform Soc Eur Sect Cerv Spine Res Soc. 2007;16:227–34.

26. Benner B, Ehni G. Degenerative lumbar scoliosis. Spine. 1979;4:548–52.

27. Glassman SD, Carreon L, Dimar JR. Outcome of lumbar arthrodesis in patients sixty-five years of age or older. Surgical technique. J Bone Jt Surg Am Vol 2010;92 Suppl 1 Pt 1:77–84.

28. Schwab F, Ungar B, Blondel B, et al. Scoliosis research society-Schwab adult spinal deformity classification: a validation study. Spine. 2012;37:1077–82.

29. Gottfried ON, Daubs MD, Patel AA, Dailey AT, Brodke DS. Spinopelvic parameters in postfusion flatback deformity patients. Spine J Off J North Am Spine Society. 2009;9:639–47.

30. Smith JS, Bess S, Shaffrey CI, Burton DC, Hart RA, Hostin R, Klineberg E, International Spine Study Group. Dynamic changes of the pelvis and spine are key to predicting postoperative sagittal alignment following pedicle subtraction osteotomy: a critical analysis of preoperative planning techniques. Spine. 2012;37:845–53.

31. Ondra SL, Marzouk S, Koski T, Silva F, Salehi S. Mathematical calculation of pedicle subtraction osteotomy size to allow precision correction of fixed sagittal deformity. Spine. 2006;31:E973–9.

第6章 腰骶交界小弯的重要性

6.1 概述

最近10年微创脊柱外科（invasive spinal surgery, MIS）技术和方法发展迅猛。其中许多技术已有效地应用于脊柱畸形的治疗，现代MIS外科医生不得不提高和加强对传统脊柱畸形治疗原则的理解和认识。脊柱畸形外科医生耗费70多年的时间形成了手术矫正脊柱畸形的主要原则和目标的共识，怎么强调这些都不过分。孜孜不倦的研究提高了我们的认识水平，同时，治疗效果的改善这一主要目标也在不断提升。毋庸置疑，我们要牢记的是，MIS技术必须与这些原则一起运用。这些原则包括：获得良好的脊柱融合，保护神经组织，融合不能止于侧凸的顶点，恢复/保持脊柱冠状面和矢状面的平衡。

MIS在一些领域也有局限，其中之一就是有关成人脊柱畸形手术对腰骶小弯的处理。因为脊柱侧凸通常是逐渐发生的，当身体试图保持冠状面平衡时，"主"弯至少由一个或两个"次"弯部分代偿。当典型的主弯位于中段腰椎时，代偿也可能发生于主弯下方。一般地，这种位于腰骶交界区的侧弯又称为腰骶小弯（fractional curve）（图6.1）。另外，L5/S1节段的冠状面失平衡确实能在此上方产生一个代偿性主弯。

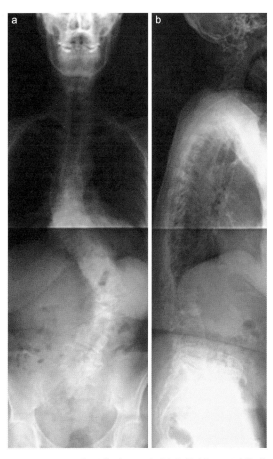

图6.1 （a）典型的成人退行性脊柱侧凸，影像学显示主弯位于中腰段，代偿性小弯位于腰骶交界区。（b）还应注意，腰骶交界区正常的前凸变小。（c）术前疼痛示意图显示，腰骶小弯导致的椎间孔狭窄引起L5神经根病变

6.2 腰骶交界小弯的生物力学

治疗脊柱侧凸时，外科医生应特别重视腰骶交界区的处理。在传统开放手术，融合通常包括腰骶交界区，并且，由于开放手术允许进行充分的神经减压、椎间融合、内固定和局部畸形矫正，因此获得手术成功不需要特别关注这一区域。例如，由于获得L5-S1椎间融合较为困难，许多外科医生

图 6.1 （续上页）

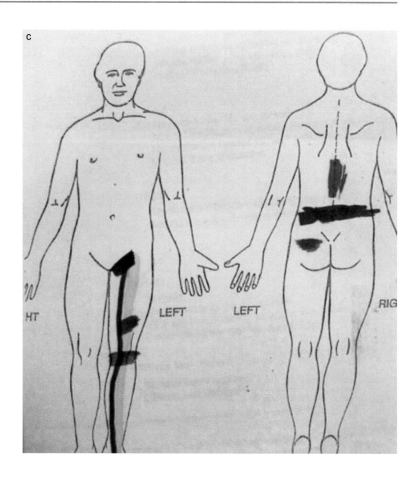

还要附加一个前方椎间融合术。尽管这样增加了第二个手术入路的风险和并发症的发生率，但其明显的优势在于：（1）无神经组织妨碍，可以充分暴露椎间隙，移植骨与周围骨组织接触面积较大，有利于获得椎间融合；（2）能放置较大的椎间融合器或移植骨块，既改善了前方荷载分担，也卸载了对后方内固定器械的压力；（3）撑开椎间隙还能扩大椎间孔，对神经组织进行间接减压；（4）切除前纵韧带便于大力撑开椎间隙，这样能增加 15° 的腰椎前凸角；（5）与在中段腰椎进行相同角度的矫正相比，腰骶交界矢状面和冠状面序列的改善可转化成对脊柱更大的影响。那么，本质上，增加 L5-S1 或 L4–S1 的 ALIF 手术将有效解决任何腰骶交

界小弯问题。开放手术解决腰骶交界小弯的其他方法还有 PLIF 或 TLIF 手术，后方减压并节段性钉棒固定，以获得畸形矫正。

McPhee 和 Swanson 的回顾性研究发现，通过分期手术治疗腰骶小弯可以有效矫正脊柱侧凸，保持腰椎前凸，且可获得较高的融合率。再者，与单纯后路手术比较，分期手术的影像学表现与较大的功能改善显著相关[1]。基于这些因素，传统和微创脊柱外科医生都应特别重视对腰骶小弯的处理。术前评估腰骶小弯对主弯的代偿作用、小弯的柔韧度、此区域矢状面需要矫正的角度和神经受压情况，在术前计划中都是非常重要的。术前 MRI、左右侧屈位 X 线片和 36 英寸站立位 X 线片均有助于患者的术前评估。

6.3　腰骶小弯区的神经卡压

Fu 等研究了 36 例成人脊柱侧凸患者，其中 97% 的患者确诊至少有一个平面的严重椎间孔狭窄，除 1 例外，所有患者都表现为剧烈的神经根性疼痛。19% 的患者表现为多平面神经根卡压症状，76% 的患者疼痛与重度椎间孔狭窄区相一致，24% 的患者疼痛与中度椎间孔狭窄区相一致[2]。在术前评估中，如果患者伴有下肢神经根性疼痛，确定引起症状的神经卡压平面非常重要。腰骶小弯通常引起 L5 或 S1 神经根病变，向下放射至大腿后方、足背或足底（图 6.1）。放射至大腿前方或腹股沟区的疼痛是主弯引起的，是典型的中、上段腰神经根病变。

6.4　毗邻腰骶交界的迟发性退行性病变

当术者希望最大限度地减少融合节段时，融合手术就应终止于腰骶交界之上。保留 L4/5 和 L5/S1 任一节段的活动度可保护患者对畸形矫正过度或不足的代偿能力。这种策略要求椎间隙的椎间盘是正常的。Brown 等研究了 16 例成人脊柱侧凸，影像学发现，其中 6 例止于 L5 的长节段融合发生了严重的相邻节段的退行性病变（38%）。3 例（19%）行翻修手术。术前矢状面平衡良好的患者，很可能得益于止于 L5 椎体的融合固定，腰椎前凸得以保留，腰骶小弯矫正良好，且保持了 L5/S1 椎间盘高度[3]。先前 L5-S1 有小弯而未行融合固定的患者发生相邻节段退变和需要进行翻修手术的风险较大。

6.5　MIS 手术的局限

运用 MIS 技术治疗脊柱畸形可能带来某些特有的困难。一些常用的方法，如经骶骨螺钉固定术或经腰大肌椎间融合术可较为容易地应用于脊柱的某些平面。然而，如果不进行髂骨翼钻孔，因为髂峭上部的阻挡，从侧方进入 L5-S1 椎间隙就非常困难。因此，使用这种技术就不可能对腰骶弯进行矫正融合，除非采用一种不同的手术入路才能进行畸形矫正和融合固定。

此外，经腰大肌进入腰骶交界下部将极大地增加发生神经并发症的风险，如：股神经或腰骶神经丛损伤[4]。且此处腰大肌肥厚，极易发生牵拉伤。因此，除非一些术者从前方进入腰大肌，否则他们就不选择经侧方入路行 L4-L5 椎间融合。

可联合经腰大肌入路的手术有经骶骨螺钉固定和 MIS-TLIF（微创经椎间孔椎间融合术）。然而，后两个手术却都需要俯卧位，因而延长了手术和麻醉时间。在需要辅以俯卧位微创螺钉内固定时，联合经腰大肌入路可能是可以接受的选择。

6.5.1　*侧凸矫正不足*

当 MIS 外科医生怀着良好的愿望进行畸形矫正时，侧凸矫正不足可能是一个棘手的问题。开放手术允许术者用特定的操作以松解脊柱，如：小关节突截骨、放置较大的椎间移植骨材料以及切除任何后方骨 - 韧带结构。这有助于脊柱的松解及随后的畸形矫正，这对僵硬性成人脊柱畸形极其重要。此外，腰骶交界区往往非常僵硬，且可能已经融合在一个畸形的位置。开放手术还有助于直视下操作，更直接将力作用于脊柱进行矫正。例如，由于力矢量能直接作用于已经放置连接棒的椎弓根螺钉头端之间，所以，开放手术时在椎弓根螺钉头端之间进行加压及撑开是非常便捷的。MIS 手术不剥离覆盖于上方的任何软组织，因此顺着棒的长轴直接用力较为困难。

　　因此，当进行 MIS 畸形手术时，术者应客观地判断自己能否松解僵硬的腰骶交界，并获得令人满意的腰骶交界序列固定。如果不能做到这样，就有可能加重临床症状，因为坚强的固定融合使僵硬的中段腰椎代偿腰骶小弯的能力明显下降（图 6.2 和6.3 ）。

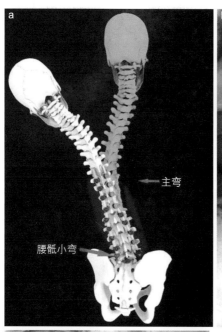

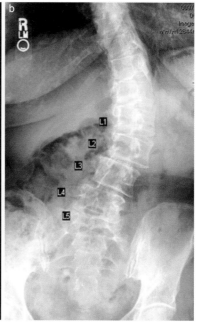

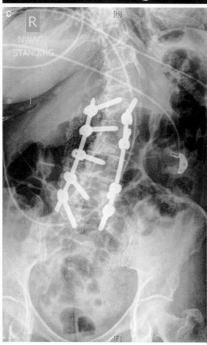

图 6.2 （a）矫正主弯却忽视僵硬*腰骶小弯*，导致术后冠状面畸形加重。（b 和 c）典型病例

图 6.3 （a 和 b）在矫正脊柱侧凸时，重视僵硬主弯和腰骶小弯的处理，可以获得下段腰神经根的减压，改善矢状面平衡，保持冠状面平衡的效果。手术步骤主要包括 T11- 髂骨的多节段 MIS-TLIF，并协调一致地进行胸腰椎经皮螺钉置入、连接棒的安装以及小关节的融合

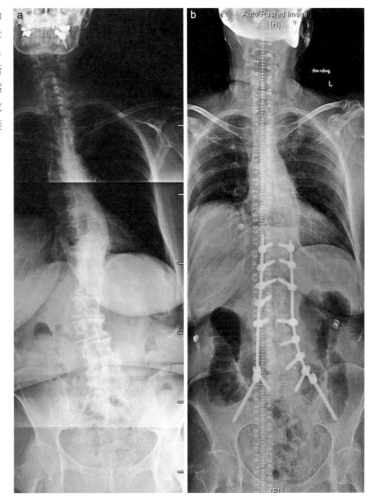

结论

　　MIS 技术尚处于初始阶段。过去，从事传统开放脊柱畸形手术的外科医生与 MIS 外科医生之间的学术交流，使人们认识到 MIS 技术仍必须遵从公认的和已证实的畸形外科的一般目标。对腰骶段小弯的认识和处理就是 MIS 畸形外科局限的其中一个例子。没有认识到 MIS 的局限性就可能无法取得最理想的效果。

　　　　（Michael Y. Wang 著　王华锋　刘　辉 译
　　　　　　　　　　　　　　　郑召民 校）

参考文献

1. McPhee I, Swanson C. The surgical management of degenerative lumbar scoliosis. Posterior instrumentation alone versus two stage surgery. Bull Hosp Jt Dis. 1998;57:16–22.

2. Fu K, Rhagavan P, Shaffrey C, Chernavvsky D, Smith J. Prevalence, severity, and impact of foraminal and canal stenosis among adults with degenerative scoliosis. Neurosurg. 2011;69:1181–7.

3. Brown K, Ludwig S, Gelb D. Radiographic predictors of outcome after long fusion to L5 in adult scoliosis. J Spinal Disord. 2004;17:358–66.

4. Cahill K, Martinez J, Wang MY, Vanni S, Levi A. Motor nerve injuries following the minimally invasive lateral trans-psoas approach. J Neurosurg Spine. 2012;17:227–31.

第7章 辐射安全

概述

辐射是能量的一种形式。辐射有两种基本类型，即：粒子辐射和电磁辐射[1]。

粒子辐射是由不稳定原子裂变而产生的，它包括 α 和 β 粒子。这些粒子具有能量和质量[1]。α 粒子是较大的亚原子结构，有两个质子和两个中子，它的行程很短，组织穿透能力极小。但是，当大量吸入或摄入 α 粒子时，就能造成极大的生物损伤。β 粒子是快速移动的电子（或正电子），具有行程长、组织穿入深等能力[1]。β 粒子（正电子）可用于正电子发射断层摄影（PET）扫描。

辐射的第二种基本类型是电磁辐射，它包括（按能量逐渐增加排序）：无线电波，微波，红外波，可见光，紫外光，X 射线和 γ 射线。电磁辐射是没有质量的纯粹能量，具有电场和磁场两者的特点。电磁辐射由带电粒子发射，以与波能量成反比的波长的震荡波传送。电磁波包括光子，或小能量包，它能以光速传播（在真空中）[1]。

电离辐射有多种形式。辐射是指用足够的能量使原子释放出电子，从而使原子电离。在电磁波谱中，波长短于可见光的波能使原子电离。电离辐射通过破坏 DNA 以及引起基因突变，对人体健康有重大影响。环境中有很多电离辐射源，主要有自然源电离辐射和人为源电离辐射。全球平均背景辐射约为 3 mSv（0.3 rem）每年。自然源电离辐射占人背景辐射的 80% 左右，主要包括宇宙辐射、太阳辐射、放射性元素的摄入、氡气和地源辐射。医源辐射占人为辐射的绝大

部分，主要包括各种诊断和治疗方法[2]。

在职业场所，应尽最大可能地减少接触电离辐射，以降低辐射暴露对健康的潜在影响。遗憾的是，目前还没有电离辐射暴露的阈值效应数据，即无法确定辐射暴露低于某一水平，就意味着健康零风险。Sv 是用于讨论医源辐射暴露影响的基本单位。1 Sv 是指整个身体平均每 kg 组织吸收 1 J 的能量。在职业环境中，辐射通常用 mSv 单位，或 1/1000 Sv。根据平方反比定律：强度 = 1/（距离）^{2}，即电离辐射的作用强度与辐射源距离的平方成反比衰减[3]。

电离辐射已成为现代医学不可或缺的工具。其在医学中的应用主要有两个方面：诊断疾病或损伤和杀死肿瘤细胞（一般是癌细胞）。使用历史最为悠久且目前仍最常用的辐射方法是 X 线平片。其原理为，X 线束横穿身体组织后被光敏检测器（胶片）采集生成组织图像。一般情况下，核医学诊断优先选择的放射性同位素应是能够聚集于诊断信息所需的特定组织或器官，而不使用能发射被 γ 摄像机检测粒子的同位素，这样的同位素需要注射、吞服或吸入[2]。

由于电离辐射对健康的潜在负面影响，联邦及州政府对职业场所的电离辐射进行了严格管理[4]。对限制职业辐射暴露进行监管和建议的两个主要机构是：国际辐射防护委员会（ICRP）和（美）全国辐射防护委员会（NCRP）。总的来说，这两个组织发布的指南有两个原则目标：（1）预防急性有害性辐射暴露；（2）将慢性辐射暴露限制在"可接受"的水平[5]。职业辐射暴露的一般理念是维持暴露"低至合理的可实现的"水平。这

意味着所有的放射工作人员应采取一切措施降低人的辐射暴露，尽可能远远低于所要求的限制水平[5]。对于诊断性医疗辐射暴露，应考虑的主要可调控因素有：暴露时间、辐射源的距离和防护设施[6]。

在美国，ICRP 和 NCRP 的建议包括：[7-9]

1．职业暴露

—年有效剂量限值：50 mSv 每年

—累积有效剂量限值：10 mSv × 年龄（岁）

2．特定组织的当量剂量限值

—眼晶状体：150 mSv

—皮肤、手和足：500 mSv

—甲状腺：20 mSv

尽管其他一些疾病，如白内障和致畸作用也值得关注，但职业辐射暴露的主要风险是发生癌症的可能性增加。风险取决于接受辐射的累积剂量、接受辐射的时间以及身体受累的部位。虽然一些科学家认为低水平辐射暴露会增加罹癌风险，但医学研究尚未证实小剂量慢性辐射暴露对人体健康有不良影响（如：高于背景辐射达 10 000 mrem）。另外，与现代社会癌症常规发病率相比，职业辐射暴露的癌症风险并没有显著增加[3]。

如前所述，因为没有阈值效应数据，也就意味着还没有罹癌零风险的辐射剂量。例如，一项研究证实，在高海拔飞行接触辐射的飞行员，其 DNA 易位和某些癌症的发病率增加[10]。飞行年限越长，罹癌风险越大，表明辐射暴露对放射工作人员有累积效应[10]。

研究表明，在医院工作人员中，骨科医生罹癌风险增加高达 5 倍，很可能因长期职业电离辐射暴露导致[4,11]。脊柱外科医生最常见的辐射暴露是手术中使用 C 臂 X 线机。遗憾的是，脊柱手术使用 X 线机透视对脊柱外科医生的辐射剂量比非脊柱骨科手术高 10 ~ 12 倍[12]。

还应当重视患者的辐射暴露。常见的诊断性影像学检查所致的辐射暴露有[9]：

—腰椎前后位和侧位 X 线片　1.8 mSv

—经皮植入 4 枚椎弓根螺钉　0.5 mSv

—胸部或腹部螺旋 CT 扫描　10 ~ 20 mSv

—心脏消融术　10 ~ 300 mSv

如上所述，眼角膜的辐射暴露能导致白内障。放射工作人员白内障的发病率通常是非放射工作人员的 4.6 倍[13]。一项有关椎体后凸成形术的研究发现，当没有使用眼睛防护时，眼睛的辐射暴露剂量是每椎体 0.271 ± 0.200 mSv[14]。

由 X 射线束撞击患者、金属牵开器和手术床所造成的辐射散射是外科医生辐射暴露的主要原因。与接收器端相比，X 线发射器端的辐射散射剂量较高（图 7.1）。为最大限度地减小辐射暴露的影响，应采取以下措施[15]：

1. 防护：在手术室，手术团队成员应使用个人穿戴式防护装备（图 7.2）。

2. 距离：根据平方反比定律，辐射暴露的剂量与辐射源距离平方成反比。因此，术者和其他所有工作人员在透视时应尽可能远离辐射源[15]。如果可能，术者应避免在 X 线发射器端进行操作。

3. 透视时间：使用透视时，最大限度地减少透视时间。运用优化的圆锥技术行窄角扇束模式，避免高辐射输出的放大模式。尽可能使用间断透视，而不是连续透视[15]。

结论

正确认识和理解辐射物理学与辐射暴露的生物学效应，外科医生可以最大限度地减少对自己、手术团队以及患者的健康风险。在进行脊柱手术时，应坚持佩戴必要的个人防护装备，并采取具体措施以减少透视时间，远离辐射源。

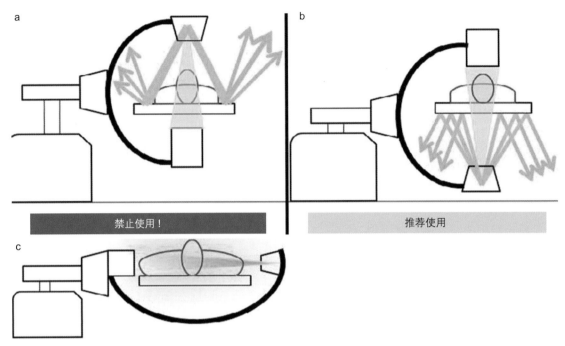

图 7.1   图示 X 射线源附近的散射是如何造成最大剂量辐射的:(a)应避免将 X 射线管放置于患者上方;(b)通过将 X 射线管放置于患者下方,减少了暴露于手术人员的散射剂量;(c)X 射线管放置于侧方,X 射线接收器一侧的辐射散射较小

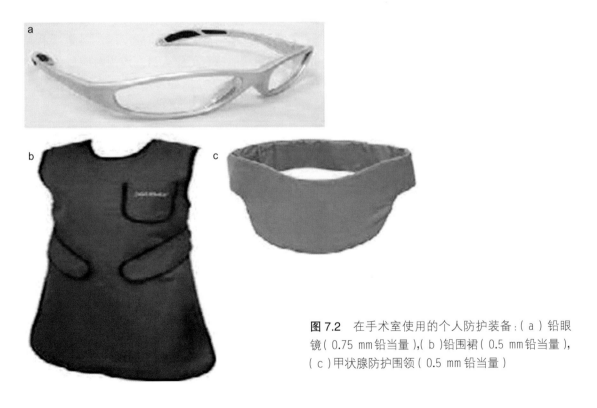

图 7.2   在手术室使用的个人防护装备:(a)铅眼镜(0.75 mm 铅当量),(b)铅围裙(0.5 mm 铅当量),(c)甲状腺防护围领(0.5 mm 铅当量)

(D. Greg Anderson 著   李秉学 王建儒 译   郑召民 校)

参考文献

1. NDT Education Resource Center, 2001–2012, The Collaboration for NDT Education, Iowa State University. Available at www.ndt-ed.org/EducationResources/CommunityCollege/RadiationSafety/theory/nature.htm
2. Available at www.iaea.org/Publications/Booklets/Radiation/radsafe.html
3. NDT Education Resource Center, 2001–2012, The Collaboration for NDT Education, Iowa State University. Available at www.ndt-ed.org/EducationResources/CommunityCollege/RadiationSafety/introduction/backround.htm
4. ISIS Annual Meeting Radiation Safety for the Spine Interventionalist. Available at http://www3.gehealthcare.com/en/Products/Categories/Surgical_Imaging/~/media/Downloads/us/Product/Product-Categories/Surgical-Imaging/GEHealthcare-Radiation-Safety-Spine-Interventionalist-SafetyData.pdf
5. NDT Education Resource Center, 2001–2012, The Collaboration for NDT Education, Iowa State University. Available at www.ndt-ed.org/EducationResources/CommunityCollege/RadiationSafety/safe_use/exposure.htm
6. Grover SB, Kumar J. A review of the current concepts of radiation measurement and its biological effects. Indian j Radiol Imaging 12:21–32, 2002. Available at www.Ijri.org/text.asp?2002/12/1/21/28413
7. Balter S. An overview of radiation safety regulatory recommendations and requirements. Catheter Cardiovasc Interv. 1999;47:469–74.
8. Giordano BD, Baumhauer JF, Morgan TL, et al. Cervical spine imaging using standard C-arm fluoroscopy. Spine. 2008;33:1970–6.
9. Jone DP, Robertson PA, Lunt B, et al. Radiation exposure during fluoroscopically assisted pedicle screw insertion in the lumbar spine. Spine. 2000;25:1538–41.
10. Young LC, Sigurdson AJ, Ward EM, et al. Increased frequency of chromosome translocations in airline pilots with long-term flying experience. Occup Environ Med. 2009;66:56–62.
11. Mastrangelo G, Fedeli U, Fadda E. Increased cancer risk among surgeons in an orthopaedic hospital. Occup Med. 2005;55:498–500.
12. Kim CW, Lee YP, Taylor W, et al. Use of navigation-assisted fluoroscopy to decrease radiation exposure during minimally invasive spine surgery. Spine J. 2008;8:584–90.
13. Milacic S. Risk of occupational radiation-induced cataract in medical workers. Med Lav. 2009;100:178–86.
14. Mroz TE, Yamashita T, Davros WJ, et al. Radiation exposure to the surgeon and the patient during kyphoplasty. J Spinal Disord Tech. 2008;21:96–100.
15. Radiologic science for technologists: physics, biology and protection: 4th Edition. Stewart Bushong. Available at www.gehealthcare.com/dose/media/4555/radiation_guide2__2_.pdf

第8章 微创脊柱手术的费用

8.1 概述：脊柱手术的费用

众所周知，美国的医疗保健系统对脊柱疾病患者的评估和治疗提供了大量资源。在美国，腰痛仍然是导致功能障碍的主要因素之一。据报道，腰痛是寻医诊治常见的原因之一，仅次于普通感冒[1-4]。据估计，2005年美国患脊柱疾病的成年患者就超过了3300万人[4]。此外，报告还表明，美国成人脊柱疾病患者的平均医疗费用比没有颈腰疾病的成人高出73%[4]。这与2005年全美脊柱疾病医疗总费用890多亿美元是相对应的[4]。

鉴于美国社会脊柱疾病的患病率较高以及由此产生的费用，脊柱手术的成本及应用一直饱受质疑。尽管手术费用只是脊柱疾病诊治过程中消耗的众多医疗资源的一部分，但却受到学术界及大众媒体的极大关注[5]。备受关注的一个主要原因可能是脊柱疾病手术治疗的急剧增加。

在过去20年里，学界对颈腰椎疾病减压融合术的广泛应用有极大兴趣[6-10]。虽然Medicare（美国老年保健医疗）最近的患者数据显示，自2002年至2007年，总手术率略有下降[7]，但研究充分表明，脊柱疾病的手术治疗一直呈上升态势。报告显示，过去15年里脊柱融合术的数量急剧增加，因此，昂贵的手术费用已成为很多人关注的问题。例如，一项报告显示，从1996年到2001年，退行性脊柱疾病融合术的数量增长超过了100%[6]。最新数据表明，自2002年开始，虽然复杂融合手术的数量有所增加，但年融合术的总量却保持平稳[7]。

目前，人们对于微创技术在脊柱外科的应用仍知之甚少。在过去10年里，已研发出了各种用于脊柱手术的微创技术。其中许多微创技术现已常规应用于脊柱疾病的治疗。本书是一部综合性脊柱微创外科学教程，有关这些技术的细节可以参阅本书的其他章节。最早研发的腰椎微创外科技术其中之一是经肌肉入路的显微镜下腰椎间盘摘除术。该手术通过一个管状牵开器显露，既可以进行首次椎间盘摘除术，也可以完成椎间盘的翻修摘除术[11,12]。最近报道，更为复杂的微创融合技术已用于单节段和多节段胸腰段病变[13-15]。

鉴于美国脊柱疾病患病率较高，医疗保健系统治疗腰痛的高昂费用以及脊柱疾病手术量的日益增多，确定手术治疗脊柱疾病的经济价值对公众健康和医疗保健财政都具有十分重要的意义。微创外科技术是一个尚缺乏费用参数和经济价值资料的新技术范例。对微创外科技术费用参数及相应的临床效果的评估有可能极大地提高脊柱融合术的治疗效果，并有助于确定最佳的低费用、高效益的治疗方案。本章以下部分将对微创脊柱手术费用分析的有关内容进行讨论，并对现有的数据进行总结。

8.2 费用分析

当对一项新的外科技术进行评估时，必须考虑到几种不同类别的费用。一般情况下，大部分费用和成本效益分析是从社会角度进行的。无论是谁实际负责支付这些费用，社会费用仅考虑到受新技术影响的每一个人及其相关费用[16]。当我们研究某一项具体的外科手术时，必须考虑手术相关的初期总费用和长期总费用。初期手术费用和初期住院费用包括手术室的使用费、手术医生及麻醉医生的劳务费、外科植入物（如脊柱内固定器械）费用，以及术中其他用品的费用。手术室使用时间以及相关人员的总费用可按每个确定的时间单位进行估算，以此对时间较长的手术进行费用影响评估。术后住院费用也可以逐项列出。除标准的食宿费用外，还有化验费、药费、日用品费、影像学检查费和其他配套服务费，如物理治疗费。

为了获取真正意义上的手术费用参数，除初期费用外，还必须评估长期费用。在脊柱手术中，还存在许多可能对总费用有着重要影响的延迟费用。与初次手术有关的再次手术、并发症和再次住院花费，都是延迟费用必须考虑的重要组成部分。再者，手术后的恢复时间还可以量化为与手术相关的费用。尽管这样有些争议，但通常按生产力损失的方式进行分析，并且已经有多种方法对该值进行量化[17]。在一些脊柱手术的报道中，恢复工作所需要的时间已被用来代表这一生产力成本。

8.3　微创脊柱手术降低的费用

有许多理论上的原因可以解释为什么脊柱手术采用微创的方法可降低某些方面的费用。组织损伤小的整体概念是把微创脊柱术转化为较小的手术创伤和降低术后费用的基础。因为患者很快就能下地行走，恢复迅速，这样就有望节约微创脊柱术后的费用。

已有学者对微创脊柱术后阶段进行了详细的研究。现有的最大量的数据是显微镜下腰椎间盘摘除。作为一项微创技术，在显微镜下腰椎间盘摘除术中，一般建议经肌肉入路放置管状牵开器，可用于椎间盘的首次和翻修摘除术[11-12]。这样的手术通常采用经肌肉入路到达腰椎。一般认为，这种入路较传统"开放"骨膜下剥离的显微镜下椎间盘摘除术损伤小。几项大样本的研究比较了经管状牵开器入路与开放的显微镜下椎间盘摘除术的临床效果。在一项多中心随机研究中，纳入 100 例患者，只有在经验丰富的脊柱中心进行手术时，经管状牵开器入路的患者术后恢复略快[18]。这样的效果主要是由于该组患者的腰痛评分下降较早。一项纳入 125 例患者的单一中心随机研究表明，这两种入路手术的临床效果相当，但经管状牵开器入路的患者术后镇痛药的使用明显减少[19]。同样地，单个手术医生 66 例系列患者的研究表明，接受管状牵开器入路显微镜下椎间盘摘除术的患者，术后即刻麻醉药的使用量明显下降，且术后住院时间更短[20]。

尽管对患者术后恢复有很大的益处，但尚无微创技术对显微镜下椎间盘摘除术总成本实际影响的报道。Arts 等荷兰学者进行了迄今为止最大样本量的研究，比较了管状牵开器入路和传统入路显微镜下椎间盘摘除术[21]。这项随机对照临床试验纳入患者 328 例，研究表明，术后 1 年，管状牵开器组疗效稍差；术后 2 年，两组的临床效果几乎相同[21,22]。最近还发表了有关这项试验的成本效益分析的论文，结论认为，与传统入路相比，管状牵开器入路并非成本低、效果好[23]。这项研究还表明，管状牵开器入路的平均费用（包括首次住院费用）较高。然而，由于这项研究是在一个医疗保健费用明显不同于美国的国家完成的，因此很难将这些结果转化为美国的实际情况。

对于更为复杂的 MIS 手术，比如腰椎融合术，人们期待 MIS 手术能在术后恢复期节约更多的费用。也就是说，大部分显微镜下椎间盘摘除术在门诊完成，术后恢复快、时间短。较大的脊柱融合术的费用显著增加与术后住院时间、恢复时间及并发症有关。MIS 手术能够降低术后费用，可能会对手术的总费用产生重大影响。

与开放的脊柱融合术相比，有关 MIS 融合术的费用数据还较为有限。迈阿密大学的 Wang 等学者研究了 74 例系列患者，比较了开放与 MIS 腰椎椎间融合术的治疗效果和住院费用[24]。这是一项回顾性研究，将开放的后路腰椎椎间融合术（posterior lumbar interbody fusion, PLIF）和微创经椎间孔腰椎椎间融合术（MIS trans-foraminal lumbar interbody fusion, MIS-TLIF）进行比较。对于单节段手术，MIS-TLIF 组平均住院时间较开放的 PLIF 组大约减少 1 天（3.9 vs. 4.8 天，$P=0.01$）。该报告还显示，单节段 MIS-TLIF 平均医疗费用为 70 159 美元，而开放的 PLIF 平均医疗费用为 78 444 美元。而 2 个节段手术的数据无统计学上的差异。这可能与 2 个节段手术的样本数太少有关（仅有 15 例）。

一项规范（初始）的成本效益分析报道，对 30 例 Ⅰ 度腰椎滑脱症患者非随机分组，分别行开放手术和 MIS-TLIF 手术[25]。根据术者的偏好对患者进行分组，费用评估使用患者报告的资源消耗和 Medicare 平均总诊治费用。研究表明，MIS-TLIF 组术后住院时间更短（中位数，MIS 3.0 天 vs. 开放 5.0 天，$P=0.001$），术后麻醉药用量减少，恢复工作时间较短（MIS 8.3 周 vs. 开放 16.3 周，$P=0.02$）。然而，2 年期质量调整生命年（QALYs）结果和总成本效益比两组在统计学上无显著性差异。作者强调指出，该研究需要 2 倍的病例数才能检测出上述结果差别的显著性。

Wang 等还直接研究了有关使用经皮椎弓根螺钉节省费用的课题[26]。该研究使用大样本住院患者数据集，纳入 6000 多例行单节段和双节段腰椎椎间融合术的患者。根据术中使用的螺钉类型将患者分为空心螺钉组和非空心螺钉组。行空心螺钉植入的患者归为"MIS"融合组，其他患者归为"开放"融合组。研究表明，MIS 组患者术后住院时间明显缩短。这种差别在行双节段融合的患者中最为显著（MIS 3.4 天 vs. 开放 4.0 天，$P<0.001$）。此外，还研究了两组的总住院费用。研究发现，单节段融合固定的费用两组之间在统计学上无显著差异。然而，对于双节段融合固定的平均总费用，MIS 组患者比开放组几乎少花费 2000 美元（总平均费用，MIS 33 879 美元 vs. 开放 35 984 美元，$P=0.002$）。

最后，MIS 手术还可以节省另一个主要费用，即治疗术后并发症所产生的费用。据报道，传统开放的脊柱畸形融合术的并发症发生率从 10% 到高达 70% 不等[27-29]。据估计，MIS 手术可以降低某些术后并发症的发生率，如内科并发症或术后感染。McGirt 等从手术部位的感染率对治疗术后并发症的费用进行了研究[30]。该研究使用出院和账单数据集比较开放和 MIS 腰椎椎间融合术的手术部位感染率。研究表明，单节段 MIS 与开放融合术的感染率无统计学上的差异。然而，对双节段的固定融合术而言，与开放手术 7.0% 的感染率相比，MIS 手术的感染率降至 4.6%（$P=0.03$）。这可转化为，每 100 例双节段 MIS 固定融合术可节约费用 38 400 美元。这一结果也被另一篇综述性文献所证实，该文将 362 例 MIS-TLIF 与 1133 例开放 TLIF 患者进行比较，研究发现，MIS-TLIF 组手术部位感染率为 0.6%，而开放 TLIF 组为 4.0%（$P<0.01$）[31]。

8.4　微创脊柱手术增加的费用

另一方面，也有许多原因可以解释为什么微创脊柱手术比传统开放手术更加昂贵。

首先，微创手术必须依靠专门的器械和牵开器。通过一个比传统开放手术非常小的切口和较少的组织损伤完成手术，没有这些专门的器械是不可能的。例如，任何类型的 MIS 减压术都需要一套专门的牵开器和组织扩张器。这通常包括一套逐级肌肉扩张套管。这些牵开器可能是一次性的，或者是每次手术都需要更换的一次性组件，例如一次性的光导纤维光源。与这些系统相关的费用可能大于传统的手术牵开器。

有关专门牵开器的一个具体例子就是一些供应商开发的胸腰段脊柱侧方入路系统。这些手术一般采用微创经腰大肌入路[32]。然而，考虑到腰骶丛位于腰大肌内，为了保证穿过腰大肌时选择避开神经的通路，有必要使用专门的神经监测技术。这样，术中不但需要组织扩张器，而且还需要监测自发和诱发 EMG 的设备。这些设备对于手术的安全性至关重要。这些专门设备一般是一次性的，并且产生一定的费用，而这些费用在传统开放手术是没有的。

再者，除专门的牵开器和设备外，MIS 融合术还需要专门的脊柱内固定器械。众所周知，空心椎弓根螺钉用于 MIS 固定融合术就是这样的例子。这些螺钉可以经皮植入，这对 MIS 融合术是必不可少的。与传统的椎弓根螺钉相比，这些空心椎弓根螺钉价格更高。此外，为了更安全地植入这些螺钉，通常需要更先进的成像设备。植入这些螺钉需要使用单平面或双平面透视设备以及脊柱导航系统。这些内植物以及为安全植入所需的影像系统等的合计费用，比传统技术的费用更加昂贵。

最近的数据显示 MIS 手术的内植物费用有所增长。Lucio 等最近研究了两个节段开放 PLIF 与 MIS-LaLIF 首次住院费用的差别，发现 MIS 组内植物 / 内固定器械费用有所增加[33]。该项目比较了 200 多例患者两个节段开放 PLIF 和 MIS-LaLIF 的首次住院费用。MIS 组内植物 / 内固定器械费用比开放组平均高出 3810 美元（$P < 0.05$）。然而，MIS 组首次住院总费用更低，因为 MIS 组几乎所有其他费用，包括食宿、药物、实验室检查及物理治疗费用，明显低于开放组，并且再次入院及再次手术的费用明显减少。

除需要昂贵、专门的设备和器械外，还有一个重要的根本区别在于 MIS 脊柱融合术本身就非常昂贵。由于经肌肉入路的 MIS 手术显露有限，MIS 融合主要依赖椎间融合，而不是后外侧融合。通过一个很小的皮肤切口就可以完成彻底的椎间盘切除，并且可以对椎体终板进行较大的融合面准备。相反，后外侧融合不适用于大部分 MIS 融合术，因为后外侧融合需要广泛的肌肉剥离，这很难通过经肌肉入路完成。这样，大部分 MIS 融合采用椎间融合术。而椎间融合术通常需要结构性融合器或其他骨移植材料，这些可能会增加数千美元的费用。最近的 Medicare 患者资料显示，通过单一切口进行"复杂的"融合术，如 360° 融合，其住院费用和并发症发生率明显高于"简单的"融合术，如后外侧融合术（复杂融合术平均费用 80 888 美元 *vs.* 简单融合术平均费用 58 511 美元，$P < 0.05$）[7]。

随着对椎间融合技术的依赖越来越强，MIS 融合术对融合材料（诸如同种异体骨、生物制品和骨移植填充剂）的依赖程度也在增加。由于 MIS 手术的切口显露较小，能够切取可用于局部结构性或颗粒状植骨的自体骨量很少。例如，在 MIS 经侧方入路的椎间融合术中，通常无法在局部切取自体骨进行骨移植。因此，就必须依赖于购买价格昂贵的骨移植填充剂。研究表明，使用 BMP（骨形态发生蛋白）极大地增加了脊柱融合术的首次费用[34]。目前尚无 BMP 的使用在 MIS 融合术费用中占比的数据。

最后，也必须把 MIS 手术的时间考虑到费用中去。当患者接受手术时，由于大量的人力和其他资源都投入到手术中，所以手术室的时间是极其宝贵的。如果 MIS 手术需要的时间比开放手术更长，那么，这将极大地增加 MIS 手术的费用。

结论

MIS 手术在脊柱手术中的占比尚不清楚。然而，在过去 20 年里，人们对这些技术的发展产生了极大的兴趣，并且很多 MIS 技术被认为是现代脊柱外科医生必须掌握的常规技术。再者，有关这些技术的费用资料相对较少。综上所述，有很多理由可以解释 MIS 技术为什么能导致手术费用的增加。相对于开放手术而言，还需要对 MIS 手术的费用进行深入的研究和界定。同样，也需要对术后预期节约费用进一步地明确和定量。完成这些费用分析后，就可以确定某个具体的 MIS 手术的费用数据，并能将其与开放手术进行对比。

（Kevin S. Cahill 著　叶福标　王　华 译
郑召民 校）

参考文献

1. Carey TS, Evans AT, Hadler NM, Lieberman G, Kalsbeek WD, Jackman AM, et al. Acute severe low back pain. A population-based study of prevalence and care-seeking. Spine. 1996;21:339–44.
2. Cypress BK. Characteristics of physician visits for back symptoms: a national perspective. Am J Public Health. 1983;73:389–95.
3. Deyo RA, Cherkin D, Conrad D, Volinn E. Cost, controversy, crisis: low back pain and the health of the public. Annu Rev Public Health. 1991;12:141–56.
4. Martin BI, Deyo RA, Mirza SK, Turner JA, Comstock BA, Hollingworth W, et al. Expenditures and health status among adults with back and neck problems. JAMA. 2008;299:656–64.
5. Lipson SJ. Spinal-fusion surgery – advances and concerns. N Engl J Med. 2004;350:643–4.
6. Deyo RA, Mirza SK. Trends and variations in the use of spine surgery. Clin Orthop Relat Res. 2006;443:139–46.
7. Deyo RA, Mirza SK, Martin BI, Kreuter W, Goodman DC, Jarvik JG. Trends, major medical complications, and charges associated with surgery for lumbar spinal stenosis in older adults. JAMA. 2010;303:1259–65.
8. Martin BI, Mirza SK, Comstock BA, Gray DT, Kreuter W, Deyo RA. Are lumbar spine reoperation rates falling with greater use of fusion surgery and new surgical technology? Spine (Phila Pa 1976). 2007;32:2119–26.
9. Patil PG, Turner DA, Pietrobon R. National trends in surgical procedures for degenerative cervical spine disease: 1990–2000. Neurosurgery. 2005;57:753–8; discussion 753–8.
10. Wang MC, Kreuter W, Wolfla CE, Maiman DJ, Deyo RA. Trends and variations in cervical spine surgery in the United States: Medicare beneficiaries, 1992 to 2005. Spine. 2009;34:955–61.
11. Perez-Cruet MJ, Foley KT, Isaacs RE, Rice-Wyllie L, Wellington R, Smith MM, et al. Microendoscopic lumbar discectomy: technical note. Neurosurgery. 2002;51:S129–36.
12. Smith JS, Ogden AT, Shafizadeh S, Fessler RG. Clinical outcomes after microendoscopic discectomy for recurrent lumbar disc herniation. J Spinal Disord Tech. 2010;23:30–4.
13. Schwender JD, Holly LT, Rouben DP, Foley KT. Minimally invasive transforaminal lumbar interbody fusion (TLIF): technical feasibility and initial results. J Spinal Disord Tech. 2005;18 Suppl:S1–6.
14. Wang MY, Anderson DG, Poelstra KA, Ludwig SC. Minimally invasive posterior fixation. Neurosurgery. 2008;63:197–203.
15. Wang MY, Mummaneni PV. Minimally invasive surgery for thoracolumbar spinal deformity: initial clinical experience with clinical and radiographic outcomes. Neurosurg Focus. 2010;28:E9.
16. Gold MR. Cost-effectiveness in health and medicine. New York: Oxford University Press; 1996.
17. Drummond MF. Drummond MFMfteeohcp: methods for the economic evaluation of health care programmes. 3rd ed. Oxford/New York: Oxford University Press; 2005.
18. Franke J, Greiner-Perth R, Boehm H, Mahlfeld K, Grasshoff H, Allam Y, et al. Comparison of a minimally invasive procedure versus standard microscopic discotomy: a prospective randomised controlled clinical trial. Eur Spine J Off Publ Eur Spine Soc Eur Spinal Deform Soc Eur Sect Cerv Spine Res Soc. 2009;18:992–1000.
19. Brock M, Kunkel P, Papavero L. Lumbar microdiscectomy: subperiosteal versus transmuscular approach and influence on the early postoperative analgesic consumption. Eur Spine J Off Publ Eur Spine Soc Eur Spinal Deform Soc Eur Sect Cerv Spine Res Soc. 2008;17:518–22.
20. Harrington JF, French P. Open versus minimally invasive lumbar microdiscectomy: comparison of operative times, length of hospital stay, narcotic use and complications. Minim Invasive Neurosurg MIN. 2008;51:30–5.

21. Arts MP, Brand R, van den Akker ME, Koes BW, Bartels RH, Peul WC. Tubular diskectomy vs conventional microdiskectomy for sciatica: a randomized controlled trial. JAMA J Am Med Assoc. 2009;302:149–58.

22. Arts MP, Brand R, van den Akker ME, Koes BW, Bartels RH, Tan W, et al. Tubular diskectomy vs conventional microdiskectomy for the treatment of lumbar disk herniation: 2-year results of a double-blind randomized controlled trial. Neurosurgery. 2011;69: 135–44.

23. van den Akker ME, Arts MP, van den Hout WB, Brand R, Koes BW, Peul WC. Tubular diskectomy versus conventional microdiskectomy for the treatment of lumbar disk related sciatica: cost utility analysis alongside a double-blinded randomized controlled trial. Neurosurgery. 2011;69:829–35.

24. Wang MY, Cummock MD, Yu Y, Trivedi RA. An analysis of the differences in the acute hospitalization charges following minimally invasive versus open posterior lumbar interbody fusion. J Neurosurg Spine. 2010;12:694–9.

25. Parker SL, Adogwa O, Bydon A, Cheng J, McGirt MJ. Cost-effectiveness of minimally invasive versus open transforaminal lumbar interbody fusion for degenerative spondylolisthesis associated low-back and leg pain over two years. World Neurosurg. 2012;78:178–84.

26. Wang MY, Lerner J, Lesko J, McGirt MJ. Acute hospital costs after minimally invasive versus open lumbar interbody fusion: data from a US national database with 6106 patients. J Spinal Disord Tech. 2012;25:324–8.

27. Charosky S, Guigui P, Blamoutier A, Roussouly P, Chopin D. Complications and risk factors of primary adult scoliosis surgery: a multicenter study of 306 patients. Spine. 2012;37:693–700.

28. Cho KJ, Suk SI, Park SR, Kim JH, Kim SS, Choi WK, et al. Complications in posterior fusion and instrumentation for degenerative lumbar scoliosis. Spine. 2007;32:2232–7.

29. Schwab FJ, Hawkinson N, Lafage V, Smith JS, Hart R, Mundis G, et al. Risk factors for major peri-operative complications in adult spinal deformity surgery: a multi-center review of 953 consecutive patients. Eur Spine J. 2012;21: 2603–10.

30. McGirt MJ, Parker SL, Lerner J, Engelhart L, Knight T, Wang MY. Comparative analysis of perioperative surgical site infection after minimally invasive versus open posterior/transforaminal lumbar interbody fusion: analysis of hospital billing and discharge data from 5170 patients. J Neurosurg Spine. 2011;14:771–8.

31. Parker SL, Adogwa O, Witham TF, Aaronson OS, Cheng J, McGirt MJ. Post-operative infection after minimally invasive versus open transforaminal lumbar interbody fusion (TLIF): literature review and cost analysis. Minim Invasive Neurosurg MIN. 2011;54:33–7.

32. Ozgur BM, Aryan HE, Pimenta L, Taylor WR. Extreme Lateral Interbody Fusion (XLIF): a novel surgical technique for anterior lumbar interbody fusion. Spine J Off J North Am Spine Soc. 2006;6:435–43.

33. Lucio JC, Vanconia RB, Deluzio KJ, Lehmen JA, Rodgers JA, Rodgers W. Economics of less invasive spinal surgery: an analysis of hospital cost differences between open and minimally invasive instrumented spinal fusion procedures during the perioperative period. Risk Manag Healthc Policy. 2012; 5:65–74.

34. Cahill KS, Chi JH, Day A, Claus EB. Prevalence, complications, and hospital charges associated with use of bone-morphogenetic proteins in spinal fusion procedures. JAMA. 2009;302:58–66.

第 9 章　MiSLAT 法则：成人退变性脊柱畸形的微创评估和治疗

9.1　概述

成人脊柱畸形的治疗目标是减轻疼痛，阻止畸形加重，恢复矢状面和冠状面平衡，改善神经功能和形体美观。传统的开放手术可以达到这些目的。然而，成人脊柱畸形的手术治疗有很大风险，特别是由于许多成人脊柱畸形患者年龄较大且共病较多。开放的脊柱侧凸手术时间较长，出血量多。成人脊柱畸形手术并发症的发生率高达 41.2%[1]。国际脊柱研究学会（ISSG, International Spine Study Group）的最近一项研究共纳入 953 例成人脊柱畸形患者，通过至少 2 年的随访，研究了患者围术期的严重并发症。其中 72 例（7.6%）患者发生了 99 例次严重并发症。最常见的并发症是大出血（＞4 L）、需要再次清创探查的伤口深部感染和肺栓塞[2]。成人脊柱畸形微创手术发展迅速，并试图解决传统开放手术围术期并发症发生率较高这一难题[3-6]。

9.2　微创脊柱畸形手术的挑战和初步结果

要成为治疗成人脊柱侧凸的一个行之有效的选择方法，MIS 技术必须达到和传统开放手术相同的目标：（1）通过微创手术获得充分减压，（2）用微创技术准确植入内固定器械，（3）获得坚固的骨融合以及（4）保持 / 恢复矢状面的平衡。最近发表的几篇论文就讨论了这些问题。Anand 等报道了 28

例 3 个或以上节段前后联合入路的脊柱畸形手术，患者平均年龄 67.7 岁，平均随访时间 22 个月[7]。在前后联合入路的微创脊柱畸形手术中，平均术中出血 500ml，平均手术时间 500 min。术后 1 年时，视觉模拟量表（VAS, Visual Analog Scale）、治疗强度评定量表（ITR, Intensity of Treatment Rating Scale）、健康调查简表 -36 项（SF-36, 36-Item Short Form Health Survey） 以及 Oswestry 功能障碍指数（ODI, Oswestry Disability Index）评分与术前相比显著改善。平均冠状面 Cobb 角由术前的 22° 减少至术后的 7.5°。然而，作者没有报道矢状面平衡的矫正结果。发生并发症 23 例，大部分（17/23）是与极外侧椎间融合术（XLIF, extreme lateral interbody fusion）有关的一过性感觉障碍。大腿一过性感觉障碍是外侧椎间融合术常见的并发症[8]。

Tormenti 等报道了一项回顾性研究，8 例患者行前路 XLIF 联合后路开放的椎弓根螺钉固定术，将此队列患者与 4 例仅行后路开放手术的患者比较[9]。微创手术组手术前、后的平均冠状面 Cobb 角分别为 39° 和 13°，而单纯后路开放组分别为 19° 和 11°。其中 1 例前路 XLIF 术中发生盲肠穿孔。然而，作者没有采用后路微创经皮内固定术，也没有报道矢状面平衡参数。

Dakwar 等回顾性研究了 25 例成人退变性脊柱畸形患者，这些患者均行微创侧方入路 3 个及以上节段的融合固定手术，平均随访 11 月。平均术中出血量为每节段 53 ml，平均住院日为 6.2 天[10]。VAS 及 ODI 评分术后显著改善。并发症有：3 例出现术后大腿前方一过性麻木；1 例发生横纹肌溶解综合征，需行暂时性血液透析；1 例内植物失败；1 例发生无症状的椎间融合器下沉。作者重视冠状面侧凸的矫正而忽视矢状面的矫正。有 1/3 的患者未能恢复矢状面平衡。

Wang 和 Mummaneni 对 23 例行微创手术的胸腰段畸形患者进行了回顾性研究[6]。患者平均年龄 64.4 岁，平均随访 13.4 个月，平均失血 477 ml。冠状面 Cobb 角从术前的 31.4° 改善至术后的 11.5°。腰椎前凸角从术前的 37.4° 改善至术后的 47.5°。全部 16 例每个手术节段都行椎间融合术的患者，最后均获得坚固的骨性愈合。然而，有 7 例患者每个节段都没行椎间融合术，其中 2 例假关节形成。7 例在微创侧方手术入路侧出现大腿部感觉障碍或麻木。

这些初步的临床经验表明，微创手术可以安全有效地达到矫正脊柱畸形的目的，而且并发症的发生率是可以接受的。然而，仍存在挑战，尤其是矢状面平衡的恢复，仍然有待克服。

9.3　患者评估

腰腿疼痛是成人脊柱畸形患者就医的主要症状。明确疼痛究竟是根性抑或是单纯轴性是十分重要的。如果是根性疼痛，那么明确其是否与椎间孔狭窄的平面一致也很重要。此外，确认狭窄的部位［分为中央、旁中央（侧隐窝）、椎间孔或椎间孔外］也非常关键。轴性疼痛可能与影像学上的不稳（腰椎滑脱）或矢状面失平衡有关。

为临床评估患者，患者必须双膝完全伸直站立。注意冠状面和矢状面的失平衡程度，也要重视躯干偏移。还应关注肩和（或）骨盆任何程度的不对称。通过侧屈相 X 线片确定结构性弯柔韧性的临床评估。还应评估和重视骨盆侧倾和双下肢不等长等问题。完成包括肌力、反射、感觉等神经系统的全面检查和步态测试。对大转子和骶髂关节进行触诊以了解压痛程度。还应评估髋和膝关节的挛缩情况。

所有畸形患者都应拍摄 36 英寸站立位全脊柱正侧位 X 线片。此外，还应拍摄仰卧位全脊柱 X 线片，后者对于进一步评估侧凸在两个面上的柔韧度非常重要。尤为关键的是，在制订微创手术计划时，这有助于术者决定是否有必要对僵硬性矢状面失平衡进行截骨矫形。还应重视对腰骶交界任何小弯的矫正计划。

应特别注意准确测量骶 - 骨盆区参数，包括 LL/PI 之间的不匹配情况。理论上，LL=PI ± 10°。由于矢状面平衡的矫正与改善脊柱侧凸手术患者的临床效果有关，因此，制订的任何术前矫正计划必须满足缓解患者临床症状的需要，这是非常重要的[11-13]。还应行脊柱 CT 和 MRI 检查。对于装有心脏起搏器不能行 MRI 检查的患者，CT 脊髓造影是影像学评估的一项重要辅助检查。为进一步阐明疼痛源，行激发试验，如小关节和神经根封闭等，这对脊柱畸形外科医生可能具有很重要的价值。

9.4　治疗计划和分型系统

手术干预需要评估每位患者个体化的需求和目的。为指导手术决策，学者们提出了成人脊柱畸形的分型系统和治疗分级。2010 年，Lenke 等专家发表了成人退变性脊柱畸形的"治疗分级"指南[14]。基于临床和影像学表现，该分级系统把患者需要的治疗分为 6 个级别。根据最近发表的文献，在 Lenke-Silva 6 个治疗级别中，其中 I ~ IV 级的治疗均可采用现代微创脊柱技术完成[6-7,10]。我们对 Lenke-Silva 治疗分级进行改良，为微创脊柱畸形手术设计出一套选择方案，称之为 MiSLAT（Mummaneni, Michael Y. Wang, Silva, Lenke, Amin, Tu）法则（图 9.1）。根据临床和影像学参数，MiSLAT 法则还可进一步简化，以指导术者选择"小""中""大"等不同的手术方案（图 9.2）。

9.5 MiSLAT 法则

9.5.1 MiSLAT Ⅰ级治疗

这类患者通常表现为与中央椎管和（或）侧隐窝狭窄相一致的神经源性跛行。他们没有明显的腰背疼痛和（或）其他与脊柱畸形相关的主诉，也没有矢状面或冠状面的失平衡。治疗的目的是进行神经根减压，而不是畸形矫正。微创技术非常适用于这个治疗级别。一般情况下，使用管状牵开器即可完成同侧半椎板切开术和椎间孔切开术。然后，将管状牵开器向中间调整成角，还可进行对侧潜行减压（"同侧 - 对侧"减压）。通过一个小切口，可以完成 1 个或 2 个相邻节段的微创管状牵开器下的"同侧 - 对侧"减压术。然而，有影像学不稳定的患者不适用于该术式。MiSLAT Ⅰ级治疗禁用于腰椎滑脱＞ 2 mm 的患者，可用于无矢状面和（或）冠状面失平衡和侧凸＜ 30° 的患者。

9.5.2 MiSLAT Ⅱ级治疗

一般而言，在 MiSLAT Ⅱ级治疗中，建议对影像学不稳的节段进行减压，同时对减

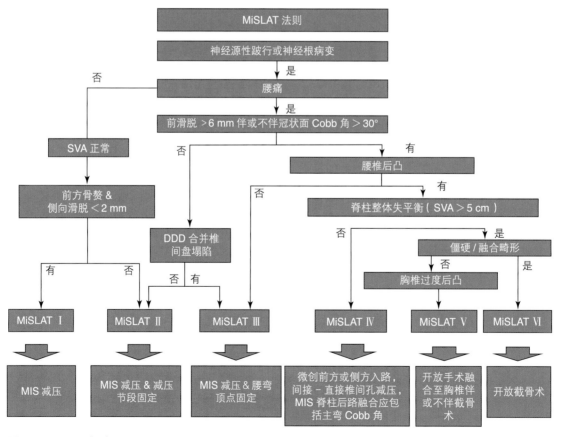

图 9.1 MiSLAT 法则

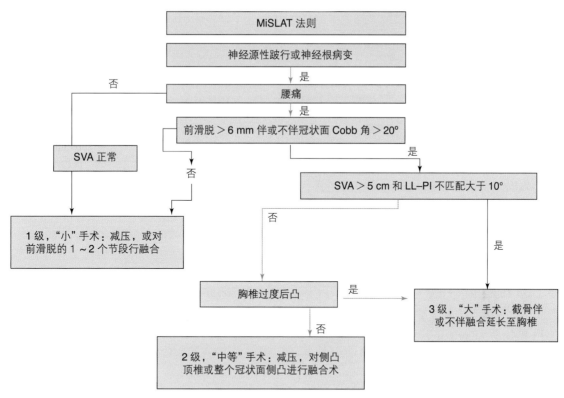

图 9.2　简化版 MiSLAT 法则

压区行融合固定。Ⅱ级治疗也可采用微创技术完成。Ⅱ级治疗适用于神经源性跛行、轻到中度腰痛、Cobb 角＜30°、腰椎滑脱＞2 mm 且减压部位前方无桥接骨赘的患者。然而，Ⅱ级治疗不适用于腰椎后凸畸形或脊柱整体失平衡的患者。局部减压和减压节段的微创融合 / 固定是改善患者的症状和功能的重要步骤。通常经小切口使用可扩张管状牵开器完成经椎间孔的椎间融合，或在 1 个或 2 个相邻节段行经皮椎弓根螺钉固定。

在简化版 MiSLAT 法则中，MiSLAT Ⅰ和Ⅱ级治疗被认为是"小"手术（图 9.2）。

9.5.3　MiSLAT Ⅲ级治疗

除神经源性跛行和神经根病变外，这类患者还有腰背疼痛的症状。Ⅲ级治疗适用

于滑脱＞2 mm，无前方桥接骨赘，且 Cobb角＞30°的患者。除彻底减压及腰椎减压节段固定融合外，通常需行腰弯顶点的前路或后路椎间融合术。同样地，微创手术也非常适用于Ⅲ级治疗的患者，因为微创手术能获得与开放手术相同的目标。与Ⅰ级治疗一样，能通过可扩张管状牵开器完成多节段的彻底减压。并且，与Ⅱ级治疗一样，能采用经皮或小切口技术完成器械固定，并且经后路通过管状牵开器行椎间植骨融合。或者，也可采用微创侧方或前方椎间融合，同时行后路经皮固定。通过撑开椎间隙，这些前方或侧方的椎间融合术能获得椎间孔的间接减压。

9.5.4　MiSLAT Ⅳ级治疗

这类患者表现为跛行、神经根性疼痛、

腰痛、腰椎前凸变小/腰椎后凸。手术治疗的目的在于减压、固定、椎间融合以及矫正平背或后凸畸形。这类患者的影像学表现为节段性不稳和腰椎前凸消失，但无明显的脊柱整体失平衡（SVA＜5 cm）（图9.3a～d）。如前所述，运用微创技术可完成减压、固定和椎间植骨融合。在后路小切口或经皮椎弓根固定前，通常先行微创侧方植入有前凸角的椎间融合器。微创侧方植入椎间融合器不仅可以矫正侧后凸畸形和去旋转，而且还能把椎弓根恢复到接近"生理"位置，有利于后路椎弓根螺钉的植入。在行远节段矫正时，应特别重视恢复正常腰椎前凸，特别是在L4/5和L5/S1节段（一般通过TLIF），因为2/3的腰椎前凸来源于这两个节段。另外，使患者处于LL=PI±10°的匹配关系非常重要[12, 15-16]。MiSLAT Ⅳ级治疗的固定通常包括腰弯的Cobb角（远超过腰弯的顶点）。如果侧弯延及S1或L5/S1椎间隙塌陷，则固定需延长至S1椎体。在这类患者中，为在腰骶交界获得坚固的愈合和避免骶骨应力性骨折，长节段融合（L2或以上至骶骨）有必要延长至髂骨。最近的微创技术进步已经能够完成经皮髂骨螺钉固定[17]。MiSLAT Ⅲ和Ⅳ级治疗相当于简化版的"中等"手术（图9.2）。

现在，MiSLAT Ⅰ～Ⅳ级治疗都能运用现代微创技术完成。开放手术中确定的远、近端融合节段的基本原则也适用于微创脊柱畸形的治疗。由于采用微创技术使覆盖脊柱的软组织得以保护，MiSLAT Ⅳ级治疗手术中腰椎多节段固定的头端止点可能从T10到L2有所不同。

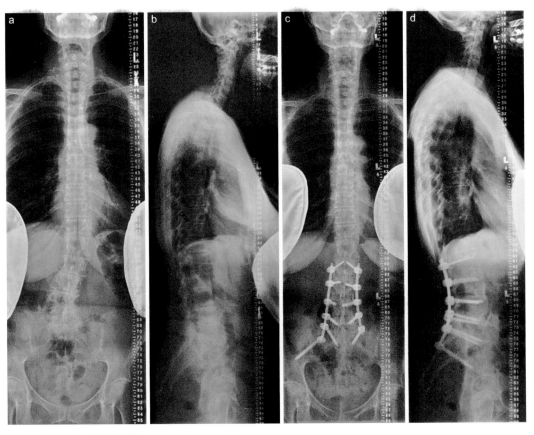

图9.3 MiSLAT Ⅳ级治疗病例

9.5.5　MiSLAT Ⅴ 和 Ⅳ 级治疗

Schwab 等最近修订了先前发表的 SRS-Schwab 分型系统，该分型系统纳入了与 HRQOL 评分高度相关的脊柱骨盆参数[18]。SRS-Schwab 分型系统由弯型和 3 个修正型组成。弯型旨在描述畸形的冠状面情况，而 3 个修正型则描述畸形的矢状面特征。新的分型系统具有很好的评分者内可靠性、评分者间可靠性和评分者间一致性。当用微创技术治疗 SRS-Schwab 分型的患者时，若 PI-LL 修正型为"B"或"C"（如：PI-LL > 20°），和（或）脊柱整体平衡修正型为"P"或"VP"（如：SVA > 5 cm），一般不适用于微创技术。这样的患者需要较大的截骨以矫正 SVA[19]。这类患者可归为 MiSLAT 的 Ⅴ 或 Ⅳ 级治疗。在简化版 MiSLAT 法则中，对应的是"大"手术或开放手术（图 9.2）。

对 MiSLAT 的 Ⅴ 和 Ⅵ 级患者（图 9.4），仍需要行标准的开放截骨术，因为现有的微创技术还不能完成恢复脊柱平衡的治疗目标。未来，微创技术有可能应用于 Ⅴ 和 Ⅵ 级治疗。例如，目前正在探索小切口经椎弓根椎体截骨术。实验室初步研究表明，在尸体上通过双侧管状牵开器可以完成必要的骨切除术[20]。然而，小切口经椎弓根椎体截骨术尚未广泛应用于临床。

结论

成人脊柱畸形的手术旨在缓解神经压迫症状和改善脊柱平衡。通过微创技术，有可能避免开放手术较高的并发症发生率。MiSLAT 法则是一个关于微创脊柱畸形矫正患者和手术选择决策的阶梯式方法。并非所有的脊柱畸形患者都适合采用微创技术治疗。我们认为，Lenke-Silva Ⅴ 和 Ⅵ 级患者还很难采用现有的微创技术进行理想的矫正。

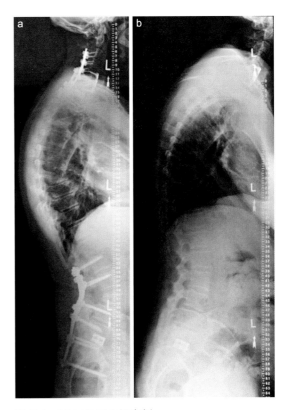

图 9.4　MiSLAT Ⅴ/Ⅵ 级病例

这类患者包括：Cobb 角 > 30°，顶椎旋转 > Ⅱ 度，侧向滑脱 > 6 mm，以及需要行 PSO（经椎弓根的椎体截骨术）的矢状面失平衡。这类患者仍需行传统的开放手术。

脊柱畸形微创手术仍处于早期阶段。在评估脊柱平衡矫正时，MiSLAT 法则需要进一步证实和长期随访。标准化的临床结果也是证实用微创手术进行 Lenke-Silva Ⅰ～Ⅳ级治疗的有效性所必需的。临床相关问题，如：微创术后假关节形成、近端交界性后凸和邻近节段退变等，都是需要进一步研究的课题。

（Praveen V. Mummaneni, Michael Y. Wang, Fernando E. Silva, Lawrence G. Lenke, John E. Ziewacz, Beejal Y. Amin, Tsung-Hsi Tu 著 杨昌盛　李泽民 译　郑召民 校）

参考文献

1. Yadla S, Maltenfort MG, Ratliff JK, Harrop JS. Adult scoliosis surgery outcomes: a systematic review. Neurosurg Focus. 2010;28:E3.
2. Mummaneni P, Smith J, Shaffrey C, Schwab F, Hawkinson N, Lafage V, et al. Risk factors for major perioperative complications in adult spinal deformity surgery. In 79th AANS Annual Scientific Meeting. Denver, 2011
3. Chi JH, Dhall SS, Kanter AS, Mummaneni PV. The mini-open transpedicular thoracic discectomy: surgical technique and assessment. Neurosurg Focus. 2008;25:E5.
4. Dhall SS, Wang MY, Mummaneni PV. Clinical and radiographic comparison of mini-open transforaminal lumbar interbody fusion with open transforaminal lumbar interbody fusion in 42 patients with long-term follow-up. J Neurosurg Spine. 2008;9:560–5.
5. Mummaneni PV, Wang MY, Silva FE, Lenke LG, Amin BY, Tu TH. Minimally invasive evaluation and treatment for adult degenerative deformity–using the MiSLAT algorithm. Scoliosis Research Society E-text; 2013. Available: http://etext.srs.org/book/.
6. Wang MY, Mummaneni PV. Minimally invasive surgery for thoracolumbar spinal deformity: initial clinical experience with clinical and radiographic outcomes. Neurosurg Focus. 2010;28:E9.
7. Anand N, Rosemann R, Khalsa B, Baron EM. Mid-term to long-term clinical and functional outcomes of minimally invasive correction and fusion for adults with scoliosis. Neurosurg Focus. 2010;28:E6.
8. Cummock MD, Vanni S, Levi AD, Yu Y, Wang MY. An analysis of postoperative thigh symptoms after minimally invasive transpsoas lumbar interbody fusion. J Neurosurg Spine. 2011;15:11–8.
9. Tormenti MJ, Maserati MB, Bonfield CM, Okonkwo DO, Kanter AS. Complications and radiographic correction in adult scoliosis following combined transpsoas extreme lateral interbody fusion and posterior pedicle screw instrumentation. Neurosurg Focus. 2010;28:E7.
10. Dakwar E, Cardona RF, Smith DA, Uribe JS. Early outcomes and safety of the minimally invasive, lateral retroperitoneal transpsoas approach for adult degenerative scoliosis. Neurosurg Focus. 2010;28:E8.
11. Glassman SD, Hamill CL, Bridwell KH, Schwab FJ, Dimar JR, Lowe TG. The impact of perioperative complications on clinical outcome in adult deformity surgery. Spine (Phila Pa 1976). 2007;32:2764–70.
12. Lafage V, Schwab F, Patel A, Hawkinson N, Farcy JP. Pelvic tilt and truncal inclination: two key radiographic parameters in the setting of adults with spinal deformity. Spine (Phila Pa 1976). 2009;34:E599–606.
13. Schwab FJ, Smith VA, Biserni M, Gamez L, Farcy JP, Pagala M. Adult scoliosis: a quantitative radiographic and clinical analysis. Spine (Phila Pa 1976). 2002; 27:387–92.
14. Silva FE, Lenke LG. Adult degenerative scoliosis: evaluation and management. Neurosurg Focus. 2010;28:E1.
15. Lafage V, Ames C, Schwab F, Klineberg E, Akbarnia B, Smith J, et al. Changes in thoracic kyphosis negatively impact sagittal alignment after lumbar pedicle subtraction osteotomy: a comprehensive radiographic analysis. Spine (Phila Pa 1976). 2012;37:E180–7.
16. Schwab F, Patel A, Ungar B, Farcy JP, Lafage V. Adult spinal deformity-postoperative standing imbalance: how much can you tolerate? An overview of key parameters in assessing alignment and planning corrective surgery. Spine (Phila Pa 1976). 2010;35:2224–31.
17. Wang MY, Ludwig SC, Anderson DG, Mummaneni PV. Percutaneous iliac screw placement: description of a new minimally invasive technique. Neurosurg Focus. 2008;25:E17.
18. Schwab F, Ungar B, Blondel B, Buchowski J, Coe J, Deinlein D, et al. SRS-Schwab adult spinal deformity classification: a validation study. Spine (Phila Pa 1976). 2012;37:1077–82.
19. Mummaneni PV, Dhall SS, Ondra SL, Mummaneni VP, Berven S. Pedicle subtraction osteotomy. Neurosurgery. 2008;63:171–6.
20. Voyadzis JM, Gala VC, O'Toole JE, Eichholz KM, Fessler RG. Minimally invasive posterior osteotomies. Neurosurgery. 2008;63:204–10.

第二部分

经皮节段固定术

第 10 章 MIS 手术的透视技术

10.1 概述

由于微创手术固有的可视化限制，因此手术定位十分依赖影像技术。C 臂 X 线透视技术（以下简称 C 臂）是术中最常用且经济可行的成像方法。由于脊柱形态结构复杂，术者需要判读透视获得的各种重叠影像并将之转换为对脊柱解剖结构的立体理解。本章将重点介绍脊柱微创手术中 C 臂透视的实践认识及其临床应用。这些知识对于确保影像辅助的微创脊柱手术的安全非常重要。

10.2 C 臂影像增强器

在大多数手术室中，C 臂影像增强器是获取术中影像的主要设备。价格相对便宜、便于移动、成像迅速等优点让 C 臂影像增强器在脊柱手术中具有不可或缺的重要作用。缺点主要有辐射暴露，设备体积庞大需占据手术室空间，而且大多数情况下需要一个训练有素的专职技术员进行术中操作。

C 臂影像增强器的一端有一个能产生 X 射线束的 X 射线源，在对面的一端垂直于 X 射线束的方向上安装有影像探测器（图 10.1）。X 射线从点状发射源发出后向各个方向放射。X 射线管将 X 射线聚焦成一 "相对的" 束状射线。X 射线束离开球管并穿过成像组织，部分 X 射线被组织吸收（图 10.2）。各种组织结构对 X 射线吸收率的不同产生出可视的荧光图像。从 X 射线管发出的 X 射线不是平行的，而是略有发散（图 10.3）。与在 X 射线管中央区的 X 射线相比，在 X 射线管周边的 X 射线发散角度更大。如下面讨论的，这些因素将导致一定程度的图像失真。

为了减少辐射暴露，图像检测器利用碘

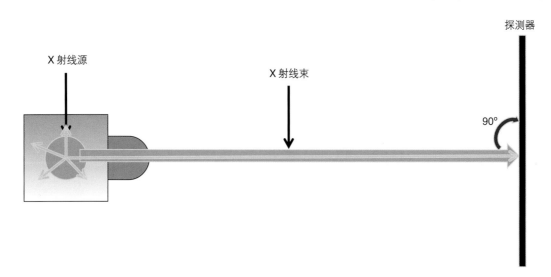

图 10.1 影像探测器安装在垂直于 X 射线束方向的位置

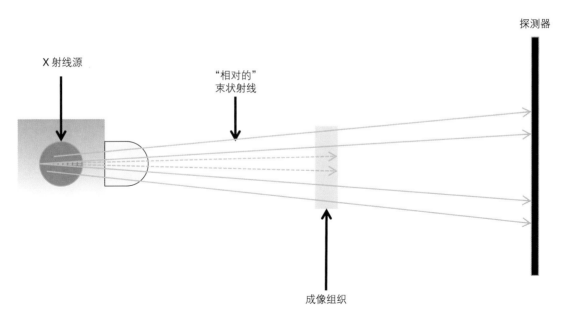

图 10.2　X 射线束从 X 射线管发出并穿过成像组织，部分 X 射线被穿过的组织吸收

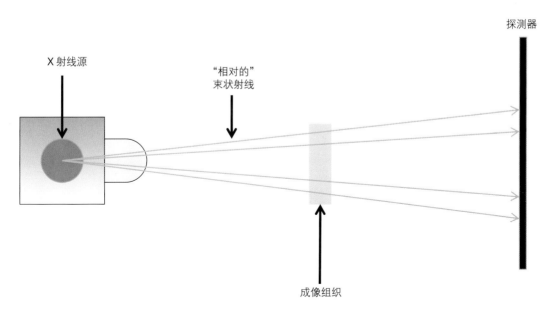

图 10.3　X 射线束的发散

化铯磷荧光体对原始荧光图像增强 10 倍[1]。尽管与其他成像方法相比 C 臂的辐射暴露相对较低，但是由于术者及其团队经常在非常近距离接触 X 射线束的环境下工作，所以他们暴露于辐射的累积剂量可能很大[2]。因此，使用 C 臂工作时，必须正确使用个人防护装备（铅围裙、甲状腺防护围领和铅眼镜）。

10.3　影像放大、失真和视差

为了正确使用 C 臂影像增强器，理解 C 臂产生的各种类型的影像失真非常重要。如果没有认识到这一点并进行校正，成像失真有可能导致术者错误地判读影像，从而在术中出现差错。

由于从 X 射线管发出的 X 射线呈发散状传播，因此，产生的图像在某种程度上总是放大的。在到达探测器表面前，发散的 X 射线束先穿过组织，因此产生的影像大于被成像的组织结构（图 10.4）。成像组织越靠近 X 射线源（这样就越远离影像探测器），影像的放大率就越大（图 10.5）。在某些情况下，为了清晰显示特殊结构的解剖细节，影像放大是非常有用的。只要把 C 臂的 X 射线源移近身体就可以获得较高的影像放大率。当希望获得更大的视野（在一个影像内成像更多的椎体）时，C 臂的 X 射线源应远离患者身体。

以下几种情况会产生图像失真。首先，当 X 射线束不垂直于探测器表面时，可能产生影像失真。由于在设计时，C 臂影像增

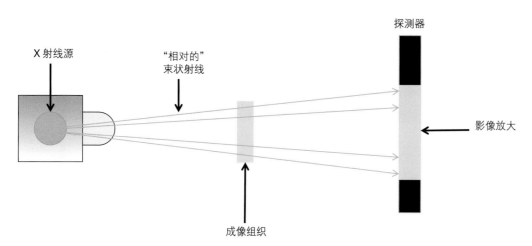

图 10.4　由于射线束的发散导致影像放大

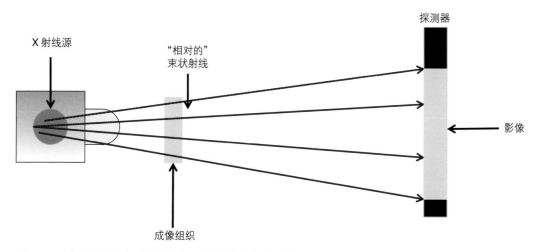

图 10.5　成像物体越靠近 X 射线源，影像的放大率就越大

强器就设定于 X 射线束总是垂直于影像探测器，所以不会出现这种情况。另一种常发生于透视中的失真是由于 X 射线束中解剖结构摆放不正所致。以这种方式，成像结构未能垂直对准 X 射线探测器。例如，当椎体未能垂直（斜）对准 X 射线探测器时，就会获得一个失真的椎体侧位像（图 10.6）。认识到这种类型的失真，并通过校正 C 臂方向来获得真实的椎体图像，对术者而言是非常重要的。

视差是基于观察者的有利位置，改变了物体在影像的前景和背景之间关系的一种现象。在使用 C 臂的过程中，当沿着影像的边缘观察结构时，就会发生视差。发散的 X 射线束斜行穿过观察结构到达图像的周边，这就不能真实反映物体前景和背景之间的光学关系（图 10.7）。C 臂的探测器表面越大，视差的影响也就越大（如：12 英寸的视差影响大于 8 英寸）。将感兴趣的观察结构放置于影像区域的中央就能避免视差的发生。

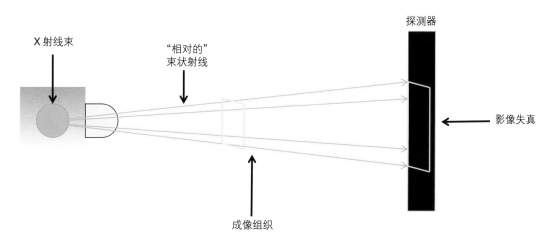

图 10.6 相对于 X 射线束，位置摆放不良（未能垂直于 X 射线探测器）的成像组织就会产生影像失真

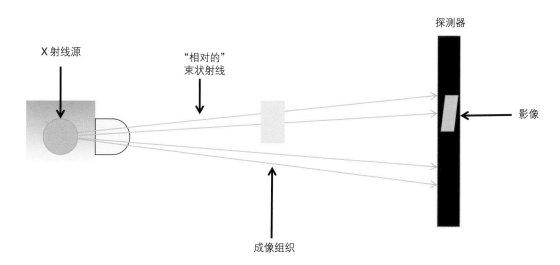

图 10.7 把成像组织放置于 X 射线区的周边就会导致影像失真，这就是视差现象

10.4　标准的脊柱透视影像

脊柱手术中常用的标准透视包括：真正的前后位（AP）、真正的侧位（Lat）和椎弓根轴位（en face）。

在摆放位置良好的真正的前后位像上，上终板表现为一条不透明的线，椎弓根影紧邻其下方。棘突影位于两侧椎弓根影的正中间。有时可在椎弓根影的外侧看到平行于上终板影的横突影（图 10.8）。

在摆放位置良好的真正的侧位像上，椎体上缘的皮质骨投照成一条不透明的线。左、右侧椎弓根影重叠。椎体后缘的皮质骨（椎弓根下方）也成一条线影，表明椎体没有旋转（图 10.9）。

椎弓根轴位的透视方法是，先透视标准的前后位（AP），旋转 C 臂（一般与真正的前后位成 10°~30° 角）至 X 射线束与椎弓根中心轴在一条直线上。通过术前 CT 进行测量，或者通过术中透视，旋转 C 臂至在图像上看到上关节突内侧缘与椎弓根内侧壁在一条直线上（图 10.10），就可以精确评估 C 臂的旋转角度。

10.5　有效使用 C 臂的技巧和建议

成功的手术有赖于整个手术过程中 C 臂机移动方案的优化和成员之间的良好沟通，因此，在手术透视之前，术者应与 C 臂技师讨论手术计划。术者应确保把患者摆放在可透过 X 射线的框架式脊柱手术床上，使 C 臂机能便捷地进入手术区域且能自如移动。重新放置任何影响透视的铅板、电线和管道。术前正确穿戴好个人防护装备。最好在手术开始前现场透视脊柱，以检验并确保 C

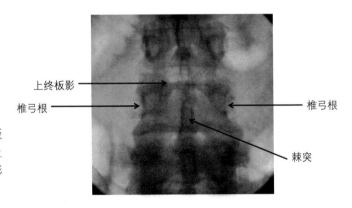

图 10.8　在真正的前后位像上，上终板影呈一条不透明的线，椎弓根影紧邻上终板影下方。棘突影位于两侧椎弓根影正中间

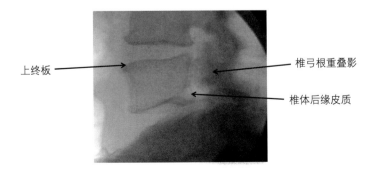

图 10.9　真正的侧位像应显示上终板为一条不透明线，椎弓根影重叠在一起，椎体后缘皮质为一条不透明线

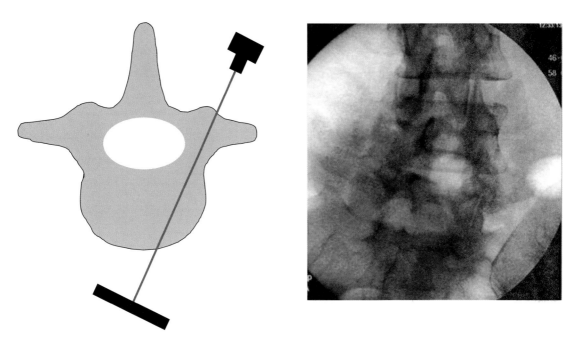

图 10.10　椎弓根的轴位影像。将 C 臂旋转至 X 射线束与椎弓根中心轴在一条直线上。注意使上关节突的内侧缘与椎弓根的内侧缘平齐

臂机能够正常工作、影像清晰。

　　在手术开始前，使用 C 臂透视以标记手术切口的位置。这个原则对于成功进行微创手术至关重要，因为错误的手术定位会妨碍术者实现手术目标。通常，术者站在 C 臂基座台的对侧，这样就可以克服在庞大的 C 臂基座台附近工作带来的困难。**使用 C 臂最重要的是要确保体位摆放正确以获得标准的影像！** 每当获得一个影像时，在参照影像实施手术操作前，应首先进行批判性分析，以确保透视对线准确。一旦获得了某一特定椎体（如 L4）真正的前后位透视的对线，就由技师在 C 臂机上进行标识。为了做到这样，通常沿角度指示器放置一布条或丝带，并画一条线标识透视椎体真正的前后位时的正确的对线。在 C 臂从侧位到前后位移动的过程中，要避免污染无菌区域。在 C 臂移动时，要运用各种方法确保无菌操作，这应在术前就与团队做好计划。为减少团队人员的辐射暴露，透视时应尽可能向后退 1～2 步。已

经证实，这些建议对术中透视很有帮助。

10.6　透视成像的局限性

　　虽然术中透视对脊柱手术非常有用，但是认识到它的局限性也很重要。这是因为透视是二维成像，很多组织是重叠在一起的。应牢记以下几项原则：**第一，透视对线不良的影像会导致对器械和内植物位置的错误判读！** 因此，C 臂对线良好是确保微创脊柱手术成功的最重要的操作步骤。第二，研究两个互相垂直平面上（如：前后位的冠状面和侧位的矢状面）的正交影像，以便获得对透视影像的精准理解。第三，透视无法提供像 CT 一样的轴位影像。因此，仅用透视很难发现椎弓根壁的轻微破裂。各种手术技巧结合透视能够避免椎弓根壁的破裂。第四，患者的很多特征性因素，如肥胖、骨量减少以及各种遮挡结构（如血管支架），都能严重

降低影像质量。第五，C 臂的有效使用还包括术者与 C 臂技师之间的良好沟通与相互理解。依据技师经验的不同，确保 C 臂对线及移动目标的准确沟通还需要更多时间。

结论

迄今为止，C 臂透视是脊柱手术中最常用的技术，是目前完成绝大多数微创脊柱手术必不可少的组成部分。深刻理解透视技术以及娴熟掌握透视技能将为术者在微创脊柱术中提供良好的定位能力。最重要的因素仍然是术者获得和判断标准 C 臂影像的能力。通过良好的培训以及勤奋的术中实操就能掌握高超的 C 臂应用技能。

（D. Greg Anderson 著　海　涌　刘　铁 译
晋大祥 校）

参考文献

1. Jones DP, Robertson PA, Lunt B, Jackson SA. Radiation exposure during fluoroscopically assisted pedicle screw insertion in the lumbar spine. Spine (Phila Pa 1976). 2000;25(12):1538–41. PubMed PMID: 10851103.
2. Rampersaud YR, Foley KT, Shen AC, Williams S, Solomito M. Radiation exposure to the spine surgeon during fluoroscopically assisted pedicle screw insertion. Spine (Phila Pa 1976). 2000;25(20): 2637–45.

第11章　微创脊柱畸形手术的影像引导

11.1　概述

脊柱外科医生普遍认为，无论手术的复杂性、解剖位置以及术者个人的训练水平和舒适度如何，影像技术对大多数脊柱手术都是必不可少的。影像技术还对病灶定位、防止手术节段差错和内固定器械的植入非常重要。尤其对 MIS 手术更为重要，因为 MIS 手术无法直视开放手术时用于定位的解剖参考点。传统上，影像技术包括使用 X 线片或透视影像引导，或在手术结束时作为检查手段，或在整个手术过程中进行动态引导。

最近，一些学科，诸如颅脑神经外科和创伤骨科，已经引入 2D 或 3D 立体定向成像技术甚至机器人手术，并获得专家们的认可。计算机辅助手术（CAS，computer-assisted surgery）使用导航系统提高手术部位的可见性，增加手术和内固定器械植入的准确性。这项技术是通过将手术骨骼的解剖结构与术前或术中影像（一般为 CT 扫描）进行虚拟链接而实现。CAS 最早于 20 世纪 90 年代在脊柱内固定手术中得到应用[1-4]。在 CAS 中，手术器械的虚拟影像与患者解剖结构的相对位置显示在独立的计算机屏幕上。用术前或术中的 CT 扫描或透视影像产生一个"虚拟手术现实"。这种手术"GPS"（Global Position System，全球定位系统）需要将参考序列与追踪患者脊柱解剖结构及手术器械动向的反射珠连接一起。基于不同的反射角度，将两个红外摄影机追踪拍摄的微珠 2D 信息转换成 3D 影像。目前正在研究运用电磁技术代替红外技术追踪，并已显示出令人满意的结果[5-6]。

11.2　CAS 潜在的优势和不足

CAS 的支持者认为，立体定向导航有可能：
- 提高内固定物植入的精准度以及优化所用内固定物的尺寸
- 减少术者及工作人员的辐射暴露
- 通过较小的切口完成微创手术
- 实现术前计划内固定物的尺寸、轨迹以及截骨方式
- 术中核查螺钉的精准度（真正的术中 CT 扫描或轻便的锥束 CT 系统）
- 最大限度地降低手术节段差错的风险
- 减少再手术的发生率

CAS 潜在的不足有：
- 对术者及手术室工作人员而言，该技术较难掌握
- 资本设备的前期费用较大
- 手术"流程"中断
- 增添设备并占用手术室空间
- 尚缺乏支持该技术临床获益的科学数据
- 目前市场上的移动 3D 成像设备图像质量较差且视野有限
- 可能增加手术时间
- 光学系统的视线限制
- 使用电磁导航系统时，有系统精准度和对金属内植物的干扰之虞

11.3 导航系统在 MIS 手术中的应用

MIS 手术的目标是，不仅取得相同或优于传统手术的效果，而且术后疼痛更轻微，恢复更快，术中出血更少，软组织损伤更小，切口及瘢痕更小。MIS 手术的发展是外科进步的必然结果，这至少得益于 4 个不同领域的进步：

- 使用显微镜或内镜的显微外科
- 经皮或小切口脊柱手术新入路策略
- 现代脊柱内固定器械
- 应用 2D 或 3D 成像技术的神经导航 / CAS 手术 3D 导航需要两个组成部分：
- 一套成像系统和导航平台。现代 MIS 术中成像主要使用以下系统：
  - 术中移动式锥束 CT 系统（等中心透视系统，如：Siemens "Iso-C"、Medtronic "O-arm" 或 Ziehm 系统）[7]
  - 术中 CT 扫描仪[8-9]
- 一套 3D 导航软件平台，目前能够提供该平台的公司有 Brainlab、Medtronic Stealth 和 Stryker 等。

这些成像系统也可用于术中确认内固定物的植入。一些移动式等中心 C 臂和移动式 CT 扫描仪可当做常规 C 臂使用，只是其成像质量逊色于固定式 CT 扫描。

11.4 将 3D 导航融入 MIS 手术流程

导航的成功融入需要对每例患者进行缜密计划、对术者以及放射技师和护士等手术参与者进行良好的培训。如果可能，应首先在实验室进行尸体解剖培训。术前，应与团队成员讨论手术室布局和各种仪器的占位。提前把这些情况描绘出来对工作很有帮助。一些新的导航平台允许术者远程操控计算机

屏幕。如果不能这样，术者应指派或培训一位团队成员进行屏幕操作。

MIS 手术通常至少包括 3 个明显不同的步骤：

- 减压
- 放置椎间融合器和骨或骨替代物移植
- 内固定器械植入安装

基于术者的偏好以及所用内固定器械的类型，这些手术步骤的顺序可能不同。3D 导航对每一个步骤均有帮助。它可以确认正确的减压节段。导航不但可用于腰椎后路，而且也可用于侧方经腰大肌入路椎间融合器的植入。目前，CAS 极大地便利了脊柱所有部位的椎弓根螺钉的植入，包括从枕骨到髂嵴和骶髂关节。

11.5 一个或两个节段的 MIS-TLIF 术

对于一个或两个节段的腰椎 TLIF 手术，我们首先进行减压，随后进行椎间盘切除并放置椎间融合器。最后行导航下椎弓根螺钉植入。此手术是经中线旁开 3～4 cm 的两个小切口完成的。透视成像引导皮肤切口的位置。前后位透视标示手术节段小关节外缘的切口。随后透视定位对侧切口。通常先在症状较重的一侧进行皮肤切口，因为需要在此处进行小关节切除和充分减压。在减压的一侧采用 Wiltse 经肌肉入路，使用逐级扩张管道（Insight Access® 系统，Synthes Spine, Westchester PA ；或 METRx® 牵开器，Medtronic Sofamor Danek, Memphis TN ），并将管道斜向要切除的小关节突和椎板。将直径 22 mm 的管状牵开器固定在合适的位置。在手术显微镜下用高速磨钻完全或部分切除小关节突。可先切除下关节突，保留骨质用于骨移植。对于椎管狭窄症的患者，将管状牵开器向中间成角行椎板切除术。通过倾斜

患者使其远离术者，行棘突和对侧椎板的潜行减压（图 11.1）。然后行椎间盘切除，小心处理软骨终板以备植骨融合。我们使用可膨胀 PEEK 融合器和小关节切除或取自髂骨的颗粒状骨进行椎间融合，有些病例还使用了 BMP（图 11.2）。

随后，将导航参考序列（Vector Vision®，Brainlab AG, Feldkirchen, Germany）与经皮插入到后髂嵴的 2 条 Steinman 针相连。使用 Siremobil Iso-C3-D（Siemens AG，Munich，Germany）获得 3D 图像集并输入到导航系统。通过小切口或经皮使用导航指针或骨钻引导器确定理想的经椎弓根轨迹，并在屏幕上模拟出椎弓根螺钉的计划长度和直径（图 11.3）。我们目前使用定制的导航骨钻管道，通过这样的管道可插入骨钻、丝攻和无头椎弓根螺钉[10]。该系统的优点是不需要使用克氏针，并减少了需要导航的器械数量（图 11.4 和图 11.5）。

还有一些其他方法可供选择：通过导航骨钻引导器使用各种尺寸的骨钻开孔器在椎弓根准备开孔。插入克氏针，通过克氏针的引导进行攻丝和椎弓根螺钉的植入。这种方法的好处是克氏针在适当的位置可控制旋转，以确保精确的定位。第三个选择需要使用预校准器械，包括尖锥、椎弓根探针、丝攻和螺丝刀。现在很多脊柱器械厂家已经可以提供这些工具。Nottmeier 最近报道了在不使用克氏针的情况下如何运用这一方法植入椎弓根螺钉[11]。

在 TLIF 或 PLIF 术中，导航也能用于确定融合器的理想位置和植入线路，还能通过测量椎弓根螺钉头端的距离确认所需连接棒的长度（图 11.6 和图 11.7）。

11.6　复杂的脊柱畸形手术

立体定向导航特别适用于解剖结构复杂的病例，如严重的腰椎滑脱症或退行性脊柱

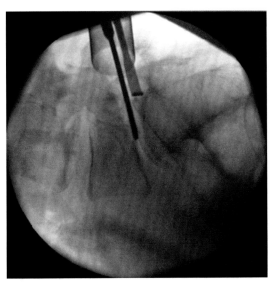

图 11.1　一例 55 岁患者，L5 椎体 Ⅱ 度滑脱，主诉腰痛及下肢根性疼痛。将管状牵开器固定在合适位置。通过直径 22 mm 的管状牵开器进行减压，铰刀已进入椎间隙

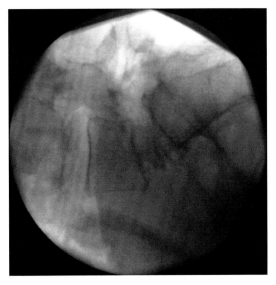

图 11.2　植入可膨胀椎间融合器。已移除管状牵开器，下一步将植入椎弓根螺钉

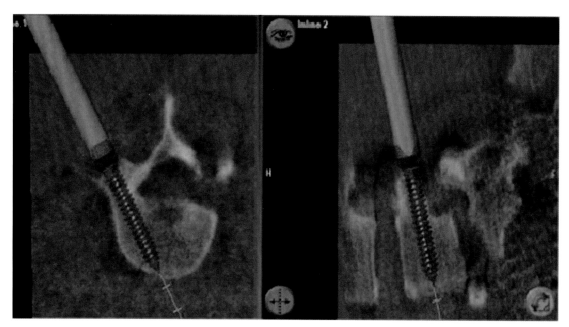

图 11.3 通过小切口或经皮使用导航指针或骨钻引导器确定理想的经椎弓根轨迹，并且可以在屏幕上模拟出椎弓根螺钉的计划长度和直径

图 11.4 通过导航骨钻管道插入钻头、丝攻和无头椎弓根螺钉。该系统的优势是不需要使用克氏针，并减少了需要导航的器械数量

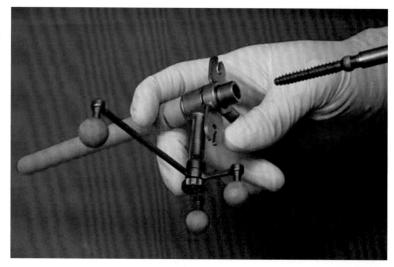

侧凸。导航也可用于确定椎间融合器植入以及经骶骨固定的最佳轨迹[12]（图 11.8）。在腰椎，导航还可用于确定连接棒的长度。在多节段融合的病例中，导航还可使椎弓根螺钉排列整齐，这有利于经皮安装连接棒。在颈椎，CAS 可以非常便利地进行微创经鼻齿突切除，与传统创伤较大的经口入路相比，这是一个显著的进步[13-14]。

对于更复杂的胸腰段畸形患者，常通过一个单独的前路或侧路完成椎间隙手术。该手术可能包括髂骨螺钉的植入[15]。原则上，导航的使用方法与上述类似（图 11.9a, b）。

图 11.5 通过 2 个小切口可以看到螺钉延长杆。连接参考序列的 Steinman 针已被固定于左侧髂嵴。下一步将测量所需连接棒的长度并安装连接棒

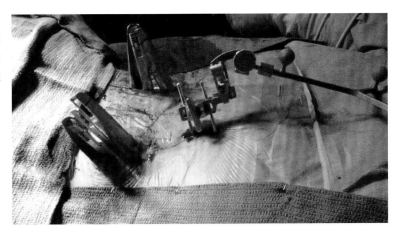

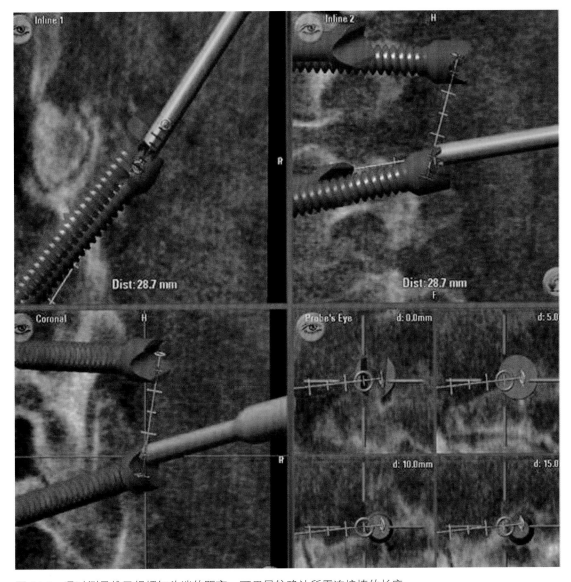

图 11.6 通过测量椎弓根螺钉头端的距离，可用导航确认所需连接棒的长度

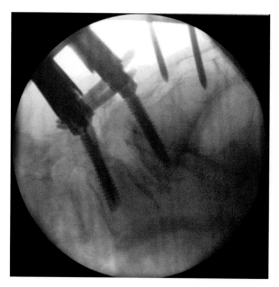

图 11.7 连接参考序列的 Steinman 针已被固定于髂嵴。在导航骨钻引导下植入椎弓根螺钉。将连接棒紧固于合适位置

虽然复杂脊柱畸形手术有些不同或增加了一些困难，不过，仍然可以使用导航系统。一些学者报道，将参考序列安放在远离手术部位 10 多个节段，对多节段的病例仍有较好的准确性[8]。我们不同意这种观点，

对于融合到 L3 的患者，建议将参考序列安放于髂嵴处。如果融合延长到 L3 以上，我们通常使用棘突钳将参考序列调换到更近头端的位置。根据我们的经验，这将最大限度地提高导航的准确性和安全性。复杂病例的另一个困难就是现有的术中移动式锥束 CT 系统视野局限，仅能成像最多 3~5 个椎体。对于多节段脊柱畸形患者，这将延长手术时间，增加辐射暴露和手术的复杂性。解决这一问题的办法是使用真正的术中 CT 扫描仪。

与传统的前后位 / 侧位透视相比，对于解剖结构复杂的病例，导航的应用显然使椎弓根螺钉的植入更准确、技术上更简单。导航可以使用最合适尺寸的椎弓根螺钉植入，因此不需要像传统多节段 MIS 手术那样经常"跳过"较小的或复杂的椎弓根节段。最近的一篇系统文献综述表明，尤其对脊柱侧凸患者，导航下椎弓根螺钉植入的准确率高于传统手术方法[16]。我们发现，CAS 能提高椎弓根螺钉植入的准确性，尤其适用于高难度手术，如 MIS、畸形和翻修手术[17]。随着技术的进步，CAS 在脊柱畸形手术中的作用将变得更加重要。

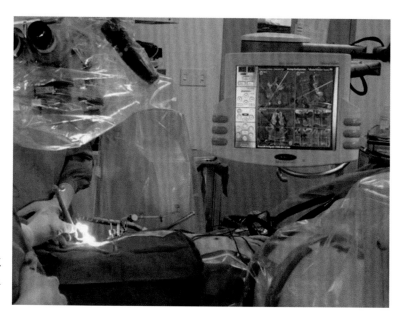

图 11.8 显微镜下使用 3D 导航以确定椎间融合器的最佳植入点和角度

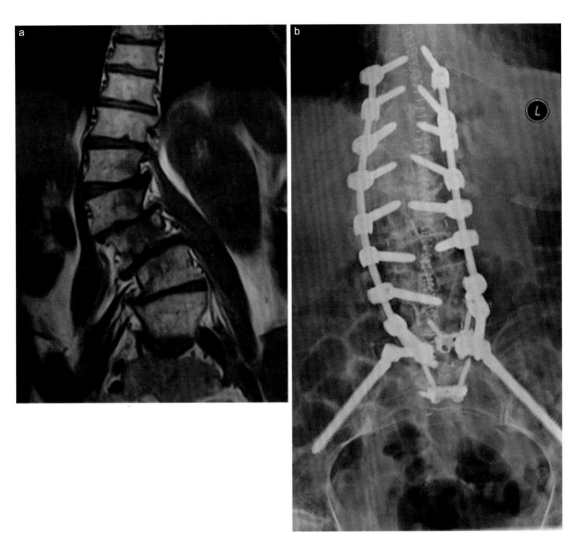

图 11.9　一例年龄 75 岁的患者，在 MIS 畸形矫正手术前诉有背痛及下肢疼痛。(a) 术前 MRI 示严重的退变性脊柱侧凸。(b) 术后前后位 X 线片示 T10 至 L5 椎弓根螺钉和髂骨螺钉植入。3D 导航下完成内固定物的植入

11.7　不使用克氏针的导航

　　克氏针的使用可能会对患者造成危害，因为在手术操作过程中，由于克氏针的断裂或扭曲可导致血管或内脏的损伤。另外，使用克氏针的手术流程复杂，需要更多的手术器械，增加了术者和护士之间器械的来回传递。我们开发出一套不使用克氏针的导航管道，可行钻孔、攻丝以及最后椎弓根螺钉的植入 [10]。通过减少导航的手术器械，极大地便利了手术流程。由于不需要克氏针，降低了目前经皮或小切口椎弓根螺钉植入的潜在风险（图 11.4 ）。Nottmeier 最近报道了一种不用克氏针的椎弓根螺钉植入方法，作者使用预校准器械，包括尖锥、椎弓根探针、丝攻和螺丝刀 [15]。

11.8　辐射暴露

在合理使用的情况下，CAS 可能使脊柱手术患者、手术医生以及手术室工作人员更安全：Nottmeier 等已经解决了使用第二代 CAS 进行 MIS 手术的辐射暴露问题[18]。在 25 例 MIS 手术中，使用移动式锥束 CT 导航植入椎弓根螺钉 228 枚，对术者没有造成辐射暴露。尽管这并不需要使用克氏针。

11.9　学习曲线和错误排查修正

导航不能代替手术经验、判断、认真细致的术前准备和手术技巧。对首次使用导航的外科医生而言，导航既不能让手术变得更加"容易"，也不能简化手术流程。导航不但要求术者，而且还要求整个团队，包括护士、助手、X 线技师和其他人员，都进行精心的计划和培训。为了成功地将导航技术融入到 MIS 手术流程中，需要一个学习曲线，在开展这项技术的初始阶段需要较长的时间。有关导航的许多早期负面报道是因为第一代导航系统不方便使用，且术者没有花费时间真正掌握这项新技术。根据作者经验，最困难的任务之一就是教授这样的助手学习导航技术，即他们既没有使用导航的经验，也没有对导航的认识，并且认为导航不过是"电子游戏"式的或全自动的手术。而事实恰恰相反：精准的导航需要谨慎而轻柔的手术操作，还要保持警觉地判读电脑屏幕的显示与术者手感反馈的对比。细微的差别可能表示真实解剖和屏幕显示并不一致，这需要立即进行错误排查修正。在大多数情况下，这并不意味着导航手术的失败。容易纠正的错误包括：

- 术者的器械可能施加太大的压力致解剖结构变形。因此，我们更愿意使用电动磨钻，而不用导航尖锥和椎弓根探针。
- 血液污染反射珠。
- 由于外力作用或骨锤撞击器械，导致连接于某一器械的参考序列松动。
- 导航器械因切割而脱离骨组织，尤其是顺着小关节外侧时。因此应尽可能在相对平坦的骨面选择器械的进入点。使用电动磨钻也可避免器械脱离骨面。

导航真正关闭的情况非常罕见。而且设计要求，如果发生意外，仍能够控制术中的 3D 成像，因此导航还能继续工作并重复导航步骤。我们也建议，腰椎椎弓根螺钉植入后，即刻行神经电刺激。如果可能，尽量常规使用术中 3D 成像证实椎弓根螺钉植入的准确性。我们把术中 3D 成像示椎弓根螺钉有任何程度的向内穿出，以及需要使用 10 mAmps 电流进行直接的椎弓根螺钉刺激，作为重新植钉的标准。不过，椎弓根螺钉向侧方穿出超过几个毫米也很危险。当然，对于经验丰富的术者，重新植钉的概率很低。

11.10　导航对植钉准确性及临床结果的影响

与传统或"徒手"植钉比较，在脊柱内固定术中，计算机 3D 导航技术极大地提高了椎弓根螺钉植入的准确性[19-25]。一项比较计算机导航与非导航椎弓根螺钉植入的 meta 分析（4814 枚导航和 3725 枚非导航）显示，与非导航植入相比，CAS 植入的螺钉穿出风险显著下降，CAS 的总穿出风险为 6%，非导航的总穿出风险为 15%[22]。在比较这两项技术时，该文并未报道总手术时间和估计出血量的差别。根据回顾自己的经验，我们比较研究了导航和非导航的 260 例患者共 1434 枚螺钉，评估植入螺钉的准确性、螺钉的大小以及手术的复杂性[17]。CAS 与提高螺钉植入的准确性相关，且被用于手术复杂程度更高的情况，如 MIS、畸形及翻修手术。有趣的是，我们发现，CAS 与使用更大的椎弓根螺钉和更高的螺钉 - 椎弓根直径比相关。这其中的原因在于，CAS 具有计划和优化选用螺钉直径的能力，这一点对那些骨骼质量较差或畸形的患者尤其重要（图 11.3）。最近的一篇文献系统回顾了共 43 篇论文，研究表明，与传统方法比较，导航提高了椎弓根螺钉植入的准确性[16]。另外，作者还指出，CT 和 3D 透视辅助的导航比 2D 透视辅助的导航更准确。

Verma 等通过系统性文献回顾，比较了导航与传统手术的功能疗效和神经并发症的发生率[26]。神经并发症的比较表明，比值比（odds ratio，OR）支持使用导航进行椎弓根螺钉植入，然而，却没有统计学意义。作者认为，还没有足够的文献数据得出融合率、疼痛缓解以及健康结果评分的结论。迄今为止，这是仅有的一篇试图研究导航与临床结果相互关系的论文。

11.11　机器人手术

机器人手术一般使用术前 CT 扫描进行胸腰椎椎弓根螺钉的植入[27-29]。例如，Renaissance™ 是一款设计用于引导内固定器械到达预定脊柱位置的半主动手术制导机器人（Mazor Robotics Ltd., Caesarea, Israe）。在装有软件的图形用户界面上，外科医生能够使用术前 CT 扫描计划螺钉的轨迹。术中靶向设备 X 线透视与 CT 虚拟影像及术者计划相匹配，将一个钳夹固定于棘突，或把一个微创框架安装于髂嵴和棘突，然后将微型机器人与钳夹或框架相连。机器人将根据外科医生术前计划的命令自我调准理想的进钉点和路线。研究表明，使用机器人开放和经皮螺钉植入的准确性较高[30-31]。机器人手术的不足之处在于不能主动追踪，只能术后

CT 扫描监测植入物的准确性。

11.12　未来发展和展望

脊柱导航比传统手术有明显优势，包括植钉准确性更高，辐射暴露小，能更好地计划植入物的大小和位置。因此，当看到 CAS 没有被脊柱外科医生广泛接受时，非常令人震惊。脊柱外科医生对导航在日常手术中应用的观点是一个十分重要的问题，对此还没有进行相关研究。因此，有学者完成了一项调查研究，通过分析外科医生目前对导航在脊柱外科应用的总体态度，评估对 CAS 的观点[32]。该研究表明，尽管导航系统在北美和欧洲非常普及，但仅 11% 的术者常规使用。手术量大的外科医生、神经外科医生和繁忙的 MIS 外科医生更有可能使用 CAS。"常规使用者"认为准确性、便利复杂手术的潜质以及减少辐射暴露是导航的主要优势。缺乏设备，培训不力，成本高昂是"不使用者"不用 CAS 的主要原因。

这些数据向脊柱外科医生及其导航合作厂家发出了强烈的信息：
1. 理论上，外科医生一般都看到了 CAS 的价值，且近 80% 的术者持积极观点。
2. 实际上，在时间效率、易用性以及手术流程的一体化等方面，目前的 CAS 系统还不能满足外科医生的期望。
3. CAS 系统必须价格更加便宜，且成本效益更高，使更多的医疗机构能够买得起。
4. 让培训更加灵活方便，能够随时随地进行，以克服 CAS 严酷的学习曲线。培训不仅面向外科医生个人，还应包括手术团队，以便将 CAS 很好地融入到现有手术流程。
5. 需要令人信服的科学数据阐明 CAS 的精准性、辐射暴露水平和成本效益。这就需要精心设计的前瞻性临床试验。

总之，脊柱手术导航是一个迅速发展

的领域，我们仍处于该技术的早期阶段。与真正的术中 CT 扫描仪一起，更加先进且方便使用的导航系统逐渐用于临床，观察这些系统如何影响导航的推广及应用，那将是一件令人感兴趣的事情[8-9]。不用克氏针的脊柱导航将最大限度地减少术中 X 线的透视，并将极大地便利手术流程。脊柱外科医生将越来越多地整合显微镜放大技术、术中实时成像、术前术中计划以及 3D 导航的优势。未来的 CAS 将更广泛地使用更好的软件和成像技术，并联合不同的成像方法以及可能的术中功能监测，如电生理[33]。毫无疑问，导航未来将成为 MIS 技术的重要组成部分和脊柱外科医生的标准配置。

（Roger Härtl 著　海　涌　潘爱星 译

晋大祥 校）

参考文献

1. Nolte LP, Zamorano L, Arm E, et al. Image-guided computer-assisted spine surgery: a pilot study on pedicle screw fixation. Stereotact Funct Neurosurg. 1996;66(1–3):108–17.
2. Nolte LP, Zamorano L, Visarius H, et al. Clinical evaluation of a system for precision enhancement in spine surgery. Clin Biomech. 1995;10(6):293–303.
3. Foley KT, Smith MM. Image-guided spine surgery. Neurosurg Clin N Am. 1996;7(2):171–86.
4. Kalfas IH, Kormos DW, Murphy MA, et al. Application of frameless stereotaxy to pedicle screw fixation of the spine. J Neurosurg. 1995;83(4):641–77.
5. Fraser J, Gebhard H, Irie D, Parikh K, Härtl R. Iso-C/3-dimensional neuronavigation versus conventional fluoroscopy for minimally invasive pedicle screw placement in lumbar fusion. Minim Invasive Neurosurg. 2010;53(4):184–90.
6. von Jako RA, Carrino JA, Yonemura KS, et al. Electromagnetic navigation for percutaneous guide-wire insertion: accuracy and efficiency compared to conventional fluoroscopic guidance. Neuroimage. 2009;47 Suppl 2:T127–32.
7. Hott JS, Deshmukh VR, Klopfenstein JD, et al. Intraoperative Iso-C C-arm navigation in craniospinal surgery: the first 60 cases. Neurosurgery. 2004;54(5):1131–6.
8. Scheufler KM, Franke J, Eckardt A, Dohmen H. Accuracy of image-guided pedicle screw placement using intraoperative computed tomography-based navigation with automated referencing. Part II: thoracolumbar spine. Neurosurgery. 2011;69(6):1307–16.
9. Zausinger S, Scheder B, Uhl E, Heigl T, Morhard D, Tonn JC. Intraoperative computed tomography with integrated navigation system in spinal stabilizations. Spine (Phila Pa 1976). 2009;34(26):2919–26.
10. Shin BJ, Njoku IU, Tsiouris AJ, Härtl R. Navigated guide tube for the placement of mini-open pedicle screws using stereotactic 3D navigation without the use of K-wires: a technical note. J Neurosurg Spine. 2013;18(2):178–83.
11. Nottmeier EW, Fenton D. Three-dimensional image-guided placement of percutaneous pedicle screws without the use of biplanar fluoroscopy or Kirschner wires: technical note. Int J Med Robot. 2010;6(4):483–8.
12. Luther N, Tomasino A, Parikh K, et al. Neuronavigation in the minimally invasive presacral approach for lumbosacral fusion. Minim Invasive Neurosurg. 2009;52(4):196–200.
13. Leng LZ, Anand VK, Härtl R, et al. Endonasal endoscopic resection of an os odontoideum to decompress the cervicomedullary junction. Spine. 2009;34(4):E139–43.
14. Laufer I, Greenfield JP, Anand VK, et al. Endonasal endoscopic resection of the odontoid process in a nonachondroplastic dwarf with juvenile rheumatoid arthritis: feasibility of the approach and utility of the intraoperative iso-C three-dimensional navigation. J Neurosurg Spine. 2008;8(4):376–80.
15. Nottmeier EW, Pirris SM, Balseiro S, Fenton D. Three-dimensional image-guided placement of S2 alar screws to adjunct or salvage lumbosacral fixation. Spine J. 2010;10(7):595–601.
16. Tian NF, Huang QS, Zhou P, Zhou Y, Wu RK, Lou Y, Xu HZ. Pedicle screw insertion accuracy with different assisted methods: a systematic review and meta-analysis of comparative studies. Eur Spine J. 2011;20(6):846–59.
17. Iorgulescu JB, Luther N, Geannette C. Comparison of navigated versus non-navigated pedicle screw placement in 260 patients and 1434 screws: screw accuracy, screw size, and the complexity of surgery. 80th AANS Annual Scientific Meeting. Miami. 2012.
18. Nottmeier EW, Bowman C, Nelson KL. Surgeon radiation exposure in cone beam computed tomography-based, image-guided spinal surgery. Int J Med Robot. 2012;8(2):196–200.
19. Assaker R, Reyns N, Vinchon M, Demondion X, Louis E. Transpedicular screw placement: image-guided versus lateral-view fluoroscopy: in vitro simulation. Spine (Phila Pa 1976). 2001;26(19):2160–4.
20. Austin MS, Vaccaro AR, Brislin B, Nachwalter R, Hilibrand AS, Albert TJ. Image-guided spine surgery: a cadaver study comparing conventional open laminoforaminotomy and two image-guided techniques for pedicle screw placement in posterolateral fusion and nonfusion models. Spine (Phila Pa 1976). 2002;27(22):2503–8.
21. Nottmeier EW, Seemer W, Young PM. Placement of thoracolumbar pedicle screws using three-dimensional image guidance: experience in a large patient cohort. J Neurosurg Spine. 2009;10(1):33–9.
22. Shin B, James A, Njoku I, Härtl R. Pedicle screw navigation: a systematic review and meta-analysis of perforation risk for computer navigated versus free-

hand insertion. J Neurosurg Spine. 2012;17(2):
113–22.

23. Parker SL, McGirt MJ, Farber SH, et al. Accuracy of
free-hand pedicle screws in the thoracic and lumbar
spine: analysis of 6816 consecutive screws.
Neurosurgery. 2011;68(1):170–8.

24. Rajasekaran S, Vidyadhara S, Ramesh P, Shetty AP.
Randomized clinical study to compare the accuracy of
navigated and non-navigated thoracic pedicle screws
in deformity correction surgeries. Spine (Phila Pa
1976). 2007;32(2):E56-64.

25. Richter M, Mattes T, Cakir B. Computer-assisted pos-
terior instrumentation of the cervical and cervico-
thoracic spine. Eur Spine J. 2004;13(1):50–9.

26. Verma R, Krishan S, Haendlmayer K, Mohsen A.
Functional outcome of computer-assisted spinal pedi-
cle screw placement: a systematic review and meta-
analysis of 23 studies including 5,992 pedicle screws.
Eur Spine J. 2010;19(3):370–5.

27. Lieberman IH, Hardenbrook MA, Wang JC, Guyer
RD. Assessment of Pedicle Screw Placement Accuracy,
Procedure Time, and Radiation Exposure Using a
Miniature Robotic Guidance System. J Spinal Disord
Tech. 2012;25(5):241–8.

28. Shoham M, Lieberman IH, Benzel EC, et al. Robotic
assisted spinal surgery–from concept to clinical prac-
tice. Comput Aided Surg. 2007;12(2):105–15.

29. Thomale UW, Kneissler M, Hein A, et al. A spine
frame for intra-operative fixation to increase accuracy
in spinal navigation and robotics. Comput Aided
Surg. 2005;10(3):151–5.

30. Devito DP, Kaplan L, Dietl R, et al. Clinical accep-
tance and accuracy assessment of spinal implants
guided with SpineAssist surgical robot: retrospective
study. Spine (Phila Pa 1976). 2010;35(24):2109–15.

31. Kantelhardt SR, Martinez R, Baerwinkel S, Burger R,
Giese A, Rohde V. Perioperative course and accuracy
of screw positioning in conventional, open robotic-
guided and percutaneous robotic-guided, pedicle
screw placement. Eur Spine J. 2011;20(6):860–8.

32. Härtl R, Lam KS, Wang J, Korge A, Kandziora F,
Audige L. Worldwide survey on the use of navigation
in spine surgery. World Neurosurg. 2013;79(1):
162–72.

33. Idler C, Rolfe KW, Gorek JE. Accuracy of percutane-
ous lumbar pedicle screw placement using the oblique
or "owl's-eye" view and novel guidance technology.
J Neurosurg Spine. 2010;13(4):509–15.

第 12 章 经皮胸、腰椎椎弓根螺钉固定的细微差别

12.1 概述

近年来，由于切口小、肌肉剥离少和术后康复快等理论上的优势，微创脊柱外科技术越来越受欢迎和推崇[1]。经皮筋膜下钉棒植入等微创新技术的出现，使外科医生能通过较小的手术入路获得牢固的脊柱固定[2-4]。经皮椎弓根螺钉的植入依赖透视成像，最常见的是 C 臂 X 线机，以观察椎弓根定位所需的解剖标志[1]。本章将重点论述 C 臂透视下经皮胸腰椎椎弓根螺钉固定的细微差别。

12.2 解剖

12.2.1 椎弓根

椎弓根是脊柱后部结构与椎体之间形成的一个圆柱形骨桥，其外壳为坚硬的皮质骨，内为松质骨。整个脊柱的椎弓根大小和角度有显著差别。一般而言，椎弓根的横向宽度小于椎弓根的高度（图 12.1a）。L5 椎弓根是个例外，其宽度往往大于高度。T10 和 L1 间的椎弓根宽度一般至少有 7 mm，而 L1 以下则一般大于或等于 8 mm。由于患者之间的个体差异，选择理想植入物大小的最佳策略是根据术前影像学检查测量具体椎弓根的尺寸。

从胸腰交界至腰骶区，随着向尾端下降，椎弓根向内成角逐渐增加（图 12.1b）。神经根经行于椎弓根内侧，并位于椎间孔的上部。

因此，侵犯椎弓根内侧或下方皮质具有损伤邻近神经根的极大风险[5-6]。最好根据术前影像学的测量来确定椎弓根的准确角度。

12.2.2 胸椎

胸椎横突与椎弓根中轴线的关系不同于腰椎，且胸椎之间也有区别。在上胸椎，椎弓根位于横突上方，而在中胸椎和下胸椎，椎弓根靠近横突中部。由于患者间的个体差异，术中前后位透视有助于确定椎弓根的确切位置。肋骨头位于胸椎椎弓根的外侧缘，增加了可供椎弓根螺钉固定用的骨性通道。要审慎考虑上胸椎椎弓根成角和椎体深度，上胸椎需要的螺钉一般较短[5-6]。如果椎弓根螺钉植入位置不当，突向前或左侧突向侧方，由于主动脉走行于左侧椎弓根 - 肋骨复合体的侧方，上胸椎区大血管损伤的风险较高[5-6]。

12.2.3 腰椎

传统的腰椎椎弓根螺钉进钉点位于上关节突侧方和横突中部的交界处[5-6]。在 L1 至 L4 节段，上下关节突之间的峡部一般位于椎弓根的内侧缘，而 L5 峡部则位于其椎弓根的中间平面。关节面肥大导致关节突上 - 侧方增生，很多情况下可覆盖椎弓根起始点，尤其是在下腰椎。幸运的是，真正的前后位透视能准确定位椎弓根，从而引导术者找到正确的起始点。椎弓根内倾角从 L1（一般为最小）到 L5（通常为 15° 以上）逐渐增加。有时候，由于 L5 椎弓根内倾角使得难以准

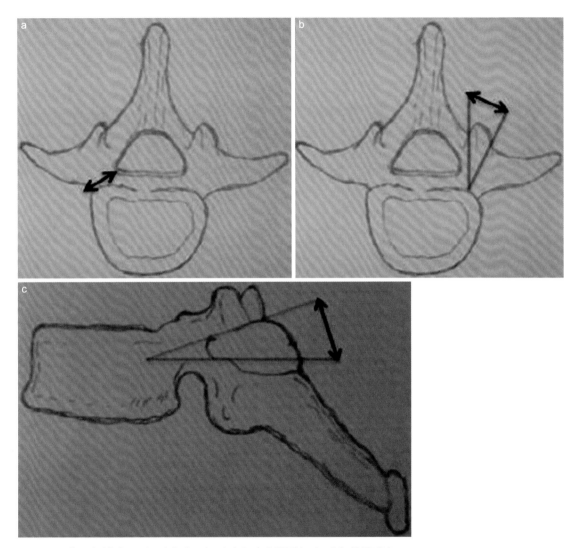

图 12.1　椎弓根模式图：（a）宽度，（b）内倾角（轴面），（c）矢状面成角

确判读前后位透视影像；在这种情况下，椎弓根轴位透视有助于确定椎弓根的边界。

12.3　微创脊柱内固定的原则

行胸腰椎经皮椎弓根螺钉植入需要遵循标准的手术步骤。对于术者而言，当执行本章所讨论的靶向策略时，遵守规定的手术步骤，且在继续下一步之前认真核查每一步的手术质量非常重要。

在进行手术切口之前必须透视以确定切口的准确位置。切口大小适当以便顺利放置内固定物，避免不必要的损伤和软组织牵拉。经皮切口的少量出血常能在椎弓根定位时通过手压切口部位控制，因此很少需要电凝止血。

高质量且标准的透视成像是经皮穿刺准确定位椎弓根的关键。在试图采用所述技术行经皮椎弓根螺钉固定之前，术者必须掌握如何获得并判读标准的透视成像。

12.3.1　术前计划

术前计划始于对影像学检查的认真研究，根据需要固定的具体的椎弓根尺寸和角度来确定植入物放置的位置。应根据所有的手术目标考虑手术切口的选择，包括神经减压和（或）后方结构融合。在某些情况下，一个皮肤切口可通向多个独立的筋膜切口，这些筋膜切口能到达脊柱的不同节段[1, 7]。

12.3.2　透视成像

进行微创手术时，术者必须获得高质量的脊柱透视成像。第一个步骤是使患者俯卧在可透X射线的脊柱框架式手术台上。应"摆正"患者，或把患者摆放在适当位置以减少躯干旋转。下一步，在透视引导下，在皮肤上标定手术切口的位置。

在进行任何手术切口之前，先行C臂透视成像，并分析判定影像质量是满足要求的，椎弓根可以清晰地显示在标准的透视图像上。严重的骨质疏松、过度肥胖或腹腔造影可能会严重影响骨性标志的可视成像，妨碍经皮椎弓根螺钉的安全植入。在这种情况下，应当更换另一种手术方法。

在经皮胸腰椎椎弓根螺钉植入的过程中，关键的透视影像是标准的脊柱前后位、侧位以及椎弓根轴位像（图12.2a~c）。C臂真正对准是进行上述透视影像的关键步骤。一个标准的前后位影像能够显示一个"水平"的上终板（只能看到一个上终板影）（图12.2a）。椎弓根恰好位于上终板的下方，而棘突则应成像在两侧椎弓根的中间。在标准的侧位像上，上终板也应该是"水平"的，而椎弓根影应重叠在一起。术者还应观察椎体后缘皮质以确定椎体没有异常旋转（应仅看到一直线影）（图12.2b）。在进行下一步

前应获得一个没有旋转的椎体影像。获得椎弓根轴位影像应始于标准的前后位透视，然后旋转C臂至射线束与椎弓根轴处于同一直线上（图12.2c）。当C臂对准椎弓根轴线时，就可以看到椎弓根内外侧的最大宽度，且上关节突的内侧缘通常与椎弓根内侧缘在一条直线上。当透视椎弓根的轴位像定位椎弓根时，应对准椎弓根的中央（而不是像透视椎体的前后位时对准椎弓根外侧壁）。在任何情况下，被瞄准的椎体部位应位于透视成像的中心，以确保不因视差现象导致对透视影像的错误判读。

12.3.3　小关节或横突间融合

如果计划进行横突区小关节的融合，那么融合应该在植入椎弓根钉棒之前进行，因为植入钉棒系统可能会阻碍进入小关节区域。当进行小关节融合时，可用管状牵开器显露小关节以去皮质及植骨。为行横突间融合，可经多裂肌和最长肌之间的肌间隙进入横突间进行精细的去皮质和植骨。植骨完成后，取出牵开器，按下述方法行经皮椎弓根定位。

12.3.4　标记手术切口

利用标准的前后位像，在皮肤上画一条对应于每一椎体椎弓根中央的水平线（图12.3a, b）。通过在角度指示器旁用胶带标记出特定椎体的角度，就在C臂上记录了每一椎体标准的前后位的矢状面角度（图12.4）。这将便于该例患者在随后透视时快速恢复到每个椎体标准的透视角度。与此类似，沿每一个椎弓根的外侧缘画一条垂线（图12.3c, d）。皮肤切口一般定位于每一椎体水平线与垂直线交点外侧 1.5~2 cm 处。对于肥胖患者，皮肤切口应稍偏外一些。

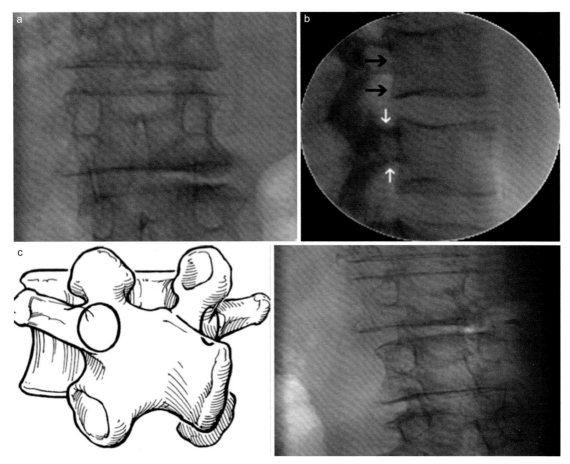

图 12.2 图示为最常用的透视成像：（a）标准的前后位像，（b）标准的侧位像（注意椎弓根影是重叠的，白色箭头，且椎体后缘皮质为一直线，黑色箭头），（c）椎弓根轴位像

12.3.5 经皮椎弓根定位

标记皮肤切口后，锐性切开皮肤和筋膜。用手指轻柔地钝性分离并触及横突基部以引导放置 Jamshidi 针。将一条 Jamshidi 针或类似器械"抵靠"于横突基部骨质。然后在标准的 AP 位透视影像上评估针尖的位置，调整针尖在左侧椎弓根的 9 点钟和右侧椎弓根的 3 点钟位置（图 12.5）。当针尖位于正确位置后，轻击穿刺针使其穿入皮质 2 ～ 3 mm 深，以防穿刺针滑动。在穿刺针距皮肤上方 20 mm 处做标记（图 12.6）。当穿刺针穿入椎弓根时，标记能使术者推断针尖的

深度。然后，与脊柱轴面（横断面）上的椎弓根中心轴的方向一致，保持穿刺针适当的由外向内的倾斜角度（根据透视影像及术前计划决定）。在矢状面上穿刺针也必须对位准确，这可以通过标准的前后位透视影像确定，即穿刺针应平行于上终板。维持穿刺针的标准位置和方向，敲击穿刺针入椎弓根，直至穿刺针标记到达皮肤边缘。当穿刺针标记到达皮肤边缘时，对应于针尖已穿过椎弓根到达椎弓根与椎体的会合处。

当穿刺针进入椎弓根深度约 20 mm 时，行 AP 位透视，分析针尖相对于椎弓根投影的位置关系。针尖应位于椎弓根投影内横

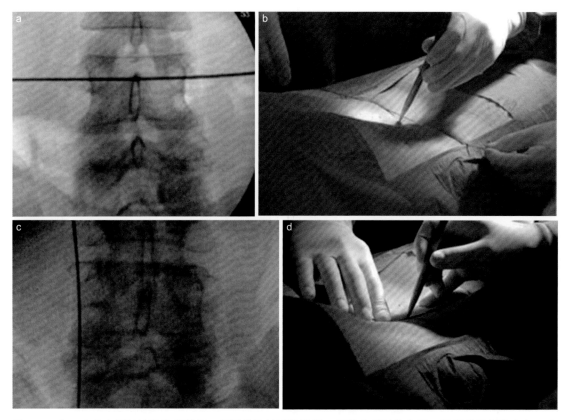

图 12.3　(a，b)克氏针放于患者背部，行标准的前后位透视。调整克氏针的位置，标记椎弓根的中心，在皮肤上画一条对应于椎弓根中心的水平线以指导皮肤切口。(c，d)然后将克氏针顺椎弓根外侧缘放置，并依此在皮肤上画一条**垂直线**。每一个椎体的皮肤切口应位于**水平线**与**垂直线**交点外侧 1.5～2 cm 处

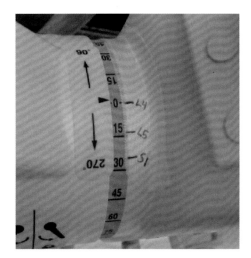

图 12.4　沿 C 臂的角度指示器贴胶带，标记对应L4、L5 和 S1 椎体的矢状面角度。这将便于快速恢复到每个椎体标准的透视对准方向

径的 1/2 和 3/4 之间(从外到内)(图 12.7)。当确认穿刺针位置无误后，经其针套管穿入导丝，穿出针套管端进入椎体深度约20 mm。这通常是徒手完成的，或用一血管钳夹于导丝距离穿刺针顶部 20 mm 处，然后敲击血管钳达到穿刺针顶端。

　　在整个过程中，触觉反馈为外科医生提供了重要的信息。例如，用轻到中度的槌击即可使 Jamshidi 针顺利通过椎弓根。如果遇到较为坚硬的骨骼，针尖可能被错放于关节突关节的内侧，撞到了上关节突的关节面。在这种情况下，需移出穿刺针并选择偏于外侧的穿刺点。在椎弓根与椎体的交汇处通常会遇到薄且坚硬的骨层，这是穿刺针深度的

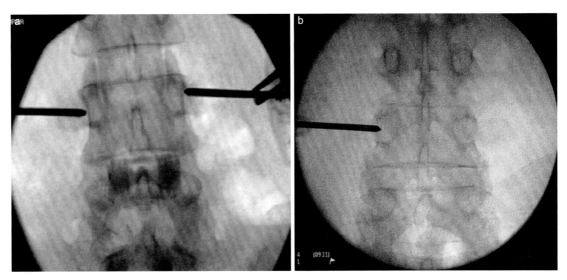

图 12.5　（a）标准的 AP 影像显示 Jamshidi 穿刺针抵靠于**左侧**椎弓根外侧壁 9 点钟位，**右侧** 3 点钟位置；注意：穿刺前，通过使穿刺针平行于椎体上终板，保证穿刺针在矢状面上的对准方向；（b）轻击穿刺针使其穿入皮质 2～3 mm 深，以防穿刺针滑动。然后，见针尖恰位于 9 点钟位的内侧，并且穿刺针已调整好在矢状面上的对准方向

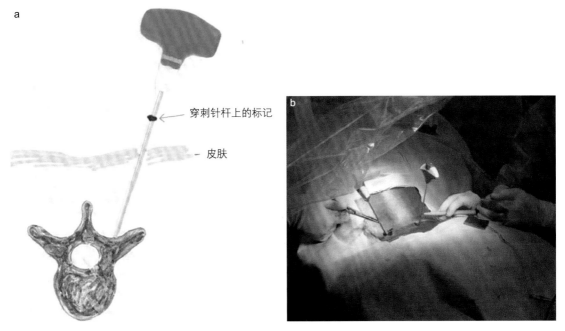

图 12.6　（a）图示在 Jamshidi 穿刺针距皮肤上方 20 mm 处做标记，（b）术中在 Jamshidi 穿刺针距皮肤上方 20 mm 处做标记的照片

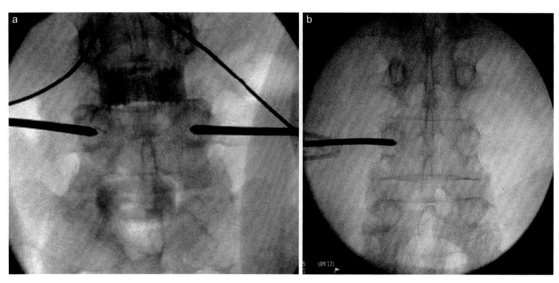

图12.7（a）Jamshidi针穿入椎弓根内深约20 mm。针尖约位于椎弓根与椎体交汇处，在椎弓根投影内横径的1/2和3/4之间（从外到内）视为满意。（b）另一幅透视影像，Jamshidi针进入椎弓根深20 mm，位置满意

另一个提示。当导丝经穿刺针套管插入时，能在穿刺针套管底部触及松质骨。一般情况下，利用手动指压即可使导丝穿入椎体松质骨。在这一操作过程中，可体会到椎体松质骨所特有的"松脆感"。

12.3.6　椎弓根螺钉和棒的植入

在每个需要固定的椎弓根已成功穿刺以及导丝放置完毕后，调整C臂到标准的侧位透视，并以侧位透视影像证实每一个导丝的位置准确无误（图12.8）。下一步，使用空心丝攻扩大椎弓根钉道。对术者而言，在整个过程中保持用手稳持导丝防止意外向前移动或导丝变位非常重要（图12.9）。一旦丝攻通过椎弓根基底部，根据术者的偏好，可使用刺激诱发肌电图测试椎弓根处阈值电压（图12.10）。无低电压活动提示椎弓根壁无破损。

然后，沿导丝植入空心椎弓根螺钉。确保椎弓根螺钉植入合适的深度非常重要，使其形成一平滑轮廓，以便于连接棒的安装

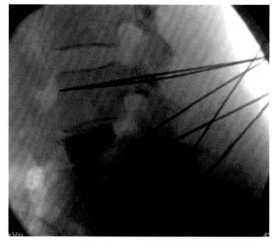

图12.8　L4椎体标准的侧位透视影像显示导丝位置良好

（图12.11）。通过评估椎弓根螺钉延长杆的高度获得椎弓根螺钉的轮廓。必要时调整螺钉的高度，以取得相邻椎弓根螺钉之间的平滑轮廓。

用制造商提供的工具测量连接棒的长度。截取合适长度的连接棒后弯棒塑形。术者通过评估螺钉延长杆的轮廓可准确预计连

图 12.9　在攻丝或植入椎弓根螺钉时，术者必须用手持稳导丝，以防导丝移动或变位

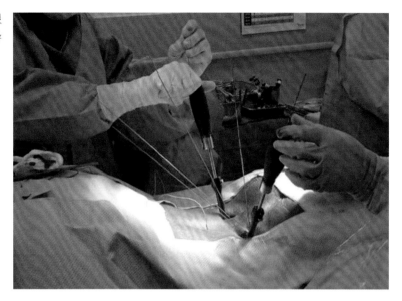

图 12.10　术者使用刺激诱发肌电图测试椎弓根的完整性

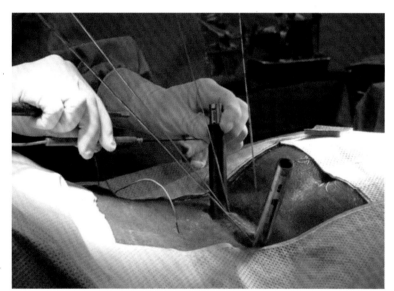

图 12.11　在螺钉延长杆顶端形成一平滑轮廓，这将便于穿棒以及棒／螺钉的紧固

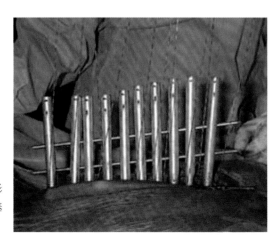

接棒的塑形（图 12.12）。然而，对于脊柱畸形病例，连接棒的塑形需要与畸形矫正计划相适应。

穿棒通常使用持棒器。一般而言，从一端开始，将连接棒逐一穿过螺钉延长杆。穿棒需要一定的手感以"感受"棒端进入到每一个螺钉延长杆。一旦连接棒成功穿过螺钉延长杆，原本可以旋转的延长杆将不能转动，这表明连接棒已成功进入螺钉延长杆。在穿棒过程中，通过操纵持棒器或有时操纵螺钉延长杆转动连接棒。在长节段固定和严重畸形病例中，穿棒以及棒的紧固较为困难。然而，通过一定的实践，即便在多节段脊柱畸形病例手术中，大多数医生也可以成功掌握经皮穿棒技术。

成功穿棒后，拧紧内固定一端的螺帽（通常在持棒器的另一端）以防止连接棒滑动，然后取出持棒器。下一步，拧入前凸最严重部位的螺帽。这样做是为了将连接棒按照适当的旋转方向就位于螺钉，以满足内植物必要的前凸。然后按顺序拧入其余的螺帽，必要时需使用压棒器使棒归位于螺钉头内。根据手术目的，在最终拧紧螺帽之前对螺钉进行加压或撑开，以调整椎体的位置。当畸形矫正达到理想的位置后，即拧紧螺帽使内植物牢固地锁定在合适的位置。

最终锁紧后，拆除螺钉延长杆，常规关闭伤口。作者更喜欢用皮肤密封胶行皮下缝合（例如，Dermabond，Ethicon，Cornelia，GA）。在手术部位注射局部麻醉药物有助于减少患者的术后不适。术后一般要求患者尽早开始活动。根据手术情况制订康复和影像学检查的随访计划。

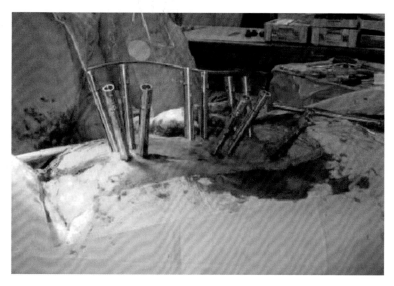

图 12.12　弯棒塑形以适应内固定的矢状面序列。通过评估螺钉延长杆的轮廓可准确预计连接棒的塑形和长度

结论

通过一系列明确和可重复的手术步骤，可完成经皮胸腰椎椎弓根螺钉固定融合术。为了取得良好的临床效果，术者必须熟练掌握 C 臂透视的使用以及对影像的解读，并精通脊柱三维解剖结构。通过本章，我们逐一学习了各种椎体手术的细微差别，这对希望精通经皮固定技术的外科医生非常有用。幸运的是，手术并发症发生率的降低和术后康复的改善等获益远胜过为掌握这些外科技术所付出的努力和艰辛。

（D. Greg Anderson 著　海　涌　孟祥龙 译
晋大祥 校）

参考文献

1. Harris EB, Massey P, Lawrence J, Rihn J, Vaccaro A, Anderson DG. Percutaneous techniques for minimally invasive posterior lumbar fusion. Neurosurg Focus. 2008;25(2):E12.
2. Foley KT, Gupta SK. Percutaneous pedicle screw fixation of the lumbar spine: preliminary clinical results. J Neurosurg. 2002;97(1):7–12.
3. Anderson DG, Samartzis D, Shen FH, Tannoury C. Percutaneous instrumentation of the thoracic and lumbar spine. Orthop Clin North Am. 2007;38(3): 401–8.
4. Khoo LT, Palmer S, Laich DT, Fessler RG. Minimally invasive percutaneous posterior lumbar interbody fusion. Neurosurgery. 2002;51(5):S166–1.
5. Benzel EC. Spine surgery: techniques, complication avoidance, and management. New York: Churchill Livingstone; 2005. p. 1054.
6. Zindrick MR, Wiltse LL, Widell EH, Thomas JC, Holland WR, Field BT, Spencer CW. A biomechanical study of intrapedicular screw fixation in the lumbosacral spine. Clin Orthop Relat Res. 1986;203: 99–112.
7. Kim DH, Jaikumar S, Kam AC. Minimally invasive spine instrumentation. Neurosurgery. 2002;51(5):S15–25.

第13章 弯棒、穿棒和棒连接

尽管乍一看这是个有点老生常谈的话题，大多数熟悉微创脊柱后路固定术的外科医生都知道弯棒、穿棒和棒连接是这项手术中极具挑战性和麻烦的步骤。这个问题在第一代 MIS 器械中尤其突出。在没有特殊的器械或内固定物改进的情况下即可完成短节段经皮后路固定术（如：单节段或双节段），该术式有很多适应证，主要适用于椎体骨折的治疗[1]。然而，先进的 MIS 技术需要开发专门设计的器械才能完成多节段钉棒固定[2]。

早期的产品难以解决超过 3 个节段的固定融合。当患者有严重畸形时，完成微创脊柱矫正手术更令术者苦不堪言。解决这一问题的先决条件是要有为此专门设计的器械和内固定物。现在，一些专业的医疗器械公司已经可以提供这些器械和内固定物。然而，这需要可高效连接 2 个甚或 3 个螺钉头的自动穿棒系统，但该系统在连接多个固定点时又具有有限的灵活性。本章所讨论的主要内容有：（a）归位螺钉延长杆和（b）一个易于操控的穿棒器，在 C 臂透视和触觉监控而非直视下，能穿入一条较长的预弯棒。郁金香样螺钉头部上方有较大的延长杆窗口，在直视下逐渐归位的可能性（凭借延长杆近端的刻度）以及紧密坚固的棒 / 穿棒器连接都是必备的要素。此外，棒入皮点测量仪、棒长测量仪以及延长杆近端体外标记的使用非常有助于穿棒的对齐瞄准。

在 2008 至 2010 年间，首次发表了一系列意义重大的关于长节段固定的论文[3-6]，论述了微创经皮长节段矫形固定的可行性、安全性和局限性。论文中的大部分患者主要是不太复杂的成人退变性畸形（即局限于腰椎的或较短的侧弯患者）。虽然已有很多弯棒、穿棒和棒连接的成功经验，下面我们仍乐意分享自己解决这类疑难问题的方案。我们还必须牢记，随着手术技术、制造工艺和内固定器械的不断进步，这仍是一个持续发展的领域。

在术前计划中，必须评估几个相互依赖的关键因素，这些将决定着穿棒操作技术可预料的困难程度：

1. 需要融合固定的长度
2. 冠状面和矢状面畸形的严重程度
3. 希望 / 需要畸形矫正的程度
4. 棒必须穿过的不同侧弯的数量
5. 一些复杂的连接，如与骶髂螺钉的连接

这些因素是与因型而治的综合分型相互对应的[7]。

1. **需要融合固定的长度**：几乎所有的患者都是 Schwab Ⅴ 或Ⅳ型，前者占多数[8]，绝大多数内固定应该是短节段（上至 L2）或中等节段（上至 T10）。所以，前者固定包括 4 个或更少节段（取决于是否包括 S1），而后者最多融合 8 个节段。

2. **畸形的严重程度**：冠状面 Cobb 角＞30°，且椎体横向滑移 >6 mm，这将增加操作的难度。任何严重的矢状面失平衡[9-10]，都是 MIS 矫形的主要障碍，使畸形矫正复杂化。如果认为内固定需要延长至上胸椎，那么融合固定通常需要跨过 2 个侧弯

（胸腰弯和腰骶弯）[10]。

3. **畸形矫正的程度**：矢状面畸形矫正的程度对获得理想的临床疗效非常关键。如果 SVA 超过 10 cm，一般需要截骨矫形。因为不可能将一个前凸棒穿过一个严重后凸畸形的脊柱，这也限制了术者穿过单棒的能力，因此不得不运用双棒技术。无后凸畸形的患者常可通过前方松解及适当的预弯棒技术得到矫正[11-12]。对于僵硬的脊柱，即便是小于 30° 的冠状面畸形都不能仅靠单一的去旋转技术获得良好的矫正[13-14]。在这些病例，有必要通过多节段 MIS-TLIFs 或侧前方入路行适当的前方或椎间松解。对于 30° 以上的侧弯，应先通过前方不对称松解和椎间融合尽可能多地矫正畸形。然后，才可能通过去旋转矫正残留的侧弯。

4. **棒必须穿过的不同侧弯的数量**：一条棒若要穿过胸腰段和腰骶段两个交界处，就必须把棒预弯成脊柱正常的"S"形轮廓。因此，如果没有肌肉筋膜的通道，棒就不可能准确地进入所有螺钉头端的凹槽。

5. **一些复杂的连接，如与骶髂螺钉的连接**：由于髂骨螺钉的头端向椎弓根螺钉的侧方及背侧偏移，设计正确的螺钉进入点非常重要。骶骨螺钉进入点应在一个更近头端的位置，并将螺钉露出骨外 3 ~ 6 mm。另外，髂骨螺钉的进入点应更靠近尾侧和腹侧，这使得穿棒操作更加轻松便捷。然而，仍有必要将棒的尾段向侧方少许折弯。

在长节段 MIS 畸形手术中，应完成以下手术步骤：

- 当所有的螺钉和螺钉延长杆位置合适，且在侧位透视及标记辅助下证实对线良好时，把棒长测量仪弯至全长均与皮肤接触后，将其放置在皮肤上方紧邻延长杆的位置。

- 在弯棒前，将一条合适长度的棒牢固地安装在穿棒器上。任何侧弯的代偿都是至关重要的。之后，在相应平面内弯棒以获得理想的畸形矫正。

- 先从凹侧开始，保持最头端的延长杆垂直于皮肤，安装棒入皮点测量仪，标记穿棒的皮肤刺入点。出于安全原因，常将棒从头端穿向尾端。叠瓦状的椎板最大限度地降低了将棒意外穿入椎管的风险。

- 在侧位透视下监控穿棒，以确保棒位于肌肉筋膜下方。棒的穿入应是顺滑的，不应有太大的阻力。当棒到达第一个延长杆窗口时，可通过将棒确认杆插入延长杆内或轻轻转动延长杆进行验证。每个螺钉都要重复这样的操作。

- 整个过程需要穿棒器顺着棒的长轴向两侧转动最多 90°，以"操控棒向内或向外转动"（图 13.1）。联合运用透视和触觉进行监控。

- 在归位螺母的辅助下，将延长杆从中间到两端逐个归位，延长杆末端的标记对归位很有帮助。通常需要 3 次操作进行连续矫正才能完全归位，以免拔出螺钉。

- 必要预弯后进行对侧棒的穿入。在所有紧固螺钉拧紧且经影像确认后，取出穿棒器。

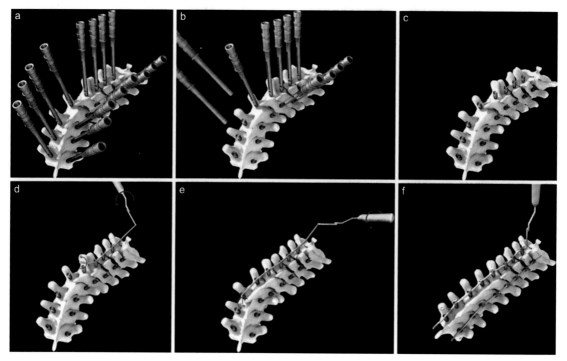

图 13.1　穿棒的方法：顺着棒的长轴旋棒，操控棒向外或向内扭动使棒进入畸形脊柱椎弓根螺钉的头端。这要求棒的前段有一个折弯

（Bernhard Meyer，Michelle Falcone，Michael Y. Wang，Yi Lu，Steven Wu 著

海　涌　周立金 译　晋大祥 校）

参考文献

1. Ringel F, Stoffel M, Stüer C, Meyer B. Percutaneous transmuscular pedicle screw fixation of the thoracic and lumbar spine. Neurosurgery. 2006;59(ONS Suppl 4):361–7.

2. Foley KT, Gupta SK. Percutaneous pedicle screw fixation of the lumbar spine: preliminary clinical results. J Neurosurg. 2002;97 Suppl 1:7–12.

3. Wang MY, Anderson DG, Poelstra KA, Ludwig SC. Minimally invasive posterior fixation. Neurosurgery. 2008;63 Suppl 3:197–203.

4. Anand N, Baron EM, Thaiyananthan G, Khalsa K, Goldstein TB. Minimally invasive multilevel percutaneous correction and fusion for adult lumbar degenerative scoliosis: a technique and feasibility study. J Spinal Disord Tech. 2008;21(7): 459–67.

5. Wang MY, Mummaneni PV. Minimally invasive surgery for thoracolumbar spinal deformity: initial clinical experience with clinical and radiographic outcomes. Neurosurg Focus. 2010;28(3):E9.

6. Scheufler KM, Cyron D, Dohmen H, Eckardt A. Less invasive surgical correction of adult degenerative scoliosis, part I: technique and radiographic results. Neurosurgery. 2010;67(3):696–710.

7. Silva FE, Lenke LG. Adult degenerative scoliosis: evalu-ation and management. Neurosurg Focus. 2010;28(3):E1.

8. Schwab F, Farcy JP, Bridwell K, et al. A clinical impact classification of scoliosis in the adult. Spine (Phila Pa 1976). 2006;31(18):2109–14.

9. Villard J, Ringel F, Meyer B. Sagittal balance: a useful tool for neurosurgeons. Adv Tech Stand Neurosurg. 2012 (in press).

10. Le Huec JC, Charosky S, Barrey C, Rigal J, Aunoble S. Sagittal imbalance cascade for simple degenerative spine and consequences: algorithm of decision for appropriate treatment. Eur Spine J. 2011;20 Suppl 5:699–703.

11. Acosta F, Liu J, Slimack N, Moller D, Fessler R, Koski T. Changes in coronal and sagittal plane alignment following minimally invasive direct lateral interbody fusion for the treatment of degenerative lumbar disease in adults: a radiographic study. J Neurosurg. 2011;15:92–6.

12. Khoo LT, Palmer S, Laich DT, Fessler RG. Minimally invasive percutaneous posterior lumbar interbody fusion. Neurosurgery. 2002;51:S166–81.

13. Cheng JS, Lebow RL, Schmidt MH, Spooner J. Rod derotation techniques for thoracolumbar spinal deformity. Neurosurgery. 2008;63 Suppl 3:149–56.

14. Lee SM, Suk SI, Chung E-R. Direct vertebral rotation: a new technique of three dimensional deformity correction with segmental pedicle screw fixation in adolescent idiopathic scoliosis. Spine. 2004;29(3): 343–9.

第**14**章 经皮骶骨－骨盆固定术

14.1 概述

腰椎-骨盆固定术正日益成为维持腰骶部稳定的重要辅助方法。在身体重心前方植入更长、直径更大的螺钉能提高脊柱局部和整体的稳定性，还能降低假关节形成或内固定失败的可能性[20]。因此，自 Allen 和 Ferguson 最早报道这一方法以来，髂骨螺钉和螺栓技术在临床得到了越来越广泛的应用[1]。

目前髂骨螺钉固定的适应证是腰骶部需要强大的生物力学稳定性的情境，主要包括需行长节段固定的情境、脊柱畸形、严重的骨质疏松症、先前融合失败和因创伤、肿瘤或感染所致的脊柱严重不稳等[3, 6-7, 10]。此外，髂骨固定还可用于脊柱尾侧无其他固定点的患者，如脊柱融合翻修术。因为人的髂骨由内、外侧皮质骨壁包绕形成较大的松质骨腔隙，所以，可以安全地植入长且直径大的螺钉或螺栓进行固定。可植入的螺钉长度为65～120 mm，直径为7.0～10.0 mm[16]。

随着髂骨螺钉植入的广泛应用，学者们总结出一些确保螺钉准确植入的方法。术者以手指触摸髂骨翼外侧至坐骨切迹，可据此徒手直接确定螺钉植入的轨迹和骨性边界。最近，有学者提倡使用带弧度的椎弓根探测器间接触探骨盆内侧皮质骨壁，以最大限度地减少软组织的损伤。无论如何，上述两种情况都需要在髂后上棘处进行广泛的肌肉剥离，以暴露髂骨螺钉的进入点。

继发于髂骨螺钉植入的疼痛可能缘于内植物突出、骶髂关节破坏和螺钉松动[4]。然而，因手术暴露导致的局部软组织破坏和肌肉失活也可能是重要的因素。因此，我们对微创髂骨螺钉植入的方法进行了研究探索。

经皮椎弓根螺钉固定技术作为腰椎-骶骨固定的一种方法目前已被广泛接受[2, 5, 8-9, 11-14, 17]。经皮椎弓根螺钉固定的一般原理是，先透视引导下放置克氏针，然后，使用空心器械及内固定物进行钉道准备和内固定植入。螺钉延长杆的应用使术者能够控制植入物，并能将植入物与相邻节段进行连接和锁紧。我们探索将这一方法拓展应用于骶骨-骨盆固定，并率先对这一技术的应用进行了个案报道[19]。此后，我们广泛应用了这个方法，本章报告了影像引导下的经皮髂骨螺钉植入的初步结果。

14.2 影像引导下的髂骨定位技术

把 C 臂 X 线机在矢状面旋转成角，于 Ferguson 位透视成像以观察坐骨体，然后在冠状面旋转 C 臂 X 线机至髂骨面位。"闭孔出口位"透视可见髂骨的内板和外板以及坐骨体的"泪滴"样轮廓影（图 14.1 和 14.2）。这个泪滴影是髂骨的内板和外板从内向外的二维投射重叠影[15]。因此，定位该区域可确保准确的螺钉植入。

螺钉的进入点正好位于髂后上棘（PSIS）的腹侧。用骨钻或小骨刀去除皮质骨，使螺钉头完全嵌入凹陷处，最大限度地减少内固定物的突出。该进入点位于松质骨还能够最大限度地降低误入骶髂关节的风

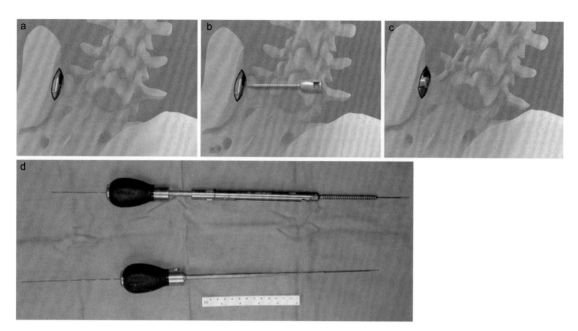

图 14.1 （a～c）微创骶髂螺钉植入示意图。在 PSIS（髂后上棘）内侧行一皮肤肌肉小切口，螺钉入口点进入松质骨。透视引导下放置套管。（d）经皮植入直径 8 mm、长 65 mm 的空心髂骨螺钉

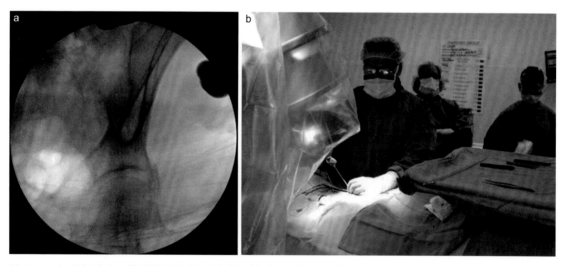

图 14.2 （a）闭孔出口位透视显示"泪滴"影，被认为是螺钉前端最理想的终点。（b）术中照片显示，为进行闭孔出口位透视成像，C 臂 X 线机在冠状面和矢状面成角对准，穿过导丝行经皮螺钉植入，借助螺钉延长杆行器械连接紧固等

险。在透视引导下行 Jamshidi 针穿刺，深度达 80 mm，并保持穿刺针针尖位于"泪滴"内。随后，把 Jamshidi 针更换成克氏针，用空心锥、丝攻准备钉道，经皮植入 Viper ™钛合金髂骨螺钉（Depuy Spine, Inc,

Raynham, Massachusetts ）。

在螺钉延长杆的辅助下进行螺钉和棒之间的连接。从最头端的螺钉切口开始，沿头端向尾端方向进行筋膜下穿棒。这样能精准控制穿过髂骨螺钉槽部远端棒的长度，力求

最大限度地减少内固定物的突出。一些病例需要行双平面弯棒，使棒的远端能够向侧方穿入髂骨螺钉头部的槽内。

14.3　临床应用

运用该项技术，我们已完成 61 枚骶骨骨盆螺钉的植入[18]。所有患者均行 CT 扫描三维重建评估螺钉位置，未发现螺钉穿出髂骨。这方面的经验使我们更加相信，由 Chapman 等提出的定位方法安全可靠。再者，运用闭孔出口位透视不需要特殊设备、影像引导或其他先进技术。

我们运用经皮髂骨螺钉植入术主要治疗脊柱感染、创伤、畸形和肿瘤（图 14.3、14.4 和 14.5）。在这些情况下，经皮髂骨螺钉植入与传统开放的骶髂固定有相同的适应证和生物力学目的。还应当注意的是，鉴于长期随访发现融合术后螺钉松动率相对较高，后期有可能要取出螺钉。

与使用向侧方偏移的连接棒相比，该技术的一个缺点就是螺钉取出更加困难。虽然我们拆除螺钉的经验有限，但与很容易拆除开放手术植入的向侧方偏移的连接棒不同，拆除经皮植入的髂骨螺钉需要将棒从螺钉头槽部向头端移出一大段距离。

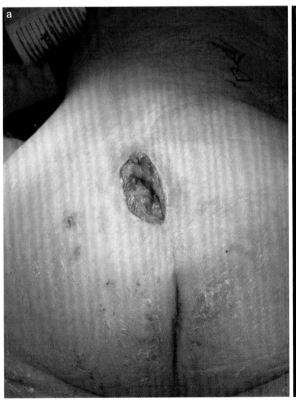
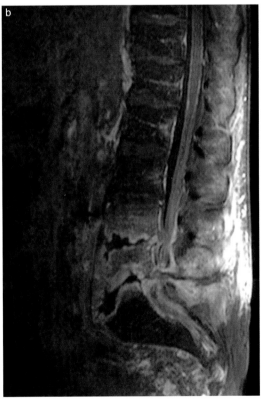

图 14.3 （a）一例 46 岁的截瘫患者，并发骶部褥疮。局部皮瓣治疗失败，由于腰骶交界处骨裸露而继发骨髓炎。（b 和 c）患者未能进行 6 个月的静脉抗生素治疗，骨髓炎及腰痛加重，MRI 及 CT 影像显示畸形和骨性结构破坏。（d）行前路 L4 ~ S1 清创及自体髂骨移植重建。（e）L4 至髂骨经皮螺钉固定。（f）CT 扫描证实髂骨螺钉位置良好。（g）手术切口避开感染或受影响的软组织。（h）固定、清创及抗生素治疗最终治愈开放伤口，不需要再行软组织皮瓣移植术以促进愈合

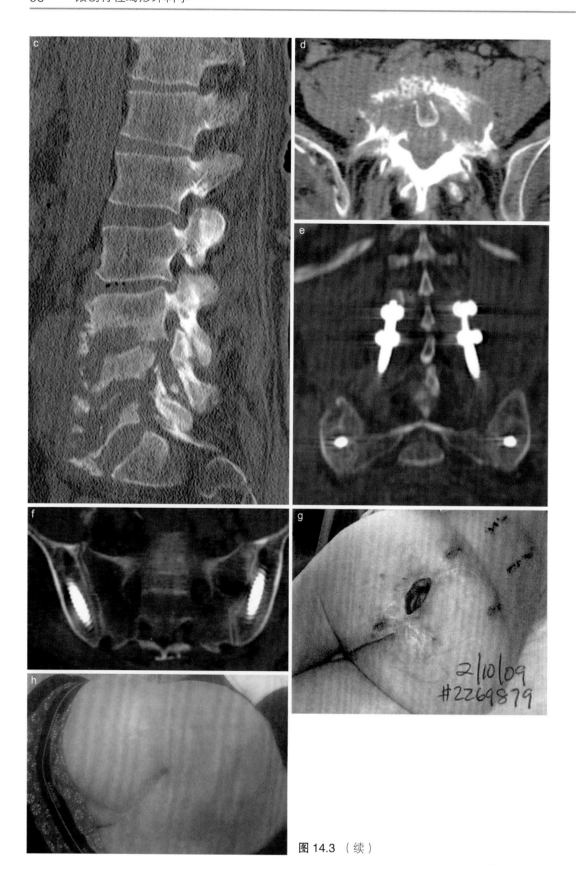

图 14.3 （续）

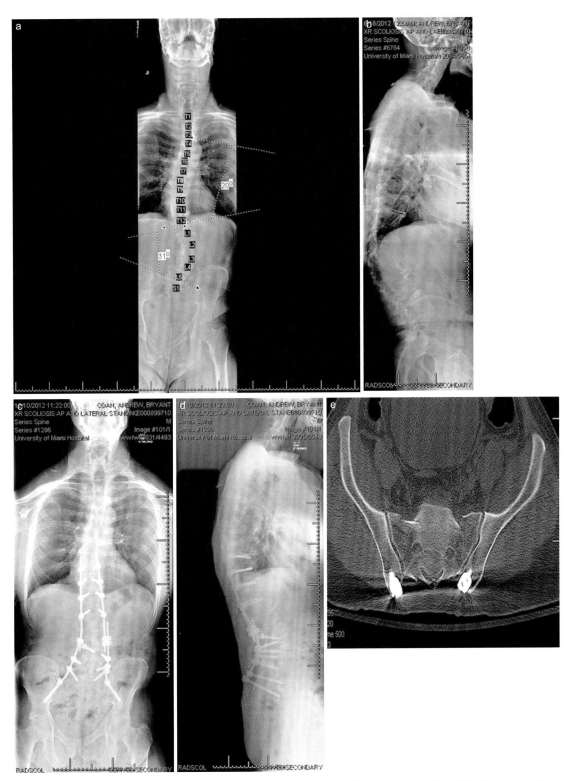

图 14.4 （a~d）前后位及侧位 X 线片示患者腰椎退行性侧凸、矢状面正平衡，行微创椎间融合、经皮髂骨螺钉及 S1 椎弓根螺钉侧凸矫形。（e）CT 扫描显示螺钉头部陷入良好，最大限度减少了内固定物的突起

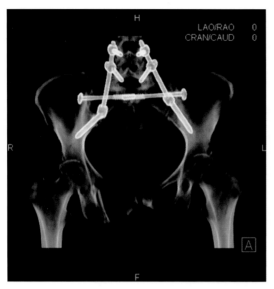

图 14.5　术后影像显示髂骨螺钉联合骶髂加压螺钉固定治疗复杂的骶骨骨盆骨折

这种微创方法的现实缺点之一就是在筋膜下连接复杂的三维内固定物非常困难。例如，鉴于髂骨螺钉头部更偏向侧方和背侧，把 S1 椎弓根螺钉和髂骨螺钉连接起来常需要一条向侧方偏移的连接棒或复杂的双平面弯棒（图 14.6）。最初，我们通过不与 S1 椎弓根螺钉相连接的方法避免了这样的问题，这样就有较长的距离顺着棒向后向侧方过渡

到髂骨螺钉头部。然而，我们认为，与开放手术相比，这样的内固定结构生物力学性能较差。在该系列患者中有 3 例同时行 S1 椎弓根螺钉固定，在我们取得计划螺钉植入的经验后，所有后来患者的钉 - 棒连接都非常容易（见图 14.3）。在这些病例中，应十分注意使髂骨螺钉头部陷入，以增加螺钉头部在矢状面上的距离（即：S1 螺钉在椎弓根上部植入，髂骨螺钉的植入更靠近尾端）。此外，保持将螺钉头部在冠状面上排列在一条线上，可最大限度地减少对双平面弯棒曲度的需求。在这些情况下，微创手术的其他问题还有：①锐利的 Jamshidi 穿刺针不慎进入骶髂关节或盆腔；②很难使螺钉头部沉陷以致内固定物突起。

从根本上说，这项技术的安全性只能通过大样本的临床研究去证实。骨性骨盆的厚度、几何结构各不相同，包括神经和血管等软组织与标准的解剖结构也不一致。因此，当无法直视或直接触摸传统的解剖标志时，由于骨盆的解剖变异，微创髂骨螺钉植入可能非常困难。然而，骨盆固定技术将可能极大地拓展微创手术适用的疾病范围。

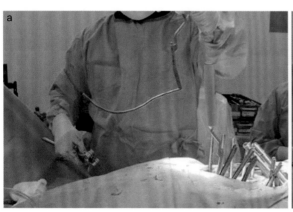 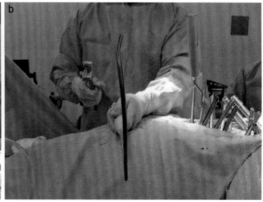

图 14.6　（a 和 b）尾端双平面弯棒以确保 S1 和髂骨螺钉的便捷连接。必须将棒向后方弯曲翘起，以便棒向侧方横跨连接髂骨螺钉头部

（Michael Y. Wang 著　海　涌　陈小龙 译　晋大祥 校）

参考文献

1. Allen B, Ferguson R. The Galveston technique for L-rod instrumentation of the scoliotic spine. Spine. 1982;7:276–84.

2. Anand N, Baron E, Thaiyananthan G, Khalsa K, Goldstein T. Minimally invasive multilevel percutaneous correction and fusion for adult lumbar degenerative scoliosis: a technique and feasibility study. J Spinal Disord Tech. 2008;21:459–67.

3. Bellabarba C, Schildhauer T, Vaccaro A, Chapman J. Complications associated with surgical stabilization of high-grade sacral fracture dislocations with sacropelvic instability. Spine. 2006;31:S80–8.

4. Emami A, Deviren V, Berven S, Smith J, Hu S, Bradford D. Outcome and complications of long fusions to the sacrum in adult spinal deformity. Spine. 2002;27:776–86.

5. Foley K, Gupta S. Percutaneous pedicle screw fixation in the lumbar spine: preliminary clinical results. J Neurosurg Spine. 2002;97:7–12.

6. Fujibayashi S, Neo M, Nakamura T. Palliative dual iliac screw fixation for lumbosacral metastasis. J Neurosurg Spine. 2007;7:99–102.

7. Gilelman A, Joseph S, Carrion W, Stephen M. Results and morbidity in a consecutive series of patients undergoing spinal fusion with iliac screws for neuromuscular scoliosis. Orthopedics. 2008;31:329.

8. Jaikumar S, Mik D, Kam A. History of minimally invasive surgery. Neurosurgery. 2002;S2:1–14.

9. König B, Stöckle U, Sati M, Nolte L, Haas N. Virtual fluoroscopy: safe zones for pelvic screw fixations. In Medical Image Computing and Computer-Assisted Intervention – MICCAI 2000. Heidelberg: Springer, 2000. pp. 287–319

10. Lippman C, Salehi S, Liu J, Ondra S. Salvage technique of posterior iliac bolt placement in long-segment spinal constructs with a previous posterior iliac crest harvest: technical note. Neurosurgery. 2006;58:ONS178–9.

11. Lonner B. Emerging minimally invasive technologies for the management of scoliosis. Orthop Clin North Am. 2007;38:431–40.

12. Lowery G, Kulkarni S. Percutaneous posterior spine instrumentation. Eur Spine J. 2000;9:S126–30.

13. Magerl F. Verletzungen der Brust- und Lendenwirbelsaule. Langenbecks Arch Chir. 1980;352:428–33.

14. Orchowski J, Polly D, Kuklo T, Klemme W, Schroeder T. Use of fluoroscopy to evaluate iliac screw position. Am J Orthop. 2006;35:144–6.

15. Schildhauer T, McCulloch P, Chapman J, Mann F. Anatomic and radiographic considerations for placement of transiliac screws in lumbopelvic fixation. J Spinal Disord. 2002;15:199–205.

16. Tumialan L, Mummaneni P. Long-segment spinal fixation using pelvic screws. Neurosurgery. 2008;63 Suppl 3:183–90.

17. Wang M, Anderson D, Poelstra K, Ludwig S. Minimally invasive posterior fixation for spinal deformities. Neurosurgery. 2008;63:A197–204.

18. Wang M, Williams S, Mummaneni P, Sherman J. Minimally invasive percutaneous iliac screws: initial 24 case experience with CT confirmation. J Spinal Disord. 2012. p. 5.

19. Wang MY, Ludwig SC, Anderson DG, Mummaneni PV. Percutaneous iliac screw placement: description of a new minimally invasive technique. Neurosurg Focus. 2008;25:E17.

20. Zheng Z, Yu B, Chen H, Aladin D, Zhang K, Zhang J, Liu H, Luk K, Lu W. Effect of iliac screw insertion depth on the stability and strength of lumbo-iliac fixation constructs: an anatomical and biomechanical study. Spine. 2009;34:E565–72.

第 **15** 章 骨质疏松性骨的治疗

15.1 概述

随着人口的老龄化和寿命的延长，骨质疏松症［定义为双能 X 线吸收仪测量法（dual-energy X-ray absorptiometry scan，DEXA）扫描 T 值 <-2.5］的患病率正在逐渐增加[12, 59]。由骨质疏松症导致的脊柱骨折和脊柱畸形也随之增加[19, 60]。随着脊柱内固定技术的进步，老年患者的脊柱外科手术越来越得到重视，其中许多老人患有骨质疏松症[9, 12, 17, 19, 30, 33, 35-36, 38, 45, 52, 57, 59, 64, 66, 70, 72, 74, 76]。据估计，在 50 岁以上的脊柱手术患者中，51.3% 的女性和 14.5% 的男性患有骨质疏松症[12]。在脊柱侧凸矫形术的女性患者中，患有骨质疏松症的约占 10%[83]。在脊柱手术中，骨质疏松症是一项预测并发症的重要独立因素，尤其是与内固定有关的并发症[17, 64]。因此，骨质疏松性脊柱行内固定时必须特别注意[30]。随着包括畸形矫正等[1-2, 4, 15, 54, 77]微创技术[18, 36-37, 45, 51, 58, 66, 69]的进步和发展，脊柱外科医生应对已行脊柱融合术的骨质疏松症患者进行认真随访，以确保这些患者不发生骨不愈合和（或）内固定松动，这是非常重要的。

15.2 骨质疏松症的并发症

骨质疏松症显著增加了脊柱手术并发症的风险，尤其在多节段融合的患者中[17, 64]。一项对老年患者（平均 68.7 岁）的多节段椎间融合术研究发现，35/80 的患

者（43.8%）发生内固定松动，26 例患者（32.5%）出现相邻节段退变[64]。其中，需行翻修手术的患者分别为 8 例（22.8%）和 17 例（65.3%）[64]。作者最后的结论是，术前就应当重视并治疗骨质疏松症[64]。另一项研究纳入年龄大于 65 岁的患者，这些患者接受了 5 个节段以上的融合固定，研究发现，早期并发症有椎弓根骨折和椎体压缩骨折，发生率为 13%；晚期并发症有骨不愈合、相邻节段退变、压缩性骨折和交界性后凸畸形，发生率为 26%[17]。一项研究纳入 66 例 70 岁以上的患者，这些患者接受了微创腰椎椎间融合术（XLIF 和 TLIF），研究发现，其中 5 例（7.4%）发生严重并发症[36]，4 例单纯 XLIF 术后融合器下沉，1 例相邻节段退变（表 15.1）。

表 15.1 脊柱手术后骨质疏松症的并发症

融合器下沉
椎弓根骨折
近端交界性后凸
椎体压缩性骨折
骨不愈合
内固定器械松动 / 钉周围光环征

15.3 术前评估和药物治疗

对疑似骨质疏松症患者的术前评估包括 DEXA 扫描和代谢检查（维生素 D、甲状旁腺激素和钙）。这些检查对确定骨量减少或骨质疏松的严重程度非常重要，因此对术前

计划很有帮助。目前，用 DEXA 扫描进行骨矿密度的测量被认为是骨质疏松症诊断的金标准。若 −2.5＜T 值＜−1，可诊断为骨量减少；若 T 值＜−2.5，可诊断为骨质疏松症。尽管尚未确定禁止手术的临界值，但由于手术风险的增加，一些外科医生不主张为严重骨质疏松症的患者行手术治疗[17]。尽管骨质疏松性脊柱对脊柱融合的结果有很大影响，但一项研究发现，仅 44% 的外科医生在术前行 DEXA 扫描，12% 的外科医生在脊柱融合固定术前行维生素 D 和钙水平测定[19]。

在我们讨论骨质疏松症的治疗之前，我们必须理解正常骨的生长。一般地，骨主要是由成骨细胞、骨细胞和破骨细胞组成的。成骨细胞是骨形成细胞，而破骨细胞负责骨吸收。在正常骨，骨重建是一个连续不断的过程[63]。当骨吸收和骨形成之间失去平衡时，就会发生骨质疏松症。有三种机制可以导致这种失衡：骨骼生长期峰值骨量低下、过度的破骨细胞骨吸收以及骨重建过程中新骨形成反应不足[63]。

骨由两种类型的骨组织构成：小梁骨和皮质骨。小梁骨（松质骨）是位于长骨和椎体周边松软的海绵样骨。皮质骨（密质骨）是骨的致密坚硬的外层，位于长骨中段。与皮质骨相比，小梁骨有较大的进行代谢活动的骨表面积。因此，小梁骨受骨质疏松症的影响更大。这就解释了为什么腕部、髋部和脊柱（小梁骨相对较多）是骨质疏松性骨折的好发部位。

一些药物被用于骨质疏松症和低骨密度的治疗。美国医师协会（ACP）建议，临床医生应基于个体患者的风险、益处及不良反应选择药物[62]。在药物治疗开始前应排除骨质疏松症的继发性病因，包括酗酒、多发性骨髓瘤、软骨病、糖皮质激素的使用以及内科疾病，诸如类风湿关节炎等，因为这些疾病除标准的骨质疏松症的药物治疗外，还

需要专科的治疗[17]。

双膦酸盐通过抑制破骨细胞而起作用，能减少骨转换。它是合成的焦磷酸盐类似物，能够在骨重建过程中与羟基磷灰石结合在一起，因此，降低了破骨细胞的骨吸收活性。双膦酸盐类药包括阿仑膦酸钠、依替膦酸钠、伊班膦酸钠、帕米膦酸钠、利塞膦酸钠和唑来膦酸。除依替膦酸钠和帕米膦酸钠外，所有双膦酸盐类药都已被 FDA（美国食品和药品管理局）批准用于骨质疏松症的治疗。由于双膦酸盐有效降低椎体、非椎体和髋部骨折风险的有力证据，它们被认为是治疗骨质疏松症的一线药物[62]。在此类药物中，关于阿仑膦酸钠和利塞膦酸钠的研究较多。阿仑膦酸钠（每周一次 70 mg 或每天 10 mg）是治疗骨质疏松症的首选。利塞膦酸钠（每周一次 35 mg 或每天 5 mg）是一种阿仑膦酸钠耐受不良时的备选药物。唑来膦酸，与阿仑膦酸钠及利塞膦酸钠一起，都是骨质疏松症治疗的一线用药[79]。阿仑膦酸钠也被认为是治疗激素性骨质疏松症的首选药物。然而，FDA 并没有批准将阿仑膦酸钠用于预防激素性骨质疏松症。利塞膦酸钠被认为是预防激素性骨质疏松症的一线用药。

甲状旁腺激素（PTH）是骨质疏松症治疗的另一策略。PTH 引起净骨量形成的作用机制较为复杂，目前尚未完全阐明。这些药物对骨融合影响的程度还不是十分清楚。动物研究已经表明，双膦酸盐似乎阻碍了融合骨量。但人体研究表明，虽然对临床结果没有影响，但从影像学上看还是促进了融合骨量[31]。迄今为止，尚未研究 PTH 在人体促进骨融合的可能性（表 15.2）。然而，动物研究已显示 PTH 能提高融合率和融合骨量[31]。根据骨质疏松症和融合术后的并发症，在允许治疗以提高骨骼质量的情况下，推迟骨质疏松症患者的手术可能是明智的。然而，骨质疏松症手术禁忌证的绝对临界值尚未确定，也没有明确的证据表明，

表 15.2   骨质疏松症的初步诊断评估

DEXA 扫描（T 值＜−2.5 即为骨质疏松症）
血钙水平
25- 羟基维生素 D
全面代谢生化检验
全血细胞计数

在术前治疗骨质疏松症能够提高脊柱外科手术的效果[17, 32]。

最近，有两种新药开始用于骨质疏松症的治疗：Denosumab（狄诺塞麦），一种单克隆抗体，能抑制破骨细胞的活性和分化，从而导致骨吸收减少。特立帕肽（Teriparatide，重组甲状旁腺激素 1-34），相比之下主要能直接促进骨骼生长[46]。研究表明，这两种药物都能降低女性绝经后骨质疏松性椎体骨折的风险[46]。然而，尚不明了它们对脊柱畸形矫正术患者的影响。最近的一项前瞻性队列研究发现，在治疗椎体成形术后再发相邻椎体压缩性骨折时，特立帕肽比椎体成形术联合抗骨吸收药效果更好[73]。

狄诺塞麦是 FDA 于 2010 年批准的一种新药。它是完全人源性单克隆抗体，以核因子（NF）-κB 受体激活因子配体（RANKL）为靶点，阻止 RANKL 与 RANK 的结合，抑制破骨细胞的分化及活性。狄诺塞麦被认为是骨质疏松症治疗的一线用药[79]。

FREEDOM 是一项随机临床研究，纳入7 868 例女性绝经后骨质疏松症患者。该研究发现，狄诺塞麦（每 6 个月 60 mg）治疗36 个月，能降低椎体、非椎体和髋部骨折风险[14]。该项试验被延长至 10 年。最初 2年的结果（自 FREEDOM 研究开始至今已 5年）表明，腰椎和全髋骨密度逐渐增加[56]。

DECIDE 试验纳入 1189 例女性绝经后低骨量患者，比较狄诺塞麦与阿仑膦酸钠的有效性和安全性。与阿仑膦酸钠相比，狄诺塞麦在提高骨密度和降低骨转换方面的效果更好，而两者的安全性相似[8]。另一项研究表明，与阿仑膦酸钠相比，接受狄诺塞麦的患者依从性更好[27]。

最近的一项混合治疗对比 meta 分析表明，与阿仑膦酸钠、利塞膦酸钠和其他药物相比，狄诺塞麦更能有效预防新发椎体骨折[26]。

特立帕肽是唯一一个获 FDA 批准用于骨质疏松症治疗的促骨合成药。Preotact 也是一个新的促骨合成药，正在等待 FDA 批准。研究证实，对于既往有椎体骨折病史的患者，特立帕肽（20 μg/d）能降低绝经后女性椎体骨折的发病率，但不能降低髋部骨折的发病率[55, 61]。动物研究表明，大鼠在特立帕肽治疗 2 年后发生了骨肉瘤[75, 78]。因此，特立帕肽的生产商——礼来制药公司在其药品说明书中声明，特立帕肽治疗不应超过 2年[20]。然而，在人使用特立帕肽的临床研究中尚无骨肉瘤发病的报道。骨肉瘤监测研究组进行了一项持续 15 年的研究，旨在评估特立帕肽和人发生骨肉瘤之间的潜在相关性，报道了其前 7 年的发现[3]。有趣的是，在先前有特立帕肽治疗史的患者中没有出现骨肉瘤的病例。

与阿仑膦酸钠相比，特立帕肽增加大多数部位的骨密度，并能减少非椎体骨折[6]。另外，特立帕肽在治疗糖皮质激素性骨质疏松症方面优于阿仑膦酸钠[67]。而且，病例报道表明，特立帕肽对治疗阿仑膦酸钠导致的下颌骨坏死有效[11, 29, 41, 43]。然而，由于价格因素以及没有能表明可减少髋部骨折发生的研究，阻碍了特立帕肽成为一线用药。

不推荐联合使用特立帕肽和阿仑膦酸钠。联合治疗并不比两者单独使用效果更好[5, 22]。再者，无论男女患者，阿仑膦酸钠都降低特立帕肽增加骨密度和骨转换的作用[23-24]。

现在认为，先前使用的降钙素已不再适用于治疗骨质疏松症[46]。

2010 年，美国临床内分泌医师协会（AACE）发表骨质疏松症诊治指南和建议[79]。基于证据的级别，他们提出以下有关骨质疏松症治疗的药物选择建议：

- 一线药物：阿仑膦酸钠、利塞膦酸钠、唑来膦酸、狄诺塞麦
- 二线药物：伊班膦酸钠
- 二线或三线药物：雷洛昔芬
- 最后用药：降钙素
- 非常高骨折风险的患者或双膦酸盐治疗失败的患者：特立帕肽
- 反对多药联合应用

15.4　骨质疏松性脊柱的手术策略

根据手术治疗骨质疏松性脊柱疾病所面临的巨大挑战，已经采用了多项旨在提高椎弓根螺钉拔出强度、增强椎间融合以及降低手术并发症的手术策略。这些策略包括可膨胀椎弓根螺钉、PMMA（聚甲基丙烯酸甲酯）强化、经空心螺钉 PMMA 强化、延长固定节段、双皮质螺钉增强把持力、双螺纹椎弓根螺钉以及选用小刚度的内固定物等（表15.3）。

生物力学数据表明，能在椎弓根内膨胀的螺钉可极大地提高其从骨质疏松性椎体的拔出强度[13, 48]。Cook 等早期的论文报道，86% 的骨质疏松症患者行可膨胀的椎弓根螺

表 15.3　骨质疏松性脊柱手术治疗概要

可膨胀椎弓根螺钉
聚甲基丙烯酸甲酯（PMMA）强化
经空心螺钉 PMMA 强化
延长固定节段（包括骨盆固定）
双皮质螺钉增强把持力
双螺纹椎弓根螺钉
选用小刚度的内固定物

钉固定融合，无螺钉拔出或松动的发生[13]。在一项初步研究中，Wu 等纳入连续 125 例行可膨胀椎弓根螺钉固定的严重骨质疏松症患者。作者也没有发现螺钉松动及拔出的病例，且患者治疗结果的 JOA 和 VAS 评分显著改善[80]。在另一项骨质疏松症患者行腰椎融合术的研究中，比较可膨胀椎弓根螺钉和传统椎弓根螺钉，结果表明，80 例行可膨胀螺钉固定，融合率为 92.5%，77 例行传统椎弓根螺钉固定，融合率为 80.5%。该结果具有统计学上的显著性差异[81]。在该研究中还发现，可膨胀螺钉松动率仅为 4.1%，显著低于传统螺钉（松动率为 12.9%）[81]。且可膨胀螺钉组术后 JOA 和 ODI 评分较术前显著改善[81]。一项使用骨质疏松性尸体标本进行可膨胀螺钉与 PMMA 强化螺钉的比较研究发现，与传统椎弓根螺钉相比，这两种椎弓根螺钉的稳定性显著增强[48]。然而，可膨胀螺钉的问题在于翻修手术时。通常情况下，无论何种原因，如果必须取出螺钉，这些螺钉都会造成椎弓根的破坏。

PMMA 被越来越多地用于骨质疏松症患者固定融合术的钉道强化。一些研究表明，PMMA 能提高拔出强度，增强内固定的稳定性[16, 38, 48, 52, 59, 68, 84]。尸体标本研究的数据表明，PMMA 强化的椎弓根螺钉的稳定性优于传统椎弓根螺钉，其稳定性与可膨胀椎弓根螺钉相当[48]。在一项尸体标本的研究中，随着骨密度的下降，与 S1 双皮质传统螺钉固定相比，PMMA 强化的椎弓根螺钉固定能显著提高拔出强度[84]。Moon 等报道一项 37 例行 PMMA 强化的椎弓根螺钉固定的骨质疏松症患者，随访 3 年，腰背疼痛及下肢疼痛的 VAS 评分均显著下降，分别从 7.87 降至 2.30，以及从 8.82 降至 1.42（P=0.006）[54]。Sawakami 等的研究表明，PMMA 强化的椎弓根螺钉周围光环征显著下降（29.4% vs. 71.4%），融合率显著提高（94.1% vs. 76.1%），进一步证实了 PMMA

强化的椎弓根螺钉的临床功效[68]。另外，PMMA 钉道强化还可用于前路固定融合[38]。一项研究共纳入 62 例接受 ALIF 术的骨质疏松症患者，行或不行 PMMA 强化，随访 2 年以上，结果表明，PMMA 强化能显著减少椎间植骨融合器的下沉（5.2% vs. 19.6%，P=0.001）。另外，强化椎体的高度明显大于非强化椎体（10.7% vs. 3.9%，P=0.001）[38]。微创 PMMA 强化融合的另一种选择是通过植入的空心椎弓根螺钉注入 PMMA。有关该技术的一项前瞻性研究纳入病例均为 70 岁以上骨质疏松症患者，平均随访 20～49 个月，结果显示，影像学或临床表现未见骨不愈合，6 个月时疼痛及功能改善，并保持到最后随访的时间[59]。此外，也没发生骨水泥渗漏这一 PMMA 钉道强化常见的并发症[17,59]。然而，一项关于人造椎体的标准螺钉与空心螺钉 PMMA 强化的比较研究发现，标准螺钉组拔出强度更大[10]。不过，这尚未在临床上得到证实。有关 PMMA 钉道强化值得关注的一个问题是，如果 PMMA 钉道强化发生术后感染，可能有必要行脊椎切除术。

除可膨胀椎弓根螺钉和 PMMA 强化椎弓根螺钉外，还建议采用其他的外科技术用于治疗骨质疏松性脊柱，以减少脊柱融合术中与骨质疏松相关的并发症，包括在椎板下或峡部下间隙使用 Nesplon 带与棒相连接。有关该技术的一项尸体标本研究表明，与单纯椎弓根螺钉固定相比，这种使用 Nesplon 带的方法能显著提高内固定的强度[28]。这可能是因为椎板局部骨密度比椎弓根更高。有证据表明，植入一枚椎弓根螺钉所需要的植入扭矩与患者的骨密度呈正相关[42]。正因为如此，术前了解骨密度可以确定骨质疏松症患者脊柱需要融合的节段数量[42]。一些学者建议延长骨质疏松症患者脊柱融合的节段，腰骶段融合常规延长至骨盆[17]。另外，在椎弓根螺钉植入前使用相同直径的丝攻将

导致植入扭矩和拔出强度的下降，因此，建议在椎弓根螺钉植入前用小号丝攻或不用丝攻[17]（图 15.1）。

15.5　骨质疏松性骨折的椎体成形术或后凸成形术

骨质疏松性椎体骨折（osteoporotic vertebral fracture, OVF）是引起老年患者疼痛和功能障碍的重要原因[50,65]。随着人口的老龄化，OVF 的发病率有可能逐渐增加。最近，椎体成形术（vertebroplasty, VP）和后凸成形术（kyphoplasty, KP）已用于治疗由椎体骨折导致的疼痛和畸形[40,50,65]。这两项技术的推广应用正迅猛增长[40]。VP 直接经椎弓根注入 PMMA，能有效缓解骨折椎体的疼痛，并预防椎体高度的进一步丢失。另外，KP 利用可膨胀的球囊矫正由骨折引起的后凸畸形，并为注入 PMMA 创造空间，从而解决因椎体压缩性骨折所致的疼痛和畸形。最近的一项研究质疑 VP 治疗骨质疏松性压缩骨折的有效性[34]。一项随机试验纳入 131 例患者，有 1～3 个椎体压缩骨折，68 例行 VP，63 例假手术仅行局部麻醉注射。在术后 1 个月，VP 组和对照组间的治疗结果无显著性差异[34]。然而，VP 术组（P=0.06）有向具有临床意义结果发展的重要趋势（定义为疼痛缓解 30%）。而且，仅接受药物治疗的对照组没有这样的结果趋势，术后 3 个月时，从对照组转换到 VP 组的交叉率明显较高（50% vs. 13%）[34]。相比之下，一项纳入 80 例患者的随机对照研究比较了 VP 与优化的药物方案治疗骨质疏松性压缩骨折，结果表明，与对照组比较，术后 1 周及持续 36 个月以上 VP 组的 VAS 评分显著改善，持续 36 个月 QOL 评分也显著改善[21]。同样的，在另一项 VP 与最大限度的内科治疗方案随机对照研究中，纳入

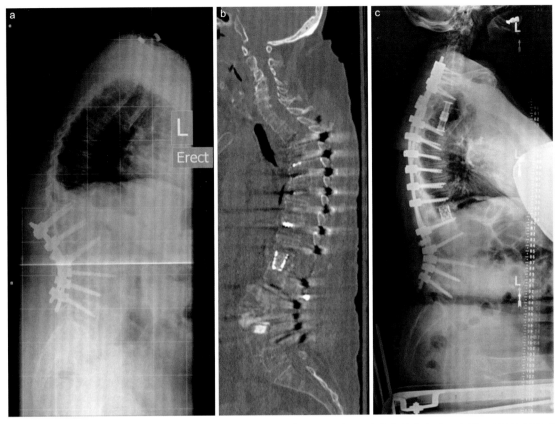

图 15.1　（a）59 岁女性患者，有因系统性红斑狼疮长期使用激素及骨质疏松症病史，侧位 X 线片示经 L2 椎弓根截骨后发生 T11 椎体骨折及后凸畸形。（b）该患者矢状面 CT 重建示后凸畸形致 T3-4 椎体压缩骨折，T11 椎体切除及融合延长至 T3 后截瘫进行性加重。（c）该患者 T3-4 椎体切除及融合延长至 C7 后的侧位 X 线片

202 例患者，在术后 1 个月及持续 1 年时，VAS 评分显著下降[39]。这些前瞻性研究表明，VP 治疗 OVF 效果显著且作用持久。进一步的研究已经表明，对于更高龄的患者，结果也是这样。DePalma 等对 VP 治疗连续 123 例 90 岁以上骨质疏松性椎体压缩骨折患者进行了前瞻性研究，结果发现，平均 VAS 评分显著下降，分别从术前的 7.6 降至术后 30 分钟的 3.1、1 个月的 1.2 以及 2 年的 0.5[16]。

还没有对 KP 进行与 VP 相同等级的研究。然而，已有研究证实了它的潜在价值[25, 49, 71, 82]。一项研究 KP 治疗骨质疏松性

椎体压缩骨折的研究纳入 26 例患者，结果显示，统计学上能显著降低 VAS 评分，从 7.7 降至术后 1 天的 3.1 以及术后 3 个月的 2.9[49]。另外，矢状面 Cobb 角从术前的 18.5° 显著降至术后的 9.2°（$P < 0.001$）[49]。与该结果相似，另一项 KP 研究纳入 25 例患者 27 个骨折椎体，Cobb 角显著下降（17.18° 降至 9.35°，$P < 0.05$）。再者，椎体前方和中部高度分别增加 33% 和 50%[82]。有证据表明，这种椎体高度和 Cobb 角改善在术后 12 个月时仍可维持[25]。在这项前瞻性研究中，纳入 40 例 KP 患者，椎体前方和中部高度分别增加 51.25% 和 52.29%，

1 年时随访，椎体无高度丢失[25]。另外，VAS 评分、NASS 量表及 SF-36 评分在 1 年随访时也显著改善[25]。

目前尚未有以随机对照的方式直接比较 VP 和 KP 的报道。然而，这方面的文献回顾表明，从短期看，这两种手术在缓解疼痛及改善运动功能方面的疗效都优于单纯的保守疗法[7]。

尽管 VP 和 KP 相对安全，但仍有并发症方面的报道。主要并发症有骨水泥渗漏、骨水泥栓塞和相邻节段骨折[25, 44, 47]。一项对 KP 术后发生椎体骨折的患者进行分析发现，12/14（86%）的椎体骨折发生在椎体成形术后 6 个月内，10/14（71%）的椎体骨折发生在相邻节段，这就提出了椎体成形术对相邻节段椎体骨折影响的问题[47]。然而，其他研究发现相邻节段骨折为低能量损伤，而且很多这样的骨折无论如何都会发生，这些相邻节段的新发骨折与骨质疏松的严重程度有关[53]。一些研究认为，VP 患者的相邻节段骨折发病率更低[21]。一项有关 VP 和 KP 并发症的 meta 分析认为，当分析所有的研究以及仅有的几项前瞻性研究时，发现 VP 增加了与手术有关的并发症，即有症状和无症状的骨水泥渗漏[44]。需要进一步的前瞻性研究来证实这一分析。

结论

骨质疏松症对脊柱手术的结果有重大影响。骨质疏松症患者很可能会罹患骨折和手术并发症，尤其是与内固定物有关的并发症，包括交界区后凸畸形和螺钉拔出。脊柱外科医生必须洞悉这些因素，理解并掌握应对骨质疏松症患者手术不良后果的措施。全面彻底的术前检查能确诊骨质疏松症，以延迟手术并在手术前治疗骨质疏松症。一些新药，如特立帕肽或狄诺塞麦，被证明术前治疗骨质疏松症是有效的。如果这种措施不可

能实施，还有很多外科技术可以处理骨质疏松性脊柱，包括延长融合节段、使用小号丝攻、使用可膨胀椎弓根螺钉以及 PMMA 钉道强化（植钉前或经空心螺钉强化）。最后，VP 和 KP 是治疗 OVF 安全有效的方法，能够减缓和改善骨折引起的疼痛和功能障碍。

（John E. Ziewacz, Darryl Lau, Sigurd H. Berven, Armed J. Awad, Praveen V. Mummaneni 著　海　涌　谢炜星　康　南 译　晋大祥 校）

参考文献

1. Anand N, Baron EM. Minimally invasive approaches for the correction of adult spinal deformity. Eur Spine J. 2012;22:S232–41.
2. Anand N, Baron EM, Thaiyananthan G, Khalsa K, Goldstein TB. Minimally invasive multilevel percutaneous correction and fusion for adult lumbar degenerative scoliosis: a technique and feasibility study. J Spinal Disord Tech. 2008;21:459–67.
3. Andrews EB, Gilsenan AW, Midkiff K, Sherrill B, Wu Y, Mann BH, et al. The US postmarketing surveillance study of adult osteosarcoma and teriparatide: study design and findings from the first 7 years. J Bone Miner Res. 2012;27:2429–37.
4. Benglis DM, Elhammady MS, Levi AD, Vanni S. Minimally invasive anterolateral approaches for the treatment of back pain and adult degenerative deformity. Neurosurgery. 2008;63:191–6.
5. Black DM, Greenspan SL, Ensrud KE, Palermo L, McGowan JA, Lang TF, et al. The effects of parathyroid hormone and alendronate alone or in combination in postmenopausal osteoporosis. N Engl J Med. 2003;349:1207–15.
6. Body JJ, Gaich GA, Scheele WH, Kulkarni PM, Miller PD, Peretz A, et al. A randomized double-blind trial to compare the efficacy of teriparatide [recombinant human parathyroid hormone (1–34)] with alendronate in postmenopausal women with osteoporosis. J Clin Endocrinol Metab. 2002;87:4528–35.
7. Boonen S, Wahl DA, Nauroy L, Brandi ML, Bouxsein ML, Goldhahn J, et al. Balloon kyphoplasty and vertebroplasty in the management of vertebral compression fractures. Osteoporos Int. 2011;22:2915–34.
8. Brown JP, Prince RL, Deal C, Recker RR, Kiel DP, de Gregorio LH, et al. Comparison of the effect of denosumab and alendronate on BMD and biochemical markers of bone turnover in postmenopausal women with low bone mass: a randomized, blinded, phase 3 trial. J Bone Miner Res. 2009;24:153–61.
9. Cavagna R, Tournier C, Aunoble S, Bouler JM,

Antonietti P, Ronai M, et al. Lumbar decompression and fusion in elderly osteoporotic patients: a prospective study using less rigid titanium rod fixation. J Spinal Disord Tech. 2008;21:86–91.

10. Chen LH, Tai CL, Lee DM, Lai PL, Lee YC, Niu CC, et al. Pullout strength of pedicle screws with cement augmentation in severe osteoporosis: a comparative study between cannulated screws with cement injection and solid screws with cement pre-filling. BMC Musculoskelet Disord. 2011;12:33.

11. Cheung A, Seeman E. Teriparatide therapy for alendronate-associated osteonecrosis of the jaw. N Engl J Med. 2010;363:2473–4.

12. Chin DK, Park JY, Yoon YS, Kuh SU, Jin BH, Kim KS, et al. Prevalence of osteoporosis in patients requiring spine surgery: incidence and significance of osteoporosis in spine disease. Osteoporos Int. 2007;18:1219–24.

13. Cook SD, Barbera J, Rubi M, Salkeld SL, Whitecloud 3rd TS. Lumbosacral fixation using expandable pedicle screws. An alternative in reoperation and osteoporosis. Spine J. 2001;1:109–14.

14. Cummings SR, San Martin J, McClung MR, Siris ES, Eastell R, Reid IR, et al. Denosumab for prevention of fractures in postmenopausal women with osteoporosis. N Engl J Med. 2009;361:756–65.

15. Dakwar E, Cardona RF, Smith DA, Uribe JS. Early outcomes and safety of the minimally invasive, lateral retroperitoneal transpsoas approach for adult degenerative scoliosis. Neurosurg Focus. 2010;28:E8.

16. DePalma MJ, Ketchum JM, Frankel BM, Frey ME. Percutaneous vertebroplasty for osteoporotic vertebral compression fractures in the nonagenarians: a prospective study evaluating pain reduction and new symptomatic fracture rate. Spine (Phila Pa 1976). 2011;36:277–82.

17. DeWald CJ, Stanley T. Instrumentation-related complications of multilevel fusions for adult spinal deformity patients over age 65: surgical considerations and treatment options in patients with poor bone quality. Spine (Phila Pa 1976). 2006;31:S144–51.

18. Dhall SS, Wang MY, Mummaneni PV. Clinical and radiographic comparison of mini-open transforaminal lumbar interbody fusion with open transforaminal lumbar interbody fusion in 42 patients with long-term follow-up. J Neurosurg Spine. 2008;9:560–5.

19. Dipaola CP, Bible JE, Biswas D, Dipaola M, Grauer JN, Rechtine GR. Survey of spine surgeons on attitudes regarding osteoporosis and osteomalacia screening and treatment for fractures, fusion surgery, and pseudoarthrosis. Spine J. 2009;9:537–44.

20. Eli Lilly and Company. US Forteo prescribing information. Indianapolis: Eli Lilly and Company; 2004.

21. Farrokhi MR, Alibai E, Maghami Z. Randomized controlled trial of percutaneous vertebroplasty versus optimal medical management for the relief of pain and disability in acute osteoporotic vertebral compression fractures. J Neurosurg Spine. 2011;14:561–9.

22. Finkelstein JS, Hayes A, Hunzelman JL, Wyland JJ, Lee H, Neer RM. The effects of parathyroid hormone, alendronate, or both in men with osteoporosis. N Engl J Med. 2003;349:1216–26.

23. Finkelstein JS, Leder BZ, Burnett SM, Wyland JJ, Lee H, de la Paz AV, et al. Effects of teriparatide, alendronate, or both on bone turnover in osteoporotic men. J Clin Endocrinol Metab. 2006;91:2882–7.

24. Finkelstein JS, Wyland JJ, Lee H, Neer RM. Effects of teriparatide, alendronate, or both in women with postmenopausal osteoporosis. J Clin Endocrinol Metab. 2010;95:1838–45.

25. Foo LS, Yeo W, Fook S, Guo CM, Chen JL, Yue WM, et al. Results, experience and technical points learnt with use of the SKy Bone Expander kyphoplasty system for osteoporotic vertebral compression fractures: a prospective study of 40 patients with a minimum of 12 months of follow-up. Eur Spine J. 2007;16:1944–50.

26. Freemantle N, Cooper C, Diez-Perez A, Gitlin M, Radcliffe H, Shepherd S, et al. Results of indirect and mixed treatment comparison of fracture efficacy for osteoporosis treatments: a meta-analysis. Osteoporos Int. 2013;24:209–17.

27. Freemantle N, Satram-Hoang S, Tang ET, Kaur P, Macarios D, Siddhanti S, et al. Final results of the DAPS (Denosumab Adherence Preference Satisfaction) study: a 24-month, randomized, crossover comparison with alendronate in postmenopausal women. Osteoporos Int. 2012;23:317–26.

28. Hamasaki T, Tanaka N, Kim J, Okada M, Ochi M, Hutton WC. Pedicle screw augmentation with polyethylene tape: a biomechanical study in the osteoporotic thoracolumbar spine. J Spinal Disord Tech. 2010;23:127–32.

29. Harper RP, Fung E. Resolution of bisphosphonate-associated osteonecrosis of the mandible: possible application for intermittent low-dose parathyroid hormone [rhPTH(1–34)]. J Oral Maxillofac Surg. 2007;65:573–80.

30. Hart RA, Prendergast MA. Spine surgery for lumbar degenerative disease in elderly and osteoporotic patients. Instr Course Lect. 2007;56:257–72.

31. Hirsch BP, Unnanuntana A, Cunningham ME, Lane JM. The effect of therapies for osteoporosis on spine fusion: a systematic review. Spine J. 2012;13:190–9.

32. Hu SS, Berven SH. Preparing the adult deformity patient for spinal surgery. Spine (Phila Pa 1976). 2006;31:S126–31.

33. Jo DJ, Seo EM, Kim KT, Kim SM, Lee SH. Lumbosacral spondyloptosis treated using partial reduction and pedicular transvertebral screw fixation in an osteoporotic elderly patient. J Neurosurg Spine. 2012;16:206–9.

34. Kallmes DF, Comstock BA, Heagerty PJ, Turner JA, Wilson DJ, Diamond TH, et al. A randomized trial of vertebroplasty for osteoporotic spinal fractures. N Engl J Med. 2009;361:569–79.

35. Kanayama M, Ishida T, Hashimoto T, Shigenobu K, Togawa D, Oha F, et al. Role of major spine surgery using Kaneda anterior instrumentation for osteoporotic vertebral collapse. J Spinal Disord Tech. 2010;

23:53–6.

36. Karikari IO, Grossi PM, Nimjee SM, Hardin C, Hodges TR, Hughes BD, et al. Minimally invasive lumbar interbody fusion in patients older than 70 years of age: analysis of peri- and postoperative complications. Neurosurgery. 2011;68:897–902. discussion 902.

37. Kim DH, Jaikumar S, Kam AC. Minimally invasive spine instrumentation. Neurosurgery. 2002;51: S15–25.

38. Kim KH, Lee SH, Lee DY, Shim CS, Maeng DH. Anterior bone cement augmentation in anterior lumbar interbody fusion and percutaneous pedicle screw fixation in patients with osteoporosis. J Neurosurg Spine. 2010;12:525–32.

39. Klazen CA, Lohle PN, de Vries J, Jansen FH, Tielbeek AV, Blonk MC, et al. Vertebroplasty versus conservative treatment in acute osteoporotic vertebral compression fractures (vertos II): an open-label randomised trial. Lancet. 2010;376:1085–92.

40. Lad SP, Patil CG, Lad EM, Hayden MG, Boakye M. National trends in vertebral augmentation procedures for the treatment of vertebral compression fractures. Surg Neurol. 2009;71:580–4. discussion 584–585.

41. Lau AN, Adachi JD. Resolution of osteonecrosis of the jaw after teriparatide [recombinant human PTH-(1–34)] therapy. J Rheumatol. 2009;36:1835–7.

42. Lee JH, Park JW, Shin YH. The insertional torque of a pedicle screw has a positive correlation with bone mineral density in posterior lumbar pedicle screw fixation. J Bone Joint Surg Br. 2012;94:93–7.

43. Lee JJ, Cheng SJ, Jeng JH, Chiang CP, Lau HP, Kok SH. Successful treatment of advanced bisphosphonate-related osteonecrosis of the mandible with adjunctive teriparatide therapy. Head Neck. 2011;33: 1366–71.

44. Lee MJ, Dumonski M, Cahill P, Stanley T, Park D, Singh K. Percutaneous treatment of vertebral compression fractures: a meta-analysis of complications. Spine (Phila Pa 1976). 2009;34:1228–32.

45. Lee P, Fessler RG. Perioperative and postoperative complications of single-level minimally invasive transforaminal lumbar interbody fusion in elderly adults. J Clin Neurosci. 2012;19:111–4.

46. Levis S, Theodore G. Summary of AHRQ's comparative effectiveness review of treatment to prevent fractures in men and women with low bone density or osteoporosis: update of the 2007 report. J Manag Care Pharm. 2012;18:S1–15. discussion S13.

47. Lin H, Bao LH, Zhu XF, Qian C, Chen X, Han ZB. Analysis of recurrent fracture of a new vertebral body after percutaneous vertebroplasty in patients with osteoporosis. Orthop Surg. 2010;2:119–23.

48. Liu D, Wu ZX, Pan XM, Fu SC, Gao MX, Shi L, et al. Biomechanical comparison of different techniques in primary spinal surgery in osteoporotic cadaveric lumbar vertebrae: expansive pedicle screw versus polymethylmethacrylate-augmented pedicle screw. Arch Orthop Trauma Surg. 2011;131:1227–32.

49. Liu JB, Tang XM, Xu NW, Bao HT. Preliminary results for the treatment of a pain-causing osteoporotic vertebral compression fracture with a Sky Bone Expander. Korean J Radiol. 2008;9:420–5.

50. Manson NA, Phillips FM. Minimally invasive techniques for the treatment of osteoporotic vertebral fractures. Instr Course Lect. 2007;56:273–85.

51. Mobbs RJ, Sivabalan P, Li J. Minimally invasive surgery compared to open spinal fusion for the treatment of degenerative lumbar spine pathologies. J Clin Neurosci. 2012;19:829–35.

52. Moon BJ, Cho BY, Choi EY, Zhang HY. Polymethylmethacrylate-augmented screw fixation for stabilization of the osteoporotic spine : a three-year follow-up of 37 patients. J Korean Neurosurg Soc. 2009;46:305–11.

53. Movrin I, Vengust R, Komadina R. Adjacent vertebral fractures after percutaneous vertebral augmentation of osteoporotic vertebral compression fracture: a comparison of balloon kyphoplasty and vertebroplasty. Arch Orthop Trauma Surg. 2010;130: 1157–66.

54. Mundis GM, Akbarnia BA, Phillips FM. Adult deformity correction through minimally invasive lateral approach techniques. Spine (Phila Pa 1976). 2010;35:S312–21.

55. Neer RM, Arnaud CD, Zanchetta JR, Prince R, Gaich GA, Reginster JY, et al. Effect of parathyroid hormone (1–34) on fractures and bone mineral density in postmenopausal women with osteoporosis. N Engl J Med. 2001;344:1434–41.

56. Papapoulos S, Chapurlat R, Libanati C, Brandi ML, Brown JP, Czerwinski E, et al. Five years of denosumab exposure in women with postmenopausal osteoporosis: results from the first two years of the FREEDOM extension. J Bone Miner Res. 2012;27: 694–701.

57. Park SB, Chung CK. Strategies of spinal fusion on osteoporotic spine. J Korean Neurosurg Soc. 2011;49: 317–22.

58. Park SH, Park WM, Park CW, Kang KS, Lee YK, Lim SR. Minimally invasive anterior lumbar interbody fusion followed by percutaneous translaminar facet screw fixation in elderly patients. J Neurosurg Spine. 2009;10:610–6.

59. Pinera AR, Duran C, Lopez B, Saez I, Correia E, Alvarez L. Instrumented lumbar arthrodesis in elderly patients: prospective study using cannulated cemented pedicle screw instrumentation. Eur Spine J. 2011; 20(3):408–14.

60. Ponnusamy KE, Iyer S, Gupta G, Khanna AJ. Instrumentation of the osteoporotic spine: biomechanical and clinical considerations. Spine J. 2011;11: 54–63.

61. Prevrhal S, Krege JH, Chen P, Genant H, Black DM. Teriparatide vertebral fracture risk reduction determined by quantitative and qualitative radiographic assessment. Curr Med Res Opin. 2009;25:921–8.

62. Qaseem A, Snow V, Shekelle P, Hopkins Jr R, Forciea MA, Owens DK. Pharmacologic treatment of low bone density or osteoporosis to prevent fractures: a clinical practice guideline from the American College of Physicians. Ann Intern Med. 2008;149:404–15.

63. Raisz LG. Pathogenesis of osteoporosis: concepts, conflicts, and prospects. J Clin Invest. 2005;115: 3318–25.

64. Rollinghoff M, Zarghooni K, Groos D, Siewe J, Eysel P, Sobottke R. Multilevel spinal fusion in the aged: not a panacea. Acta Orthop Belg. 2011;77:97–102.

65. Rollinghoff M, Zarghooni K, Schluter-Brust K, Sobottke R, Schlegel U, Eysel P, et al. Indications and contraindications for vertebroplasty and kyphoplasty. Arch Orthop Trauma Surg. 2010;130:765–74.

66. Rosen DS, O'Toole JE, Eichholz KM, Hrubes M, Huo D, Sandhu FA, et al. Minimally invasive lumbar spinal decompression in the elderly: outcomes of 50 patients aged 75 years and older. Neurosurgery. 2007;60:503–9. discussion 509–510.

67. Saag KG, Zanchetta JR, Devogelaer JP, Adler RA, Eastell R, See K, et al. Effects of teriparatide versus alendronate for treating glucocorticoid-induced osteoporosis: thirty-six-month results of a randomized, double-blind, controlled trial. Arthritis Rheum. 2009;60:3346–55.

68. Sawakami K, Yamazaki A, Ishikawa S, Ito T, Watanabe K, Endo N. Polymethylmethacrylate augmentation of pedicle screws increases the initial fixation in osteoporotic spine patients. J Spinal Disord Tech. 2012;25:E28–35.

69. Smith ZA, Fessler RG. Paradigm changes in spine surgery: evolution of minimally invasive techniques. Nat Rev Neurol. 2012;8:443–50.

70. Sudo H, Ito M, Abumi K, Kotani Y, Takahata M, Hojo Y, et al. One-stage posterior instrumentation surgery for the treatment of osteoporotic vertebral collapse with neurological deficits. Eur Spine J. 2010;19: 907–15.

71. Tang H, Zhao JD, Li Y, Chen H, Jia P, Chan KM, et al. Efficacy of percutaneous kyphoplasty in treating osteoporotic multithoracolumbar vertebral compression fractures. Orthopedics. 2010;33:885.

72. Tokuhashi Y, Ajiro Y, Umezawa N. Outcomes of posterior fusion using pedicle screw fixation in patients > or = 70 years with lumbar spinal canal stenosis. Orthopedics. 2008;31:1096.

73. Tseng YY, Su CH, Lui TN, Yeh YS, Yeh SH. Prospective comparison of the therapeutic effect of teriparatide with that of combined vertebroplasty with antiresorptive agents for the treatment of newonset adjacent vertebral compression fracture after percutaneous vertebroplasty. Osteoporos Int. 2012;23: 1613–22.

74. Uchida K, Nakajima H, Yayama T, Miyazaki T, Hirai T, Kobayashi S, et al. Vertebroplasty-augmented short-segment posterior fixation of osteoporotic vertebral collapse with neurological deficit in the thoracolumbar spine: comparisons with posterior surgery without vertebroplasty and anterior surgery.

J Neurosurg Spine. 2010;13:612–21.

75. Vahle JL, Sato M, Long GG, Young JK, Francis PC, Engelhardt JA, et al. Skeletal changes in rats given daily subcutaneous injections of recombinant human parathyroid hormone (1–34) for 2 years and relevance to human safety. Toxicol Pathol. 2002;30: 312–21.

76. Vougioukas V, Hubbe U, Kogias E, Psarras N, Halatsch ME. Vertebroplasty combined with image-guided percutaneous cement augmented transpedicular fixation for the treatment of complex vertebral fractures in osteoporotic patients. J Neurosurg Sci. 2010;54:135–41.

77. Wang MY, Mummaneni PV. Minimally invasive surgery for thoracolumbar spinal deformity: initial clinical experience with clinical and radiographic outcomes. Neurosurg Focus. 2010; 28:E9.

78. Watanabe A, Yoneyama S, Nakajima M, Sato N, Takao-Kawabata R, Isogai Y, et al. Osteosarcoma in Sprague–Dawley rats after long-term treatment with teriparatide (human parathyroid hormone (1–34)). J Toxicol Sci. 2012;37:617–29.

79. Watts NB, Bilezikian JP, Camacho PM, Greenspan SL, Harris ST, Hodgson SF, et al. American Association of Clinical Endocrinologists Medical Guidelines for Clinical Practice for the diagnosis and treatment of postmenopausal osteoporosis. Endocr Pract. 2010;16(3):1–37.

80. Wu ZX, Cui G, Lei W, Fan Y, Wan SY, Ma ZS, et al. Application of an expandable pedicle screw in the severe osteoporotic spine: a preliminary study. Clin Invest Med. 2010;33:E368–74.

81. Wu ZX, Gong FT, Liu L, Ma ZS, Zhang Y, Zhao X, et al. A comparative study on screw loosening in osteoporotic lumbar spine fusion between expandable and conventional pedicle screws. Arch Orthop Trauma Surg. 2012;132:471–6.

82. Xiong J, Dang Y, Jiang BG, Fu ZG, Zhang DY. Treatment of osteoporotic compression fracture of thoracic/lumbar vertebrae by kyphoplasty with SKY bone expander system. Chin J Traumatol. 2010;13: 270–4.

83. Yagi M, King AB, Boachie-Adjei O. Characterization of osteopenia/osteoporosis in adult scoliosis: does bone density affect surgical outcome? Spine (Phila Pa 1976). 2011;36:1652–7.

84. Zhuang XM, Yu BS, Zheng ZM, Zhang JF, Lu WW. Effect of the degree of osteoporosis on the biomechanical anchoring strength of the sacral pedicle screws: an in vitro comparison between unaugmented bicortical screws and polymethylmethacrylate augmented unicortical screws. Spine (Phila Pa 1976). 2010;35:E925–31.

第16章 微创骨水泥强化椎弓根螺钉固定术

骨质疏松症是一种严重威胁人类健康的疾病。仅美国骨质疏松症患者就有 1000 万，且低骨量患者有 1800 万，低骨量发展成为骨质疏松症的风险很大[1]。一旦认识到骨质疏松症是女性衰老过程中的一个自然组成部分，就不再认为骨质疏松症是一个年龄和性别决定的疾病。

骨质疏松症是一种以骨强度受损并使人骨折风险增加为特征的骨骼疾病[1]。骨密度是指一定体积的骨骼，其单位面积的骨矿含量，单位是 g/cm²。骨质量是指骨结构、骨转换、损伤累积和矿化。目前尚无精确测量整体骨强度的方法[1]。常用骨（矿）密度（bone mineral density, BMD）替代测量，大约是骨强度的 70%。

世界卫生组织（WHO）定义，骨质疏松症是指骨密度低于健康年轻人群平均值的 2.5 个标准差[2]。骨质疏松症可分为原发性和继发性。原发性骨质疏松症，所有年龄的男性及女性均可发病，但常见于绝经后女性和高龄男性[1]。相比之下，继发性骨质疏松症是药物（糖皮质激素）治疗或其他疾病（性腺功能减退、乳糜泻）所致。骨质疏松症的患病率因性别和种族而不同[1]。从中年开始，男性和女性均要经历与年龄相关的 BMD 下降。女性在绝经后的早期骨量丢失更快。在男性，性腺功能低下是一个重要的危险因素。非洲裔美国女性比非西班牙裔白人女性有更高的 BMD[1]。墨西哥裔美国女性的 BMD 介于非西班牙裔白人女性和非洲裔美国女性之间（表 16.1 和 16.2）。

对男性而言，30%~60% 的骨质疏松症与继发性因素有关[1]，最常见的原因有性腺功能低下、使用糖皮质激素及酗酒。在围绝经期女性，骨质疏松症最常见的原因是低雌激素血症、使用糖皮质激素、甲状腺激素分泌过多和抗惊厥治疗[1]。

糖皮质激素是药物相关性骨质疏松症的

表 16.1 骨质疏松症的危险因素

危险因素（低骨量预测因素）	低骨量可能的预测因素
女性	儿童及青少年期运动水平
年龄增长	饮用含酒精和咖啡因的饮料
雌激素缺乏	月经初潮延迟
白种人	绝经较早
低体重和 BMI	内源性雌激素水平低下
有骨质疏松症家族史	
吸烟	
既往有骨折（髋部、椎体）史[1]	

表 16.2 继发性骨质疏松症

遗传性疾病
性腺功能减退状态
内分泌疾病
胃肠道疾病
血液系统疾病
结缔组织疾病
营养缺乏
药物
充血性心力衰竭
终末期肾病
酗酒

最常见原因，特别多发于长期使用糖皮质激素治疗类风湿关节炎及慢性阻塞性肺病的患者。在一项前瞻性研究中，一组患者每天 10 mg 泼尼松，治疗 20 周后，脊柱 BMD 下降 8%。另外，其他继发性骨质疏松症的原因包括器官移植、囊性纤维化（属遗传性胰腺病）、乳糜泻以及吸收不良性炎症性肠病，由此而导致骨质疏松症[1]。

WHO 选择 BMD 测量值建立骨质疏松症的诊断标准。T 值是指高于或低于年轻健康白人女性平均 BMD 值的标准差（SD）数。T 值与 Z 值不同，Z 值是指高于或低于同年龄和同性别对照人群平均 BMD 值的 SD 数。按照 WHO 的标准，当 T 值低于平均 BMD 值的 2.5 个 SD 时，即可诊断为骨质疏松症。T 值是基于双能 X 线吸收法（DEXA）测得的原始 BMD 值计算出来的[1]（图 16.1）。

根据简单的腰椎侧位 X 线平片，Jikei 提出一个对骨质疏松症严重程度进行分型的分级量表。该分型系统包括 5 级：正常（0）、初级（0.5）、1 级、2 级和 3 级（表 16.3）。

骨质疏松症在成人脊柱不稳和畸形的进

表 16.3　Jikei 骨质疏松症分级量表

0	正常骨小梁
0.5	骨小梁数量正常，骨密度下降，骨小梁细薄
1	横向骨小梁减少，垂直骨小梁和终板明显
2	横向骨小梁更少，垂直骨小梁减少
3	横向骨小梁几乎消失，垂直骨小梁呈毛玻璃样改变

展中具有重要作用。骨质疏松症，无论作为引起肌肉骨骼功能障碍的主要原因，还是作为需要手术干预患者的一个共病，都越来越引起医学界的高度重视。

工业国家的老龄人口增加是一个众所周知的社会和公共医疗卫生服务的难题。到 2050 年，在人类发展指数＞0.9 的国家，65 岁以上老人将占总人口的 54%[3]。36% ~ 48% 的骨质疏松症女性患者出现脊柱侧凸畸形，OVF 将使脊柱畸形更加严重[4]。应重视因脊柱不稳或脊柱畸形需行脊柱内固定治疗的骨质疏松症患者。不久前，骨质疏松症合并逐渐加重的脊柱畸形（脊柱侧凸）或椎体骨折，甚至合并神经症状的患者，都

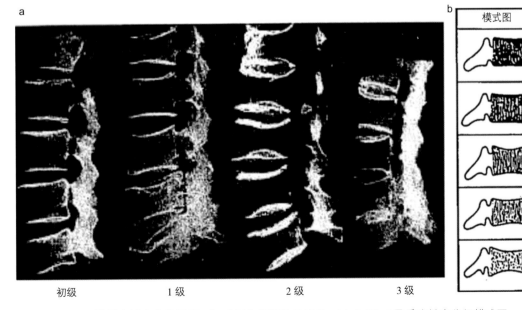
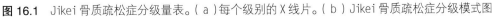

图 16.1　Jikei 骨质疏松症分级量表。（a）每个级别的 X 线片。（b）Jikei 骨质疏松症分级模式图

还被认为是无法手术治疗的。随着手术技术的进步，内固定器械的发展，以及患者期望的日益提高，脊柱外科医生正承担着更加严峻的脊柱重建手术的挑战。

16.1 骨质疏松性脊柱的固定

椎弓根螺钉固定失败可能是由于螺钉松动或拔出所致。由于后路椎弓根螺钉系统强度和刚度的增加，对骨 - 螺钉界面提出了更高的要求[5]。界面强度受螺钉拧入技术、内固定器械类型、骨或骨水泥强化以及骨密度的影响[5-10]（表 16.4）。

在骨质疏松脊柱手术或脊柱翻修手术时，骨 - 螺钉界面的强度严重受损。先前的生物力学研究已经表明，椎弓根螺钉固定与 BMD 关系密切[7]，并且通过很多方法，有可能增加螺钉的拔出强度[5, 7-9]。研究表明，一种可膨胀椎弓根螺钉的设计可显著增加骨 - 螺钉界面的拔出强度[11]。与标准椎弓根螺钉相比，无论高 BMD 和低 BMD 标本，可膨胀椎弓根螺钉的拔出强度统计学上都显著增加[11-12]。尽管可行，但由于担心翻修问题，可膨胀椎弓根螺钉（Omega-21，Biomet Spine）目前已基本不用。其他替代方法，如：用 PMMA 骨水泥和磷酸钙骨水泥强化传统椎弓根螺钉，也已经被证实能增加骨 - 螺钉界面的强度。然而，无论使用什么技术，在严重的骨质疏松性脊柱上进行内固定手术都是一个巨大的挑战。

表 16.4　影响骨 - 螺钉界面强度的因素

界面强度
植钉技术
内固定物类型
骨密度（BMD）
钉道强化

固定的关键在于螺钉在椎弓根和椎体松质骨获得的把持力[13]。骨质疏松症导致内固定失败的发生率尚不清楚。据报道，在老年退行性脊柱疾病患者中，螺钉把持力下降及螺钉松动的术中发生率为 1.7%，术后发生率为 3.8%[14]。常见的问题是螺钉折弯、断钉和骨 - 螺钉界面松动。美国腰背协会（American Back Society）的一项选择性调查显示，在 617 例患者中，螺钉松动和断钉发生率分别为 0.81% 和 2.9%。在一篇文献综述中，螺钉松动和断钉发生率的范围分别为 0.6% ~ 11% 和 0.6% ~ 25%[15]。

骨 - 螺钉界面是螺钉稳定性的主要决定因素。当一个轴向压力载荷通过棒传递至螺钉时，骨 - 螺钉界面的循环性尾头端切换是导致螺钉松动的主要原因[16-17]。如果通过椎弓根植入椎体的螺钉稳定性很差，螺钉的松动有可能导致脊柱矫形的丢失及椎间植骨不愈合。为预测螺钉松动的发生，客观评估骨 - 螺钉界面的稳定性是一个至关重要的问题。如果术者能够预测哪些患者可能发生螺钉松动及由此导致的脊柱矫形丢失和椎间植骨不愈合，他们就可以选择使用螺钉强化技术。

体内研究中发现，BMD 能影响椎弓根螺钉的稳定性[18-19]。Wittenberg 等在尸体脊柱标本的试验结果表明，当 BMD 低于 0.74 ± 0.17 g/cm² 时，生理载荷下即可出现螺钉松动[8]。然而，在临床上目前尚未确定 BMD 的限定阈值，即低于该阈值时将发生螺钉松动或骨不愈合。基于体内研究结果，Wittenberg 等认为，当定量 CT（QCT）测得 BMD 值小于 0.9 g/cm² 时，可能会发生早期椎弓根螺钉松动[8]。Okuyama 认为，当患者平均 BMD 小于 0.674 g/cm² 时，有必要进行钉道强化[19]（表 16.5）。

尽管 Pfeifer 认为经椎弓根使用碎骨粒和火柴杆样骨条植骨能增加 50% ~ 70% 拔出力[9]，但该技术及上述其他技术并不能轻而易举地适用于微创手术。对于严重骨质疏

表 16.5　骨 - 螺钉界面强化技术

双皮质骨螺钉固定
小号攻丝
偏置椎板钩
可膨胀椎弓根螺钉
可吸收聚合物
肋骨植骨
碎骨粒
火柴杆样骨条
骨水泥（PMMA，磷酸钙，羟基磷灰石）
不攻丝植入椎弓根螺钉

松症患者，先前的椎弓根螺钉固定的经验表明，为避免内固定失败，需要延长椎体融合的节段。然而，这需要更长的手术切口、更多的椎弓根螺钉、更长的手术时间和更高的

并发症发生率。

16.2　强化技术

Cook 等完成了一项可膨胀椎弓根螺钉的体内及体外评价研究[11,12]（图 16.2）。

在 BMD 较低（0.62 ± 0.44 g/cm^2）的尸体标本，使用可膨胀椎弓根螺钉能使平均轴向拔出力增加 30%[11]。进一步将上述标本分为极低 BMD 组（0.28 ± 0.12 g/cm^2）和高 BMD 组（0.95 ± 0.34 g/cm^2）。在极低 BMD 组，与传统自攻螺钉相比，可膨胀椎弓根螺钉增加拔出力约 50%[11]。在高 BMD 组，与传统自攻螺钉相比，可膨胀椎弓根螺钉增加拔出力约 200%[11]。在 14 例临床系列可膨胀螺钉固定的患者中，93% 的患者术前症状得

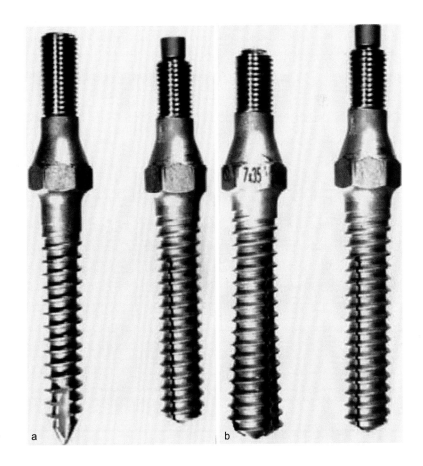

图 16.2　可膨胀椎弓根螺钉

到缓解，13/14（93%）达到影像学上的愈合标准[11]。未发现螺钉松动及退出。然而，这项新技术并未用于微创脊柱手术，而且在开放手术中也基本不用。

16.3　螺钉的几何形状／植入

如前所述，椎弓根螺钉固定的有效性关键取决于其与骨之间的界面。决定椎弓根螺钉界面强度的主要因素有：①螺钉的几何形状；②骨的弹性模量（如 BMD）；③螺钉与骨的匹配度。能增加骨-螺钉界面把持力的螺钉几何参数有：增大螺纹的直径、深度和增加植入螺钉的长度。针对特定的部位优化螺钉的设计，有关提高螺钉性能的方法已在文献中做了详细的报道[20]。

钉道准备的方法能影响螺钉的匹配性。基于文献综述，钉道准备对骨质疏松的椎体非常重要。在骨质疏松的椎体上丝攻准备钉道可降低螺钉的拔出强度[21-22]。至于螺钉直径，只要螺钉直径每增加 1 mm，平均轴向拔出力就从（159±183）N 增至（994±349）N[8]。Zindrick 评估了螺钉拧入深度对螺钉失效的载荷循环次数的影响。作者发现，当螺钉穿过椎体对侧皮质后，与螺钉仅拧入椎体深度 50% 相比，螺钉拔出力增加约 430%[23]。

螺钉外形及拧入深度是确保坚固的骨-螺钉界面的重要因素。选择良好匹配性的螺钉，就具有优良的螺纹设计，并且拧入理想的深度以降低螺钉尾头端切换失败的可能性，这是微创脊柱外科医生应当掌握的主要原理，尤其当骨质疏松症患者进行内固定术时，必须特别注意。

16.4　骨水泥强化

在早期评价椎弓根螺钉强化的文献中，

Wittenberg 指出，用 PMMA 强化的螺钉弯曲刚度增加 50%。而用可生物降解的高分子材料强化，螺钉弯曲刚度仅增加 20%[8]。此后，还有许多关于椎弓根螺钉强化材料和技术的研究。我们将对这些技术进行综述，以确定最适用于微创脊柱手术的方法。

毫无疑问，骨水泥强化可增加骨-螺钉界面的强度。PMMA 最初用于骨盆手术。研究一致表明，骨水泥应用于骨科手术，包括应用于关节假体的固定，可改善骨-假体界面强度[24-25]。现代的 PMMA 不透 X 射线，且减少了发热性聚合反应，万一骨水泥渗漏，可降低组织坏死及神经损伤的风险。目前，临床上有两种稳定椎体的强化技术，即椎体成形术和球囊后凸成形术。与球囊后凸成形术相比，椎体成形术的骨水泥渗漏风险更高，且围术期并发症的发生率也稍高一些[26]。

Becker 等[27]用骨质疏松性脊柱尸体标本进行了一项 PMMA 强化技术的对比研究。他们比较了非强化的实心螺钉（非空心螺钉）、椎体强化的空心带侧孔螺钉、球囊后凸成形强化的实心螺钉以及椎体强化的实心螺钉。研究发现，椎体强化螺钉、椎体强化空心带侧孔螺钉以及球囊后凸成形强化实心螺钉的抗拔出力都高于非强化螺钉，但抗拔出力的显著提高仅见于椎体强化组[27]。

有关他们研究的技术评论认为，空心带侧孔的椎弓根螺钉有明显的操作优势。技术上，更易于直接通过椎弓根钉注射骨水泥。另外，可对椎弓根钉进行定位和验证其位置，如有必要可调整椎弓根螺钉的位置，这些特点在实心非带孔椎弓根螺钉是不可能实现的。空心带侧孔椎弓根螺钉的应用，使得先多节段植入椎弓根螺钉，然后再行强化成为可能。他们认为，在椎体成形术组，同时对多节段强化植钉是非常困难的，而在球囊后凸成形组，这几乎是不可能的[27]（图 16.3）。

Frankel 等也在尸体标本上进行了一项

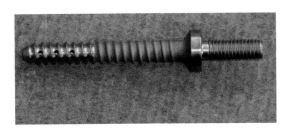

图 16.3　空心带侧孔的椎弓根螺钉

初次及翻修手术 PMMA 强化椎弓根螺钉的生物力学研究[28]。该研究发现，在初次手术中，拔出力增加 119%。而在翻修手术中，拔出力增加 162%。这与 Sarzier 的工作类似，Sarzier 的研究发现，对于骨质疏松症 Jikei 1、2 及 3 级，强化螺钉拔出力分别增加 181%、206% 和 213%[10]。重要的是，Sarzier 的研究还发现，Jikei 2、3 级骨质疏松椎体强化后的拔出力水平分别与非强化的低骨量椎体和非强化的 Jikei 1 级骨质疏松椎体相似[10]。

Frankel 也研究了骨水泥量的影响。研究分为两组：低骨水泥量组（每椎弓根骨水泥量少于 2.8 ml）和高骨水泥量组（每椎弓根骨水泥量多于 5.5 ml）。作者认为，每椎弓根骨水泥注入量少于 2.8 ml 与多于 5.5 ml 的效果是一样的[28]。因此，作者建议注入少量骨水泥，以降低骨水泥毒性反应的可能性。

Frankel 还提出一个推注骨水泥的新技巧，以降低骨水泥沿注射通道向后溢出损伤神经等结构的风险。为了推广空心带侧孔椎弓根螺钉的临床应用，他设计一款带侧孔丝攻并推向市场（Pedestal，Abbot Spine）。首先使用 Jamshidi 套管针进行椎弓根穿刺，插入克氏针并取出套管针。将丝攻套入克氏针，并攻入椎体的前 1/3。用 3～5 ml 生理盐水冲洗丝攻，在侧位 X 线透视下经丝攻注入骨水泥。将丝攻留在原位 1 分钟，待骨水泥部分固化后取出丝攻，用合适的空心螺钉穿入克氏针植入（图 16.4）。

在一项临床系列研究中，Frankel 将这种骨水泥强化的方法应用于连续的 23 例患者，这些病例都是继发于骨质疏松症和（或）脊柱转移瘤的骨破坏患者[29]。植入 158 枚 PMMA 强化的螺钉，无症状的前方骨水泥渗漏发生率为 39%，这与既往的文献报道是一致的[30-35]。有研究报道，使用 CBC（carbonated apatite cancellous bone cement，碳酸磷灰石松质骨骨水泥）进行螺钉强化，拔出力增加将近 70%，未发生因骨水泥向后渗漏导致的神经根病变[20]。螺钉强化还能增加 50% 的刚度，被循环载荷吸收的能量增加 70% 以上[20]。Renner 等[36] 根据骨水泥注射时间及注射方法对磷酸钙骨水泥强化椎弓根螺钉进行了评价。他们发现了 1 例无症状的 PMMA 肺栓塞及 1 例表浅伤口感染。在他们的骨水泥强化病例中，也没有发现内固定物的失败。

PMMA 是不能生物降解的，其持续存留在小梁骨内，并可能通过影响代谢和改变微环境对骨重建产生作用。PMMA 的单体本身有毒，能引起强烈的免疫应答，并可引起巨细胞反应[37]。这些不良特性已促使人们研究开发具有良好生物相容性的螺钉强化骨水泥。

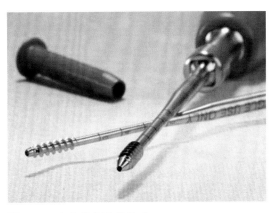

图 16.4　空心带侧孔的丝攻

Lotz 等[20] 开发出一种可注射且生物相容性好的 CBC，它几乎不发热（Norian, SRS, Skeletal Repair System, Norian Corporation Cupertino, CA）。他们提出了人体 CBC 强化注射的时机和方法。他们使用磷酸钙骨水泥（CaP）BoneSource（Howmedica Osteonics, Rutherford, NJ）强化椎弓根螺钉，并与非强化螺钉及 PMMA 强化螺钉进行比较。BoneSource 具有良好的生物相容性、骨传导性、可再吸收性，并具有较高的 24 小时湿压强度。PMMA 骨水泥仅注射到椎弓根螺钉的远端。CaP 骨水泥以两种不同的方法注入。第一种方法同 PMMA 组一样，仅在椎弓根螺钉的远端注入骨水泥；第二种方法是将 CaP 骨水泥注入远至椎体内，并使其沿椎弓根完全包绕螺钉。将 CaP 的这两种注入方法与 PMMA 的注入方法比较，研究表明，无论翻修还是初次强化，PMMA 都能产生更大的拔出力[36]。

Yazu 等[38] 评估了经空心带侧孔的椎弓根螺钉磷酸钙骨水泥强化技术。他们的技术为骨水泥强化椎弓根螺钉操作提供了重要启示。他们使用空心带侧孔的椎弓根螺钉，在注入骨水泥之前先注入造影剂，以观察是否有造影剂进入硬膜外静脉丛。他们发现，经 CPC（磷酸钙骨水泥）强化后，椎弓根螺钉拔出力几乎增加了 250%[38]。他们认为，尽管耐压强度不同，但 CPC 强化的拔出力与 PMMA 相似[38]。尽管他们认为 CPC 强化能够增加骨 - 螺钉界面的强度，仍需进行体内试验以明确 CPC 远期生物相容性、吸收率以及骨水泥远期的生物力学性能。另外，CPC 具有相对较低的骨折强度，易碎且极易疲劳失效[39]。

基于烷基二甲基丙烯酸酯，Ignatius 等[40] 设计出一种可注射、生物可吸收的聚合物。研究表明，该聚合物具有良好的降解特性。用新的聚合物强化螺钉，在牛的椎体能增加拔出力 88%，而在人的椎体能增加 118%[40]。

该研究还发现其机械效能与 PMMA 相当，而其生物可降解性使骨质疏松患者进行内固定术成为可能。尽管如此，仍有必要继续进行该聚合物体内及体外的生物相容性研究。

从技术上讲，最佳骨水泥强化螺钉的方法应当是首先植入椎弓根螺钉，在骨水泥强化前通过 C 臂 X 线机透视确认椎弓根螺钉位置是否合适。空心带侧孔的椎弓根螺钉，使其自身可用于微创脊柱手术，并且这也是最合乎逻辑的强化螺钉。鉴于骨水泥的工作时间，空心带侧孔的椎弓根螺钉还有望解决多节段同时强化的问题，允许最大程度地进行强化。McKoy 和 An[41] 的研究发现，空心带侧孔的椎弓根螺钉强化后的拔出强度比实心螺钉大 278%。

使用 PMMA 并非没有风险。已有很多文献报道，PMMA 的全身并发症有：肺栓塞[42]、低氧血症[43]、低血压[44]、心肌梗死[45, 46] 和猝死等[47, 48]。但是，Frankel 认为，只要操作小心谨慎，PMMA 用于骨质疏松症患者非常安全。何况体内 PMMA 能够增强骨 - 螺钉界面，且已用于翻修手术多年。

16.5　结论

PMMA 被认为是在骨质疏松性骨骼中能够极大地增加强化螺钉把持力的最佳方法[8-10, 23, 29, 49]。研究证实，PMMA 强化的把持力大于所有其他的方法[9, 23, 28]。骨水泥使椎体内的螺钉固定更加稳固，使载荷从椎弓根转移到椎体。水泥强化螺钉的应用能增强前方植入物的强度[50]。PMMA 强化的椎弓根螺钉固定适用于因脊柱不稳及退行性脊柱侧凸需行内固定的骨质疏松患者（双能 X 线吸收仪测定 T 值 ≤ -2.5 或 BMD ≤ 0.80 g/cm^2）。只有用 PMMA 强化才可能对这样复杂的患者进行内固定手术。与未行强化的患者相比，强化才有可能进行更短节段的固定。

磷酸钙及羟基磷灰石骨水泥的应用是一个令人感兴趣的理念。然而，临床上，两者用于骨水泥强化还没有得到充分的验证，目前还未得到 FDA 的批准用于脊柱手术。

至于骨水泥注入的方式，理想的系统是空心带侧孔椎弓根螺钉，并有皮质骨螺纹螺距。然而，目前该螺钉仅能在欧洲应用。我们正热切期望这样的螺钉能在美国获准使用。接下来，我们将详述目前美国的骨水泥强化技术。

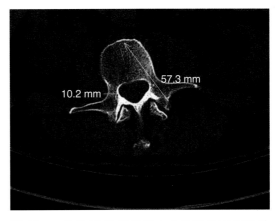

图 16.5　术前 L3 轴面图像（术前测量在标准的 iSite Radiology Suite 上完成。记录椎弓根直径及椎体深度。基于测量选取合适大小的椎弓根螺钉。还要注意椎体有约 15° 的旋转。这就是为什么手术期间转动手术床或 C 臂的原因）

16.6　技术

当用骨水泥行椎体强化时，脊柱外科医生需留意高黏度骨水泥工作时间的限制。对大多数骨水泥而言，在 20℃ 时，高黏度骨水泥的工作时间为 8~10 分钟。为了在各种不同骨水泥有限的工作时间内植入椎弓根螺钉，高效的手术室流程是非常必要的。必须考虑到手术操作中的每一具体细节，并在混合骨水泥之前与手术室工作人员详细沟通并熟练掌握。

第一步是计划与固定节段相匹配的合适长度和直径的椎弓根螺钉。每位患者术前均进行脊柱 CT 平扫及三维重建，从其冠状面和矢状面重建图像上测量固定节段椎弓根的直径和椎体深度（图 16.5）。以此为指导，在注入骨水泥前，助手可装配好大小合适的椎弓根螺钉。在对椎弓根进行套管穿刺后，根据术中 X 线透视，随后可进行调整。在植入椎弓根螺钉时，术前影像在手术室随时都能清晰地看到，且助手记录的术前测量也要放在容易看到的位置。

在手术准备之前，我们先行前/后位及侧位 X 线透视，以确定手术节段（图 16.6）。因为严重脊柱畸形患者的椎体旋转和头/尾侧朝向有显著差别，标记合适的头尾侧朝向

以及前/后位透视时的 C 臂转动以便快速参照，有助于植钉时能迅速找到最佳透视位置。骨质疏松性骨骼在 C 臂透视下常显示不清，因此，在这些情况下，配备一名经验丰富的影像学技师是非常重要的。

患者摆好体位并消毒铺单完成后，先将双平面 C 臂 X 线透视机套好无菌塑料袋推入手术野，透视获取理想的图像。在皮肤上标记切口，且计划术后美容缝合时皮肤小切口能完全对齐。切皮前，用 0.25% 丁哌卡因和 1:200 000 肾上腺素进行皮肤注射浸润。先用 15 号手术刀片切开皮肤，再以单极电刀切开皮下。扩张前再切开筋膜层。这样可减少多节段手术患者的术中渗血。在前/后位 X 线透视下，将一枚 Jamshidi 套管针穿入椎弓根 20 mm。在侧位 X 线透视下，再将 Jamshidi 套管针拧入椎体内。Jamshidi 套管针不得穿破椎体前壁或椎弓根壁，以降低骨水泥渗漏的风险。此时，术者可以穿刺所需的全部 Jamshidi 针，或先穿刺部分节段，并分批次植入椎弓根螺钉。我们的经验是，在 8~10 分钟的骨水泥工作时间内，可以从

图 16.6   双平面 C 臂 X 线透视
（摆好双平面 C 臂 X 线透视机的
位置。对多节段脊柱手术，在
注入骨水泥的过程中进行双平
面 X 线透视，能清晰地看到骨
水泥显影，以免骨水泥渗漏，
并能节约手术时间）

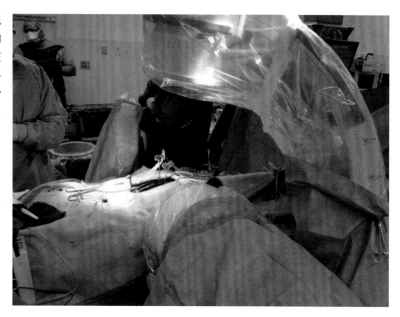

容地完成 4 枚骨水泥强化的椎弓根螺钉的植
入（图 16.7）。

　　然后插入克氏针。在严重骨质疏松患
者，我们对技术进行改良，用 Y 形针代替
标准的克氏针（图 16.8）。Y 形针分叉的末
端缓慢向前以免不经意间刺破椎体前壁。一

旦穿刺好所有的克氏针或 Y 形针，用 10 号
刀片切开筋膜层，通过筋膜层放入扩张器并
使其顶靠在骨表面。在下一步进针前再次调
整螺钉长度，备好所用的固定器械，放在触
手可及的地方。此时，助手开始准备骨水泥
（图 16.9）。各融合节段丝攻后，再次插入

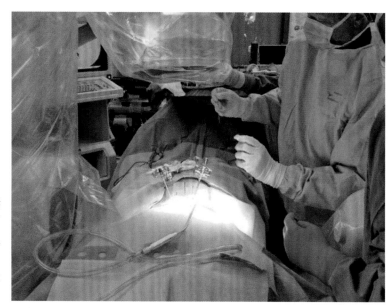

图 16.7   穿刺放置 Jamshidi 套
管针（在这一步骤中，在双平面
C 臂 X 线机透视下将套管针插入
第一批次的 4 个椎弓根。此时，
取出 Jamshidi 针芯并插入克氏
针）

图 16.8　Y 形针（末端分叉的 Y 形针对骨质疏松患者非常有用，可防止导针不慎穿出椎体）

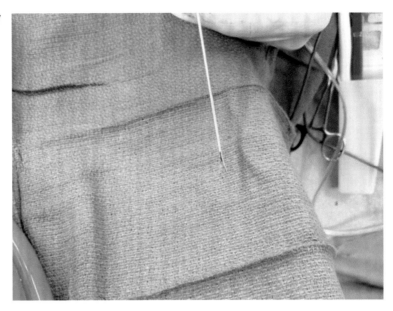

Jamshidi 套管针。取出克氏针或 Y 形针，放在一边。

　　此时，高效的工作流程至关重要。把合适型号的椎弓根螺钉放在一旁以备植入。仔细判读前 / 后位及侧位 X 线影像，并将骨水泥注射系统与 Jamshidi 套管针连通（图

16.10）。在定时侧位透视监测下缓慢将骨水泥注入椎体内。一旦见到骨水泥像"脸色涨红"的现象，不应再继续推注更多的骨水泥填充椎体（图 16.11）。然后，拆除骨水泥加压注射器，将 Jamshidi 针芯再次插入套管内，把残留在套管内的骨水泥推入椎体内

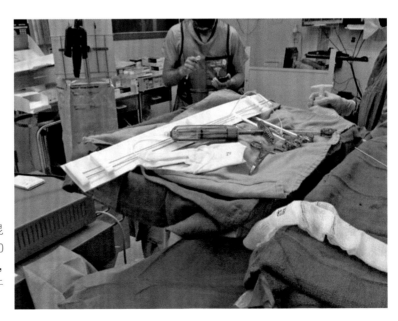

图 16.9　准备骨水泥（正在混合骨水泥。混合时间 40 ~ 60 秒，总的准备时间 3 ~ 5 分钟，以装配骨水泥推注系统。位于前方的就是加压注射器）

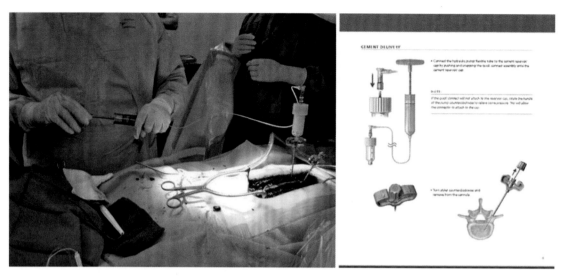

图 16.10　注入骨水泥 [连接加压注射系统和旋泵。管线的长度允许术者站立在距离 C 臂 X 线机 2 英尺（约 0.6 米）以外的地方，以减少辐射暴露]

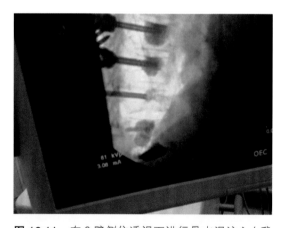

图 16.11　在 C 臂侧位透视下进行骨水泥注入（我们注入骨水泥直至看到"脸色涨红"样现象。这时，应缓慢注入，并让其一定程度地"被动"填充）

（图 16.12）。这是一个非常重要的步骤，能将额外多达 1 ml 的骨水泥注入椎体内，这取决于所用的 Jamshidi 套管针的直径和长度。这样做还可清空导管，使克氏针可以顺利地再次插入（图 16.13）。再次插入克氏针，按标准的方法将空心椎弓根螺钉套入导针，逐渐拧入椎弓根螺钉（图 16.14）。必须确保各椎弓根螺钉的钉头对齐。一旦骨水泥变硬，将无法调整螺钉头部以进行连接棒的

安装（表 16.6）。

　　起初，我们采用开放手术进行骨水泥强化，后来，我们将其改进以适用于微创脊柱手术中骨水泥的注入和椎弓根螺钉的植入。我们殷切地期待北美地区引进空心带侧孔的椎弓根螺钉，这将极大地简化工作流程。然而，基本原则和原理是相同的。必须优化工作流程，因为骨水泥的工作时间很短，不容许骨水泥推注及螺钉植入等操作出现失误，这些器械必须及时备好，随手可用。图 16.15 和图 16.16 是骨水泥强化脊柱畸形矫正术前后的 CT 影像。该患者先前曾因胸椎压缩骨折接受开放及微创椎体后凸成形术，后脊柱畸形逐渐加重。我们选择开放手术下行关节突切除，以利于更进一步的畸形矫正（图 16.15 和 16.16）。

　　空心带侧孔的椎弓根螺钉是微创骨水泥强化的未来趋势（图 16.17）。

16.6.1　手术操作

　　再次强调，骨水泥强化椎弓根螺钉的成功植入需要根据术前影像学资料的测量制订

图 16.12　插入 Jamshidi 针芯（拆除加压注射器，再次插入针芯，用针芯将残留在套管内的骨水泥推入椎体内。根据所选套管直径，这样最多可使注入椎体的骨水泥增加 1 ml）

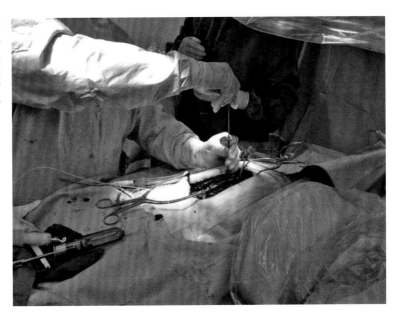

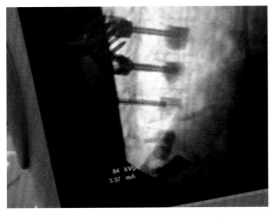

图 16.13　再次插入克氏针（上方 2 个节段已注入骨水泥并植入椎弓根螺钉。在高黏度骨水泥的 8～10 分钟工作窗内，我们可以从容地植入 4 枚椎弓根螺钉）

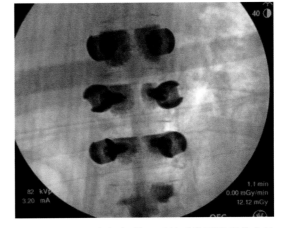

图 16.14　椎弓根螺钉植入后前后位透视图像（见椎体内骨水泥充盈良好，螺钉植入后骨水泥无溢出）

严密的计划，并同手术室人员详细沟通每一步骤，最大限度地优化手术流程，并确保获得清晰的正位及侧位两个平面的透视影像。

第一步仍然是手术准备及用 Jamshidi 套管针进行椎弓根穿刺，放置导丝，扩张筋膜。第二步是用骨锥及丝攻准备好椎弓根钉道后，植入椎弓根螺钉（图 16.18）。空心带侧孔的椎弓根螺钉不应进行双侧骨皮质固定。还有非常重要的一点就是，切忌穿破椎弓根壁及椎体前壁皮质。

将对齐导向器安装在螺钉头部，按照生产商的说明准备骨水泥。当进行多节段强化时，必须注意，应在骨水泥工作时间之内完成经空心带侧孔的椎弓根螺钉骨水泥的注入。当骨水泥的工作时间将近结束时，要准备好新的骨水泥，其他节段需更换套管（图

表 16.6 骨水泥强化椎弓根螺钉植入手术的技巧和难点

技巧	难点
8～10 分钟的工作时间。在注入骨水泥前，要确保椎弓根螺钉的直径和长度合适，装配良好，随时可用	加压注入骨水泥过早过快。注意：套管内仍有多达 1 ml 的骨水泥
插入针芯，将套管内残留的骨水泥推入椎体，方便再次插入克氏针	螺钉头部的高度排列不齐。一旦骨水泥硬化，就无法调整螺钉头部的高度
双平面透视可同时在两个平面评估骨水泥和螺钉的位置，节约了宝贵的骨水泥工作时间	在穿刺套管针时，切忌穿破椎体前壁皮质和椎弓根壁

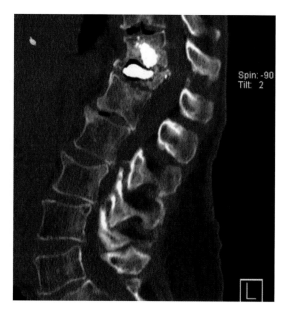

图 16.15 术前 CT（T11、T12 后凸成形术后）

16.19）。联通水泥套管与延长杆套管，再将延长杆套管放入对齐导向器内。然后，在侧位透视下注入骨水泥。必须在严密控制下注入骨水泥，过早、过快、过量地注入骨水泥可导致骨水泥溢出及其相关并发症。如果发现骨水泥溢出，应立即停止骨水泥注入。如有需要，用推杆将套管内骨水泥推入椎弓根钉。然后，拆除套管，进行其他节段的椎体强化。当全部需要强化的椎体都完成骨水泥注入后，取出对齐导向器，穿入连接棒。

16.6.2　*病例 2*

一位 70 岁女性患者，患有Ⅳ期非小细胞肺腺癌，发现合并 L1 椎体骨破坏，并已行相应的分次放射治疗。随访的影像学检查发现，L1 椎体破坏加重，脊髓圆锥受压，出现疼痛及下肢功能障碍（图 16.20、16.21和 16.22）。还发现患者有放疗后改变及既往就患有骨质疏松症（图 16.23 和 16.24）。我们选择进行微创减压融合术。基于我们对骨骼质量的术前评估，计划使用椎弓根螺钉骨水泥强化，以便进行短节段固定，节省手术时间，减少并发症发生率。

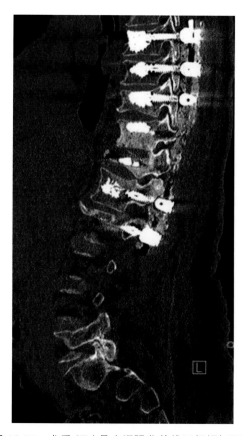

图 16.16 术后 CT（骨水泥强化的椎弓根螺钉固定术，T11、T12 上方固定 3 个节段，下方固定 2 个节段）

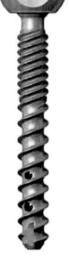

- VIPER 皮质固定侧孔螺钉是一种全长空心万向螺钉，远端有 6 个侧孔
- 空心及侧孔允许经螺钉注入骨水泥

- 与标准的 EXPEDIUM 及 VIPER 螺钉相比，螺纹开始更早
- 皮质螺纹设计有利于紧密咬合椎弓根壁

- 螺钉直径有：5、6、7、8、9 和 10 mm
- 螺钉长度有：30 ~ 80 mm（以 5 mm 递增）
- 长度 35 mm 或以上的螺钉有 6 个侧孔
- 长度 30 mm 的螺钉有 3 个侧孔

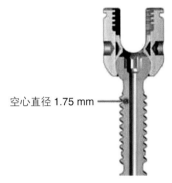

空心直径 1.75 mm →

图 16.17　空心带侧孔的椎弓根螺钉

手术的第一步是使用 Nuvasive 大通道手术入路撑开系统（Nuvasive，圣地亚哥，加利福尼亚），经右侧胸腔腹膜后进行 L1 椎体次全切除，完成神经减压。减压后，用自体肋骨（在同一入路切取）填充可膨胀融合器，完成脊柱重建。

将患者翻身俯卧位至 Jackson 手术床，双平面透视机移至手术区域。在双平面透视下，用 Jamshidi 套管针靶向穿刺 T12 - L2 椎弓根（图 16.25）。准备好骨水泥并与 Jamshidi 套管联通。在正位及侧位透视下注入骨水泥，直至看到骨水泥充盈良好（图 16.26）。旋转并拆除骨水泥注射器，用针芯将残余的骨水泥推入椎体内。插入 Y 形导针，拔出 Jamshidi 套管。不对椎弓根及椎体进行攻丝。然后，将选好的空心椎弓根螺钉穿进导针后拧入。

植入全部椎弓根螺钉后，进行筋膜下穿棒，并将其锁入万向螺钉的头部槽内（图 16.27）。最后紧固内固定物，冲洗并逐层缝合关闭切口（图 16.28）。

术后矢状面重建 CT 扫描（图 16.29），术后上方螺钉的轴面影像（图 16.30），术后下方螺钉的轴面影像（图 16.31）。

图 16.32 为术后 2 周随访时的侧方切口照片。

- 检查确认对齐导向器无任何骨水泥残留

- 将微创对齐导向器插入 VIPER 延长杆内，并拧入螺钉头部。这使得螺钉杆部与螺钉头部对齐

- 通过检查对齐导向器手柄与 VIPER 延长杆紧密贴合，确认对齐导向器已完全归位

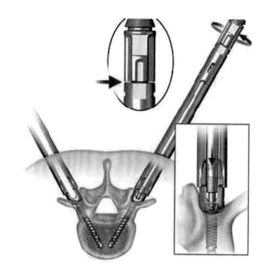

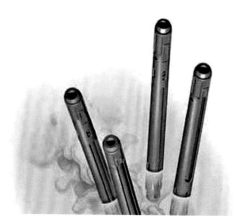

- 对每一枚需行骨水泥强化的椎弓根钉重复这一步骤

图 16.18　植入空心带侧孔的椎弓根螺钉

步骤 a：骨水泥准备

· 在完成置钉，并装配好对齐导向器后，开始准备骨水泥。

注意：需要根据具体的操作指南来调配骨水泥，请务必注意所需要的温度和时间。

· 在进行多节段椎体的骨水泥注入时，务必注意不要超过骨水泥工作时间，防止在注入时凝固。当工作时间快结束而仍有椎体需要注入时，请更换新的骨水泥和注射组件。

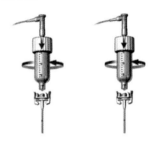

步骤 b：连接骨水泥插管和储存器

· 将 Confidence 骨水泥储存器连接到开放或微创手术插管上

注意：从此处开始，开放手术和微创手术的操作步骤是通用的。

步骤 c：骨水泥注射插管和对线器的连接

· 通过对齐导向器，将骨水泥插管插入螺钉杆内。
· 插管上的夹子将卡住对齐导向器尾端的卡槽。

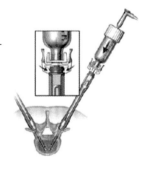

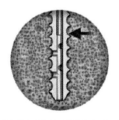

· 当插管插入后，插管尖端的位置应高于螺钉杆第一个侧孔的位置。

注意：当插入插管遇到阻力时，需确认对齐导向器的螺纹是否完全拧入螺钉头内。

图 16.19　注入骨水泥

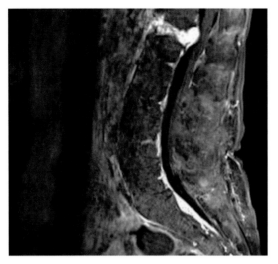

图 16.20　术前矢状面 T1 增强扫描（转移性非小细胞肺腺癌放疗后）

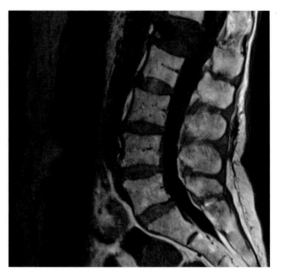

图 16.21　术前矢状面 T1 非增强扫描（转移性非小细胞肺腺癌放疗后）

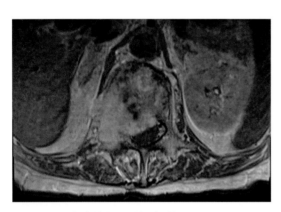

图 16.22　术前轴面 T1 增强扫描

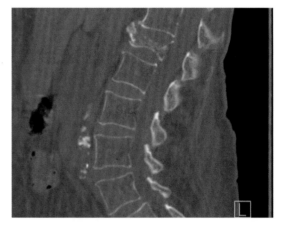

图 16.23　术前中矢状面 CT

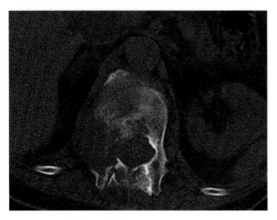

图 16.24　术前 L1 轴面 CT

图 16.25　套管针穿刺椎弓根（在双平面 X 线机透视下，套管针穿刺椎弓根后，准备好骨水泥。未对椎弓根及椎体进行攻丝）

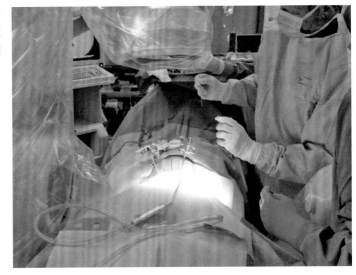

图 16.26　注入骨水泥

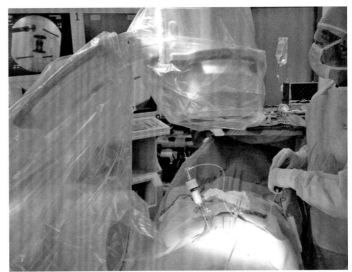

图 16.27　穿棒（筋膜下穿棒，并拧入紧顶螺钉）

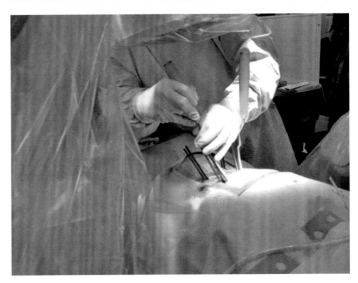

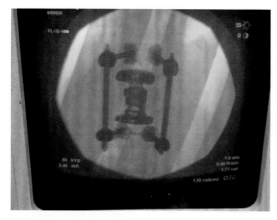

图 16.28　最后术中影像

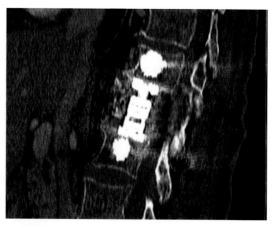

图 16.29　术后矢状面重建 CT 扫描

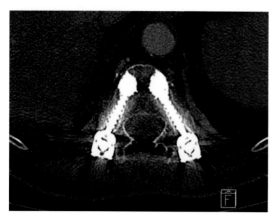

图 16.30　术后 T12 螺钉的 CT 轴面影像（尽管我们小心谨慎进行骨水泥的注入，仍有少许骨水泥溢出）

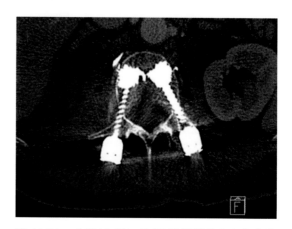

图 16.31　术后 L2 螺钉的 CT 轴面影像（也有少许骨水泥溢出。患者完全无骨水泥溢出导致的症状。术中双平面 X 线透视未发现骨水泥外溢）

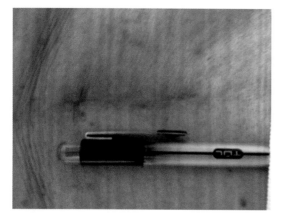

图 16.32　术后 2 周随访时的侧方切口照片

（Brian Hood, Steven Vanni 著　海　涌　谢炜星　原　威译　晋大祥校）

参考文献

1. NIH Consensus Development Panel on Osteoporosis Prevention, Diagnosis, and Therapy. JAMA: the Journal of the American Medical Association. 2001;285(6):785–795.

2. Osteoporosis: review of the evidence for prevention, diagnosis and treatment and cost-effectiveness analysis. Introduction. Osteoporosis international : a journal established as result of cooperation between the European Foundation for Osteoporosis and the National Osteoporosis Foundation of the USA. 1998;8(Suppl 4):S7–80.

3. Crafts N. The human development index and changes in standards of living: some historical comparisons. Eur Rev Econ Hist. 1997;1:299–322.

4. Healey JH, Vigorita VJ, Lane JM. The coexistence and characteristics of osteoarthritis and osteoporosis. J Bone Joint Surg Am. 1985;67(4):586–92.

5. Cook SD, Salkeld SL, Stanley T, Faciane A, Miller SD. Biomechanical study of pedicle screw fixation in severely osteoporotic bone. Spine J. 2004;4(4):402–8. official journal of the North American Spine Society.

6. Yerby SA, Toh E, McLain RF. Revision of failed pedicle screws using hydroxyapatite cement. A biomechanical analysis. Spine. 1998;23(15):1657–61.

7. Halvorson TL, Kelley LA, Thomas KA, Whitecloud 3rd TS, Cook SD. Effects of bone mineral density on pedicle screw fixation. Spine. 1994;19(21):2415–20.

8. Wittenberg RH, Lee KS, Shea M, White 3rd AA, Hayes WC. Effect of screw diameter, insertion technique, and bone cement augmentation of pedicular screw fixation strength. Clin Orthop Relat Res. 1993;296:278–87.

9. Pfeifer BA, Krag MH, Johnson C. Repair of failed transpedicle screw fixation. A biomechanical study comparing polymethylmethacrylate, milled bone, and matchstick bone reconstruction. Spine. 1994; 19(3):350–3.

10. Sarzier JS, Evans AJ, Cahill DW. Increased pedicle screw pullout strength with vertebroplasty augmentation in osteoporotic spines. J Neurosurg. 2002;96(3):309–12.

11. Cook SD, Salkeld SL, Whitecloud 3rd TS, Barbera J. Biomechanical evaluation and preliminary clinical experience with an expansive pedicle screw design. J Spinal Disord. 2000;13(3):230–6.

12. Cook SD, Salkeld SL, Whitecloud 3rd TS, Barbera J. Biomechanical testing and clinical experience with the OMEGA-21 spinal fixation system. Am J Orthop (Belle Mead NJ). 2001;30(5):387–94.

13. Moore DC, Maitra RS, Farjo LA, Graziano GP, Goldstein SA. Restoration of pedicle screw fixation with an in situ setting calcium phosphate cement. Spine. 1997;22(15):1696–705.

14. Yuan HA, Garfin SR, Dickman CA, Mardjetko SM. A historical cohort study of pedicle screw fixation in thoracic, lumbar, and sacral spinal fusions. Spine. 1994;19(20):2279S–96.

15. Esses SI, Sachs BL, Dreyzin V. Complications associated with the technique of pedicle screw fixation. A selected survey of ABS members. Spine. 1993;18(15):2231–8. discussion 2238–2239.

16. Law M, Tencer AF, Anderson PA. Caudo-cephalad loading of pedicle screws: mechanisms of loosening and methods of augmentation. Spine. 1993;18(16): 2438–43.

17. Ashman RB, Galpin RD, Corin JD, Johnston 2nd CE. Biomechanical analysis of pedicle screw instrumentation systems in a corpectomy model. Spine. 1989; 14(12):1398–405.

18. Soshi S, Shiba R, Kondo H, Murota K. An experimental study on transpedicular screw fixation in relation to osteoporosis of the lumbar spine. Spine. 1991;16(11):1335–41.

19. Okuyama K, Abe E, Suzuki T, Tamura Y, Chiba M, Sato K. Influence of bone mineral density on pedicle screw fixation: a study of pedicle screw fixation augmenting posterior lumbar interbody fusion in elderly patients. Spine J. 2001;1(6):402–7. official journal of the North American Spine Society.

20. Lotz JC, Hu SS, Chiu DF, Yu M, Colliou O, Poser RD. Carbonated apatite cement augmentation of pedicle screw fixation in the lumbar spine. Spine. 1997;22(23):2716–23.

21. Chapman JR, Harrington RM, Lee KM, Anderson PA, Tencer AF, Kowalski D. Factors affecting the pullout strength of cancellous bone screws. J Biomech Eng. 1996;118(3):391–8.

22. Pfeiffer FM, Abernathie DL, Smith DE. A comparison of pullout strength for pedicle screws of different designs: a study using tapped and untapped pilot holes. Spine. 2006;31(23):E867–70.

23. Zindrick MR, Wiltse LL, Widell EH, et al. A biomechanical study of intrapeduncular screw fixation in the lumbosacral spine. Clin Orthop Relat Res. 1986;203:99–112.

24. Urist MR. Acrylic cement stabilized joint replacements. Curr Probl Surg. 1975;12:1–54.

25. Cameron HU, Jacob R, Macnab I, Pilliar RM. Use of polymethylmethacrylate to enhance screw fixation in bone. J Bone Joint Surg Am. 1975;57(5):655–6.

26. Taylor RS, Taylor RJ, Fritzell P. Balloon kyphoplasty and vertebroplasty for vertebral compression fractures: a comparative systematic review of efficacy and safety. Spine. 2006;31(23):2747–55.

27. Becker S, Chavanne A, Spitaler R, et al. Assessment of different screw augmentation techniques and screw designs in osteoporotic spines. Eur Spine J. 2008;17(11):1462–9. official publication of the European Spine Society, the European Spinal Deformity Society, and the European Section of the Cervical Spine Research Society.

28. Frankel BM, D'Agostino S, Wang C. A biomechanical cadaveric analysis of polymethylmethacrylate-augmented pedicle screw fixation. J Neurosurg Spine. 2007;7(1):47–53.

29. Frankel BM, Jones T, Wang C. Segmental polymethylmethacrylate-augmented pedicle screw fixation in patients with bone softening caused by osteoporosis and metastatic tumor involvement: a

clinical evaluation. Neurosurgery. 2007;61(3):531–7. discussion 537–538.

30. Cortet B, Cotten A, Boutry N, et al. Percutaneous vertebroplasty in the treatment of osteoporotic vertebral compression fractures: an open prospective study. J Rheumatol. 1999;26(10):2222–8.

31. Gaughen Jr JR, Jensen ME, Schweickert PA, Kaufmann TJ, Marx WF, Kallmes DF. Relevance of antecedent venography in percutaneous vertebroplasty for the treatment of osteoporotic compression fractures. AJNR Am J Neuroradiol. 2002;23(4):594–600.

32. Jensen ME, Evans AJ, Mathis JM, Kallmes DF, Cloft HJ, Dion JE. Percutaneous polymethylmethacrylate vertebroplasty in the treatment of osteoporotic vertebral body compression fractures: technical aspects. AJNR Am J Neuroradiol. 1997;18(10):1897–904.

33. Peh WC, Gilula LA, Peck DD. Percutaneous vertebroplasty for severe osteoporotic vertebral body compression fractures. Radiology. 2002;223(1):121–6.

34. Perez-Higueras A, Alvarez L, Rossi RE, Quinones D, Al-Assir I. Percutaneous vertebroplasty: long-term clinical and radiological outcome. Neuroradiology. 2002;44(11):950–4.

35. Ryu KS, Park CK, Kim MC, Kang JK. Dose-dependent epidural leakage of polymethylmethacrylate after percutaneous vertebroplasty in patients with osteoporotic vertebral compression fractures. J Neurosurg. 2002;96(1):56–61.

36. Renner SM, Lim TH, Kim WJ, Katolik L, An HS, Andersson GB. Augmentation of pedicle screw fixation strength using an injectable calcium phosphate cement as a function of injection timing and method. Spine. 2004;29(11):E212–6.

37. Wilkes RA, Mackinnon JG, Thomas WG. Neurological deterioration after cement injection into a vertebral body. J Bone Joint Surg Br. 1994;76(1):155.

38. Yazu M, Kin A, Kosaka R, Kinoshita M, Abe M. Efficacy of novel-concept pedicle screw fixation augmented with calcium phosphate cement in the osteoporotic spine. J Orthop Sci. 2005;10(1):56–61. official journal of the Japanese Orthopaedic Association.

39. Noro T, Itoh K. Biomechanical behavior of hydroxyapatite as bone substitute material in a loaded implant model. On the surface strain measurement and the maximum compression strength determination of material crash. Bio-med Mater Eng. 1999;9(5–6):319–24.

40. Ignatius AA, Augat P, Ohnmacht M, Pokinskyj P, Kock HJ, Claes LE. A new bioresorbable polymer for screw augmentation in the osteosynthesis of osteoporotic cancellous bone: a biomechanical evaluation. J Biomed Mater Res. 2001;58(3):254–60.

41. McKoy BE, An YH. An injectable cementing screw for fixation in osteoporotic bone. J Biomed Mater Res. 2000;53(3):216–20.

42. Amar AP, Larsen DW, Esnaashari N, Albuquerque FC, Lavine SD, Teitelbaum GP. Percutaneous transpedicular polymethylmethacrylate vertebroplasty for the treatment of spinal compression fractures. Neurosurgery. 2001;49(5):1105–14. discussion 1114–1105.

43. Garfin SR, Yuan HA, Reiley MA. New technologies in spine: kyphoplasty and vertebroplasty for the treatment of painful osteoporotic compression fractures. Spine. 2001;26(14):1511–5.

44. Pinto PW. Cardiovascular collapse associated with the use of methylmethacrylate. AANA J. 1993;61(6):613–6.

45. Patterson BM, Healey JH, Cornell CN, Sharrock NE. Cardiac arrest during hip arthroplasty with a cemented long-stem component. A report of seven cases. J Bone Joint Surg Am. 1991;73(2):271–7.

46. Nicholson MJ. Cardiac arrest following acrylic-cement implants. Anesth Analg. 1973;52(2):298–302.

47. Lamade WR, Friedl W, Schmid B, Meeder PJ. Bone cement implantation syndrome. A prospective randomised trial for use of antihistamine blockade. Arch Orthop Trauma Surg. 1995;114(6):335–9.

48. Jenkins K, Wake PJ. Cement implantation syndrome. Anaesthesia. 2002;57(4):416. author reply 416.

49. Lonstein JE, Denis F, Perra JH, Pinto MR, Smith MD, Winter RB. Complications associated with pedicle screws. J Bone Joint Surg Am. 1999;81(11):1519–28.

50. Tan JS, Bailey CS, Dvorak MF, Fisher CG, Cripton PA, Oxland TR. Cement augmentation of vertebral screws enhances the interface strength between interbody device and vertebral body. Spine. 2007;32(3):334–41.

第三部分

后方入路

第17章 椎间融合器的选择

椎间融合技术的目的在于保留脊柱的承载能力，重建椎间隙的高度，恢复矢状面序列，便于神经减压，且有利于压力载荷作用于骨组织上[50-51,53,68]。由于在骨愈合过程中，骨移植物应放置于宽大且血运良好的皮质松质骨表面受压的位置，因此椎间隙是融合的理想位置[22]。

因为经一个小的手术窗口可以完成椎间盘的切除、椎体终板的充分处理、椎间植骨以及随后椎间融合器的准确置入等基本手术步骤，所以椎间融合器的放置可以通过微创脊柱手术完成[21,27,56,60,78]。然而，不严格认真地在椎间隙进行植骨、销钉、支撑体或融合器放置等操作就不能保证骨愈合。椎间融合术必须遵守骨折内固定术的基本原则。因此，椎间隙的精心准备和椎间融合器的细心选择，对获得成功的骨愈合至关重要。

腰椎后路椎间融合术（posterior lumbar approach for interbody fusion, PLIF） 由 Cloward 提出，用于治疗退变引起的疼痛性椎间盘损伤[16,17]。此后，微创技术得以发展，极大地降低了 PLIF 并发症的发生率，如：广泛的肌肉剥离导致的严重疼痛、住院时间延长，以及医疗费用的增加。新开发的椎间融合器可用于 MIS 手术，如：微创经椎间孔椎间融合术（minimally invasive transforaminal lumbar interbody fusion, MIS-TLIF）[32]（图 17.1）。

市场上现有的椎间融合器由各种材料制成，且形状各异。椎间融合器的设计以每个患者的需要量身定做，还应根据手术的不同而定，如：手术方法，有开放或 MIS；入路方式，有 PLIF 或 TLIF；计划手术的节段；有无瘢痕组织存在；病理学；以及神经根解剖。

17.1 材料的选择

临床应用结构性自体骨或同种异体骨移植已经相当长一段时间了，但随着人工合成融合器应用的逐渐增加，它们的应用就越来越少[12,23,33]。无论有无增加后方固定，在 ALIF 或 PLIF 术中，用三皮质髂嵴同种异体骨移植进行椎间融合都没有机械支撑作用，很可能逐渐发生塌陷、移位或脱出[20,47,55,65]。这是因为骨融合并不是能够瞬间完成的，因此，椎间植入物必须能够抵抗一段时间的载荷。椎弓根螺钉固定通常不能完全解决这个问题（图 17.2）。 必须平衡于制造不同形状椎间融合器的材料特性，以满足力学、生物学和放射学要求，如：提供结构性支撑，抵抗压缩性负荷，使活宿主骨长入的骨传导及骨诱导的能力，具有使射线能透过的特性[7,25,53,66]。

很多材料可以用来制作后路椎间融合器，最常用的有金属，含或不含碳纤维增强的高分子聚合物，以及可生物降解的材料（图 17.3）。术者必须决定选择最好的材料、形状、大小的融合器，以获得最佳的椎体终板重新排列、稳定和椎间骨愈合。虽然融合器必须具有一定的刚度以支撑负荷，但是刚度也不宜过大，因为转移到椎体皮质的负荷有可能导致椎体骨折。另外，融合器材料和实际椎体之间弹性模量的不同将引起应力遮挡，因此导致骨愈合延迟和假关节形成[74]。

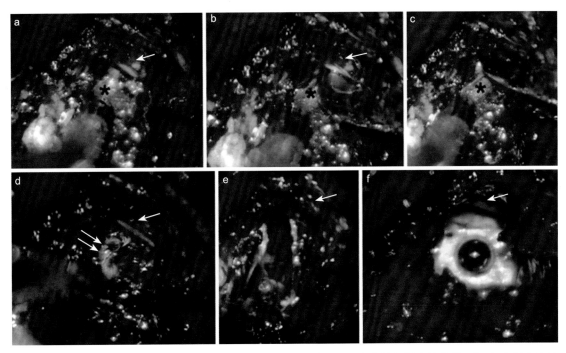

图 17.1　采用 TLIF 技术将融合器放置于椎间隙。分离椎间盘（*星号*）和神经根（*箭头*）（a），向中间牵拉神经根（b 和 c），切除突出的椎间盘（*双箭头*）（d）。通过切除软骨终板和椎间盘准备椎间隙（e），放置融合器（f）

根据 Wolff 定律，骨的生长是对应力的反应，以便更好地适应这种应力。因此，骨移植物必须经受应力才能促进骨愈合。碳纤维融合器与椎体骨组织的弹性模量最接近，但与碳纤维碎屑相关的并发症已有报道[54]。钛融合器不透射线，可作为碳纤维材料的替代物，且具有强大的生物力学强度，然而，钛融合器的弹性模量远大于椎体皮质骨，因此，使用钛融合器具有最大的下沉风险[43, 58]。由于聚醚醚酮（PEEK）与骨骼具有相似的弹性模量，一般认为，PEEK 融合器的下沉率低于金属融合器[77]。

17.1.1　金属融合器

最常见的金属融合器是钛融合器[23, 33-34]。市面上有几乎各种构造、形状（圆形、椭圆形、矩形、八角形及回力镖形）和大小的钛融合器（图 17.3、17.4、17.5）。这些融合器被设计用于 TLIF 和 PLIF 术，可通过开放手术或微创经管道植入。常见的设计特征包括子弹形尖端、前凸形、用于填充骨移植物或生物替代物的中空部分和承受压缩力的能力。

Kok 等[40]报道了他们在微创入路下使用记忆金属融合器的经验。该融合器由记忆金属镍钛合金制成，呈马蹄形，具有与椎体相同的弹性模量[59]。生物力学测试表明，该融合器具有足够的抗下沉性，相当于或甚至优于 Harms 融合器[59]。这种融合器兼具轴向支撑作用和移植物接触面积大、有利于骨长入的特点。由于其较强的变形性，便于微创入路下的植入[40]。尽管有 2 例患者需要行翻修手术，但 2 年内骨愈合率达 100%，证明是安全的[40]。

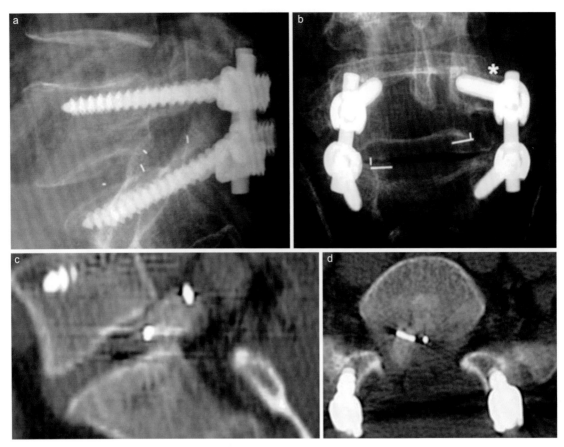

图 17.2 在这个病例中，尽管在椎弓根螺钉最后紧固前已对融合器进行加压，腰椎侧位（a）及正位（b）X线片，矢状面（c）和轴面（d）CT 扫描示，L5 右侧椎弓根螺钉（星号）松动，右侧融合器向后脱出

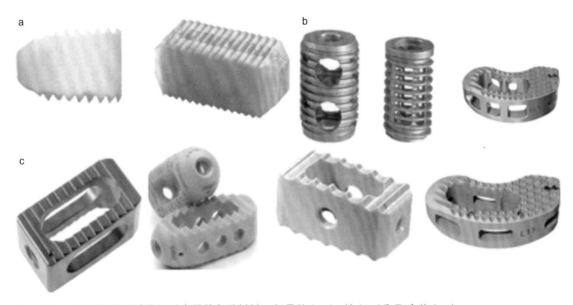

图 17.3 可用于制造后路椎间融合器的各种材料，如骨骼（a）、钛（b）和聚合物（c）

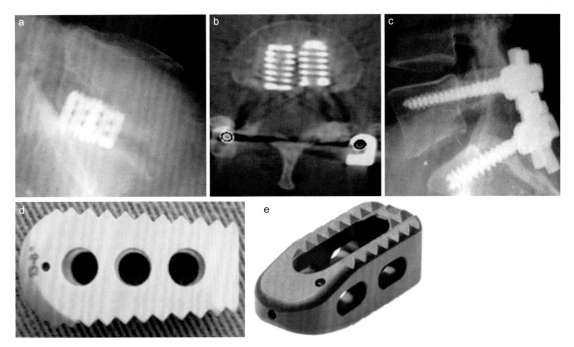

图 17.4 腰椎侧位 X 线片（a）和 CT（b）显示，圆柱形带螺纹的钛融合器被植入 L5/S1 椎间隙中。侧位 X 线片示，将矩形 PEEK 融合器（c）植入 L5/S1 椎间隙中。矩形融合器（AVS PL，Stryker）（d）和 Concord 子弹形融合器（DePuy Synthes）（e），融合器上、下表面都有许多齿状突起，能提供即刻的稳定，防止融合器移动（e）

17.1.2 聚合物融合器

融合器可由聚合物材料制成，常用的是 PEEK，这是因为 PEEK 对化学物质、热、蒸汽、辐射和磨损具有良好的耐受性，是一种具有生物相容性和热塑性的材料，可在活体内使用，尤其适合用作内植物材料。这种高分子材料具有较高的强度、刚度和弹性模量。融合器内的骨生长和骨融合都能通过放射学进行监测[42,58]（图 17.3、17.4 和 17.6）。

PEEK 是一种非强化的，或碳纤维强化的 X 线可透射的坚硬塑料。碳纤维强化的 PEEK 具有较大的抗压强度，且术后成像清晰。大多数制造商将钽 X 射线标记珠植入 PEEK 融合器的角部或末端，有助于确定融合器所处的解剖位置，使术者能够证实融合器是否接触到椎体终板以及融合器的深度（图 17.2、17.4 和 17.5）。例如，PEEK-OPTIMA™ 聚合物材料由 30% 的碳纤维强化，其弹性模量为 3.6 Gpa，非常接近皮质骨的弹性模量。这种材料可在融合器和相邻的椎体间进行载荷转移，能促进骨愈合，降低了对椎体皮质骨的应力遮挡，因此，也减少了融合器的下沉[75]。

17.1.3 可生物降解的融合器

最佳的可降解脊柱椎间融合器可满足初期和中期的负荷承受，与此同时还能直接产生如人骨形态发生蛋白（BMP）这样的生物因子，从而获得良好的骨愈合。脊柱植入物领域进展迅速，可生物降解的椎间融合器已经问世。最常用的融合器制造材料是丙交酯共聚物（PLDLA）[18,48,71]。在体内，这些丙交酯在 12～18 个月的时间内被缓慢地代谢成 CO_2 和 H_2O，只留下新生骨[18,48,71]。

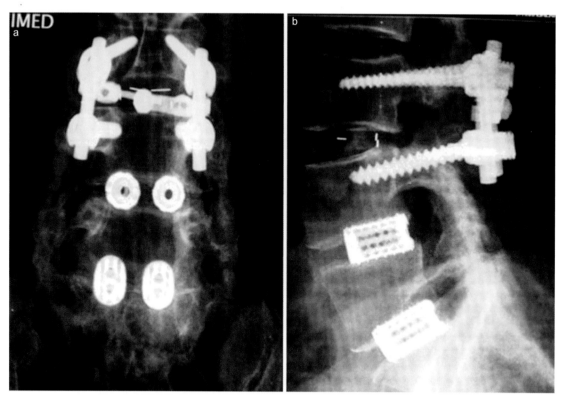

图 17.5　一例女性患者，于 L4/L5 和 L5/S1 仅用钛质圆柱状融合器行椎间融合术。术后 6 年，患 L3/L4 相邻节段退行性椎间盘病，症状显著且保守治疗无效，遂翻修行 PLIF 术，用矩形融合器行椎间融合，并行椎弓根螺钉系统固定。图示为翻修术后腰椎正位（a）及侧位（b）X 线片

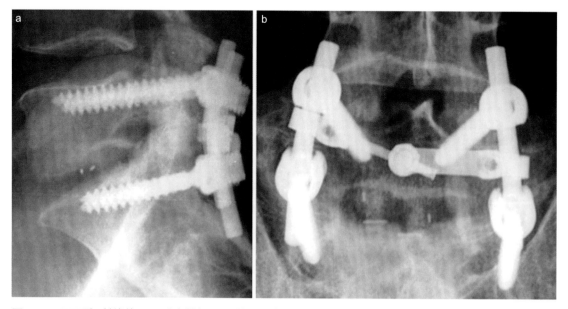

图 17.6　用可透 X 射线的 PEEK 融合器行 L5/S1 椎间融合术，图示为术后 2 年腰椎侧位（a）和正位（b）X 线片，影像学检查可确认已骨性愈合

PLDLA 融合器的射线可穿透性使 X 线平片成为术后评估骨愈合的理想方法，并无代谢后碎屑颗粒和存留的异物反应。由于其降解速度缓慢，承重负荷通过植入物逐渐转移到新生骨，这样就避免了移植物的移位，减少了应力遮挡，并增加了骨愈合率[18,48,71]。

然而，诸如 PLDLA 融合器时间相关的融合失败问题已经有报道。当静态负荷达到其强度的 75% 和 25% 时，植入物失败的时间分别为 5 分钟和 3 个月[63]。此外，在生理环境下，湿度和周围温度增加可使融合器强度下降[63]。在此情况下，PLDLA 作为聚合物，就表现为在受到旋转力、扭转力及压缩力的作用后，"刺激分子链段的动态重排，其结果是塑性流动"，这可导致植入物的失败[63-64]。

Smith 等[64] 进行了一项 TLIF 术的前瞻性队列研究，以比较使用碳纤维与 PLDLA 可生物降解融合器的骨愈合率和并发症发生率。作者发现，TLIF 术后，PLDLA 的不愈合率（18.2%）及融合器移位率（18.2%）在统计学上显著高于碳纤维融合器（0%）。

最近，正在研究可用于椎间融合器的新的实验性可生物降解材料。随着对融合器刚度更深入的理解以及融合器材料力学性能的优化，可生物降解技术还将继续发展，其在脊柱外科的应用还将进一步扩大。

17.2　设计方案

即刻的三维稳定性有赖于融合器的设计。大多数研究者认为，椎间融合器能提供良好的前屈和侧屈稳定，但很少或不能提供后伸和轴向旋转稳定[49,52,57,72-73]。后伸和轴向旋转不稳定分别与前部纤维环撑开不充分和关节突关节的破坏有关。

椎间融合器的设计需要与植入融合器的解剖途径以及终板的整体解剖相一致，从而提供最佳的结构完整性。此外，融合器在设计上必须有足够大的开放空间，以允许骨移植物的填充与融合。

17.2.1　融合器的形状：圆柱形或矩形

有学者在脊柱尸体标本上研究了用矩形多孔钛金属融合器（接触融合器）、矩形碳纤维融合器（Brantigan 融合器）和圆柱形带螺纹钛融合器（Ray TFC），行单节段 PLIF 及椎弓根螺钉固定的即刻稳定性[49]。在植入融合器前，切除关节突内侧部分，融合器内填充自体骨。不同融合器结合后路椎弓根螺钉固定提供的三维稳定性无显著性差异，然而，由于圆柱形融合器的螺纹与终板的咬合，这种形状的融合器对抗轴向旋转的稳定性比矩形融合器更大[49]。Wang 等[76] 在脊柱尸体标本上行后路多节段腰椎手术，得到了相同的结果。

矩形融合器的表面可做成光滑的或上下表面有齿的（图 17.3、17.4）。与带螺纹圆柱形融合器一样，带终板锥齿的矩形融合器具有提供即刻稳定和抵抗任何方向移动的优点[49,57,61,73]。这种类型融合器通常有与解剖结构相适应的凸面，有几种不同表面面积和高度的型号可供选用。

大多数融合器的问题是骨移植物的接触面积小，导致假关节的发生率高。矩形融合器比圆柱形融合器有更大的轴面中空区，融合器里有足够的空间用于填充大量的松质骨移植物，与移植物接触的表面积更大，有利于良好的骨长入（图 17.7）。

17.2.2　融合器的大小：刚好合适或椎间隙撑开

在具体情况下，为了选择足够大的融合器使纤维环绷紧，椎间融合器需要有不同的高度。这对于后伸位的早期稳定是至关

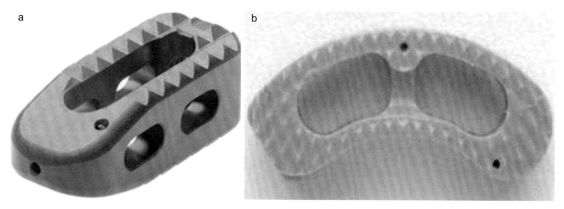

图 17.7 Concord 子弹头形融合器，DePuy Synthes（a）；AVS TL 回旋镖形融合器，Stryker（b）

重要的[26]。当采用 PLIF 术需植入直径大于 15 mm 的椎间融合器时，在 L5-S1 以上的任何节段保留关节突关节是不可能的，因为平均椎弓根间距在 L5-S1 为 17 mm，L4-L5 为 14.5 mm，L3-L4 为 13.5 mm，L2-L3 为 12.7 mm，L1-L2 为 12.5 mm[1-2, 11]。腰椎小关节承载 18% 的垂直负荷并提供旋转稳定。腰椎不稳与关节突切除的多少有关，关节突切除的多少与融合器的大小成正比，植入融合器的大小决定着关节突切除的多少。圆柱形融合器的大小是指它的直径，而对矩形原位旋转融合器而言，融合器的大小则是指它的高度[4, 24, 30, 37]。

17.2.3 融合器的数量：1 个或 2 个

通常情况下，TLIF 融合器是半月形或直的平行六面体，且一般仅植入 1 枚融合器，除非术者偏好双侧 TLIF 手术。PLIF 术用的融合器是立方体的或圆柱形的，一般植入 2 枚（图 17.3、17.5）。

实际上，在选择或植入融合器之前，任何类型融合器的预期效果一定程度上取决于所选择的手术入路。这解释了为什么单侧与双侧植入融合器，其刚度和破坏载荷却无显著性差异。还解释了在体外实验中，

如果骨密度正常，融合器的形状和位置对跨过椎体终板融合器的生物力学特性无显著影响[36-37, 44-45, 49]。此外，生物力学测试研究表明，与标准的 PLIF 入路两侧植入融合器相比，一个融合器斜行植入并单侧固定的刚度更好[79]。

椎间融合器的承载强度取决于后方椎弓根螺钉的固定与关节突关节、韧带以及肌肉的完整性。在 PLIF 术的入路中，常行两侧小关节的部分或全部切除，引起严重的旋转不稳，增加了椎间融合器的载荷。这意味着在固定融合前，切除关节突关节的脊柱处于严重的失稳状态[6]。通常，TLIF 术导致的失稳状态较为轻微，因为椎间融合器的入路是单侧的，而且是经侧方椎间孔入路，至少保留了一侧小关节的完整和另一侧大部分的小关节。因此，尽管 PLIF 术增加了椎弓根螺钉固定以及骨融合的面积，与 TLIF 术相比，PLIF 术的骨融合率较低，或两种术式的骨融合率相近[6, 26, 49]。

17.2.4 TLIF 融合器的类型：单个体型（子弹头形）与二连体型（回旋镖形）的对比

TLIF 融合器有两种类型：单个体型或

二连体型（图 17.7）。单个体型融合器通常是直的，设计成子弹形的尖端以方便植入并能自行撑开椎间隙。此类型的融合器可用于非常直接的微创暴露和植入。由于没有对终板进行过必要的初步削刮处理，关节突关节保留完好，后方韧带及骨性终板破坏轻微。另外，融合器的上、下凸面和自固定齿把持咬合终板，使融合器不太可能发生下沉。二连体型融合器形如芸豆或回旋镖，可植入到椎间隙的前部或中部，当使用楔形融合器时，可获得更大的腰椎前凸。其缺点是需要有一个较大的工作窗口才能将融合器植入到椎间隙[23]。

17.2.5　前凸或非前凸融合器

腰椎手术的目的之一是为了保持或获得腰椎前凸。当把前凸形融合器放置于椎间隙前部，并加压固定后方椎弓根螺钉时，就能获得腰椎前凸[6, 10, 39]（图 17.8）。此外，与非楔形融合器相比，楔形融合器能够防止融合器后退[3, 38]。

先前的研究报道，仅用非前凸融合器独立支撑可引起腰椎前凸的丢失[6, 9, 29, 39]。Takahashi 等[69]用前凸角为 3° 的卧式圆筒状或开放盒式钛合金融合器行单节段 PLIF 术，比较两者的腰椎矢状面序列，发现两组间的腰椎前凸角的变化无显著性差异。因为随着腰椎节段的下降，腰椎体之间的角度逐渐增大，手术方式以及前凸角小于 3° 的融合器是可以解释上述结果的。正常情况下，L4-L5、L5-S1 椎体之间的角度 $\geq 10°$[29, 67, 69]。

17.2.6　融合器植入的方法：打压、自攻、旋入或膨胀

打压融合器是椎间融合器中一种重要的类型。这些平行六面体形的融合器，需要打压才能植入椎间隙。这类融合器的缺点就是很难通过 PLIF 或 TLIF 术式植入椎间隙，尤其当融合器表面有锥齿突起时（图 17.9）。

Costa 等[19]报道了一种具有自定位和自攻螺纹的子弹形钛融合器。这种融合器有一个钝性锥头，带有一个便于自定位的小核

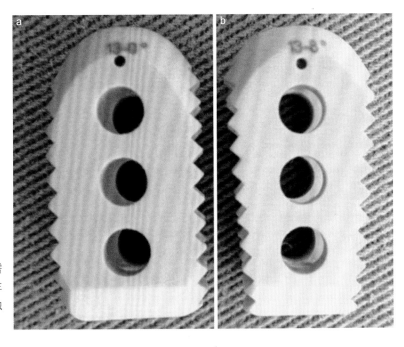

图 17.8　根据腰椎前凸的需要，融合器有不同的形状：非前凸融合器（a）和 8° 前凸融合器（b），AVS PL，Stryker

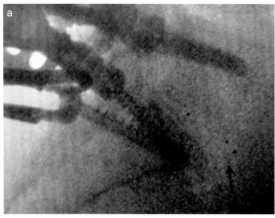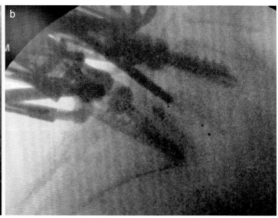

图 17.9   融合器被打压出椎体前方边界（a），重新向后放置融合器（b）并通过椎弓根螺钉加压锁紧将融合器保持在适当位置

心，适合于采用 MIS-PLIF 技术植入。其内部为空腔，上、下表面有孔洞，可分别填自体骨，有利于骨融合。建议单独使用这款融合器，且仅用于椎间隙高度小于 10 mm 的节段。对于椎间隙高度大于 10 mm 的节段，因切除小关节才有植入融合器的空间，有必要行椎弓根螺钉固定。选择带螺纹的圆柱形而不用矩形融合器恢复椎间隙高度，意味着带螺纹融合器的直径需要增加 50%，因此需要切除更广泛的关节突关节 [73]。同样，旋转植入椎间隙的融合器，其切除关节突关节的程度也取决于融合器的高度 [73]。

可膨胀融合器植入便捷，椎间隙高度恢复可控，植入时后方骨性结构切除少，对神经根的牵拉也较小 [26]。在尸体脊柱标本研究中，Bhatia 等 [6] 通过 L4-L5 标准 PLIF 入路切除 50% 内侧关节突关节，在两侧植入可膨胀融合器。分别在单独植入融合器和增加椎弓根螺钉固定后进行测试。植入可膨胀融合器使纤维环重新张紧，能增加脊柱在各个方向上的稳定性，但其稳定性低于正常节段。基于融合器的几何形状，单独植入融合器可使腰椎前凸减少。增加后方椎弓根螺钉固定并加压后，腰椎前凸变大 [6,39]。

17.3   材料类型的结果：融合器下沉

一般认为，融合器向上或向下移动陷入椎体终板 ≥ 2 mm，即为融合器下沉 [5,13-14,31,41]（图 17.10）。腰椎椎间融合后融合器下沉已有广泛报道，可导致严重的椎间隙高度丢失，椎间孔变窄，即便用椎弓根螺钉固定仍可能发生神经根压迫 [7,43,58,65]。

由于融合器与骨弹性模量的差异，融合器材料预计可能影响融合器下沉的发生率 [77]。据报道，PEEK 融合器下沉大于 2 mm 的发生率显著低于金属融合器和其他材料椎间融合技术 [13,46,70]。

除椎间融合器材料特性外，其他可能导致融合器下沉的危险因素还有：低骨密度，融合器覆盖终板面积小于 30%，过度加压，操作过程中终板骨折，仅行椎间融合 [5,15,35]（图 17.2、17.5）。过去已有运用 PLIF 术后单独椎间融合的理念，但尽管手术及技术已取得进展，目前仍对仅行椎间融合持怀疑态度 [8,11,17,58,62]。

椎体终板周边是最坚硬的骨质，而骨性

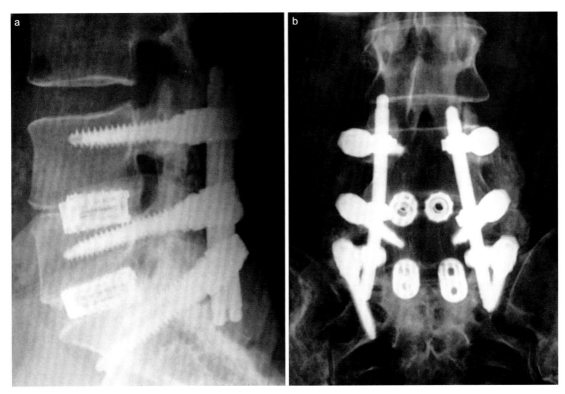

图 17.10 X线侧位（a）及正位（b）片示L4-L5椎间融合器陷入椎体上、下终板

终板最中心部分则相当脆弱，尤其是在有一定程度骨质疏松的老年患者中。那么，将融合器置于骨性终板周边就有利于保持椎间隙高度和矢状面序列，并能防止融合器下沉。因此，有一些融合器具有较大的侧向及横向宽度，以确保融合器位于椎体边缘的皮质骨上，以防融合器下沉。

　　为减少融合器下沉发生的风险，已开发出"三明治"式的融合器。这种设计包括，中间为聚合物坚硬核，外包两层柔软材料与终板接触。该设计希望柔软层能在融合器 - 终板界面产生更均匀一致的压力分布，并能适应手术处理后骨性终板不规则的几何形状，从而最大程度地增加接触面积，减少融合器的下沉风险[28]。

17.4　理想的椎间融合器

　　当考虑设计融合器时，理想的椎间融合器必须具备以下特征①通过一个小窗口就可以将其植入，保留肌肉、关节突和韧带，最好能经皮植入；②具有可变的、与骨一样的弹性模量；③不需要打压即可将其植入椎间隙，此后，经旋转或扩张进入椎间隙，并恢复两个椎体之间角度；④有前凸角的融合器，可维持或恢复腰椎前凸；⑤融合器以外有植骨的空间；⑥融合器开放设计，且中央有一个较大的空腔，能填塞移植大量的松质骨；⑦凸面设计，且有许多能固定于椎体的点状突起，以防融合器下沉。

（Asdrubal Falavigna 著　李　明　徐继禧
朱　博译　张西峰校）

参考文献

1. Amonoo-Kuofi HS. Maximum and minimum lumbar interpedicular distances in normal adult Nigerians. J Anat. 1982;135(Pt 2):225–33.

2. Amonoo-Kuofi HS, Patel PJ, Fatani JA. Transverse diameter of the lumbar spinal canal in normal adult Saudis. Acta Anat. 1990;137(2):124–8.

3. Aoki Y, Yamagata M, Nakajima F, Ikeda Y, Shimizu K, Yoshihara M, Iwasaki J, Toyone T, Nakagawa K, Nakajima A, Takahashi K, Ohtori S. Examining risk factors for posterior migration of fusion cages following transforaminal lumbar interbody fusion: a possible limitation of unilateral pedicle screw fixation. J Neurosurg Spine. 2010;13(3):381–7. doi:10.3171/2010.3.SPINE09590.

4. Bernhardt M, Bridwell KH. Segmental analysis of the sagittal plane alignment of the normal thoracic and lumbar spines and thoracolumbar junction. Spine. 1989;14(7):717–21.

5. Beutler WJ, Peppelman Jr WC. Anterior lumbar fusion with paired BAK standard and paired BAK Proximity cages: subsidence incidence, subsidence factors, and clinical outcome. Spine J Off J North Am Spine Soc. 2003;3(4):289–93.

6. Bhatia NN, Lee KH, Bui CN, Luna M, Wahba GM, Lee TQ. Biomechanical evaluation of an expandable cage in single-segment posterior lumbar interbody fusion. Spine. 2012;37(2):E79–85. doi:10.1097/BRS.0b013e3182226ba6.

7. Boucher HH. A method of spinal fusion. J Bone Joint Surg Br. 1959;41-B(2):248–59.

8. Branch CL, Branch Jr CL. Posterior lumbar interbody fusion with the keystone graft: technique and results. Surg Neurol. 1987;27(5):449–54.

9. Brantigan JW, Neidre A. Achievement of normal sagittal plane alignment using a wedged carbon fiber reinforced polymer fusion cage in treatment of spondylolisthesis. Spine J Off J North Am Spine Soc. 2003;3(3):186–96.

10. Brantigan JW, Steffee AD. A carbon fiber implant to aid interbody lumbar fusion. Two-year clinical results in the first 26 patients. Spine. 1993;18(14):2106–7.

11. Brantigan JW, Steffee AD, Geiger JM. A carbon fiber implant to aid interbody lumbar fusion. Mechanical testing. Spine. 1991;16 Suppl 6:S277–82.

12. Bridwell KH, Lenke LG, McEnery KW, Baldus C, Blanke K. Anterior fresh frozen structural allografts in the thoracic and lumbar spine. Do they work if combined with posterior fusion and instrumentation in adult patients with kyphosis or anterior column defects? Spine. 1995;20(12):1410–8.

13. Chen L, Yang H, Tang T. Cage migration in spondylolisthesis treated with posterior lumbar interbody fusion using BAK cages. Spine. 2005;30(19):2171–5.

14. Choi JY, Sung KH. Subsidence after anterior lumbar interbody fusion using paired stand-alone rectangular cages. Eur Spine J. 2006;15(1):16–22. doi:10.1007/s00586-004-0817-y. official publication of the European Spine Society, the European Spinal Deformity Society, and the European Section of the Cervical Spine Research Society.

15. Closkey RF, Parsons JR, Lee CK, Blacksin MF, Zimmerman MC. Mechanics of interbody spinal fusion. Analysis of critical bone graft area. Spine. 1993;18(8):1011–5.

16. Cloward RB. The treatment of ruptured lumbar intervertebral disc by vertebral body fusion. III. Method of use of banked bone. Ann Surg. 1952;136(6):987–92.

17. Cloward RB. The treatment of ruptured lumbar intervertebral discs by vertebral body fusion. I. Indications, operative technique, after care. J Neurosurg. 1953;10(2):154–68. doi:10.3171/jns.1953.10.2.0154.

18. Coe JD, Vaccaro AR. Instrumented transforaminal lumbar interbody fusion with bioresorbable polymer implants and iliac crest autograft. Spine. 2005;30 Suppl 17:S76–83.

19. Costa F, Sassi M, Ortolina A, Cardia A, Assietti R, Zerbi A, Lorenzetti M, Galbusera F, Fornari M. Stand-alone cage for posterior lumbar interbody fusion in the treatment of high-degree degenerative disc disease: design of a new device for an "old" technique. A prospective study on a series of 116 patients. Eur Spine J. 2011;20 Suppl 1:S46–56. doi:10.1007/s00586-011-1755-0. official publication of the European Spine Society, the European Spinal Deformity Society, and the European Section of the Cervical Spine Research Society.

20. Dennis S, Watkins R, Landaker S, Dillin W, Springer D. Comparison of disc space heights after anterior lumbar interbody fusion. Spine. 1989;14(8):876–8.

21. Dhall SS, Wang MY, Mummaneni PV. Clinical and radiographic comparison of mini-open transforaminal lumbar interbody fusion with open transforaminal lumbar interbody fusion in 42 patients with long-term follow-up. J Neurosurg Spine. 2008;9(6):560–5. doi:10.3171/SPI.2008.9.08142.

22. DiPaola CP, Molinari RW. Posterior lumbar interbody fusion. J Am Acad Orthop Surg. 2008;16(3):130–9.

23. Eck KR, Bridwell KH, Ungacta FF, Lapp MA, Lenke LG, Riew KD. Analysis of titanium mesh cages in adults with minimum two-year follow-up. Spine. 2000;25(18):2407–15.

24. Elias WJ, Simmons NE, Kaptain GJ, Chadduck JB, Whitehill R. Complications of posterior lumbar interbody fusion when using a titanium threaded cage device. J Neurosurg. 2000;93 Suppl 1:45–52.

25. Evans JH. Biomechanics of lumbar fusion. Clin Orthop Relat Res. 1985;193:38–46.

26. Folman Y, Lee SH, Silvera JR, Gepstein R. Posterior lumbar interbody fusion for degenerative disc disease using a minimally invasive B-twin expandable spinal spacer: a multicenter study. J Spinal Disord Tech. 2003;16(5):455–60.

27. Freedman BA, Rhee JM, Jackson KL. Preparing the lumbar intervertebral disk space for interbody procedures: a comparison between the traditional method and a new automated method. J Spinal Disord Tech. 2012;25(1):E1–6. doi:10.1097/BSD.0b013e318227ecfb.

28. Galbusera F, Schmidt H, Wilke HJ. Lumbar interbody fusion: a parametric investigation of a novel cage design with and without posterior instrumentation. Eur Spine J. 2012;21(3):455–62. doi:10.1007/

s00586-011-2014-0. official publication of the European Spine Society, the European Spinal Deformity Society, and the European Section of the Cervical Spine Research Society.

29. Godde S, Fritsch E, Dienst M, Kohn D. Influence of cage geometry on sagittal alignment in instrumented posterior lumbar interbody fusion. Spine. 2003;28(15): 1693–9. doi:10.1097/01.BRS.0000083167.78853.D5.

30. Goh JC, Wong HK, Thambyah A, Yu CS. Influence of PLIF cage size on lumbar spine stability. Spine 2000;25(1):35–9; discussion 40

31. Ha SK, Park JY, Kim SH, Lim DJ, Kim SD, Lee SK. Radiologic Assessment of Subsidence in Stand-Alone Cervical Polyetheretherketone (PEEK) Cage. J Korean Neurosurg Soc. 2008;44(6): 370–4. doi:10.3340/jkns.2008.44.6.370.

32. Harms J, Rolinger H. A one-stager procedure in operative treatment of spondylolistheses: dorsal traction-reposition and anterior fusion (author's transl). Zeitschrift fur Orthopadie und ihre Grenzgebiete. 1982;120(3):343–7. doi:10.1055/s-2008-1051624.

33. Hasegawa K, Abe M, Washio T, Hara T. An experimental study on the interface strength between titanium mesh cage and vertebra in reference to vertebral bone mineral density. Spine. 2001;26(8): 957–63.

34. Hoshijima K, Nightingale RW, Yu JR, Richardson WJ, Harper KD, Yamamoto H, Myers BS. Strength and stability of posterior lumbar interbody fusion. Comparison of titanium fiber mesh implant and tricortical bone graft. Spine. 1997;22(11):1181–8.

35. Javernick MA, Kuklo TR, Polly DW, Jr. Transforaminal lumbar interbody fusion: unilateral versus bilateral disk removal – an in vivo study. Am J Orthop (Belle Mead NJ). 2003;32(7):344–8; discussion 348.

36. Jost B, Cripton PA, Lund T, Oxland TR, Lippuner K, Jaeger P, Nolte LP. Compressive strength of interbody cages in the lumbar spine: the effect of cage shape, posterior instrumentation and bone density. Eur Spine J. 1998;7(2):132–41. official publication of the European Spine Society, the European Spinal Deformity Society, and the European Section of the Cervical Spine Research Society.

37. Kettler A, Schmoelz W, Kast E, Gottwald M, Claes L, Wilke HJ. In vitro stabilizing effect of a transforaminal compared with two posterior lumbar interbody fusion cages. Spine. 2005;30(22):E665–70.

38. Kimura H, Shikata J, Odate S, Soeda T, Yamamura S. Risk factors for cage retropulsion after posterior lumbar interbody fusion: analysis of 1070 cases. Spine. 2012;37(13):1164–9. doi:10.1097/BRS.0b013e318257f12a.

39. Klemme WR, Owens BD, Dhawan A, Zeidman S, Polly Jr DW. Lumbar sagittal contour after posterior interbody fusion: threaded devices alone versus vertical cages plus posterior instrumentation. Spine. 2001;26(5):534–7.

40. Kok D, Donk RD, Wapstra FH, Veldhuizen AG. The memory metal minimal access cage: a new concept in lumbar interbody fusion-a prospective, noncomparative study to evaluate the safety and performance. Adv Orthop. 2012;2012:898606. doi:10.1155/2012/898606.

41. Kulkarni AG, Hee HT, Wong HK. Solis cage (PEEK) for anterior cervical fusion: preliminary radiological results with emphasis on fusion and subsidence. Spine J Off J North Am Spine Soc. 2007;7(2):205–9. doi:10.1016/j.spinee.2006.03.002.

42. Kurtz SM, Devine JN. PEEK biomaterials in trauma, orthopedic, and spinal implants. Biomaterials. 2007;28(32):4845–69. doi:10.1016/j.biomaterials.2007.07.013.

43. Kuslich SD, Ulstrom CL, Griffith SL, Ahern JW, Dowdle JD. The Bagby and Kuslich method of lumbar interbody fusion. History, techniques, and 2-year follow-up results of a United States prospective, multicenter trial. Spine 1998;23(11):1267–78; discussion 1279.

44. Labrom RD, Tan JS, Reilly CW, Tredwell SJ, Fisher CG, Oxland TR. The effect of interbody cage positioning on lumbosacral vertebral endplate failure in compression. Spine. 2005;30(19):E556–61.

45. Lam FC, Alkalay R, Groff MW. The effects of design and positioning of carbon fiber lumbar interbody cages and their subsidence in vertebral bodies. J Spinal Disord Tech. 2012;25(2):116–22. doi:10.1097/BSD.0b013e31820ef778.

46. Lee JH, Jeon DW, Lee SJ, Chang BS, Lee CK. Fusion rates and subsidence of morselized local bone grafted in titanium cages in posterior lumbar interbody fusion using quantitative three-dimensional computed tomography scans. Spine. 2010;35(15):1460–5. doi:10.1097/BRS.0b013e3181c4baf5.

47. Loguidice VA, Johnson RG, Guyer RD, Stith WJ, Ohnmeiss DD, Hochschuler SH, Rashbaum RF. Anterior lumbar interbody fusion. Spine. 1988; 13(3):366–9.

48. Lowe TG, Coe JD. Resorbable polymer implants in unilateral transforaminal lumbar interbody fusion. J Neurosurg. 2002;97 Suppl 4:464–7.

49. Lund T, Oxland TR, Jost B, Cripton P, Grassmann S, Etter C, Nolte LP. Interbody cage stabilisation in the lumbar spine: biomechanical evaluation of cage design, posterior instrumentation and bone density. J Bone Joint Surg Br. 1998;80(2):351–9.

50. McLaughlin MR, Haid Jr RW, Rodts Jr GE, Subach BR. Posterior lumbar interbody fusion: indications, techniques, and results. Clin Neurosurg. 2000;47: 514–27.

51. Mummaneni PV, Haid RW, Rodts GE. Lumbar interbody fusion: state-of-the-art technical advances. Invited submission from the Joint Section Meeting on Disorders of the Spine and Peripheral Nerves, March 2004. J Neurosurg Spine. 2004;1(1):24–30. doi:10.3171/spi.2004.1.1.0024.

52. Oxland TR, Hoffer Z, Nydegger T, Rathonyi GC, Nolte LP. A comparative biomechanical investigation of anterior lumbar interbody cages: central and bilateral approaches. J Bone Joint Surg Am. 2000; 82(3):383–93.

53. Panjabi MM. Biomechanical evaluation of spinal fixation devices: I. A conceptual framework. Spine. 1988;13(10):1129–34.

54. Parsons JR, Bhayani S, Alexander H, Weiss AB. Carbon fiber debris within the synovial joint. A time-dependent mechanical and histologic study. Clin

Orthop Relat Res. 1985;196:69–76.

55. Pfeiffer M, Griss P, Haake M, Kienapfel H, Billion M. Standardized evaluation of long-term results after anterior lumbar interbody fusion. Eur Spine J. 1996;5(5):299–307. official publication of the European Spine Society, the European Spinal Deformity Society, and the European Section of the Cervical Spine Research Society.

56. Polikeit A, Ferguson SJ, Nolte LP, Orr TE. The importance of the endplate for interbody cages in the lumbar spine. Eur Spine J. 2003;12(6):556–61. doi:10.1007/s00586-003-0556-5. official publication of the European Spine Society, the European Spinal Deformity Society, and the European Section of the Cervical Spine Research Society.

57. Rathonyi GC, Oxland TR, Gerich U, Grassmann S, Nolte LP. The role of supplemental translaminar screws in anterior lumbar interbody fixation: a biomechanical study. Eur Spine J. 1998;7(5):400–7. official publication of the European Spine Society, the European Spinal Deformity Society, and the European Section of the Cervical Spine Research Society.

58. Ray CD. Threaded titanium cages for lumbar interbody fusions. Spine 1997;22(6):667–79; discussion 679–80.

59. Rish BL. A critique of posterior lumbar interbody fusion: 12 years' experience with 250 patients. Surg Neurol. 1989;31(4):281–9.

60. Schizas C, Tzinieris N, Tsiridis E, Kosmopoulos V. Minimally invasive versus open transforaminal lumbar interbody fusion: evaluating initial experience. Int Orthop. 2009;33(6):1683–8. doi:10.1007/s00264-008-0687-8.

61. Sengupta DK, Mehdian SM, Mulholland RC, Webb JK, Ohnmeiss DD. Biomechanical evaluation of immediate stability with rectangular versus cylindrical interbody cages in stabilization of the lumbar spine. BMC Musculoskelet Disord. 2002;3:23.

62. Simmons JW. Posterior lumbar interbody fusion with posterior elements as chip grafts. Clin Orthop Relat Res. 1985;193:85–9.

63. Smit TH, Engels TA, Wuisman PI, Govaert LE. Time-dependent mechanical strength of 70/30 Poly(L, DL-lactide): shedding light on the premature failure of degradable spinal cages. Spine. 2008;33(1):14–8. doi:10.1097/BRS.0b013e31815e39df.

64. Smith AJ, Arginteanu M, Moore F, Steinberger A, Camins M. Increased incidence of cage migration and nonunion in instrumented transforaminal lumbar interbody fusion with bioabsorbable cages. J Neurosurg Spine. 2010;13(3):388–93. doi:10.3171/2010.3.SPINE09587.

65. Soini J. Lumbar disc space heights after external fixation and anterior interbody fusion: a prospective 2-year follow-up of clinical and radiographic results. J Spinal Disord. 1994;7(6):487–94.

66. Steffen T, Tsantrizos A, Fruth I, Aebi M. Cages: designs and concepts. Eur Spine J. 2000;9 Suppl 1:S89–94. official publication of the European Spine Society, the European Spinal Deformity Society, and the European Section of the Cervical Spine Research Society.

67. Stephens GC, Yoo JU, Wilbur G. Comparison of lumbar sagittal alignment produced by different operative positions. Spine 1996;21(15):1802–06; discussion 1807.

68. Sudo H, Oda I, Abumi K, Ito M, Kotani Y, Hojo Y, Minami A. In vitro biomechanical effects of reconstruction on adjacent motion segment: comparison of aligned/kyphotic posterolateral fusion with aligned posterior lumbar interbody fusion/posterolateral fusion. J Neurosurg. 2003;99 Suppl 2:221–8.

69. Takahashi H, Suguro T, Yokoyama Y, Iida Y, Terashima F, Wada A. Effect of cage geometry on sagittal alignment after posterior lumbar interbody fusion for degenerative disc disease. J Orthop Surg (Hong Kong). 2010;18(2):139–42.

70. Tokuhashi Y, Ajiro Y, Umezawa N. Subsidence of metal interbody cage after posterior lumbar interbody fusion with pedicle screw fixation. Orthopedics. 2009;32(4):259.

71. Toth JM, Estes BT, Wang M, Seim 3rd HB, Scifert JL, Turner AS, Cornwall GB. Evaluation of 70/30 poly (L-lactide-co-D, L-lactide) for use as a resorbable interbody fusion cage. J Neurosurg. 2002;97 Suppl 4:423–32.

72. Tsantrizos A, Andreou A, Aebi M, Steffen T. Biomechanical stability of five stand-alone anterior lumbar interbody fusion constructs. Eur Spine J. 2000;9(1):14–22. official publication of the European Spine Society, the European Spinal Deformity Society, and the European Section of the Cervical Spine Research Society.

73. Tsantrizos A, Baramki HG, Zeidman S, Steffen T. Segmental stability and compressive strength of posterior lumbar interbody fusion implants. Spine. 2000; 25(15):1899–907.

74. Tullberg T. Failure of a carbon fiber implant. A case report. Spine. 1998;23(16):1804–6.

75. Vadapalli S, Sairyo K, Goel VK, Robon M, Biyani A, Khandha A, Ebraheim NA. Biomechanical rationale for using polyetheretherketone (PEEK) spacers for lumbar interbody fusion-A finite element study. Spine. 2006;31(26):E992–8. doi:10.1097/01.brs.0000250177.84168.ba.

76. Wang ST, Goel VK, Fu CY, Kubo S, Choi W, Liu CL, Chen TH. Comparison of two interbody fusion cages for posterior lumbar interbody fusion in a cadaveric model. Int Orthop. 2006;30(4):299–304. doi:10.1007/s00264-006-0076-0.

77. Wenz LM, Merritt K, Brown SA, Moet A, Steffee AD. In vitro biocompatibility of polyetheretherketone and polysulfone composites. J Biomed Mater Res. 1990;24(2):207–15. doi:10.1002/jbm.820240207.

78. Wu RH, Fraser JF, Hartl R. Minimal access versus open transforaminal lumbar interbody fusion: meta-analysis of fusion rates. Spine. 2010;35(26):2273–81. doi:10.1097/BRS.0b013e3181cd42cc.

79. Zhao J, Hai Y, Ordway NR, Park CK, Yuan HA. Posterior lumbar interbody fusion using posterolateral placement of a single cylindrical threaded cage. Spine. 2000;25(4):425–30.

第**18**章　多节段 TLIF 治疗脊柱畸形

18.1　引言

　　成人脊柱畸形（adult spinal deformity，ASD）是指成年患者脊柱冠状面、轴面和矢状面的异常弯曲。大多数 ASD 是新发的退变性脊柱畸形，是由不对称性椎间盘、关节突关节退变，骨质疏松性脊柱骨折所致[20]。最近的文献报道，60 岁以上老年患者中，有影像学证据的成人脊柱畸形的患病率高达 60%[19, 24]，且有症状的脊柱侧凸患病率为 6%～30%。ASD 患者大多是因畸形引起的疼痛和功能障碍而就诊，且与椎间盘退变、椎管狭窄、神经根受压、侧向滑移、腰椎滑脱以及脊柱骨盆整体失平衡有关。大部分有症状的 ASD 患者最初接受保守治疗，如：理疗、非甾类抗炎药和麻醉镇痛药。当保守治疗无效时，需要做旨在腰神经根及硬膜囊减压，稳定失稳的运动节段、重建脊柱所有平面的整体平衡和防止畸形逐渐加重的手术。

　　ASD 手术对患者意义重大，受益匪浅，能明显缓解腰背和下肢疼痛。这已在先前的研究中得到证实，研究使用的是客观生命质量（quality-of-life，QOL）量表，如：SRS-22 问卷和 ODI 评分[5, 32-33]。然而，成人脊柱畸形手术非常复杂，麻醉时间较久，恢复期及住院时间较长。据报道，传统开放脊柱畸形手术严重并发症的发生率高达 40%。Pateder 等报道，在 361 例行开放脊柱畸形手术的系列患者中，30 天的死亡率为 2.4%[23]。2011 年，Smith 等分析了脊柱畸形研究小组（Spinal Deformity Study Group，SDSG）的数据，结果显示，在 206 例患者中，26.2% 的患者发生轻微并发症，15.5% 的患者发生严重并发症[31]。研究发现，分期手术或者前 - 后路联合手术也有较高的并发症发生率[26]。有趣的是，尽管老年患者围术期并发症发生率高达 71%，但其术后疼痛和功能障碍的改善最为显著[34]。

　　脊柱畸形手术的主要目的之一是重建冠状面和矢状面的平衡。传统上，脊柱畸形手术主要矫正冠状面失平衡。然而近来认为，矢状面整体平衡与患者的症状及手术效果关系更为密切。Glassman 等回顾了很多前瞻性成人脊柱畸形的文献，研究了一系列患者相关的影像学参数，发现矢状面平衡是预测临床症状最可靠的指标[11]。矢状面正平衡和腰椎前凸变小的患者有更严重的疼痛、躯体和社会功能障碍。对此类患者而言，重建矢状面的整体平衡对显著改善症状和避免假关节形成是十分必要的[4, 25]。

　　在传统开放手术中，许多技术已被用于增加腰椎前凸和恢复矢状面平衡。研究证明，多节段腰椎前路椎间融合术（ALIF）是恢复腰椎正常序列的有效方法[9, 15, 36]。前方放置融合器就能够撑开椎间隙前方，增加椎间隙高度，改善腰椎前凸。前路植入大尺寸融合器还能增强内固定的稳定性。运用 ALIF 术恢复腰椎序列的缺点是需要两期手术，这增加了麻醉时间，提高了并发症的发生率，也额外增加一个手术入路。

　　在成人畸形手术中，矫正僵硬的矢状面失平衡最常用的方法是经椎弓根椎体截骨术（pedicle subtraction osteotomy，PSO）[13, 18, 21, 27]。可是，PSO 失血量常常很大，手术并发症

的发生率也很高 [6]。在 PSO 术中需要切除一定量的骨和软组织，这也限制了其在 MIS 手术中的应用 [39]。

最近兴起的 MIS 侧方经腰大肌椎间融合术在微创脊柱畸形外科受到热烈追捧。研究表明，该技术用于治疗局部退变性关节炎、恢复椎间孔高度、实现神经间接减压及矫正冠状面畸形等效果显著 [22, 29]。然而，侧方经腰大肌椎间融合术矫正矢状面失平衡和恢复腰椎前凸效果不佳。在 Acosta 最近报道的 35 例系列患者中，运用侧方经腰大肌椎间融合术，使冠状面 Cobb 角从术前的 21.4°矫正到术后的 9.7°，统计学上具有显著性改善。然而，尽管椎间隙高度有所改善，腰椎前凸角仅由 42.1° 变为 46.2°。总的来说，矢状面整体序列没有变化 [1]。此研究结果与 Karikari 等报道的整体前凸改善 5° 相类似 [17]。为获得更好的矢状面矫正，有学者提出附加侧方入路前纵韧带（ALL）切除的改良方法 [2, 7-8, 37]。然而，非直视下切除 ALL 具有损伤大血管的严重固有风险。此外，在成人退行性脊柱畸形患者中，增生肥大的关节突关节以及僵硬的后方结构一定程度上限制了矢状面的矫正，这可通过后方结构的松解而实现。更重要的是，生理性腰椎前凸主要位于 L5-S1 和 L4-L5 平面，直接侧方入路难以到达手术部位。

18.2　运用开放多节段 TLIF 术矫正冠状面和矢状面畸形

2009 年，Jagannathan 等报道了运用多节段 TLIF 术恢复腰椎矢状面序列的疗效 [16]。在这项回顾性研究中，80 例腰椎退行性疾病患者接受了短节段（1、2 或 3 个节段）经椎间孔腰椎椎间融合术（TLIF）。运用双侧关节突关节切除与椎间撑开把大尺寸回旋镖形融合器放置在椎间隙前部。植入融合器和

椎弓根螺钉后进行加压。随访时，影像学研究发现每一个手术节段的局部前凸角显著增加。L5-S1 和 L4-L5 节段的 TLIF 术对恢复节段性腰椎前凸的效果最为显著。L5-S1 节段 TLIF 使节段性前凸平均增加 22.2°，L4-5 节段 TLIF 使节段性前凸平均增加 11.3°。多节段 TLIF 术矫正腰椎整体前凸的效果优于单节段手术（27.3° ± 3.4° vs. 17.4° ± 4.4°）。对大多数术前矢状面失平衡小于 10cm 的患者，短节段 TLIF 术可以改善矢状面序列。然而，对于矢状面失平衡大于 10 cm 的患者，仅 30% 的患者通过短节段 TLIF 术获得理想的矫正，这表明需要更大的手术，如截骨术及长节段融合术。Yson 等报道了应用双侧关节突关节切除多节段 TLIF 术行腰椎节段性矢状面矫正的类似系列病例。使用的手术方法相同，即双侧关节突关节切除，同时，椎间融合器尽可能放在椎间隙前方，结果表明，运用多节段 TLIF 术实现了腰椎前凸的显著恢复 [40]。

融合器的位置和几何形状显著影响 TLIF 术后矢状面的矫正效果 [10, 12]。过去的一些报道认为，TLIF 术可导致腰椎前凸减少 [9, 15]。这可能是因为使用了不当的手术技术。在 Jagannathan 和 Yson 的这两个系列病例中，使用大尺寸融合器，且将其放置于椎间隙前方，有助于恢复腰椎前凸，这类似于 Anand 等提出的悬臂梁 TLIF 技术 [3]。更重要的是，双侧关节突关节以及椎间盘的彻底切除，使节段性运动范围显著增大，椎弓根螺钉的最后加压可以明显恢复腰椎前凸。

Heary 和 Karimi 报道了单侧植入融合器的 TLIF 术可以矫正冠状面失平衡 [14]。在他们的 4 例系列患者中，TLIF 融合器仅放置于凹侧，双侧关节突关节切除以松解僵硬的侧弯。在凸侧的椎弓根螺钉间进行选择性加压固定。在这个小型系列研究中，冠状面侧弯平均矫正 17.9°。

18.3 多节段 MIS-TLIF 术矫正成人脊柱畸形

在过去 10 年，MIS-TLIF 术已被广泛应用于治疗退行性腰椎间盘病、腰椎滑脱症和复发性腰椎间盘突出症[28]。既然开放的多节段 TLIF 术能有效矫正矢状面失平衡，显而易见，多节段 MIS-TLIF 术将是 MIS 畸形手术最有希望的方法。由于整个手术过程都是患者在俯卧位的情况下完成，因此不必进行多期手术。Wang 报道了运用可膨胀融合器多节段 MIS-TLIF 术矫正成人脊柱畸形 25例系列患者的经验[38]。该系列患者使用可膨胀融合器结合经皮椎弓根螺钉固定以恢复前柱高度。每位患者平均手术节段 3.2 个。平均术前 Cobb 角为 29.2°，术后改善为 9.0°；平均术前腰椎整体前凸 27.8°，术后改善为42.6°；术前平均 SVA 为 7.4 cm，术后改善为 4.3 cm。临床上，在 1 年随访时，下肢疼痛 NPS（数字疼痛量表）得分从术前的 5.1改善为术后的 1.8，腰背疼痛 NPS 得分从术前的 7.6 改善为术后的 3.4。ODI 评分从术前的 44.9 改善为术后的 24.1。

18.4 手术步骤

1. **体位**：手术在全麻下俯卧位完成。患者俯卧位于 Jackson 手术台上至关重要，这有利于腹部悬空和增加腰椎前凸。有研究表明，使用 Jackson 手术台能增加术后腰椎前凸[35]。

2. **皮肤切口**：对于长节段微创畸形手术，使用单一正中切口会更加美观。微创手术的原则并不是皮肤切口的大小，而是以微小的软组织和骨结构损伤取得理想的效果。与两侧多个皮肤切口相比，保留筋膜层的单一正中皮肤切口组织损伤更小，切口愈合更加美观。此外，很多患者有既往腰椎手术史，留有正中切口瘢痕。

3. **游离浅筋膜层面**：在皮肤切开并严密止血后，在浅筋膜上游离出一个平面，这样，就可进行经皮螺钉植入，并在软组织封套损伤较小的情况下放置 TLIF 通道（图 18.1）。

4. **手术通道**：此时，可用传统 MIS-TLIF 固定或可扩张管道行 TLIF 手术。我们通常选用小切口完成多节段 TLIF 术，仅在椎

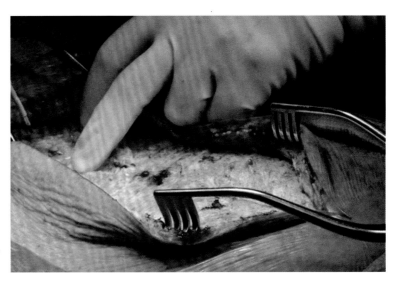

图 18.1 单一正中皮肤切口以及游离皮下筋膜层面

间融合器植入的一侧行骨膜下剥离。仅通过脊柱一侧的入路行小关节切除和椎间融合器的植入。由于保留了对侧肌肉在脊柱上的附着点，与传统的双侧开放手术相比，患者一般恢复较快，术后疼痛较轻（图 18.2）。对一侧的外侧关节突行骨膜下剥离，同时使用管道保持切口开放。

5. **入路侧的选择**：多节段 TLIF 术入路侧的选择在微创畸形手术中非常重要，因为大部分 ASD 患者还合并有需要同时矫正的冠状面畸形。入路侧的选择取决于侧凸的类型、临床症状和手术目的。我们已经认识到，从小弯的凹侧（它又是主弯的凸侧，通常位于腰段中部）入路对矫正冠状面失平衡更加切实有效（图 18.3）。腰骶交界小弯造成整个脊柱不平坦的根基，如果没有代偿，一个小角度的腰骶交界小弯也能导致严重的冠状面失平衡。通过在腰骶交界入路的同侧椎间隙植入融合器，就能提升凹侧以矫正小弯。当从小弯的凹侧入路时，术者面对的是腰段中部的主弯。因为脊柱是向凸侧旋转的，这就很容易将融合器越过中线植入到对侧（主弯的凹侧），进一步矫直腰段脊柱的侧弯。

6. **小关节切除**：暴露和确定脊柱节段后，切除手术节段的部分或全部小关节。通常用骨刀切除下关节突并作为自体骨融合的材料备用。磨除下位椎体的上关节突至椎弓根上缘，为同侧植骨及植入椎间融合器预留足够的空间。当在凹侧放置融合器时，所需的椎间隙暴露小于常规的 TLIF 术，尤其在使用可膨胀融合器时。当从凸侧进入主弯时，由于轴向旋转可高达 35°，且优先选择将融合器植入到对侧椎间隙，一般地，最便捷的手术通道是，从小关节的外侧进入到 Kambin 三角内的椎间隙（图 18.4）。这种情况下，几乎不必切除小关节就能进行真正意义上的经椎间孔椎间植骨融合术。然而，小关节的切除仍然是有益处的，因为它增加了僵硬脊柱的柔韧性，以对侧椎间融合器作为支点，在腰椎主弯的凸侧进行加压以矫正冠状面失平衡。

通常不进行中间的椎板切除。当需要行中央椎管、侧隐窝或者椎间孔减压时（这对 ASD 患者来说通常是必需的，但应根据患者的症状而定），通过腰椎椎管同侧 - 对侧减压，完成对中央椎管、双侧侧

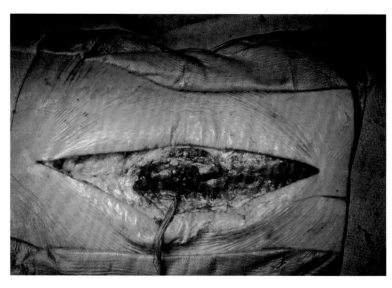

图 18.2　进行小切口畸形手术组织切除的范围

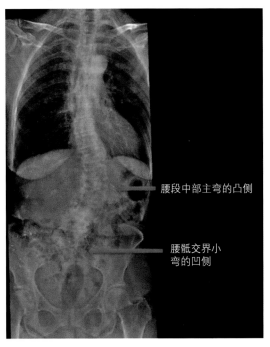

图 18.3　腰骶交界小弯的凹侧也是腰段中部主弯的凸侧

腰段中部主弯的凸侧

腰骶交界小弯的凹侧

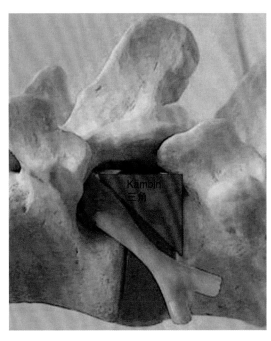

图 18.4　Kambin 三角的解剖

隐窝以及双侧椎间孔的减压。

7. **椎间盘切除**：此时，通常使用显微镜以便更清晰地观察重要结构。切除骨和软组织，暴露恰好位于椎弓根上方的椎间隙至黄韧带外侧缘。术者必须格外注意出口神经根和下行神经根的位置。周围静脉用双极电凝灼闭严密止血。然后经纤维环做一个切口，插入并旋转刮刀去除椎间盘，小心保护椎体皮质骨终板。这在骨质疏松症患者尤为重要。为骨愈合而进行的椎间隙准备还有赖于充分地去除软骨终板。此外，入路的内倾角也十分重要，不同节段的内倾角大小也不相同。在凹侧入路的手术中（无腰骶交界小弯的单纯侧弯），主要切除同侧椎间盘以撑开狭窄的椎间隙。在主弯凸侧入路的手术中（即当从腰骶交界小弯凹侧入路时），采取陡峭的入路到达对侧并切除椎间盘，以此恢复主弯塌陷的椎间隙高度。

8. **融合器的植入和椎间融合**：彻底的椎间盘切除完成后，将 rhBMP-2 尽可能地放置在椎间隙的前方。一般而言，每个节段用 rhBMP-2（InFuse, Medtronic Sofamor Danek）1.05 mg，以促进椎间隙骨愈合。这在 MIS 畸形手术特别有用，因为骨表面暴露太少而不允许进行后外侧融合，因此，良好的椎间融合是该手术成功的关键。使 BMP 保留在椎间隙前方非常重要，以减少神经周围异位骨生长的风险。植入 BMP 后，将小关节切除的自体骨填入椎间隙。

将术者选择的融合器放入椎间隙，应特别注意的是，要把融合器植入在理想的位置。可膨胀融合器对于植骨侧椎间隙的撑开和尽可能减少软组织剥离特别有用。为此我们一直在使用 25 mm OptiMesh 融合器（Spineology 公司）。OptiMesh 是一款可三维膨胀的网状囊袋，其内能填充颗粒状同种异体骨基质（图 18.5）[41]。该融合器经直径 7 mm 的切口就可植入，因此，只需在纤维环上切一个小口就可到达椎间隙并植入融合材料（图 18.6）[30]。随后，向位于椎间隙的 OptiMesh 内填塞颗粒状同种异体骨基质使其膨胀，恢复椎间隙高度（图 18.7、18.8）。值得注意的是，FDA 也认为这超出了其允许使用的范围。因为可膨胀融合器的植入不需要强力打压，所以有可能将其放置在椎间隙内的理想位置，并能通过融合器的膨胀获得更好

的椎间隙撑开以矫正畸形。

9.**经皮椎弓根螺钉的植入**：然后，按标准方法进行经皮椎弓根螺钉的植入。我们运用基于前后位 C 臂透视技术行经皮椎弓根螺钉植入，因为这样可以修正任何轴向旋转或其他脊柱畸形。先将 Jamshidi 套管穿刺针抵靠在横突与上关节突的交界处。由

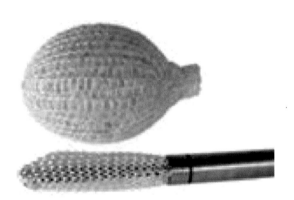

图 18.5　OptiMesh 可膨胀的骨移植系统

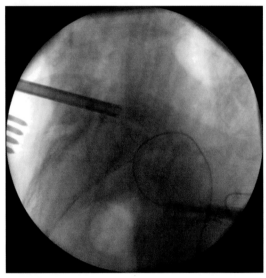

图 18.7　将 OptiMesh 网袋植入 L5-S1 椎间隙

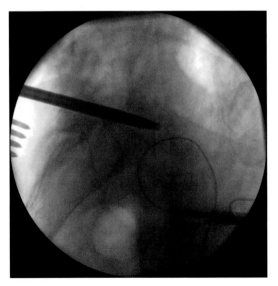

图 18.6　把 OptiMesh 输送管道植入到 L5-S1 椎间隙

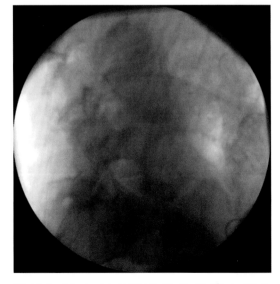

图 18.8　L3-4、L4-5 和 L5-S1 椎间隙内植入 OptiMesh，完成 3 个节段的 TLIF 术

于 ASD 患者脊柱的轴向旋转，每一个节段都需要一个垂直的前后位透视影像。然后，套管穿刺针进入骨内 2 cm，在前后位透视影像上看，套管穿刺针并没有穿破椎弓根内侧壁（图 18.9）。用克氏针替换每一个套管穿刺针。使用保护套保护软组织，在侧位 C 臂透视下用骨锥及硬探准备随后植入椎弓根螺钉的钉道（Viper 3-D, DePuy Spine）（图 18.10）。

10. **穿棒**：然后将棒在筋膜下穿过螺钉延长杆。有关弯棒、穿棒以及棒的连接等详细内容可参阅本书相关章节（第 13 章）。引导椎弓根螺钉头部顺应地与矫形的弯棒相结合有利于恢复腰椎前凸和矫正畸形。在凸侧的螺钉头部加压（开口侧）也有利于增加腰椎前凸和矫正侧弯。

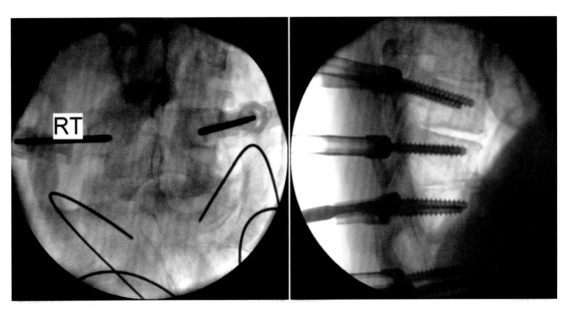

图 18.9　经皮椎弓根螺钉植入

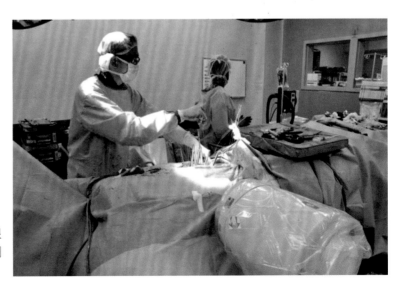

图 18.10　更换成经皮椎弓根螺钉，将其穿过克氏针，在侧位透视下拧入椎体

11. 关闭切口：放置负压引流管后以标准方式关闭筋膜和皮肤。严密缝合与浅筋膜分离的皮肤对预防术后皮下积液非常重要。

18.5　未来展望

随着技术的进步，未来 MIS-TLIF 的重要手术步骤将更微创和更有效。目前需要进行最大范围暴露的手术步骤是小关节的切除。目前正通过使用 Gigli 线锯彻底切除后

方结构，对这一步骤更微创的方法进行探索创新（Baxano, San Jose, California）。高效率的小关节的彻底切除为进行 MIS-SPO（Smith-Petersen 截骨术）铺平了道路（图 18.11）。

多节段 MIS-TLIF 是一项易于为人接受的脊柱畸形矫正技术。可膨胀融合器和经皮椎弓根螺钉植入使这种方法比传统开放的 TLIF 技术更微创。对于冠状面侧弯小于 30°且合并有轻中度矢状面失平衡的患者，这是一项高效且并发症发生率很低的技术。

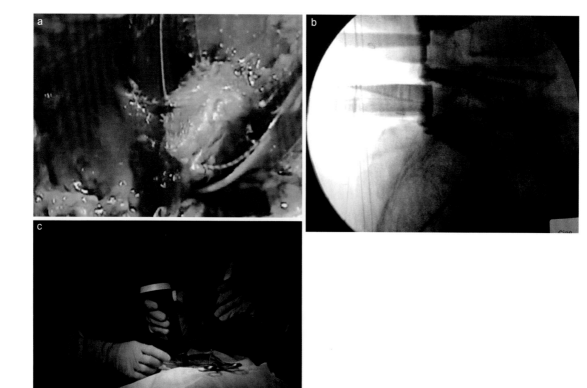

图 18.11 （a）在尸体脊柱标本上，运用 Baxano 线锯切除关节突关节。（b）侧位 X 线透视影像显示线锯切除两椎弓根之间的关节突关节。（c）用于切除关节突关节的往复线锯手柄的外部视图。（d）图示用往复线锯挡片切除关节突关节。（e）图示关节突关节切除后可以进行畸形矫正

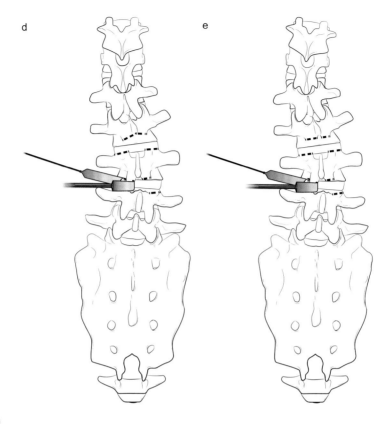

图 18.11（续）

（Yi Lu, Michelle M. Falcone, Michael Y. Wang, Steven Wu 著　李　明　徐继禧
魏显招 译　张西峰 校）

参考文献

1. Acosta FL, Liu J, Slimack N, Moller D, Fessler R, Koski T. Changes in coronal and sagittal plane alignment following minimally invasive direct lateral interbody fusion for the treatment of degenerative lumbar disease in adults: a radiographic study. J Neurosurg Spine. 2011;15:92–6.

2. Akbarnia BA, Mundis GM, Jr., Moazzaz P, Kabirian N, Bagheri R, Eastlack RK, et al. Anterior Column Realignment (ACR) for focal kyphotic spinal deformity using a lateral transpsoas approach and ALL release. J Spinal Disord Tech. Available at: http://www.ncbi.nlm.nih.gov/pubmed/?term=akbarnia%2C+mundis%2C+eastlack; Accessed 19 Feb 2013. [Epub ahead of print].

3. Anand N, Hamilton JF, Perri B, Miraliakbar H, Goldstein T. Cantilever TLIF with structural allograft and RhBMP2 for correction and maintenance of segmental sagittal lordosis: long-term clinical, radiographic, and functional outcome. Spine (Phila Pa 1976). 2006;31:E748–53.

4. Booth KC, Bridwell KH, Lenke LG, Baldus CR, Blanke KM. Complications and predictive factors for the successful treatment of flatback deformity (fixed sagittal imbalance). Spine (Phila Pa 1976). 1999;24:1712–20.

5. Bridwell KH, Glassman S, Horton W, Shaffrey C, Schwab F, Zebala LP, et al. Does treatment (nonoperative and operative) improve the two-year quality of life in patients with adult symptomatic lumbar scoliosis: a prospective multicenter evidence-based medicine study. Spine (Phila Pa 1976). 2009;34:2171–8.

6. Buchowski JM, Bridwell KH, Lenke LG, Kuhns CA, Lehman RA, Jr., Kim YJ, et al. Neurologic complications of lumbar pedicle subtraction osteotomy: a 10-year assessment. Spine (Phila Pa 1976). 2007;32:2245–52.

7. Deukmedjian AR, Dakwar E, Ahmadian A, Smith DA, Uribe JS. Early outcomes of minimally invasive anterior longitudinal ligament release for correction of sagittal imbalance in patients with adult spinal defor-

mity. ScientificWorldJournal. 2012;2012:789698.

8. Deukmedjian AR, Le TV, Baaj AA, Dakwar E, Smith DA, Uribe JS. Anterior longitudinal ligament release using the minimally invasive lateral retroperitoneal transpsoas approach: a cadaveric feasibility study and report of 4 clinical cases. J Neurosurg Spine. 2012;17:530–9.

9. Dorward IG, Lenke LG, Bridwell KH, O'Leary PT, Stoker GE, Pahys JM, et al. Transforaminal versus anterior lumbar interbody fusion in long deformity constructs: a matched cohort analysis. Spine (Phila Pa 1976). 2013;38:E755–62.

10. Faundez AA, Mehbod AA, Wu C, Wu W, Ploumis A, Transfeldt EE. Position of interbody spacer in transforaminal lumbar interbody fusion: effect on 3-dimensional stability and sagittal lumbar contour. J Spinal Disord Tech. 2008;21:175–80.

11. Glassman SD, Bridwell K, Dimar JR, Horton W, Berven S, Schwab F. The impact of positive sagittal balance in adult spinal deformity. Spine (Phila Pa 1976). 2005;30:2024–9.

12. Godde S, Fritsch E, Dienst M, Kohn D. Influence of cage geometry on sagittal alignment in instrumented posterior lumbar interbody fusion. Spine (Phila Pa 1976). 2003;28:1693–9.

13. Hassanzadeh H, Jain A, El Dafrawy MH, Ain MC, Mesfin A, Skolasky RL, et al. Three-column osteotomies in the treatment of spinal deformity in adult patients 60 years old and older: outcome and complications. Spine (Phila Pa 1976). 2012;38:726–31

14. Heary RF, Karimi RJ. Correction of lumbar coronal plane deformity using unilateral cage placement. Neurosurg Focus. 2010;28:E10.

15. Hsieh PC, Koski TR, O'Shaughnessy BA, Sugrue P, Salehi S, Ondra S, et al. Anterior lumbar interbody fusion in comparison with transforaminal lumbar interbody fusion: implications for the restoration of foraminal height, local disc angle, lumbar lordosis, and sagittal balance. J Neurosurg Spine. 2007;7:379–86.

16. Jagannathan J, Sansur CA, Oskouian RJ, Jr., Fu KM, Shaffrey CI. Radiographic restoration of lumbar alignment after transforaminal lumbar interbody fusion. Neurosurgery. 2009;64:955–63; discussion 963–54.

17. Karikari IO, Nimjee SM, Hardin CA, Hughes BD, Hodges TR, Mehta AI, et al. Extreme lateral interbody fusion approach for isolated thoracic and thoracolumbar spine diseases: initial clinical experience and early outcomes. J Spinal Disord Tech. 2011;24:368–75.

18. Kim YJ, Bridwell KH, Lenke LG, Cheh G, Baldus C. Results of lumbar pedicle subtraction osteotomies for fixed sagittal imbalance: a minimum 5-year follow-up study. Spine (Phila Pa 1976). 2007;32:2189–97.

19. Kobayashi T, Atsuta Y, Takemitsu M, Matsuno T, Takeda N. A prospective study of de novo scoliosis in a community based cohort. Spine (Phila Pa 1976). 2006;31:178–82.

20. Kotwal S, Pumberger M, Hughes A, Girardi F. Degenerative scoliosis: a review. HSS J. 2011;7:257–64.

21. Lee MJ, Wiater B, Bransford RJ, Bellabarba C, Chapman JR. Lordosis restoration after Smith-Petersen osteotomies and interbody strut placement: a radiographic study in cadavers. Spine (Phila Pa 1976). 2010;35:E1487–91.

22. Ozgur BM, Aryan HE, Pimenta L, Taylor WR. Extreme Lateral Interbody Fusion (XLIF): a novel surgical technique for anterior lumbar interbody fusion. Spine J. 2006;6:435–43.

23. Pateder DB, Gonzales RA, Kebaish KM, Cohen DB, Chang JY, Kostuik JP. Short-term mortality and its association with independent risk factors in adult spinal deformity surgery. Spine (Phila Pa 1976). 2008; 33:1224–8.

24. Schwab F, Dubey A, Gamez L, El Fegoun AB, Hwang K, Pagala M, et al. Adult scoliosis: prevalence, SF-36, and nutritional parameters in an elderly volunteer population. Spine (Phila Pa 1976). 2005;30:1082–5.

25. Schwab F, Patel A, Ungar B, Farcy JP, Lafage V. Adult spinal deformity-postoperative standing imbalance: how much can you tolerate? An overview of key parameters in assessing alignment and planning corrective surgery. Spine (Phila Pa 1976). 2010;35: 2224–31.

26. Schwab FJ, Hawkinson N, Lafage V, Smith JS, Hart R, Mundis G, et al. Risk factors for major perioperative complications in adult spinal deformity surgery: a multi-center review of 953 consecutive patients. Eur Spine J. 2012;21:2603–10.

27. Schwab FJ, Patel A, Shaffrey CI, Smith JS, Farcy JP, Boachie-Adjei O, et al. Sagittal realignment failures following pedicle subtraction osteotomy surgery: are we doing enough? Clinical article. J Neurosurg Spine. 2012;16:539–46.

28. Schwender JD, Holly LT, Rouben DP, Foley KT. Minimally invasive transforaminal lumbar interbody fusion (TLIF): technical feasibility and initial results. J Spinal Disord Tech. 2005;18:S1–6.

29. Sharma AK, Kepler CK, Girardi FP, Cammisa FP, Huang RC, Sama AA. Lateral lumbar interbody fusion: clinical and radiographic outcomes at 1 year: a preliminary report. J Spinal Disord Tech. 2011;24:242–50.

30. Shau DN, Parker SL, Mendenhall SK, Zuckerman SL, Godil SS, Devin CJ, McGirt MJ. Transforaminal lumbar interbody graft placement via an articulating delivery arm facilitates increased segmental lordosis with superior anterior and midline graft placement. J Spinal Disord Tech. Available at: http://www.ncbi.nlm.nih.gov/pubmed/23059702; Accessed 10 Oct 2012. [Epub ahead of print].

31. Smith JS, Sansur CA, Donaldson WF, 3rd, Perra JH, Mudiyam R, Choma TJ, et al. Short-term morbidity and mortality associated with correction of thoracolumbar fixed sagittal plane deformity: a report from the Scoliosis Research Society Morbidity and Mortality Committee. Spine (Phila Pa 1976). 2011;36:958–64.

32. Smith JS, Shaffrey CI, Berven S, Glassman S, Hamill C, Horton W, et al. Improvement of back pain with operative and nonoperative treatment in adults with scoliosis. Neurosurgery 2009;65:86–93; discussion 93–84.

33. Smith JS, Shaffrey CI, Berven S, Glassman S, Hamill C, Horton W, et al. Operative versus nonoperative treatment of leg pain in adults with scoliosis: a retrospective review of a prospective multicenter database with two-year follow-up. Spine (Phila Pa 1976). 2009;34:1693–8.

34. Smith JS, Shaffrey CI, Glassman SD, Berven SH, Schwab FJ, Hamill CL, et al. Risk-benefit assessment of surgery for adult scoliosis: an analysis based on patient age. Spine (Phila Pa 1976). 2011;36:817–24.

35. Stephens GC, Yoo JU, Wilbur G. Comparison of lumbar sagittal alignment produced by different operative positions. Spine (Phila Pa 1976). 1996;21:1802–6; discussion 1807.

36. Suh LR, Jo DJ, Kim SM, Lim YJ. A surgical option for multilevel anterior lumbar interbody fusion with ponte osteotomy to achieve optimal lumbar lordosis and sagittal balance. J Korean Neurosurg Soc. 2012; 52:365–71.

37. Uribe JS, Smith DA, Dakwar E, Baaj AA, Mundis GM, Turner AW, et al. Lordosis restoration after anterior longitudinal ligament release and placement of lateral hyperlordotic interbody cages during the minimally invasive lateral transpsoas approach: a radiographic study in cadavers. J Neurosurg Spine. 2012; 17:476–85.

38. Wang MY. Improvement of sagittal balance and lumbar lordosis following less invasive adult spinal deformity surgery with expandable cages and percutaneous instrumentation. J Neurosurg Spine. 2013; 18:4–12.

39. Wang MY, Madhavan K. Mini-open pedicle subtraction osteotomy: surgical technique. World Neurosurg. 2012.

40. Yson SC, Santos ER, Sembrano JN, Polly Jr DW. Segmental lumbar sagittal correction after bilateral transforaminal lumbar interbody fusion. J Neurosurg Spine. 2012;17:37–42.

41. Zheng X, Chaudhari R, Wu C, Mehbod AA, Erkan S, Transfeldt EE. Biomechanical evaluation of an expandable meshed bag augmented with pedicle or facet screws for percutaneous lumbar interbody fusion. Spine J. 2010;10:987–93.

第 **19** 章　可膨胀融合器用于胸段脊柱畸形

19.1　引言

脊柱后凸畸形的矫正十分复杂，尤其是胸段脊柱。尽管有很多矫正胸段脊柱后凸畸形的技术，然而，有关这些最有效的技术方法仍存在争议，如：充分改善矢状面平衡，获得成功的固定融合，能提供耐受脊柱前方压力的足够支撑等。此外，完成这些目标的同时必须最大限度地减少患者神经系统并发症的发生率。特别地，现已证明，因为 80% 的脊柱轴向矢量负荷沿前柱和中柱施加于脊柱，所以应用可膨胀胸椎椎间融合器重建前柱和中柱矫正胸段脊柱后凸畸形是一项成功的技术 [1]。

19.2　胸段脊柱后凸畸形

造成胸段脊柱后凸畸形的疾病很多，包括创伤性骨折、感染、肿瘤（原发性和转移性）、脊柱炎症性和退行性疾病 [2]。进行性加重的胸段后凸畸形的症状包括局灶性顽固性胸背部疼痛，由椎间孔狭窄引起的胸神经根病变，以及由椎管狭窄引起的脊髓病变 [3-5]。神经系统的临床表现包括：逐渐加重的下肢无力和麻木，反射亢进和肠道 / 膀胱功能障碍 [5, 6]。诊断方法包括胸椎 X 线平片、CT 和 MRI，以确定后凸的程度、骨质的破坏、感染或肿瘤生长的范围，以及脊髓或神经根压迫的程度 [2, 5]（图 19.1、19.2）。

19.3　胸段后凸畸形的保守治疗

无明显椎体塌陷且无症状或有轻微疼痛的患者可行保守治疗。保守治疗一般包括专业指导下的物理及职业疗法，佩戴胸腰段支具以缓解不适，或服用消炎止痛药物等。另外，对站立位 X 线片显示胸段后凸畸形进行性加重的患者应密切随访，必要时应采取手术治疗的方法 [7-8]。

19.4　胸段后凸畸形矫正术的适应证

胸段后凸畸形矫正术的适应证包括：胸椎不稳、畸形、顽固性疼痛，和已有的或即将发生的神经系统损伤 [3]。

19.5　胸段后凸畸形的手术入路和方法

已有很多运用可膨胀融合器矫正胸段后凸畸形的研究报道。这些方法包括开放的手术入路，和最近报道的经皮固定和内镜辅助的微创技术。后凸畸形矫正的主要目标是改变引起胸段后凸畸形的力的主矢量。这主要是通过各种不同的手术入路植入可膨胀胸椎椎间融合器重建前柱和中柱来实现的。

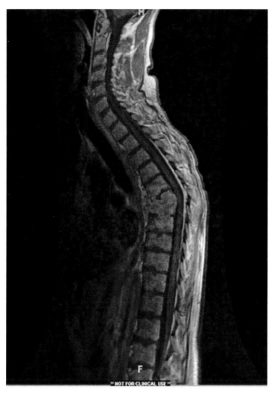

图 19.1　胸段脊柱 MRI 矢状面 T1 增强显示，T6/7 椎间隙感染致严重后凸畸形。后凸畸形及硬膜外增强组织压迫脊髓

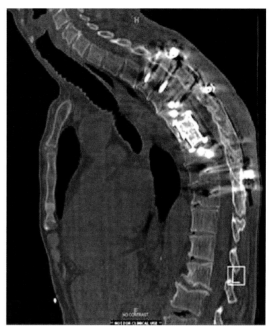

图 19.2　术后胸椎 CT 扫描显示，侧方入路用可膨胀胸椎椎间融合器重建前柱和中柱，胸段后凸畸形消失。二期手术行后方固定融合

19.5.1　后方入路

19.5.1.1　椎板切除 / 后外侧固定 / 截骨 / 融合

胸段及胸腰段腹侧病变的后路手术已历经多年发展。研究表明，椎板切除联合 SPO，或 PSO（pedicle subtraction osteo-tomies，经椎弓根椎体截骨术），通过缩短后方结构，分别减少胸椎后凸角 6°～10° 和 15°～20°[9]。然而，这些技术能引起椎体高度下降，脊柱后方韧带结构及硬脊膜皱褶，有导致脊髓压迫的可能[10]。另外，这些手术操作可导致大出血和肺部并发症[11, 12]。

Harrington 棒长节段固定可用于恢复胸段曲度。然而，由于长节段融合固定失败需再次手术的可能性，不能恢复旋转畸形，手术失败进一步加重先前存在的后凸畸形的可能

性，因此，该手术的并发症发生率较高[13]。另外，单纯后路椎弓根螺钉固定融合不能承受脊柱前方矢量的生理压力，就会导致内固定失败和原有的后凸畸形加重[3, 14]。McLain 等研究发现，在单纯后路后凸矫正术后的前 6 个月内，后凸畸形进一步加重[14]。多项研究也发现，在单纯后路椎弓根螺钉固定融合而没有前方支撑的患者，手术失败率为 20%～50%[15-17]。

19.5.1.2　椎板切除 / 肋骨横突切除并可膨胀融合器植入及后外侧固定 / 融合

椎板切除联合肋骨横突切除可使术者进入到胸椎前方病变区域。通过单侧入路行椎板切除和横突、肋骨头及肋骨近段切除，即可到达椎弓根下方和病变的椎体内[3]。这样就能够经后路在出口神经根之间（在胸段脊柱，通常切断神经根以获得较大的空间）将

胸椎椎间融合器放置于脊柱前方以重建前柱和中柱。用这种方法重建前柱和中柱，一般还需要短节段椎弓根螺钉固定和后外侧融合进行加强[18]。

Sciubba 等报道了一项单纯后路的新技术，通过肋骨横突和椎体环形切除治疗胸椎前方疾病[3]。他们在文中详述了标准的双侧肋骨横突切除联合经椎弓根椎体切除，并放置可膨胀胸椎椎间融合器。作者共完成 7 例这样的手术，后凸畸形改善 53%[3]。术前平均后凸角为 28.6°，术后为 12.1°[3]。这一结果与所谓的边界效应相一致，使前方轴向载荷的表面积更大[19]。

Snell 等也报道了一个相同的手术方法，用于矫正 15 例胸段后凸畸形[20]。他们使用可膨胀和非膨胀胸椎椎间融合器重建脊柱，结果发现，研究队列的患者均获得了良好的神经功能恢复和后凸矫正，其中 2 例患者至少改善一个 Frankel 等级[20]。可膨胀融合器可适度撑开胸段脊柱，并与上下终板表面有充分的接触，有利于获得坚强的骨性愈合[3]。不同于腓骨和髂骨移植，可膨胀融合器以其较大的接触面积可减少并发症的发生，如椎体终板塌陷[12]。

Abumi 等、Oda 等都认为，与非膨胀融合器相比，可膨胀融合器在脊柱重建中具有显著的优势[21, 22]。他们发现，可膨胀融合器具有更强的沿脊柱韧带轴线撑开的能力，从而提高了骨愈合率[21]。此外，在直视和 X 线透视下手动撑开恢复脊柱高度便于术者操作，以确保恢复围绕胸段及胸腰段脊柱正常旋转内轴的前凸，并减少后凸趋势[3]。最后，非膨胀融合器还需要后方椎弓根螺钉加压的操作，而可膨胀融合器则不需要[23]。事实上，Knop 等用 12 个尸体脊柱标本进行生物力学研究，结果发现，与非膨胀融合器相比，可膨胀融合器更稳定，且不需要后方加压[23]。Lange 等进行的另一项前瞻性研究发现，在 126 例感染、肿瘤及创伤性胸腰段脊柱疾病患者中，使用可膨胀融合器均成功获得前柱稳定[24]。这催生了更大尺寸钳式撑开器的研制，新的可膨胀融合器可增加一个以上节段的高度[24]。Keshavarzi 等回顾性研究了 35 例因感染、创伤和肿瘤导致的胸段后凸畸形患者，资料来自两个大型医疗中心，这些患者均进行了椎体次全切除和可膨胀融合器的植入。研究发现，术后早期后凸畸形均得到矫正，术后 12 个月矢状面序列恢复，且在超过 31 个月的随访期间疼痛 VAS 评分下降[25]。

总之，这项技术能进行彻底的神经减压，稳定前柱和中柱，恢复良好的矢状面平衡，同时还避免了胸腹切口和（或）经胸入路较大损伤的并发症。将减压时获得的自体骨填塞于融合器中，通过其干细胞的骨传导和骨诱导特性获得成功的骨融合。最后，前路植入可膨胀椎间融合器联合后路椎弓根螺钉固定能最大限度地减少内固定物的失败和假关节形成的发生率[26]。

19.5.2 前外侧入路

前方入路和前外侧入路治疗胸腰段后凸畸形包括经胸 - 经胸膜胸廓切开术、经内镜入路的胸腔镜术，以及更标准的胸腹联合入路 / 胸膜后入路[5]。有关这些技术用于治疗胸腰段后凸畸形均有详细报道。许多学者认为，与上述后方入路比较，呼吸功能障碍及严重共病患者一般不适合采用前方或前外侧入路行胸段脊柱前方手术[3, 5]。经这些入路的常见并发症包括持续性胸腔积液、血胸、乳糜胸和硬膜 - 胸膜瘘[27-28]。另外，这些术式通常不需要再行二期后路椎弓根螺钉固定融合术，这些都徒然增加患者的手术时间、并发症的发生率和出血量[5]。

鉴于既往报道的传统开放性经胸和胸腹入路暴露胸段脊柱并发症的发生率较高，微创前外侧入路技术，包括小切口及胸腔

镜技术，已越来越受欢迎[29-30]。Scheuffler
等回顾性研究了 38 例胸段及胸腰段退行性
病变、创伤及转移瘤患者，经前外侧胸膜
后 入 路（anterolateral retropleural，ALRA），
或联合的侧方胸膜外 / 腹膜外胸腰段入路
（combined lateral extrapleural/extraperitoneal
thoracolumbar approach，CLETA），行微创融
合器椎体置换术。全部手术成功完成，无一
例改用传统开放入路，平均矫正后凸畸形
19.3°，这一结果与标准的开放手术和胸腔镜
手术相似[2, 31-32]。在 18 个月的随访期间，作
者发现，只有前方撑开可膨胀融合器植入组
矢状面矫正无丢失，也无下沉发生[2]。在该
系列患者中，有 3 例严重骨质疏松症患者在
邻近融合节段的椎体行骨水泥强化[2]。研究
表明，在经过选择的合并有肺病的一组小样
本患者中，运用微创经 ALRA 和 CLETA 技
术能降低常见于传统胸腔镜及前外侧经胸入
路手术的围术期风险[2]。另外，缩短手术时
间、减少术中出血、无开胸后疼痛，以及能
成功进行矢状面 / 冠状面畸形矫正都是这些
微创手术的优势[33]。

结论

正如本章所述，胸段后凸畸形的治疗方
法多种多样。治疗方法的选择包括：对无症
状或症状轻微患者行保守治疗，对后凸畸形
进行性加重、顽固性疼痛、神经根和脊髓压
迫患者行手术治疗。手术方法包括：后路肋
骨横突切除（单侧或环形）并椎体次全切除，
后外侧固定融合术；侧方胸腹切开或前外侧
胸廓切开，椎体次全切除并融合器植入侧方
钢板固定；以及微创前外侧胸膜后，或联合
腹膜外胸腰段入路。所有患者都应明确手术
目的，包括：神经减压、稳定脊柱、缓解疼
痛以及矫正脊柱畸形等[5]。通过上述方法和
运用可膨胀胸椎椎间融合器，这些目标都可
实现。尽管上文详述了各种利弊，但目前仍

未完成可膨胀与非膨胀融合器，以及上述各
种手术入路和方法的随机盲法对照研究。

（Paul E. Kaloostian，Daniel M. Sciubba 著
李 明 王 飞 李 超 译 张西峰 校）

参考文献

1. Magerl F, Aebi M, Getzbein SD, et al. A comprehensive classification of thoracic and lumbar injuries. Eur Spine J. 1994;3:184–201.
2. Scheuffler K. Technique and clinical results of minimally invasive reconstruction and stabilization of the thoracic and thoracolumbar spine with expandable cages and ventrolateral plate fixation. Neurosurgery. 2007;61:798–809.
3. Sciubba DM, Gallia G, McGirt M, et al. Thoracic kyphotic deformity reduction with a distractible titanium cage via an entirely posterior approach. Neurosurgery. 2007;60 Suppl 2:223–31.
4. Denis F. The three column spine and its significance in the classification of acute thoracolumbar spinal injuries. Spine. 1983;8:817–31.
5. Yoo C, Ry S, Park J. Fracture-related thoracic kyphotic deformity correction by single-stage posterolateral vertebrectomy with circumferential reconstruction and stabilization. J Spinal Disord Tech. 2009;22(7):492–501.
6. Bradford DS, McBride GC. Surgical management of thoracolumbar spine fractures with incomplete neurologic deficits. Clin Orthop Relat Res. 1987;218:201–16.
7. Fidler MW. Remodeling of the spinal canal after burst fractures. J Bone Joint Surg Br. 1988;70:730–2.
8. Ha KI, Hand SH, Chung M, et al. A clinical study of the natural remodeling of burst fractures of the lumbar spine. Clin Othop. 1996;323:210–4.
9. Goel MK. Vertebral osteotomy for correction of fixed flexion deformity of the spine. J Bone Joint Surg Am. 1968;50:287–94.
10. Micheli LJ, Hall JE. Complications in the treatment of adult spinal deformities. In: Epps Jr CH, editor. Complications in orthopedic surgery. Philadelphia: Lippincott, Williams & Wilkins; 1994.
11. Baba H, Maezawa Y, Kamitani K, et al. Osteoporotic vertebral collapse with late neurological complications. Paraplegia. 1995;33:281–9.
12. Knop C, Lange U, Bastian L, et al. Biomechanical compression tests with a new implant for thoracolumbar vertebral body replacement. Eur Spine J. 2001; 10:30–7.
13. Benzel EC. Biomechanics of spine stabilization. New York: Thieme Medical; 2001.
14. McLain RF, Sparling E, Benson DR. Early failure of short-segment pedicle instrumentation for thoracolumbar fractures. A preliminary report. J Bone Joint Surg Am. 1993;75:162–7.

15. Carl AL, Tromanhauser SG, Roger DJ. Pedicle-screw instrumentation for thoracolumbar burst fractures and fracture-dislocations. Spine. 1992;17(Suppl 8J): S317–24.

16. Kuklo TR, Polly TW, Owens BD, et al. Measurement of thoracic and lumbar fracture kyphosis: evaluation of intraobserver, interobserver, and technique variability. Spine. 2001;26:61–6.

17. Louis CA, Gauthier VY, Louis RP. Posterior approach with Louis plates for fractures of the thoracolumbar and lumbar spine with and without neurological deficits. Spine. 1998;23:2030–40.

18. Benson DR, Burkus JK, Montesano PX, et al. Unstable thoracolumbar and lumbar burst fractures treated with the AO fixateur interne. J Spinal Disord. 1992;5:335–43.

19. Yerby SA, Bay BK, Toh E, et al. The effect of boundary conditions on experimentally measured trabecular strain in the thoracic spine. J Biomech. 1998;31:192–5.

20. Snell BE, Nasr FF, Wolfla CA. Single-stage thoraco-lumbar vertebrectomy with circumferential reconstruction and arthrodesis: surgical technique and results in 15 patients. Neurosurgery. 2006;58 Suppl 2:S263–9.

21. Abumi K, Panjabi MM, Duranceau J. Biomechanical evaluation of spinal fixation devices. Part III. Stability provided by six spinal fixation devises and interbody bone grafts. Spine. 1989;14:1249–55.

22. Oda I, Cunningham BW, Abumi K, et al. The stability of reconstruction methods after thoracolumbar total spondylectomy: an in vitro investigation. Spine. 1999;24:1634–8.

23. Knop C, Lange U, Bastian L, et al. Three-dimensional motion analysis with Synex. Comparative biomechanical test series with a new vertebral body replacement for the thoracolumbar spine. Eur Spine J. 2000;9:472–85.

24. Lange U, Knop C, Bastian L, et al. Prospective multi-center study with a new implant for thoracolumbar vertebral body replacement. Arch Orthop Trauma Surg. 2003;123:203–8.

25. Keshavarzi S, Newman CB, Ciacci JD, et al. Expandable titanium cages for thoracolumbar vertebral body replacement: initial clinical experience and review of the literature. Am J Orthop. 2011;40(3):E35–9.

26. Kaneda K, Taneichi HJ, Abumi K, et al. Anterior decompression and stabilization with the Kaneda device for thoracolumbar burst fractures associated with neurological deficits. J Bone Joint Surg Am. 1997;79:69–83.

27. Cybulski GR, Stone JL, Opesanmi O. Spinal cord decompression via a modified costotransversectomy approach combined with posterior thoracic instrumentation for management of metastatic neoplasms of the thoracic spine. Surg Neurol. 1991;35:280–5.

28. Findlay GF. Adverse effects of the management of malignant spinal cord compression. J Neurol Neurosurg Psychiatry. 1984;47:761–8.

29. Bohlman HH, Zdeblick TA. Anterior excision of herniated thoracic discs. J Bone Joint Surg Am. 1988;20:1038–47.

30. Elsaghir H. Endoscopic medial parascapular approach to the thoracic spine. Surg Endosc. 2005;19: 389–92.

31. Oskouian RJ, Shaffrey CI, Whitehill R, et al. Anterior stabilization of three column thoracolumbar spinal trauma. J Neurosurg Spine. 2006;5:18–25.

32. Uchida K, Kobayashi S, Nakajima H, et al. Anterior expandable strut cage replacement for osteoporotic thoracolumbar vertebral collapse. J Neurosurg Spine. 2006;4:454–62.

33. Kossmann T, Jacobi D, Trentz O. The use of a retractor system (Synframe) for open, minimally invasive reconstruction of the anterior column of the thoracic and lumbar spine. Eur Spine J. 2001; 10:396–402.

第**20**章　可膨胀融合器用于腰段脊柱畸形

20.1　引言

椎间融合治疗 ASD 具有独特的优势。与后外侧横突间融合相比，椎间融合的优势：①由于椎体终板具有较好的局部血运和载荷分担，因而有很高的骨愈合率；②可进行前方松解并恢复椎间隙高度以矫正冠状面和矢状面畸形；③通过恢复椎间隙高度获得双侧椎间孔内神经根的间接减压；④在特定情况下，可辅助进行椎体的轴面去旋转。椎间融合的这些优势已促成大量技术的涌现，如：暴露椎间隙的手术入路、骨移植受区的准备和椎间融合器的植入。

然而，各种新的椎间融合技术都增加了脊柱手术的复杂性。一个经典的后外侧融合包括椎弓峡部、小关节面和横突骨表面的暴露、去皮质以及移植骨的覆盖放置。在开放的脊柱畸形手术中，这些部位通常暴露充分。进行椎间融合还需要另外一些手术步骤，包括暴露椎间隙、切除椎间盘和软骨终板、为椎间融合准备骨性终板、植入植骨材料和融合器以维持或恢复椎间隙高度。这些步骤增加了手术时间和出血量，且容易造成重要神经血管的机械性损伤。

因此，大多数传统的脊柱畸形外科医生仅选择在最重要的节段进行椎间融合。例如，在腰骶交界区，骨不愈合的风险较高，常辅以椎间融合以承担压力并保护骶骨螺钉。同样，在侧弯顶点有选择地进行松解和椎间融合可以获得更彻底的畸形矫正。随着 MIS 畸形外科的问世，脊柱畸形的多节段腰椎椎间融合（即，主要依赖于全部或大部分手术节段的椎间融合）的概念才被再度提出。

20.2　椎间盘的手术入路

有很多入路能用于椎间融合术，比较而言，各有一定的优缺点：

前方入路：前路腰椎椎间融合（ALIF）是一项非常成熟的经典技术，通常是指小切口腹膜后入路（见第 34 章）。

曾经使用过内镜方法（主要经腹腔入路），但由于较高的并发症发生率及交感神经损伤的影响，这种方法基本上被抛弃了。ALIF 的优势在于能彻底松解前纵韧带（ALL）以增加腰椎前凸，最大程度地暴露终板面积进行融合准备，可为移植物提供最大面积的接触。缺点主要有：手术入路并发症的风险，诸如血管或空腔脏器损伤、术后肠梗阻，需要普外医生协助暴露，中段腰椎暴露受腹膜后血管的限制，还受限于既往腹膜后手术所致的瘢痕。因此，作为后方入路手术的一种辅助，ALIF 是获得节段性前凸和腰骶交界区（L4–S1）融合的理想方法（图 20.1）。

侧方入路：开放的侧方入路用于暴露中段腰椎已有几十年的历史。起初，侧方入路被用于治疗脊柱结核。后又被用于治疗胸腰段椎体骨折和松解 ASD 中段腰椎。这种方法有一定的 ALIF 手术入路并发症的发生率，且经胸腹入路本身也会造成较大的软组织损伤。其应用在很大程度上已被微创手术所取代，诸如极侧方椎间融合术（extreme lateral interbody fusion, XLIF）和直接侧方椎间融合

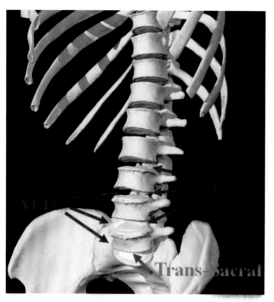

图 20.1 不同脊柱节段优先选择的椎间隙手术入路

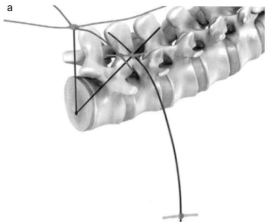

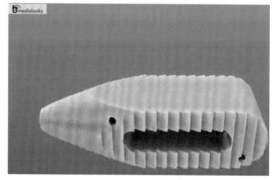

图 20.2 侧方斜入路椎间融合术（OLIF）。（a）经 Kambin 三角暴露，（b）将中空子弹型融合器经下方椎间孔植入到椎间隙内

术（direct lateral interbody fusion, DLIF）等。这些方法将在第 24、25、26、27、28、29、30、31 和 32 章中进行广泛深入的讨论。可膨胀融合器也有可能应用在这一领域。

　　斜入路：最近报道了一种介于正中与侧方之间的新手术入路（图 20.2）。有关该入路安全性和有效性的数据资料，特别是有关治疗脊柱畸形的数据非常有限。但是，侧方斜入路椎间融合术（oblique lateral interbody fusion, OLIF）的优点在于不需要切除任何骨性结构就能进入到脊柱后外侧。有关运用该技术治疗脊柱畸形的安全性和有效性还需要更多的数据支持。

　　经骶入路：经低位切口通过骶前脂肪垫暴露腰骶交界区的入路也很常用（见第 35 章）。这种入路能在 L5-S1、偶尔在 L4-5 椎间隙行椎间融合术。

　　其优点是在患者俯卧位时即可完成腰骶交界前方椎间融合器的植入。在不需要更换体位、延长手术时间的情况下，就实现了椎间融合应力遮挡骶骨螺钉的目标。

　　后方入路：因为上述手术入路都已包含在本书的其他章节中，本章将重点讨论微创后方入路可膨胀融合器的植入。

20.3　传统后路椎间融合器的问题

　　自 Ralph Cloward 半个世纪前报道后路腰椎椎间融合术（PLIF）以来，PLIF 现已成为一项广泛应用的技术[2]。PLIF 能够全面彻底地完成脊柱节段的减压、固定及融合。该技术用于脊柱畸形的节段性矫正也很有效[5]。

　　虽然 PLIF 功能强大，但其神经并发症的发生率可高达 7%。其中大部分是由于融合器植入时对神经的牵拉所造成的。因此，Harms 首次提出了经椎间孔腰椎椎间融合术（TLIF）。这种方法只需要从一侧的更侧方进入椎间隙，因此减少了对神经根牵拉以及由此产生的临床症状。无论如何，这两种方法通常都会对神经根有一定程度的影响，尤其是植入较大的融合器时。

随着 MIS-PLIF 及 MIS-TLIF 的问世，又出现了一些新的问题，主要与椎间融合器的尺寸过小有关。这是因为不能彻底处理椎间隙，以及椎弓根螺钉撑开的能力有限，以致影响融合器的植入。虽然在治疗退变性脊柱疾病时还有使用较小尺寸融合器的可能，但是，由于 ASD 的矫正需要特别重视脊柱序列以及前凸的保持或恢复，后路小尺寸融合器就无法胜任。

20.4　Kambin 三角和椎间融合器的几何形状

椎间融合器的植入涉及椎间隙的彻底清理和准备、选择理想高度的融合器、神经组织的保护以及移植骨的嵌入。准备手术入路需要了解这些入路周围的解剖结构。尽管选择理想高度的融合器是一个相对简单明了而非主观的决定，但是在一定程度上，妨碍融合器植入的边界是客观固定的。下行神经根与出口神经根的关系、外侧小关节的去除、瘢痕和粘连以及神经组织的弹性均影响融合器植入的可用空间。此外，融合器的形状、植入路径和手术入路均影响所需要的空间。

Barnes 等先前进行了一个有 49 例患者的队列研究，结果表明，为植入预定高度的融合器，与矩形融合器相比，圆柱形融合器对神经根的牵拉更多。临床上，圆柱形融合器永久性神经根损伤发生率为 13.6%，而矩形融合器为 0%[1]。目前，几乎所有圆柱形融合器都被打压式矩形融合器所取代。

融合器的使用方法也很重要。由于外侧小关节切除可在横断面上充分暴露椎间隙，"插入和旋转"技术可高效完成椎间隙的准备。在几乎所有的病例中，放入宽 13 mm 的铰刀或刮刀对神经根的横向牵拉较小（在椎间盘的平面）。一旦到达神经根腹侧，铰刀或刮刀旋转 90° 至纵轴方向，从而增加椎间隙高度。也可以用相似的手法植入融合器。

Kambin 三角是位于下行神经根 / 硬膜囊外侧、出口神经根与椎体终板之间的区域（图 20.3）。通过这个区域可以精准确定经皮进入椎间隙的可靠入口。因为通过 Kambin 三角不需要神经牵拉（甚或可直视下操作），这是一个重要的边界。能通过 Kambin 三角的最大圆形通道（直径）一般为 7 mm。因此，只有能通过 Kambin 三角插入并能在椎间隙膨胀的融合器才可能完成真正的 MIS 或经皮椎间融合术。

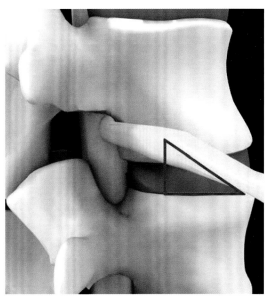

图 20.3　Kambin 三角

20.5 可膨胀融合器的作用

MIS 努力追求的目标之一就是通过更小的软组织或骨性切口能植入较大的内固定物。与终板的充分接触对前方载荷分担和成功的椎间融合是非常必要的。对于 ASD，这也为矫正脊柱侧后凸畸形提供了对称或不对称撑开椎间隙高度的机会。一般而言，有三种类型的可膨胀融合器可供使用：

微机械类：这类融合器通常高度较低，置入后"顶起"以撑开椎间隙（图 20.4）。由于这种融合器的机械特性，它们通常可以有选择地在上下方向施加较大的力，这一操作是可控的。此外，这些融合器通常还可以降低高度以适应植入的位置。缺点包括与终板的接触面很小，融合器与骨之间接触面无法融合。

原位模块组装类：这类融合器本质上也是机械型的，但可在体内进行组装。植入椎间隙后，模块化的组件被组装在一起。具有与微机械型融合器相同的缺点，即接触面较

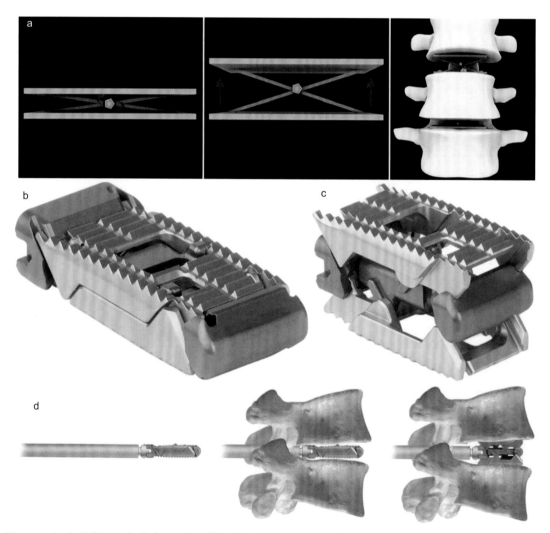

图 20.4 （a）类似于汽车千斤顶，使用微机械类融合器撑开椎间隙，以恢复椎间隙高度。（b~d）微机械类可膨胀 TLIF 融合器

小，但这类融合器可经很小的入路植入（图20.5）。

原位组装 - 包容可变形类：这类融合器可在椎间隙内进行装配。然而，其组件是"可流动的"，可能因为它们是微粒状的，或者是液态的。半固态植入物依据的是"颗粒填料打包"的概念，在一个密闭囊袋内获得一个最终的坚固结构（图20.6）[6]。液态植入物能原位聚合，对矫正 ASD 仍停留在理论层面。这些植入物目前仅限用于显微椎间盘摘除后纤维环的修复，但是，未来它们有望用于脊柱畸形的矫正。

20.6　典型病例

患者男性，53 岁，主诉为严重顽固的腰背部及下肢疼痛。所有的保守治疗都无明显效果，临床症状主要是由腰椎滑脱引起的。充分讨论各种手术治疗方案后，患者选择接受 L4/5 节段 MIS- TLIF 术（图20.7）。

手术步骤包括：正中皮肤切开后，在椎间隙平面选择单侧切开软组织鞘。在下肢疼痛侧行半椎板切除，暴露 L4 出口神经根和 L5 下行神经根。然后，以类似于彻底的显微椎间盘切除的方式处理椎间盘，小心去除

软骨终板，为融合进行充分的受区准备。通过纤维环上 7 mm 的切口，运用刮刀、髓核钳及刮匙等器械，通过"插入和旋转"技术完成椎间隙准备。终板软骨去除后，在椎间隙前方植入 1/2 小包装 rhBMP-2（2.1 mg），然后，再植入由减压获得的自体骨。

向 25 mm 可膨胀融合器（Spineology™，Minneapolis, Minnesota）内填塞同种异体骨泥（脱钙骨基质）。椎间隙的撑开为融合、腰椎滑脱复位以及双侧神经根的间接减压提供了条件。应当注意的是，这种情况下应用 rhBMP-2 和 Spineology™ 融合器已经超出了 FDA 指南规定的使用范围[3-4]。压紧融合器把边缘折起来以便封紧，冲洗融合器表面去除异体骨基质。然后，经皮植入椎弓根螺钉及穿棒，不需要使用椎弓根螺钉即可对腰椎滑脱进行复位。术后患者恢复较快，下肢及腰背部疼痛明显改善。

结论

可膨胀融合器能显著降低 MIS-ASD 手术并发症的发生率，并能提供强大的前方矫正力。已有多款可膨胀融合器上市可供选择使用。另外，较高的融合器也能便捷地插入到塌陷的椎间隙内。理想的融合器还有待开

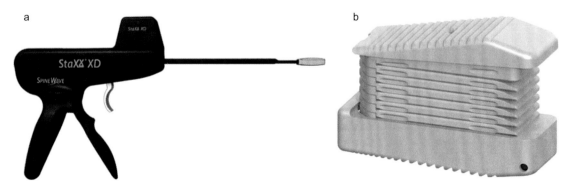

图 20.5　（a）一款原位模块组装类融合器把持插入器。（b）该类融合器由 PEEK 材料的叶片组成，插入椎间隙后，叶片叠加在一起撑开椎间隙

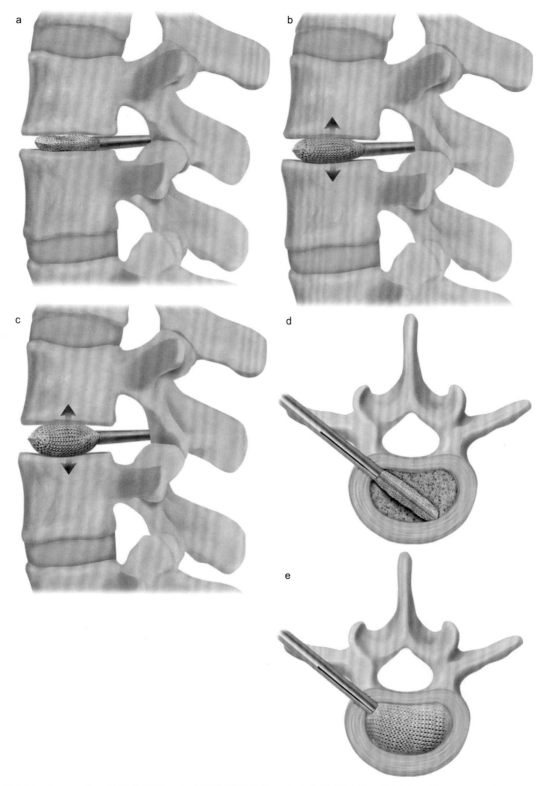

图 20.6 （a~e）一款原位组装－包容可变形融合器，由高分子材料的囊袋制成，植入到椎间隙后，向囊袋内打压填塞同种异体骨粒

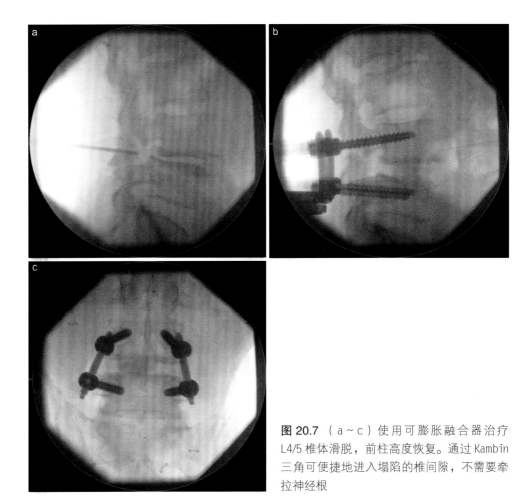

图 20.7 （a～c）使用可膨胀融合器治疗 L4/5 椎体滑脱，前柱高度恢复。通过 Kambin 三角可便捷地进入塌陷的椎间隙，不需要牵拉神经根

发，但无论使用什么样的融合器，获得成功的椎间融合对任何 ASD 手术的远期疗效都是至关重要的。

（Michael Y. Wang 著 李 明 朱 博 魏显招 译 张西峰 校）

参考文献

1. Barnes B, GE R, Haid R, Subach B, McLaughlin M. Allograft implants for posterior lumbar interbody fusion: results comparing cylindrical dowels and impacted wedges. Neurosurgery. 2002;51:1191–8.

2. Brantigan J, Neidre A, Toohey J. The lumbar I/F cage for posterior lumbar interbody fusion with the variable screw placement system: 10-year results of a Food and Drug Administration clinical trial. Spine J. 2004;4:681–8.

3. Burkus JK, Transfeldt EE, Kitchel SH, Watkins RG, Balderston RA. Clinical and radiographic outcomes of anterior lumbar interbody fusion using recombinant human bone morphogenetic protein-2. Spine. 2002; 27:2396–408.

4. Glassman SD, Carreon L, Djurasovic M, Campbell MJ, Puno RM, Johnson JR, Dimar JR. Posterolateral lumbar spine fusion with INFUSE bone graft. Spine J. 2007;7:44–9.

5. Heary R, Karimi R. Correction of lumbar coronal plane deformity using unilateral cage placement. Neurosurg Focus. 2010;28:E10.

6. Wang MY. Improvement of sagittal balance and lumbar lordosis following less invasive adult spinal deformity surgery with expandable cages and percutaneous instrumentation. J Neurosurg Spine. 2013;18:4–12.

第 **21** 章　内镜下腰椎椎间融合术

21.1　引言

运用脊柱融合术治疗各种脊柱疾病变已有近 100 年的历史。椎间融合术效果确切，融合率高[1]。传统上，必须使用开放的手术方法才能获得充分的暴露以完成各种手术步骤。然而，随着新技术新方法的问世，加之对手术解剖的深入理解，已研发出更新的微创技术[2-3]。

同时，内镜是一个功能强大的手术器械。它能给术者提供很好的照明和可视化空间，这些在过去只能通过很大的暴露方可实现。因此，内镜被应用在不同的医疗领域。同样的，它也被用于腰椎手术。微创手术具有很多优点：如术中出血少、术后疼痛轻、术后麻醉用药少、能早期下地行走和缩短住院时间[3-6]。

内镜下腰椎椎间融合术的适应证与传统的椎间融合术一样，主要包括：Ⅰ度或Ⅱ度腰椎滑脱症，复发性的腰椎间盘突出症，严重的盘源性腰痛，腰椎不稳和假关节形成等。微创固定融合术的禁忌证相对较少，如：肥胖（BMI＞40），严重腰椎滑脱症（Ⅲ度或Ⅳ度），3 个或以上手术节段，以及有既往手术史且需拆除内固定者。

这里我们讨论 4 种内镜下腰椎椎间融合术：内镜下经椎间孔腰椎椎间融合术（endoscopically assisted transforaminal lumbar interbody fusion, ETLIF），腹腔镜下前路腰椎椎间融合术（laparoscopic anterior lumbar interbody fusion, LALIF），内镜下侧方腰椎椎间融合术（endoscopic lateral lumbar interbody fusion, ELLIF），经皮内镜腰椎椎间融合术（percutaneous endoscopic lumbar interbody fusion, PELIF）（图 21.1）。

21.2　ETLIF

1952 年，Cloward 报道了后路腰椎椎间融合（PLIF）的手术步骤[7]。随后，Harms 和 Rolinger 于 1982 年报道了经椎间孔腰椎椎间融合术（TLIF）治疗退行性脊柱疾病[8]。与 PLIF 相比，TLIF 在植入融合器时对神经的牵拉更少[9]。此外，TLIF 无需暴露双侧硬膜外腔[10]。ETLIF 兼具 TLIF 和微创暴露

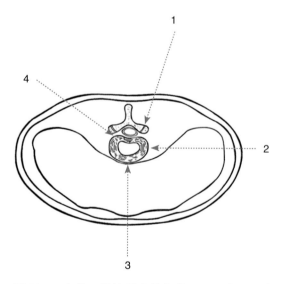

图 21.1　内镜下脊柱手术的各种不同入路：*1*，内镜下经椎间孔腰椎椎间融合术（ETLIF）；*2*，内镜下侧方腰椎椎间融合术（ELLIF）；*3*，腹腔镜下前路腰椎椎间融合术（LALIF）；*4*，经皮内镜腰椎椎间融合术（PELIF）

两者的优点。一些研究已客观地证明了骨膜下剥离及牵拉对固有肌的损伤会对临床治疗效果产生不利影响[11-15]。ETLIF 通过分离肌肉纤维而不是切断或强力牵拉，能减少肌肉损伤。管状牵开器结合内镜视野能提供一个微创暴露。只要显微镜下能清晰地看到神经结构，确认终板准备充分，甚至能看清楚椎间盘内部，就不再需要显微镜下操作。另外，由于未发现的术者未消毒部分的接触，在使用显微镜时易造成污染，这可能是一个感染源[16]。

21.2.1　适应证：特别注意事项

ETLIF 特别适用于单侧椎间孔狭窄的患者。可进行直接的椎间孔减压。如果需要双侧椎间孔减压，就需双侧入路才能进行充分减压[17-19]。由于避免了请普外科医生协助开放暴露，这也是一个非常有用的方法。

21.2.2　手术方法

做好充分的术前计划和评估后，送患者进入手术室。使用体感诱发电位（SSEP）可以增加特殊情况下的手术安全性。患者取俯卧位，以非常柔软的衬垫保护所有的骨突压迫点。术者应站立于入路的同侧，即对应的症状最明显的一侧。如果双侧症状差别不大，右利手的术者应站立于患者左侧。C 臂透视以确定脊柱手术节段。在中线旁开 3～4 cm 处，以椎间隙为中心，从上位椎弓根至下位椎弓根行 2.5 cm 的皮肤切口。在 C 臂 X 线机侧位透视下，于病变椎间隙上方垂直于关节突插入一枚斯氏针。确认定位正确后，逐级放置软组织扩张管道（METRx；Medtronic Sofamor Danek, Memphis, TN）。对于 ETLIF，需要 20 mm 或更大的工作通道。用电刀剥离软组织，暴露椎板、峡部和小关节（图 21.2a）。

从侧方开始较为安全，因为此处骨性结构显而易见。为了获得最大的工作空间，必须清理所有覆盖在骨性结构表面的软组织。如果不能清楚地看到内侧关节突、椎板间隙外侧和椎板，就应重新放置工作通道。

下一步就是行充分的半椎板切除和小关节切除，暴露硬膜囊的外侧、上方的出口神经根和下方的下行神经根（图 21.2b）。

内镜能放大视野。当在管状牵开器这么小的区域内使用显微镜时，术者的手很可能遮挡视线。内镜视线克服了这个缺点。内镜下可以使用高速磨钻、骨刀和椎板咬骨钳。保留咬除的骨质供随后当做自体骨移植材料用于椎间融合。看到神经根后，保护出口神经根，或轻柔地牵向外侧。轻柔向内牵拉硬膜囊和下行神经根，暴露椎间隙（图 21.2c）。

用双极电凝烧灼被覆于椎间盘表面的硬膜外静脉。此时用 15 号手术刀切除椎间盘。用刮匙、髓核钳、铰刀和终板刮刀以标准技术切除椎间盘组织，准备终板。术前测量融合器的大小，并术中用试模确认。移植材料填充部分椎间隙。我们通常使用异体骨混合椎板切除的自体骨进行移植。融合器也用混合骨填塞。然后用骨凿撑开椎间隙以备融合器植入的空间。这些操作在内镜视野下非常清晰，提高了手术的安全性（图 21.3）。

侧位透视确认融合器深度合适。在这一步骤，将工作通道斜向对侧。这为融合器的植入获得更好的角度（图 21.4）。

融合器植入后，经皮植入椎弓根螺钉。经正中入路植入椎弓根螺钉需要强力牵拉多裂肌，使肌肉承受巨大的牵拉力，破坏了肌肉的骨 - 腱附着部和神经血管束[14]。而经皮螺钉避免了这样的肌肉损伤。取出工作通道和内镜系统，在 C 臂透视下完成经皮螺钉固定。

经皮椎弓根螺钉技术的步骤：首先，经先前的切口在 C 臂透视下穿刺 Jamshidi 套

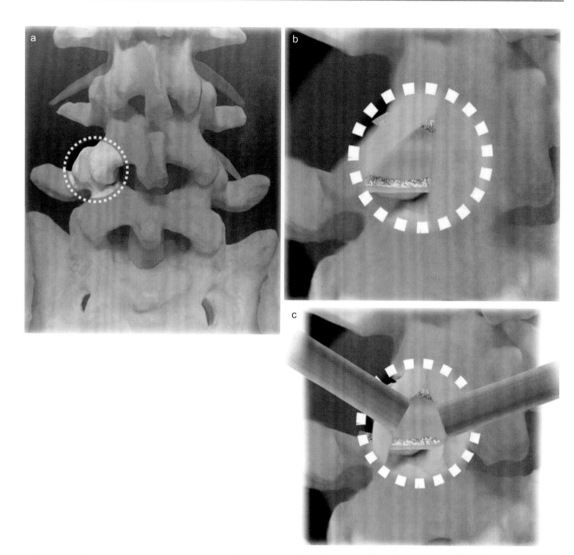

图 21.2 （a）工作通道必须以小关节为中心，椎间隙位于其下方。看到内侧关节突、椎板间隙外侧和椎板是非常重要的。（b）切除小关节和部分椎板后，即可暴露出椎间盘、出口神经根和下行神经根。（c）轻柔牵拉并保护神经组织，进入椎间隙并行椎间盘切除术

管针。在对侧，通过另一个切口植入螺钉。一个标准的前后位透视应见棘突位于两个椎弓根中点且相应椎体上终板呈一条直线，侧位透视应见椎弓根平行于椎体终板，这是非常重要的。这能够避免因操作不慎导致螺钉位置不良。一旦确认套管针在椎弓根内的位置良好，就取出针芯，插入导丝（图 21.5）。

　　然后，用导丝引导空心丝攻及螺钉进入

椎弓根。C 臂侧位透视确保导丝没有继续进入非常重要。椎弓根螺钉植入后，就经皮穿棒并连接。在锁紧连接棒前，改变患者的体位使腰段呈前凸状，以避免"平背"畸形。C 臂透视侧位和前后位以证实植入物位置满意（图 21.6）。

　　冲洗切口，彻底止血，分层缝合筋膜和皮肤。筋膜下放置引流约 24 h。

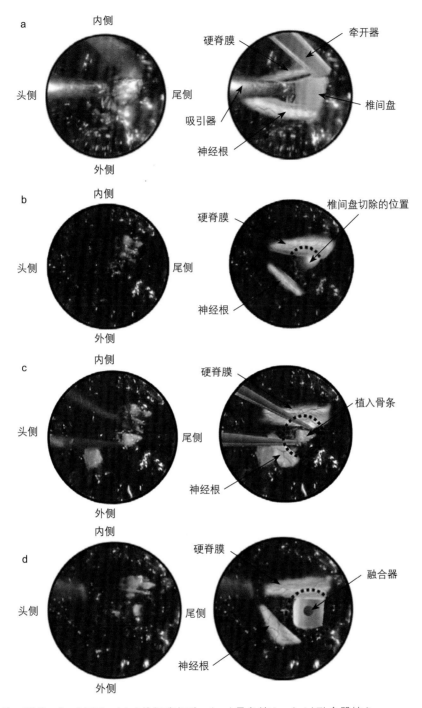

图 21.3　内镜下影像。(a)暴露。(b)椎间盘切除。(c)骨条植入。(d)融合器植入

图 21.4 终板准备完成后，倾斜放置牵开通道和内镜。见终板渗血但没有骨损伤。取出内镜植入融合器

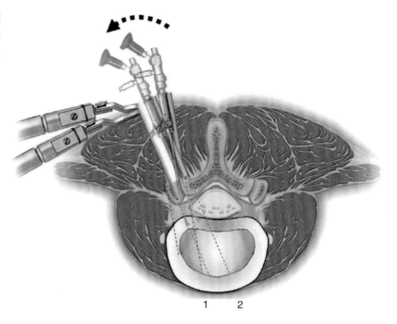

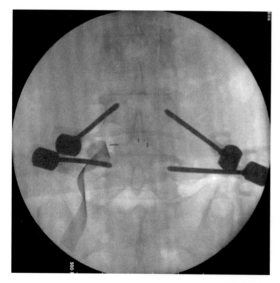

图 21.5 经皮用 Jamshidi 套管针穿刺椎弓根及椎体。取出针芯后放置导丝。然后再取出套管，将空心丝攻套入导丝行钉道准备

21.3 LALIF

Obenchain 于 1991 年报道了腹腔镜下腰椎间盘摘除术[20]。随后，该技术改良后用于前路融合和后路固定。前路手术保留了后

方的肌肉，避免了相关并发症。再者，与后路和后外侧入路相比，前路可以使用更大的融合器。此外，腹腔镜手术视野清晰，出血量少，具有良好的美容效果。然而，前路手术的主要缺点是有损伤大血管和导致逆行性射精的风险，并且 LALIF 需要较长的学习曲线[21]。

由于在 L4-5 椎间盘平面腹部大血管分叉并覆盖椎间隙的解剖学特点，因此 L4-5 和 L5-S1 平面的技术可行性明显不同。

在 L5-S1 平面，LALIF 结果良好，与小切口 ALIF 相似。出血量及住院时间减少，临床结果在统计学上是相同的[22-23]。这是一种能够保留腰椎后方重要肌肉的微创手术。然而，LALIF 组手术时间较长[22-23]。一些研究表明：与 ALIF 组相比，LALIF 组逆行性射精的发生率较高（5.1% 对 2.3%），但统计学上无显著性差异[21]。

对 L4-5 平面而言，LALIF 就没有显示如此好的效果。由于解剖学的原因，并发症的发生率较高[21]。逆行性射精的发生率超过 10%[21]。一些研究指出，改为开放性手术

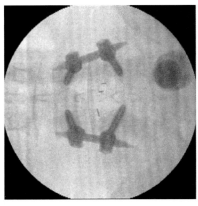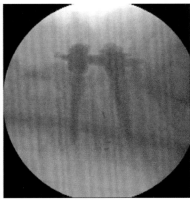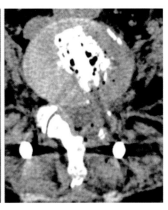

图 21.6　ETLIF 后，再行后路经皮椎弓根螺钉植入。术中 C 臂透视确认植入物位置满意。术后 CT 扫描见融合器及周围的移植骨位置良好

者达 67%[24]。

由于缺乏高水平的证据资料，目前尚无法得出有关 LALIF 相对于开放或小切口 ALIF 所具有的优势或劣势的结论[21]。不过，一些脊柱外科专家已经放弃了这一术式，转而采用小切口 ALIF。另外，Beutler 等报道了运用 da Vinci 机器人手术系统进行 LALIF 手术[25]。作者认为，该系统在椎间隙内及其周围结构的清晰度优于现有的开放及腹腔镜技术。LALIF 在未来的重要作用仍有待密切关注。

21.3.1　适应证：特别注意事项

作为一项单独技术，LALIF 适用于退行性椎间盘病（DDD）、轻度腰椎滑脱症以及椎板切除术后综合征。单一 LALIF 术完全保留了后方肌肉，并减轻了与剥离有关的术后疼痛。如有需要，进行后路经皮螺钉固定还能增强脊柱的稳定性。应特别注意：男性患者、L4-5 节段以及既往有腹部手术史者，这些虽然不是严格意义上的手术禁忌证，但有可能增加手术并发症。

21.3.2　手术方法

我们介绍用于 L5-S1 平面的 LALIF 技术。患者仰卧于可透 X 射线的手术台上。由于术中要求患者处于一个较为倾斜的 Trendelenburg 体位，用布带捆绑患者双踝以防滑落。这使得腹腔脏器从盆腔移向头侧（图 21.7）。

手术室内设备的摆放应使术者能同时看清楚 C 臂图像和视频监视器。在患者髋部下方放置枕垫以增加腰骶交界的腰椎前凸。在双膝下方放置枕垫以防膝关节过伸也很重要。双上肢分别置于身体两侧，尽量放低以免影响侧位透视（图 21.7）。留置鼻胃管和 Foley 导尿管分别行胃及膀胱减压。手术结束时拔出鼻胃管和导尿管。应告知患者，如果发生难以控制的出血或无法看清腰椎，以及其他可能的并发症，可能还有必要进行开腹手术。

在切开之前，应先放置好 C 臂 X 线机以确认中线。获得标准的透视图像对术中看清楚椎体以及评估植入物的通道都非常重要。需要 4 个切口。较低的 2 个旁正中切口用于放置工作钳通道（图 21.8）。

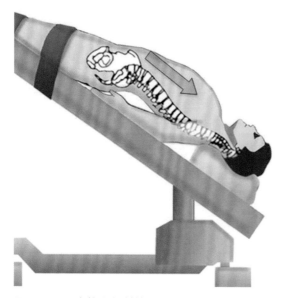

图 21.7 一个较为倾斜的 Trendelenburg 体位使腹腔脏器从盆腔移向头侧。患者双上肢置于腰骶椎下方有利于术中脊柱 C 臂透视。双膝下方放置枕垫以防膝关节过伸

用于椎间通道和器械的切口以耻骨弓上中线区为中心，长 2 ~ 4 cm。视频摄影机通过脐部弧形切口放置。

将患者置于一个较为倾斜的 Trendelenburg 体位，使腹腔脏器移出盆腔入

口，从而使 L5-S1 椎间盘平面有一个清晰的视野。辨认骶骨岬并透视证实（图 21.9a）。

然后打开腹膜，在男性患者尤其要格外小心。电刀能增加逆行性射精的发生率，建议不要使用。尽可能使用钝头剥离器进行轻柔大范围剥离，以游离骶前交感神经丛。在女性患者可用电刀暴露椎体及椎间盘前方。

骶正中动静脉位于椎间盘前方，易于辨认（图 21.9b）。术前 MRI 和 CT 有助于确认血管与中线之间的关系。应分离并结扎动静脉。用 C 臂透视以确认正确的中线。如果不能准确辨认中线位置，术者应考虑改为开放手术，因为这种情况下并发症的发生率很可能较高[26]。左髂静脉向前突出明显，需要更多的牵拉。

下一步是使用环钻和髓核钳去除椎间盘组织。保持器械与终板平行非常重要。然后逐步把更大的撑开器打入椎间隙以恢复椎间隙至理想高度，让纤维环处于紧张状态。最理想的是将塌陷的椎间隙撑开并恢复至原来的高度。融合器内应填满骨质，塞入融合器到合适的位置以恢复腰椎生理前凸（图 21.10a）。应再一次检查椎间隙高度的恢复情况。融合器周围的空隙也要满满地填塞移

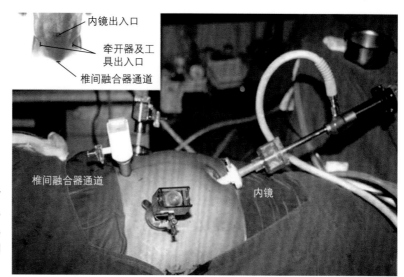

图 21.8 4 个常规切口。2 个旁正中切口提供工作钳通道。视频摄像机通过脐切口放置。通过耻骨弓上长 2 ~ 4 cm 的正中切口放置工作通道

内镜出入口

牵开器及工具出入口

椎间融合器通道

椎间融合器通道

内镜

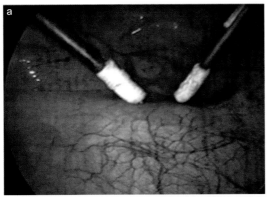

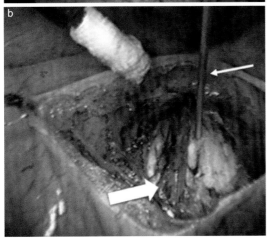

图 21.9　（a）辨认骶骨岬并透视证实。（b）切开后腹膜并暴露骶正中血管。标记针（细箭头）和骶正中血管（粗箭头）

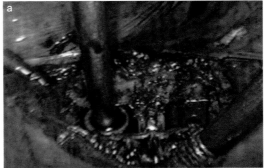

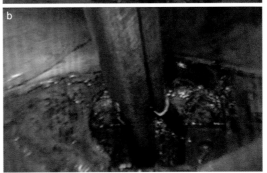

图 21.10　（a）植入融合器。（b）在两个融合器之间填塞移植骨

植骨以增加融合率，也便于在随访检查中识别（图 21.10b）。手术结束前，行前后位和侧位透视证实植入物位置满意。取出所有器械，放出气腹 CO_2，关闭腹膜，缝合腹部切口。

可以使用经皮椎弓根螺钉，但 LALIF 可作为一个独立的手术进行应用（图 21.11）。

21.4　ELLIF

ELLIF（内镜下侧方腰椎椎间融合术）

为腹膜后入路，具有不进入腹腔的优点，因此能避免小肠梗阻或术后腹腔内粘连的风险 [27]。再者，由于不分离自主神经丛，发生逆行射精的风险小于经腹腔手术 [28]。此外，侧方腹膜后入路不损伤前纵韧带和后纵韧带。与 ETLIF 相比，ELLIF 可以植入更宽大的融合器。这为终板提供了良好的支撑，故能减少融合器的下沉，还能对椎间孔进行间接减压 [29]。

下段腰椎间盘比上段更易发生退变性疾病，且更常需要行椎间融合术 [6]。然而，进入椎间隙的入路必须垂直于终板，髂嵴可能与下段腰椎间盘重叠。这使得 ELLIF 技术不适用于 L5-S1 节段，甚至有时也不适用于 L4-5 节段（图 21.12）。

另外，该术式可能需要牵拉内含腰骶神经根的硕大的腰肌，这会引起术后下肢疼痛、腰肌无力或感觉异常 [30-31]。

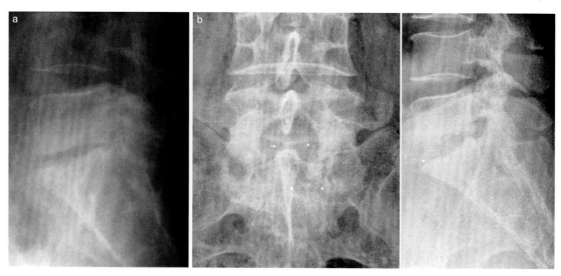

图 21.11 （a）术前腰椎侧位 X 线片。（b）术后腰椎正侧位 X 线片示 L5–S1 椎间隙高度恢复，植入物位置理想

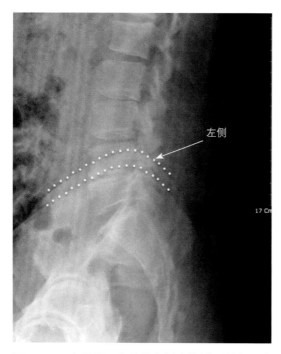

图 21.12 高髂嵴，尤其是左侧高髂嵴，侧方入路行椎间融合术是不可行的

21.4.1 适应证：特别注意事项

ELLIF 特别适用于上段腰椎间盘病变。因为此处腰骶神经根较少，且位置更靠后，这使得 ELLIF 技术更加安全。该技术能放置更大的融合器，为终板提供良好的支撑。

21.4.2 手术方法

患者侧卧于配备有能适应机械臂导轨的可透 X 射线的手术台上。由于便利主动脉游离，一般选择左侧入路，而不选右侧。根据手术节段行 1 cm 的切口。侧位 C 臂 X 线透视图像确认手术节段，患者的腋中线是另一个可用的体表标记。工作通道应位于手术椎间隙的正上方（图 21.13）。

术者可用手指或球囊注气法分离腹膜后间隙。不要损伤腹膜，将其推向前方。确认腹膜后脂肪和腰大肌表面。通常在腰大肌表面可以看到生殖股神经。此时，用 1 L 生理盐水或气体注入一个分离球囊（Origin 公司，Menlo Park，CA），以分离腹膜后层。这为内镜提供了一个三角形的工作空间。通常使用三个通道口：第一个是髓核钳、刮匙、高速磨钻或者椎板咬骨钳的工作通道口；第二个是放置 10 mm 腹腔镜的通道口；第三个通道口用于向后牵拉腰大肌。

图 21.13　ELLIF 是一个经腹膜后到达脊柱的入路，同时内镜又提供一个清晰的手术视野。工作通道口应位于手术椎间隙的正上方

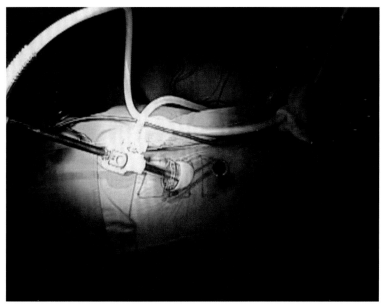

结扎、分离节段血管，暴露椎间盘。如有需要，可增加一个通道口用以大出血时进行吸引。向后牵拉腰大肌，向前牵拉腹膜后脂肪和输尿管（图 21.14）。切除椎间盘组织并准备终板。到达对侧椎体终板非常重要。否则可能导致融合器位置不良和医源性脊柱侧凸。

必须恢复椎间隙高度以扩大椎间孔并恢复节段性前凸。以异体骨或自体髂骨填充融合器。还建议在融合器周围填充植骨。可用后方经皮螺钉强化固定以提高稳定性，但 ELLIF 也可单独使用（图 21.15）。

21.5　PELIF

TLIF 已被证实是进入椎间隙和进行椎间融合的有效方法[32-33]。融合器能增加椎间隙高度，因此也增大了椎间孔面积。然而，为了能植入足够大的融合器，就不得不去除小关节和部分椎板。这也不是一个完全的经皮微创手术。

经皮内镜下腰椎椎间融合术（PELIF）联合可扩张融合器的植入，不需要切除小关节。B-Twin（Disc-O-Tech Medical Technologies Ltd., Herzliya, Israel）就是一款可用于 PELIF 的可扩张融合器（图 21.16）。B-Twin 由钛材料制成，未扩张时，5 个翅状突起闭合成直径 5 mm 的圆柱体。植入椎间隙后，通过一次性使用的操作系统，5 个翅状突起逐个伸展，融合器长 25 mm。直径最大可扩张为 15 mm。完成操作后，融合器自动锁紧。最终形状呈梯形，有三种尺寸可供选择：9.5/11、11.5/13 和 13.5/15。术前 X 线片有助于选择合适大小的融合器。

21.5.1　适应证：特别注意事项

这项技术最适用于盘源性腰痛或轻度腰椎不稳的患者。

图 21.14 （a）向前牵开腹膜后脂肪就能清晰地看到腰大肌。然后，向后牵开腰大肌。（b）切除椎间盘组织，准备终板。（c）充分准备终板后，将填满移植骨的融合器植入椎间隙，同时保持向后牵开腰大肌，向前牵开腹膜后脂肪

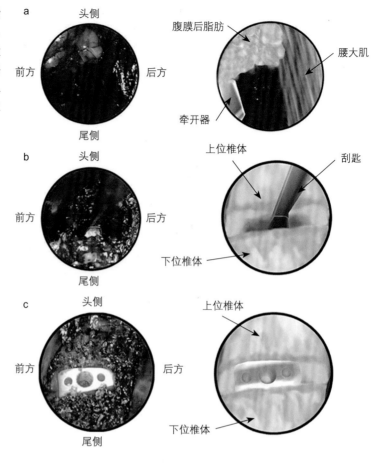

图 21.15 （a）CT 矢状面影像示钙化的椎间盘突出。（b）运用 ELLIF 技术行减压融合术，术后侧位及前后位 X 线片

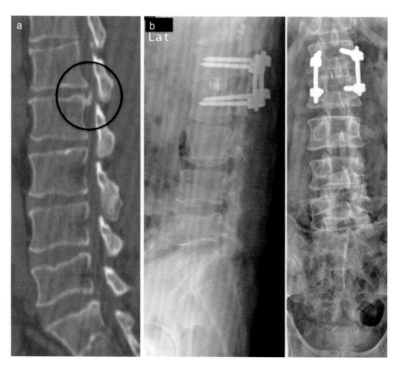

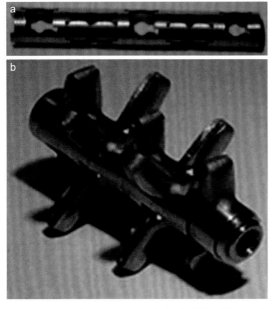

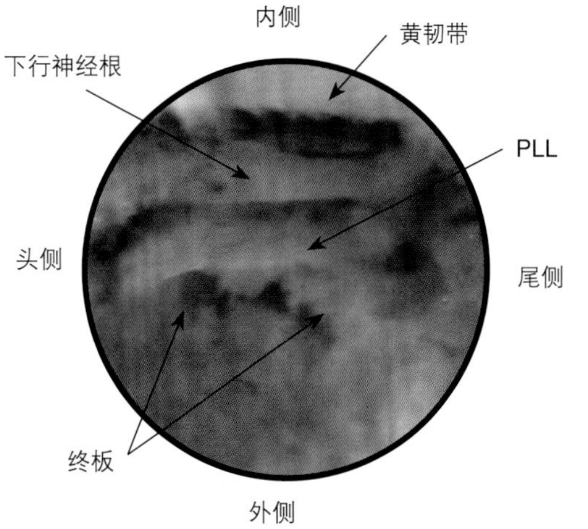

图 21.17　内镜下看到的解剖结构：小关节下方的黄韧带，下行神经根，后纵韧带（PLL）以及头侧及尾侧终板

图 21.16　（a）B–Twin ESS 未扩张前的形状。5 个翅状突起闭合成直径 5 mm 的圆柱体。（b）扩张后的形状

21.5.2　手术方法

全麻成功后患者俯卧位于可透 X 射线的手术台上。皮肤切入点距离中线 6 ~ 8 cm[34]。双侧均用 18 号套管针经 Kambin 三角穿刺进入椎间隙。拔出针芯后放置导丝，中空尖锥形扩张器沿导丝滑入椎间隙。随后，再将直径 7.5 mm 的工作套管沿扩张器滑入椎间隙。

在切除椎间盘和准备终板前在内镜下看清局部的解剖结构（图 21.17）。

这增加了手术的安全性。整个手术过程都在 X 线透视监控下进行（图 21.18）。

钝性分离纤维环，以免移植骨脱出。在内镜直视下用 Ho: YAG 激光和髓核钳清除椎间盘组织。用射频消融、专用磨钻或刮匙准备终板[35-36]。通过插入椎间隙的融合器试模来确定融合器直径。再次确认术前的测量值。将移植骨填充在椎间隙内。同种异体脱钙骨基质或自体骨都可以使用。然后，植入可扩张融合器（B-Twin）。因为第一个翅状突起张开垂直于终板，这时可通过旋转操作系统 90° 进行位置调整。完成融合器植入后，可在椎间隙内填塞更多的移植骨。

该技术可单独使用，或联合后路经皮椎弓根螺钉固定以增加稳定性（图 21.19）。常规随访检查以确认椎间骨愈合（图 21.20）。

21.6　最后注意事项

医学是一门不断发展的科学，每年都有更新的高科技产品不断地提供给脊柱外科医生和患者。内镜融合技术仍在艰难前行，我们还没有进行前瞻性对照研究以确定哪一项技术最好。创新、更先进的设备和更多的研究仍接踵涌现。毫无疑问，内镜融合技术仍有一席之地。时间和研究将提供足够的信息，以便我们选择最佳的手术方法。

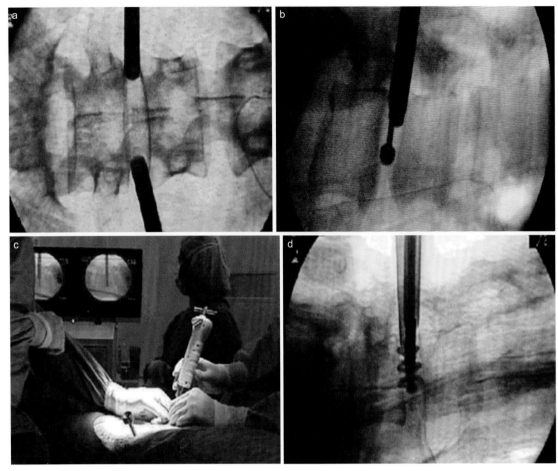

图 21.18 （a）通过后外侧两个经 Kambin 三角插入椎间隙内的工作套管完成 PELIF 手术。（b）使用专用磨钻准备终板。（c）如图*底部右侧*，在连续 C 臂透视下插入专门设计的可扩张融合器。（d）可扩张融合器能稳定脊柱节段，并将移植骨放置在融合器周围

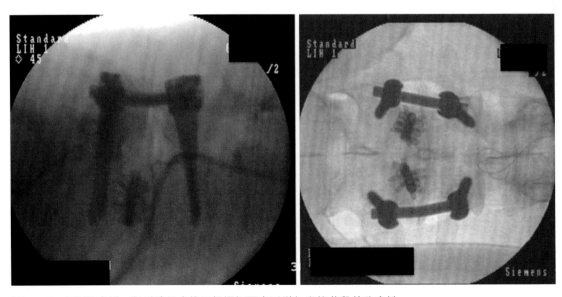

图 21.19 PELIF 术后，行后路经皮椎弓根螺钉固定以增加脊柱节段的稳定性

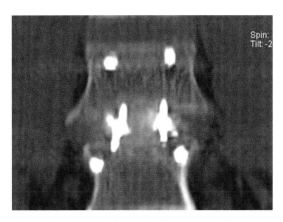

图 21.20　术后 12 个月，CT 扫描可见融合器之间的椎间隙有一坚固的骨桥形成

（ Gun Choi, Guilherme Pereira Corrêa Meyer,

Daniel H. Kim 著

李　明　范建平　易红蕾　译　张西峰　校）

参考文献

1. Herkowitz HN, Rothman RH, Simeone FA. Rothman-Simeone, the spine. 5th ed. Philadelphia: Saunders Elsevier; 2006.
2. Shen FH, Samartzis D, Khanna AJ, Anderson DG. Minimally invasive techniques for lumbar interbody fusions. Orthop Clin North Am. 2007;38(3):373–86. abstract vi.
3. Foley KT, Holly LT, Schwender JD. Minimally invasive lumbar fusion. Spine (Phila Pa 1976) 2003;28 Suppl 15:S26–35.
4. Fessler RG. Minimally invasive percutaneous posterior lumbar interbody fusion. Neurosurgery. 2003;52(6): 1512.
5. Isaacs RE, Podichetty VK, Santiago P, Sandhu FA, Spears J, Kelly K, et al. Minimally invasive microendoscopy-assisted transforaminal lumbar interbody fusion with instrumentation. J Neurosurg Spine. 2005;3(2):98–105.
6. Kim DH, Choi G, Lee SH. Endoscopic spine procedures. New York: Thieme; 2011.
7. Cloward RB. The treatment of ruptured lumbar intervertebral disc by vertebral body fusion. III. Method of use of banked bone. Ann Surg. 1952;136(6):987–92.
8. Harms J, Rolinger H. A one-stager procedure in operative treatment of spondylolistheses: dorsal traction-reposition and anterior fusion (author's transl). Z Orthop Ihre Grenzgeb. 1982;120(3):343–7.
9. Ray CD. Threaded titanium cages for lumbar interbody fusions. Spine (Phila Pa 1976). 1997;22(6):667–79; discussion 79–80.
10. Holly LT, Schwender JD, Rouben DP, Foley KT. Minimally invasive transforaminal lumbar interbody fusion: indications, technique, and complications. Neurosurg Focus. 2006;20(3):E6.
11. Kawaguchi Y, Matsui H, Tsuji H. Back muscle injury after posterior lumbar spine surgery. Part 2: Histologic and histochemical analyses in humans. Spine (Phila Pa 1976). 1994;19(22):2598–602.
12. Kawaguchi Y, Matsui H, Tsuji H. Back muscle injury after posterior lumbar spine surgery. Part 1: Histologic and histochemical analyses in rats. Spine (Phila Pa 1976). 1994;19(22):2590–7.
13. Sihvonen T, Herno A, Paljarvi L, Airaksinen O, Partanen J, Tapaninaho A. Local denervation atrophy of paraspinal muscles in postoperative failed back syndrome. Spine (Phila Pa 1976). 1993;18(5):575–81.
14. Datta G, Gnanalingham KK, Peterson D, Mendoza N, O'Neill K, Van Dellen J, et al. Back pain and disability after lumbar laminectomy: is there a relationship to muscle retraction? Neurosurgery. 2004;54(6):-1413–20; discussion 20.
15. Kim DY, Lee SH, Chung SK, Lee HY. Comparison of multifidus muscle atrophy and trunk extension muscle strength: percutaneous versus open pedicle screw fixation. Spine (Phila Pa 1976). 2005;30(1):123–9.
16. Bible JE, O'Neill KR, Crosby CG, Schoenecker JG, McGirt MJ, Devin CJ. Microscope sterility during spine surgery. Spine (Phila Pa 1976). 2012;37(7): 623–7.
17. Karikari IO, Isaacs RE. Minimally invasive transforaminal lumbar interbody fusion: a review of techniques and outcomes. Spine (Phila Pa 1976) 2010;35 Suppl 26:S294–301.
18. Shunwu F, Xing Z, Fengdong Z, Xiangqian F. Minimally invasive transforaminal lumbar interbody fusion for the treatment of degenerative lumbar diseases. Spine (Phila Pa 1976). 2010;35(17): 1615–20.
19. Villavicencio AT, Burneikiene S, Roeca CM, Nelson EL, Mason A. Minimally invasive versus open transforaminal lumbar interbody fusion. Surg Neurol Int. 2010;1:12.
20. Obenchain TG. Laparoscopic lumbar discectomy: case report. J Laparoendosc Surg. 1991;1(3):145–9.
21. Inamasu J, Guiot BH. Laparoscopic anterior lumbar interbody fusion: a review of outcome studies. Minim Invasive Neurosurg. 2005;48(6):340–7.
22. Regan JJ, Yuan H, McAfee PC. Laparoscopic fusion of the lumbar spine: minimally invasive spine surgery. A prospective multicenter study evaluating open and laparoscopic lumbar fusion. Spine (Phila Pa 1976). 1999;24(4):402–11.
23. Chung SK, Lee SH, Lim SR, Kim DY, Jang JS, Nam KS, et al. Comparative study of laparoscopic L5-S1 fusion versus open mini-ALIF, with a minimum 2-year follow-up. Eur Spine J. 2003;12(6):613–7.
24. Cowles RA, Taheri PA, Sweeney JF, Graziano GP. Efficacy of the laparoscopic approach for anterior lumbar spinal fusion. Surgery. 2000;128(4):589–96.
25. Beutler WJ, Peppelman WC, Jr., Dimarco LA. The da Vinci robotic surgical assisted anterior lumbar interbody fusion: technical development and case report. Spine (Phila Pa 1976). 2012;38:356–63.

26. McLaughlin MR, Zhang JY, Subach BR, Haid Jr RW, Rodts Jr GE. Laparoscopic anterior lumbar interbody fusion. Technical note. Neurosurg Focus. 1999; 7(6):e8.

27. Levrant SG, Bieber EJ, Barnes RB. Anterior abdominal wall adhesions after laparotomy or laparoscopy. J Am Assoc Gynecol Laparosc. 1997;4(3):353–6.

28. Than KD, Wang AC, Rahman SU, Wilson TJ, Valdivia JM, Park P, et al. Complication avoidance and management in anterior lumbar interbody fusion. Neurosurg Focus. 2011;31(4):E6.

29. Oliveira L, Marchi L, Coutinho E, Pimenta L. A radiographic assessment of the ability of the extreme lateral interbody fusion procedure to indirectly decompress the neural elements. Spine (Phila Pa 1976) 2010;35 Suppl 26:S331–7.

30. McAfee PC, Regan JJ, Geis WP, Fedder IL. Minimally invasive anterior retroperitoneal approach to the lumbar spine. Emphasis on the lateral BAK. Spine (Phila Pa 1976). 1998;23(13):1476–84.

31. Arnold PM, Anderson KK, McGuire Jr RA. The lateral transpsoas approach to the lumbar and thoracic spine: A review. Surg Neurol Int. 2012;3 Suppl 3: S198–215.

32. Yan DL, Pei FX, Li J, Soo CL. Comparative study of PILF and TLIF treatment in adult degenerative spondylolisthesis. Eur Spine J. 2008;17(10):1311–6.

33. Ames CP, Acosta FL Jr., Chi J, Iyengar J, Muiru W, Acaroglu E, et al. Biomechanical comparison of posterior lumbar interbody fusion and transforaminal lumbar interbody fusion performed at 1 and 2 levels. Spine (Phila Pa 1976). 2005;30(19):E562–6.

34. Wun Chul Choi CWP, Sang Ho Lee. Percutaneous endoscopic lumbar interbody fusion. J Minim Invasive Spinal Tech. 2002;2:6–7.

35. Aryan HE, Ames CP, Szandera B, Nguyen AD, Acosta Jr FL, Taylor WR. Coblation of spinal endplates in preparation for interbody spinal fusion. J Clin Neurosci. 2006;13(3):349–52.

36. Leu HF, Hauser RK. Percutaneous endoscopic lumbar spine fusion. Neurosurg Clin N Am. 1996;7(1): 107–17.

第 **22** 章　微创脊柱截骨技术

22.1　引言

　　与青少年脊柱侧凸不同，成人脊柱畸形通常是僵硬的。最近 10 年的主要进展在于掌握了如何处理这些问题，其中之一就是越来越深刻地认识到，在矫正脊柱畸形之前必须进行各种截骨手术以松解脊柱。松解性截骨，去除前柱或后柱骨质，使脊柱在矢状面和（或）冠状面有一定的活动度。这种重建前的松解对骨质疏松症患者尤其重要，因为这些患者椎弓根螺钉把持力下降，螺钉拔出是令人担心的主要问题。

　　在手术干预之前，术者必须计划畸形手术的影像学目标。越来越多的证据表明，维持或恢复矢状面平衡是决定患者临床疗效最关键的因素之一。因此，术者必须计划好理想的截骨类型、数量和位置，以实现完美的手术目标。通过 Shaffrey 和 Schwab 的研究，现在已认识到，一个良好的远期疗效的影像学决定因素与矢状面平衡有关。在脊柱重建计划中，术者的目标应该是协调 LL（腰椎前凸角）与 PI（骨盆入射角），使它们的差值不超过 10°，且 SVA（矢状面垂直轴偏距）应小于 5 cm（详见第 6 章）[1-2]。

22.2　脊柱截骨分级

　　学者们已提出很多有关治疗成人脊柱畸形的截骨技术。最近，发表了旨在提高术者计划畸形矫正能力的脊柱截骨分级方案（表 22.1）。该分级方案认为，对脊椎各柱松解去僵硬的力度越大，提供的矫正能力就越大。

22.3　后柱截骨技术（Ⅰ和Ⅱ级）

　　对于椎间隙尚有一定活动度的患者，一系列的后柱截骨技术即可获得显著的畸形矫正。在开放手术中，Ⅰ、Ⅱ级脊柱截骨术主要有 Smith-Peterson 截骨和 Ponte 截骨。后柱截骨的本质在于充分切除棘突、椎板和小关节，在后方椎弓螺钉之间进行加压，形成以椎体后部为中心的矢状面旋转轴。这样能拉伸前纵韧带，并扩张椎间隙前方。

　　一个椎间盘平面的截骨将产生 3°~5° 的前凸。因此，后柱截骨通常在 3 个或以上连续的椎间盘平面进行，可用于胸段和（或）腰段脊柱。由于成年患者主要表现为侧凸或侧后凸畸形，这些截骨优先选择在侧弯的凸侧进行加压。在胸段和（或）腰段脊柱，开放手术一般为双侧截骨。尚未开展过微创胸椎后柱截骨术。然而，在腰段脊柱多节段 MIS-TLIF 术中，可以进行单侧小关节切除。当联合椎间隙高度恢复时，即使是在僵硬的脊柱，这种方法也能获得有意义的畸形矫正（图 22.1、22.2）。

　　使用 MIS-TLIF 技术通常需要一定程度的小关节切除才能安全进入椎间隙。如果需要完全切除小关节，可通过小切口或大管状扩张牵开器高效完成。用骨刀切除外侧关节突进入椎间孔。然后用磨钻或骨刀切除内侧关节突。如果不需要进行广泛的单侧椎板切除或中央椎管减压，一个经典的三平面Ⅱ级

表 22.1   脊柱截骨术的 Lenke 分级

	切除的解剖结构	描述	手术入路修正方案
1 级	部分小关节	在手术椎间盘平面，切除下关节突和关节囊	A/P（前路软组织松解并后路结构切除） P（单纯后方入路）
2 级	全部小关节	在手术椎间盘平面，切除上、下关节突，彻底切除黄韧带，其他后方结构，包括椎板及棘突也可切除	A/P（前路软组织松解并后路结构切除） P（单纯后方入路）
3 级	椎弓根 / 部分椎体	楔形部分切除椎体后方，还应切除脊椎后方结构及椎弓根	A（前路松解） P（单纯后方入路） A/P（前后联合入路）
4 级	椎弓根 / 部分椎体 / 椎间盘	对椎体进行较为宽大的楔形切除，包括切除大部分椎体后部，脊椎后方结构及椎弓根，还包括切除相邻椎间盘及部分终板	A（前路松解） P（单纯后方入路） A/P（前后联合入路）
5 级	全部脊椎及椎间盘	脊椎及相邻的两个椎间盘全部切除（在胸段还要切除肋骨）	A（前路松解） P（单纯后方入路） A/P（前后联合入路）
6 级	多节段全部脊椎及椎间盘	一个以上脊椎及相邻的两个椎间盘全部切除。5 级切除再加相邻节段的脊椎切除	A（前路松解） P（单纯后方入路） A/P（前后联合入路）

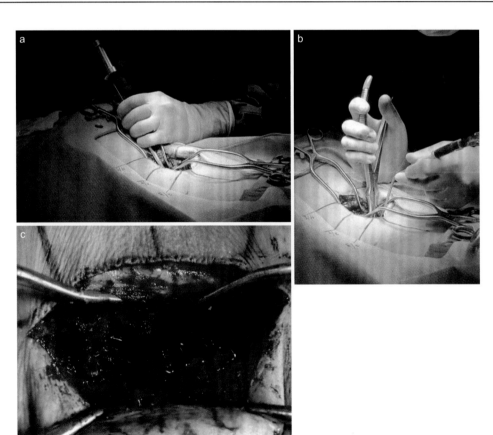

图 22.1   小切口单侧入路可以让术者到达多个手术关节突，同时保留大部分的背部肌肉和韧带附着。用（a）骨刀或（b）Leksell 咬骨钳于（c）脊柱的多个节段高效切除小关节

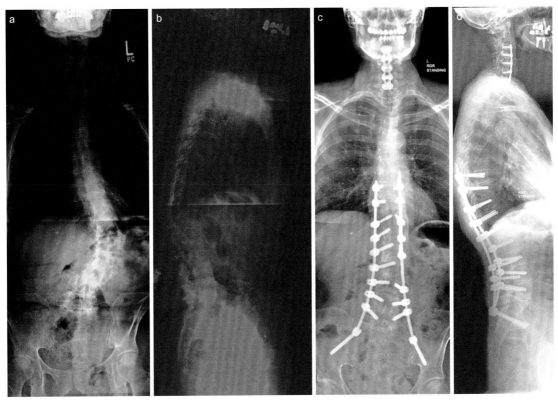

图 22.2（a、b）术前和（c、d）术后全脊柱正侧位 X 线片显示，4 个平面的小关节切除（L2 ~ S1）联合 4 个椎间隙可扩张融合器植入 MIS–TLIF 术，具有强大的脊柱松解和畸形矫正效果。内固定范围从 T9 至骨盆，小关节融合范围 T9 ~ L2

截骨在数分钟内即可完成。

必须强调的是，使用关节突截骨需要椎间隙有一定的活动度，或需要进行前柱松解。完成一台多节段 TLIF 术需要进行椎间盘切除和植入可扩张融合器。此外，如果需要增加前凸，术者通常从侧弯的凹侧进入。截骨后加压将增加前凸并能矫正侧弯。

22.4　三柱截骨技术（Ⅲ ~ Ⅳ级）

三柱截骨有更大的脊柱畸形矫正能力。三柱截骨技术包括经椎弓根椎体截骨术（PSO）和全脊椎切除截骨术（vertebral column resection, VCR），分别为Ⅲ ~ Ⅳ级和Ⅴ ~ Ⅵ级。

开放的Ⅲ ~ Ⅳ级截骨术的并发症发生率与下列因素有关：①患者脏器功能失调及身体虚弱；②需要长节段的融合固定；③手术时需要获得大角度的畸形矫正；④较长的麻醉时间；⑤截骨处失血；⑥大多数是翻修手术；⑦截骨闭合时损伤所包绕的神经组织的风险。

迄今为止，尚未有真正的在人体行微创 VCR 术的报道。基于管道牵开器入路的三柱截骨术仅限于尸体标本研究。Voyadis 等[3]报道在 9 具尸体标本上开展了微创双侧 PSO 手术。虽然没有说明手术增加的前凸角度，但比开放手术要小。在临床上，控制和处理截骨闭合和保护神经组织的困难远大于松质骨和皮质骨切除。

然而，微创 PSO 术最近已有所进展[4]。

这类具有极高并发症发生率的复杂手术推动了微创 PSO 技术的进步。我们最近刚刚开展了小切口 PSO 术。手术暴露方法类似于单节段腰椎椎间融合术，可以直视神经组织、处理出血和控制楔形闭合 [4]。

22.5 小切口 PSO 手术方法

患者俯卧于 Jackson 手术台。从下胸段至骶骨做一正中皮肤切口，进行皮下游离，暴露肌肉筋膜。随后的所有步骤都经筋膜完成，而不使用多个皮肤切口，因为这不美观且出血较多。

然后在计划行 PSO 节段（L2 或 L3）的外侧行双侧骨膜下剥离。暴露的程度应达到 PSO 节段的 L3 横突。PSO 节段以下的椎间融合通过多节段 MIS-TLIF 完成。

在 PSO 节段，用咬骨钳去除棘突、椎板和关节突。游离并保护好椎弓根上下方的神经根。然后，用咬骨钳和高速磨钻完全去除 PSO 节段的椎弓根。之后，连续用较大的刮匙去除椎体内 2 个圆锥状的松质骨，完成双侧去松质骨截骨。去松质骨向中间及外侧扩展。然后用海绵分离和保护椎体外侧壁及其相关的血管。按照与去松质骨一致的楔形，用 Leksell 咬骨钳去除椎体两侧的外侧壁。

在最后截骨松解之前，在 PSO 节段上下方至少各 3 个节段经皮椎弓根螺钉植入以获得对脊柱稳定的控制。将 4 根棒弯成合适的前凸，穿过 PSO 上方和下方每套螺钉头部。随后用紧顶螺钉将 4 根棒与相应的椎弓根螺钉大致连接，以免在进行截骨的过程中出现任何灾难性的椎体移动。

最后，分别从两侧向中间牵拉硬膜囊，切除椎体后壁和后纵韧带。随后将头端和尾端的持棒器相向而行加压，闭合楔形截骨。腰椎前凸逐渐增大，可见软组织和皮肤由绷紧变为松弛。楔形闭合后，检查神经组织以确保马尾神经或神经根没有受到挤压。在 PSO 处每条棒的末端外露，将连接器放置于棒的末端，进行棒对棒连接（图 22.3 ~ 22.7）。最后，锁紧顶紧螺钉。

22.6 未来方向

随着外科技术、术中影像、麻醉管理和脊柱植入物的进步，治疗脊柱畸形的 MIS 技术也在不断提高。松解截骨既是开放的成人脊柱畸形手术的重要基础，也是 MIS 亟待突破的关键环节。尽管未来研究需要基于微创高级别截骨的大队列患者以证明该技术的有效性。然而，越来越多的老年脊柱畸形患者急需这样的手术方案。

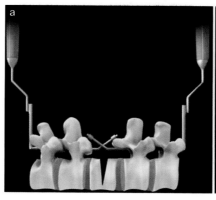
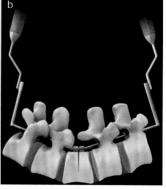

图 22.3 图示小切口 PSO 术（经椎弓根椎体截骨术）后，运用 4 棒悬臂技术矫正侧后凸畸形。（a）矫正前，（b）矫正后

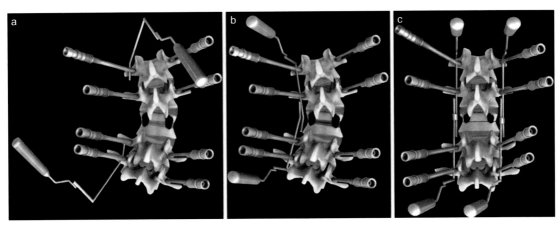

图 22.4　运用 4 棒技术同时在冠状面矫正畸形。(a) 穿棒前，(b) 矫正前，(c) 矫正后

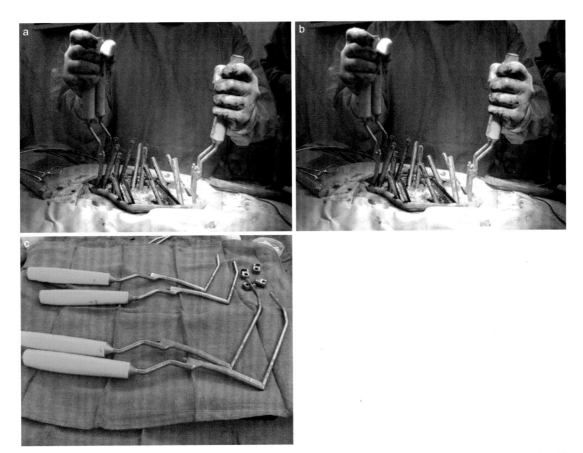

图 22.5　(a ~ c) 运用 4 棒技术矫正侧后凸畸形的术中照片。注意运用持棒器延长杆驱动与控制楔形截骨的闭合。减少弯棒程度还能最大限度地减少金属疲劳，使内固定物经久耐用

图 22.6 （a~d）
一例侧后凸畸形
患者，在 L2 椎体
行小切口 PSO 术，
在 L3 ~ S1 节段行
MIS-TLIF 术。 在
T9 ~ S1 节段行经皮
椎弓根螺钉固定融
合

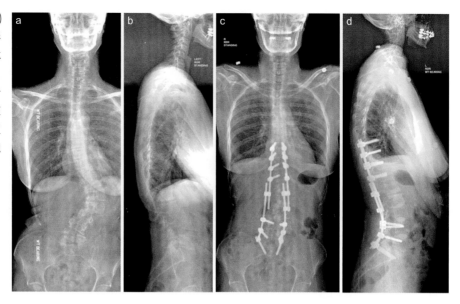

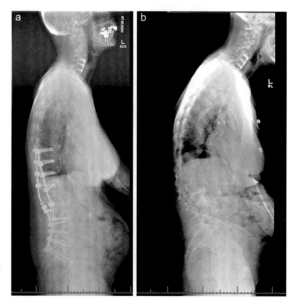

图 22.7 （a、b）一例严重的冠状面及矢状面畸形
的患者，运用小切口 PSO 及多节段 TLIF 术进行矫正

（Michael Y. Wang 著　李　明　晋大祥　朱　博 译　张西峰 校）

参考文献

1. Lafage V. Likelihood of reaching Minimal Clinically Important Difference (MCID) in Health Related Quality of Life (HRQOL) measures: prospective analysis of operative and non–operative treatment of Adult Spinal Deformity (ASD), in AANS/CNS Joint Spine Section Meeting. Phoenix; 2013.

2. Lafage V, Smith J, Bess S, Schwab F, Ames C, Klineberg E, Arlet V, Hostin R, Burton D, Shaffrey C, Group. ISS. Sagittal spino-pelvic alignment failures following three column thoracic osteotomy for adult spinal deformity. Eur Spine J. 2012;21:698–704.

3. Voyadis J, Gala V, O'Toole J, Eicholz K, Fessler R. Minimally invasive posterior osteotomies. Neuro-surgery. 2008;63:A204–10.

4. Wang M, Madhavan K. Mini-open pedicle subtraction osteotomy: surgical technique. World Neurosurg. Available online 5 October 2012.

第四部分

侧方入路

第23章 胸腔镜技术

由于胸椎椎管管径狭窄，脊髓对极小的牵拉都非常敏感，再加上胸廓的阻碍，且邻近肺、心脏、大血管和膈肌，使得选择合适的胸椎手术入路极为重要。脊柱外科医生最初经后路椎板切除（辅或不辅以椎间盘切除）治疗胸椎间盘突出症。1969年，Perot和Munro报道了91例经后路手术的胸椎间盘突出症患者。在这91例患者中，16例发生截瘫，6例死亡[1]。在椎间盘突出位于中央椎管的患者中，截瘫率为26%，死亡率为9%。疗效不佳突显了脊髓对于牵拉的敏感性以及胸部脊髓前方病变的手术难度。为了能更清晰地直视下手术和最大程度地减少对脊髓的牵拉，后外侧入路（包括经椎弓根及经小关节）、侧方入路（包括肋骨横突切除及胸腔外入路）及经胸腔入路应运而生。

椎体或前中央椎管病变，经胸腔入路可以直视病灶及硬脊膜腹侧，避免牵拉脊髓。早期的经胸腔入路采用开放的胸腔切开术，常需要胸外科医生协助，术后放置胸腔引流管，肋间神经痛的发生率较高（报道称高达50%），并且有肺、心脏及大血管损伤的风险[2-3]。开放手术具有与入路本身相关的较高的并发症发生率。Fessler和Sturgill报道，经胸腔入路的并发症有肋间神经痛、肺炎、肺不张、血胸及乳糜胸等[4]。为了降低手术入路并发症的发生率，并保证手术的有效性和安全性，一些外科医生尝试开展微创手术来替代开放的胸腔切开术，即胸腔镜技术或小切口经胸内镜技术。

由于采用了内镜和光纤技术，使得微创手术取代开放的胸腔切开术成为可能。医用内镜最早是由德国学者Philipp Bozzini于1806年开发的。1910年，Hans Christian Jacobaeus将医用内镜改造成胸腔镜[5-6]。20世纪70年代，光纤传导以及内镜摄像技术的发展进一步促进了胸腔镜技术的应用[7-9]。1993年，Mack和Rosenthal首次使用胸腔镜技术完成脊柱手术[10-11]。之后，胸腔镜技术被越来越多地应用于脊柱手术。与胸腔切开术相比，胸腔镜技术具有明显的优势。

在胸腔镜脊柱手术时，置患者于侧卧位，术侧上肢外展并固定于手臂架上。患者行双腔气管插管，单侧肺通气，使术侧肺萎陷。术侧的选择根据病变部位以及邻近的解剖结构决定。在T11水平以上，术侧的选择由病变部位以及主动脉、腔静脉和奇静脉的解剖位置决定。在T11和12水平，由于肝阻挡了膈肌的向下收缩，一般采取左侧入路，除非必须右侧入路[12-13]。一般用C臂X线机定位手术节段[2-3]。一般要通过3~4个1.0~1.5 cm大小的皮肤切口插入套管，切开皮肤，在肋骨上方进行钝性分离，以免损伤走行于肋骨下缘的神经血管束[14]。一个套管置于腋后线，正位于病灶的侧方，其他几个套管则置于腋前线[14]。由于第一个套管是盲插的，肺损伤的风险最大，通过单侧肺通气以及术侧肺塌陷等技术可以最大程度地降低肺损伤的风险。插入第一个套管后放入内镜。之后，在内镜辅助下插入其他套管。然后，将患者向前旋转15°~30°，使肺远离手术部位，并用扇形肺叶拉钩将肺牵出视野。术者及第一助手站于患者腹侧，第二助手站在主刀对面。分离胸膜粘连，除用C臂X线机透视外，还应在胸腔内数算肋骨再次定位手术节段。至此，手术节段完成暴露。如有需要，可将视频摄影机固定于手术台悬挂系统。随后的脊柱分离针对解决具体的病变而进行，如突出的椎间盘、感染、脊柱侧凸、肿瘤及椎间融合[14-17]。这类手术常涉及的重要概念是，肋骨头和相同节段椎体的上缘相关节，位于椎间隙水平或稍下方。通过分离和磨钻，获得病灶上、下方正常硬脊膜的良好视野，造成缺损将病灶从脊髓周围移除，以避免对脊髓的任何牵拉。切除病灶后，留置胸腔引流管，逐层缝合切口。当引流量少于每天 100 ml 时即可拔出[3]。如果发生硬膜撕裂，需保持胸腔引流管在水封瓶内，并在腰椎行硬膜外置管引流脑脊液。

这里以小切口经胸内镜技术切除中央型椎间盘突出的手术步骤为例，介绍这些重要的手术概念。图 23.1 和图 23.2 分别为术前 MRI 和 CT 图像。切除病变椎间盘上方覆盖的胸膜，结扎并离断节段血管。磨除肋骨近段 2 cm，如有需要，保留以备自体植骨。磨除下位椎弓根的上半部分，从侧方显露出

椎管。然后切开椎间盘，取出部分椎间盘组织，稍后切除向后突出的椎间盘。随后磨除相邻椎体后方的上、下缘，形成一个楔形空腔，直至看到突出椎间盘上下方的正常硬脊膜。对于较大的椎间盘突出，可能需要对椎间隙上、下方的椎体行椎体全切或次全切。空腔形成后，在完全不干扰脊髓的情况下，小心将突出的椎间盘向前移除到空腔内。如图 23.3 所示，术后 CT 扫描可见骨质缺损。移除椎间盘后，如果发现硬脊膜破裂，应首先行硬膜修补术或者使用硬膜补片和纤维蛋白胶修复。因为很少有患者因不稳需再次手术，所以对于较小的骨缺损不必进行椎间植骨融合[2-3]。如果骨缺损较大，可以进行肋骨植骨融合。一些学者主张，在椎间盘切除后进行标准的椎间植骨融合，可最大程度地减少术后迟发性后凸畸形及轴性疼痛的风险[18-21]。

Rosenthal 和 Dickman 对 55 例胸腔镜手术和 18 例开放胸腔切开术治疗胸椎间盘突出症的患者进行了对比研究[3]。研究发现，胸

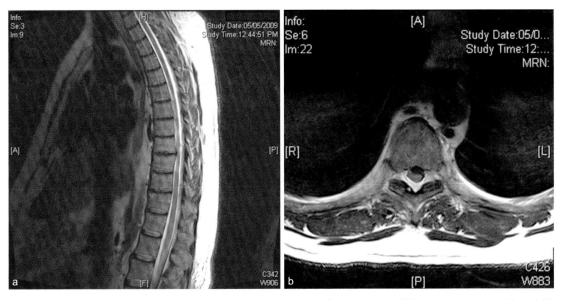

图 23.1　MRI 示胸椎间盘突出。（a）矢状面 MRI 示 T8-9 椎间盘突出。（b）轴面 MRI 示 T8-9 左侧旁中央型椎间盘突出，脊髓变形，无明显脊髓信号异常

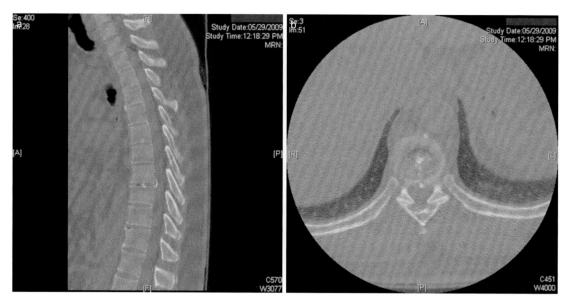

图 23.2　CT 示胸椎间盘突出。（a）矢状面 CT 示 T8-9 椎间盘突出。（b）轴面 CT 示 T8-9 椎间盘突出并钙化

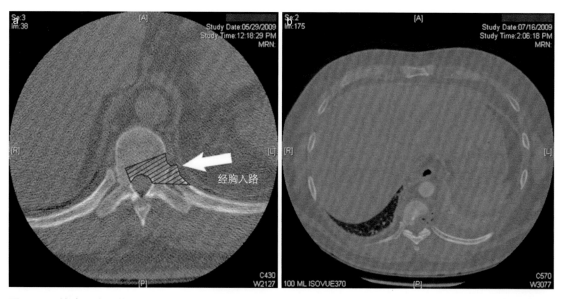

图 23.3　前路经胸腔椎间盘切除术。（a）磨除椎间隙上下方相邻椎体后缘，形成楔形空腔，切除椎间盘，为在完全不干扰或牵拉脊髓的情况下从硬脊膜周围安全移除钙化的椎间盘提供了空间。（b）术后 CT 扫描

腔镜椎间盘切除术平均手术时间为 3 小时 25 分钟，比开胸术少 1 个小时。此外，与开胸术相比，胸腔镜手术的出血量少 1/2（327 ml *vs.* 683 ml）、胸腔引流管留置时间少 1/2、住院时间（6.5 天 *vs.* 16.2 天）减少一半多。

并发症包括因肋间血管及节段血管出血引起的血胸、一过性肋间神经痛，2 位患者残留椎间盘组织。由于减少了肋间牵拉，仅 16% 的胸腔镜手术患者发生肋间神经痛，而与此相对，开胸术患者为 50%。胸腔镜手术的

禁忌证包括患者不能耐受单侧肺通气，或患有严重的胸膜粘连。在保证治疗效果的同时，胸腔镜手术减少了很多开胸术的并发症。

尽管胸腔镜手术在减少入路相关的并发症方面显示出明显的优势，然而由于一些原因使得脊柱外科医生对胸腔镜手术的接受较为缓慢，如：缺乏 3D 视野、触觉反馈不灵敏、学习曲线陡峭、需要临床前的实验室专业培训、昂贵的设备和器械[22-25]。为达到降低手术入路相关并发症这一同样的目的，同时又尽量采用微创脊柱外科医生已经熟悉和适应的工具和技术，Isaacs 等首次提出了小切口经胸内镜技术[26]。我们的研究表明，使用极外侧椎间融合术（XLIF）治疗胸椎间盘突出症、肿瘤性病理骨折、退行性脊柱侧凸、椎间盘炎及融合术后相邻节段退变等许多疾病是安全可行的。手术体位与胸腔镜入路相同。然后患者插入单腔气管，因为术侧肺不必萎陷，整个手术过程可以进行双肺通气，所以只需进行单腔气管插管。在手术节段直接侧方行一 4 cm 切口，胸膜外或经胸膜入路到达脊柱。经胸膜入路，使肺在监控下部分萎陷，直到将扩张管滑入胸腔后部、安全固定于脊柱上。逐级插入扩张管，直至在 C 臂 X 线机透视下将三叶片 MaXcess XLIF-T 系统插入并抵靠于脊柱。图 23.4 为小切口经胸腔安装内镜的术中照片。图 23.5 为同一场景内镜下所见。越靠近胸段脊柱头端的操作，管道技术的局限性就越明显。浮肋不会明显影响牵开暴露，但是，当在高位胸段脊柱操作时仅能进行有限的肋间撑开。一些学者建议在胸腔镜下松解胸膜粘连，并在直视下放置管道撑开器，以免造成肺的损伤[27]。当系统固定好后，可以插入显微镜头以提供 3D 可视化解剖，或者插入 30° 内镜来获得术野。经胸膜入路需放置胸腔引流管。如果是胸膜外入路，则无需放置。如果放置了胸腔引流管，透视显示无气胸时，即

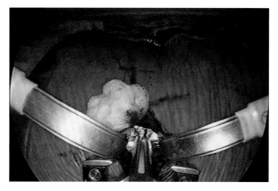

图 23.4　小切口经胸内镜器械的安装。术者站于患者腹侧。照片上方为患者背部。有三个叶片拉钩，光纤照明与其中两个叶片拉钩相连。能在手术部位的底部看到椎间盘切除

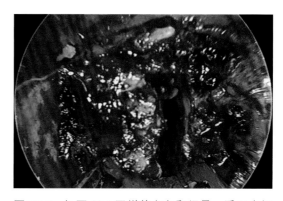

图 23.5　与图 23.4 同样的方向和场景，采用小切口经胸内镜入路，内镜下所看到的椎间盘切除。覆盖椎间隙的肋骨头已被去除，正在进行椎间盘切除

可在术后复苏室拔除。

Uribe 等研究了 60 例小切口经胸内镜椎间盘切除术，并发症的发生率为 15%，低于既往报道微创入路的 28.4%，开胸入路的 36.7%[28]。无患者出现肋间神经痛。治疗结果和先前报道的微创入路一致，优良率为 80%，15% 未发生变化，5% 疗效较差。这超过了先前报道的开胸入路的优良率（64.4%）。小切口经胸内镜入路不但避免了开胸入路的并发症，而且微创脊柱外科医生对这些技术非常熟悉，并能够直视腹侧硬脊膜，从而提高了治疗效果。图 23.6 总结了

小切口经胸内镜术与胸腔镜相比的优势，包括医生对器械使用熟练，双肺通气，可行胸膜外分离以免放置胸腔引流管，可自由选择使用内镜视野，或使用手术显微镜 3D 视野。它的缺点包括不能直视下放置扩张系统、不能安全地松解胸膜粘连。

胸腔镜和小切口经胸内镜技术都已用于治疗特发性和退变性胸椎畸形。胸腔镜下前方松解已用于矫正大角度且僵硬的胸椎侧凸（Cobb 角 > 70°）、严重后凸或前凸等畸形。传统上，这些畸形需要开胸手术进行矫正[29]。Sucato 等报道了患者在俯卧位下行胸腔镜前方松解，可采用双肺通气，在行后方融合固定时不必改变患者体位[30, 31]。胸腔镜比开胸术进行前方松解融合的优势在于可缩短前路手术时间，减少出血量和胸腔引流量，椎间盘切除更彻底，且畸形矫正效果相当，并发症发生率相似[32]。为了对视频辅助胸腔镜手术（video-assisted thoracoscopic surgery，VATS）治疗原发性脊柱侧凸的适应证和疗效进行深入讨论，请参考 Al-Sayyad 等对连续 100 例 VATS 患者的 Cincinnati 回顾性系列研究[33]。对退变性、炎症性、创伤性、肿瘤转移性胸椎畸形，也都有运用胸腔镜和小切口经胸内镜进行成功治疗的报道[26, 34-35]。Kai-Michael Scheufler 报道了一系列胸膜后小切口经胸内镜椎体融合器置换及前外侧钢板固定术，与传统的开胸手术相比，畸形矫正效果相当，减少了围术期并发症发生率和疼痛，下床活动更快，不必放置胸腔引流管，出院时间更早[35]。这些最近的报道突显了微创技术治疗胸段脊柱畸形的能力，与传统开胸术相比，畸形矫正效果相当，并能显著降低与入路相关的并发症发生率。

在过去 20 年里，治疗胸椎病变的手术技术取得了快速发展。随着光学和照明技术的进步，胸腔镜和小切口经胸内镜技术在胸椎手术中的安全性和有效性也进一步提高。这两项技术都需要良好的培训、临床实践和连续不断的应用以保持所学的手术技能。运用胸腔镜和（或）小切口经胸内镜技术，不管用或不用内镜技术，今天的微创脊柱外科医生都能安全、有效地解决胸椎前方病变，并能最大程度地降低开胸术并发症的发生率。

	胸腔镜技术	小切口经胸内镜技术
优点	4 个 1～1.5 cm 的皮肤切口 对神经血管束的牵拉较小 直视胸腔内视野并松解胸膜粘连 胸腔内计数肋骨有助于术中定位	一个 4 cm 长的皮肤切口 对神经血管束的牵拉较小 熟悉 XLIF 入路的脊柱外科医生很容易适应这些工具 可灵活选用 2D 内镜或 3D 手术显微镜 胸膜外入路，不必留置胸腔引流管 双侧肺通气，术中不需要肺萎陷
缺点	对于不熟悉器械的脊柱外科医生，学习曲线陡峭 2D 可视化 需双腔 ET 气管插管及肺萎陷 胸椎病例数量较少，很难维持技术熟练度	如有胸膜粘连，无法直视的胸腔内入路有损伤胸膜的风险 需要稍多的肋间隙撑开 胸腔内解剖视野狭窄

图 23.6　胸段脊柱前方微创技术。胸腔镜和小切口经胸内镜技术具有独特的优缺点，但与传统的开胸术相比，两者都能降低与入路相关的并发症的发生率

（Jonathan D. Choi，Robert E. Isaacs 著　吕国华　郑召民译　晋大祥校）

参考文献

1. Perot Jr PL, Munro DD. Transthoracic removal of midline thoracic disc protrusions causing spinal cord compression. J Neurosurg. 1969;31(4):452–8. Epub 1969/10/01.

2. Burke TG, Caputy AJ. Treatment of thoracic disc herniation: evolution toward the minimally invasive thoracoscopic technique. Neurosurg Focus. 2000;9(4):e9. Epub 2006/07/13.

3. Rosenthal D, Dickman CA. Thoracoscopic microsurgical excision of herniated thoracic discs. J Neurosurg. 1998;89(2):224–35. Epub 1998/08/04.

4. Fessler RG, Sturgill M. Review: complications of surgery for thoracic disc disease. Surg Neurol. 1998;49(6):609–18. Epub 1998/06/24.

5. Bush RB, Leonhardt H, Bush IV, Landes RR. Dr. Bozzini's Lichtleiter. A translation of his original article (1806). Urology. 1974;3(1):119–23. Epub 1974/01/01.

6. Hc J. Possibility of the use of the cystoscope for investigation of serous cavities. Munchen Med Wochenschr. 1910;57:2090–2.

7. Miller JI, Hatcher Jr CR. Thoracoscopy: a useful tool in the diagnosis of thoracic disease. Ann Thorac Surg. 1978;26(1):68–72. Epub 1978/07/01.

8. Newhouse MT. Thoracoscopy: diagnostic and therapeutic indications. Pneumologie. 1989;43(2):48–52. Epub 1989/02/01.

9. Das K, Rothberg M. Thoracoscopic surgery: historical perspectives. Neurosurg Focus. 2000;9(4):e10. Epub 2006/07/13.

10. Mack MJ, Regan JJ, Bobechko WP, Acuff TE. Application of thoracoscopy for diseases of the spine. Ann Thorac Surg. 1993;56(3):736–8. Epub 1993/09/01.

11. Rosenthal D, Rosenthal R, de Simone A. Removal of a protruded thoracic disc using microsurgical endoscopy. A new technique. Spine. 1994;19(9):1087–91. Epub 1994/05/01.

12. Bohlman HH, Zdeblick TA. Anterior excision of herniated thoracic discs. J Bone Joint Surg Am. 1988;70(7):1038–47. Epub 1988/08/01.

13. Dickman CA, Rosenthal D, Karahalios DG, Paramore CG, Mican CA, Apostolides PJ, et al. Thoracic vertebrectomy and reconstruction using a microsurgical thoracoscopic approach. Neurosurgery. 1996;38(2):279–93. Epub 1996/02/01.

14. Oskouian Jr RJ, Johnson JP, Regan JJ. Thoracoscopic microdiscectomy. Neurosurgery. 2002;50(1):103–9. Epub 2002/02/15.

15. Lall RR, Smith ZA, Wong AP, Miller D, Fessler RG. Minimally invasive thoracic corpectomy: surgical strategies for malignancy, trauma, and complex spinal pathologies. Minim Invasive Surg. 2012;2012:213791. Epub 2012/08/14.

16. Visocchi M, Masferrer R, Sonntag VK, Dickman CA. Thoracoscopic approaches to the thoracic spine. Acta Neurochir (Wien). 1998;140(8):737–43; discussion 43–4. Epub 1998/11/12.

17. Rosenthal D, Marquardt G, Lorenz R, Nichtweiss M. Anterior decompression and stabilization using a microsurgical endoscopic technique for metastatic tumors of the thoracic spine. J Neurosurg. 1996;84(4):565–72. Epub 1996/04/01.

18. Khoo LT, Smith ZA, Asgarzadie F, Barlas Y, Armin SS, Tashjian V, et al. Minimally invasive extracavitary approach for thoracic discectomy and interbody fusion: 1-year clinical and radiographic outcomes in 13 patients compared with a cohort of traditional anterior transthoracic approaches. J Neurosurg Spine. 2011;14(2):250–60. Epub 2011/01/11.

19. Currier BL, Eismont FJ, Green BA. Transthoracic disc excision and fusion for herniated thoracic discs. Spine. 1994;19(3):323–8. Epub 1994/02/01.

20. Korovessis PG, Stamatakis MV, Baikousis A, Vasiliou D. Transthoracic disc excision with interbody fusion. 12 patients with symptomatic disc herniation followed for 2–8 years. Acta Orthop Scand Suppl. 1997;275:12–6. Epub 1997/12/31.

21. Otani K, Yoshida M, Fujii E, Nakai S, Shibasaki K. Thoracic disc herniation. Surgical treatment in 23 patients. Spine. 1988;13(11):1262–7. Epub 1988/11/01.

22. Ringel F, Stoffel M, Stuer C, Totzek S, Meyer B. Endoscopy-assisted approaches for anterior column reconstruction after pedicle screw fixation of acute traumatic thoracic and lumbar fractures. Neurosurgery 2008;62(5 Suppl 2):ONS445–52; discussion ONS52–3. Epub 2008/07/18.

23. McAfee PC, Regan JR, Fedder IL, Mack MJ, Geis WP. Anterior thoracic corpectomy for spinal cord decompression performed endoscopically. Surg Laparosc Endosc. 1995;5(5):339–48. Epub 1995/10/01.

24. McAfee PC, Regan JR, Zdeblick T, Zuckerman J, Picetti 3rd GD, Heim S, et al. The incidence of complications in endoscopic anterior thoracolumbar spinal reconstructive surgery. A prospective multicenter study comprising the first 100 consecutive cases. Spine. 1995;20(14):1624–32. Epub 1995/07/15.

25. Khoo LT, Beisse R, Potulski M. Thoracoscopic-assisted treatment of thoracic and lumbar fractures: a series of 371 consecutive cases. Neurosurgery. 2002;51 Suppl 5:S104–17. Epub 2002/09/18.

26. Karikari IO, Nimjee SM, Hardin CA, Hughes BD, Hodges TR, Mehta AI, et al. Extreme lateral interbody fusion approach for isolated thoracic and thoracolumbar spine diseases: initial clinical experience and early outcomes. J Spinal Disord Tech. 2011;24(6):368–75. Epub 2010/12/15.

27. Yanni DS, Connery C, Perin NI. Video-assisted thoracoscopic surgery combined with a tubular retractor system for minimally invasive thoracic discectomy. Neurosurgery 2011;68 (1 Suppl Operative):138–43; discussion 43. Epub 2011/01/06.

28. Uribe JS, Smith WD, Pimenta L, Hartl R, Dakwar E, Modhia UM, et al. Minimally invasive lateral approach for symptomatic thoracic disc herniation: initial multicenter clinical experience. J Neurosurg Spine. 2012;16(3):264–79. Epub 2011/12/20.

29. Newton PO, Wenger DR, Mubarak SJ, Meyer RS. Anterior release and fusion in pediatric spinal deformity. A comparison of early outcome and cost of tho-

racoscopic and open thoracotomy approaches. Spine. 1997;22(12):1398–406. Epub 1997/06/15.

30. Sucato DJ, Elerson E. A comparison between the prone and lateral position for performing a thoracoscopic anterior release and fusion for pediatric spinal deformity. Spine. 2003;28(18):2176–80. Epub 2003/09/23.

31. Sucato DJ, Erken YH, Davis S, Gist T, McClung A, Rathjen KE. Prone thoracoscopic release does not adversely affect pulmonary function when added to a posterior spinal fusion for severe spine deformity. Spine. 2009;34(8):771–8. Epub 2009/04/15.

32. Son-Hing JP, Blakemore LC, Poe-Kochert C, Thompson GH. Video-assisted thoracoscopic surgery in idiopathic scoliosis: evaluation of the learning curve. Spine. 2007;32(6):703–7. Epub 2007/04/07.

33. Al-Sayyad MJ, Crawford AH, Wolf RK. Video-assisted thoracoscopic surgery: the Cincinnati experience. Clin Orthop Relat Res. 2005;434:61–70. Epub 2005/05/03.

34. Krasna MJ, Jiao X, Eslami A, Rutter CM, Levine AM. Thoracoscopic approach for spine deformities. J Am Coll Surg. 2003;197(5):777–9. Epub 2003/10/31.

35. Scheufler KM. Technique and clinical results of minimally invasive reconstruction and stabilization of the thoracic and thoracolumbar spine with expandable cages and ventrolateral plate fixation. Neurosurgery 2007;61(4):798–808; discussion -9. Epub 2007/11/08.

第**24**章 神经监测在微创脊柱侧方入路手术中的作用

24.1 引言

微创入路技术使外科医生能取得与传统开放手术相同的临床疗效，但能减少出血量，减轻术后疼痛，缩短住院时间。1998年，有报道描述了微创腹膜后经腰大肌入路到达腰椎前方的手术入路，并发症发生率远低于传统的腹膜后入路[1]，且可提供相同的生物力学性能[2]。进行手术时，通常置患者于右侧卧位（以避开肝）。在 C 臂 X 线机透视下，于手术椎间隙和需进入的腹膜后腔上方设计皮肤切口。依次使用导丝、扩张器、管状牵开器逐级扩张穿过腰大肌到达手术椎间隙。然后切除椎间盘并植入椎间融合器。这项技术可单独使用，或辅以后路椎弓根螺钉固定。

本章将回顾侧方经腰大肌入路术中必须重视的相关解剖结构，以及为保护正常神经功能所使用的不同类型的神经监测技术。然后，我们将回顾有关神经监测在微创脊柱侧方入路中的应用文献，并向正在使用这项多功能技术的脊柱外科医生提出建议性总结。

24.2 解剖结构

腰椎侧方入路最容易损伤的结构是腰丛（图 24.1）。腰丛由 T12 肋下神经和 L1–L5 神经根腹侧支组成。腰丛有以下 7 个主要分支：①闭孔神经（L2-L4），支配下肢内收肌群；②股神经（L2-L4），支配屈髋肌和伸膝肌；③髂腹下神经（L1），支配臀部和

下腹部感觉；④髂腹股沟神经（L1），支配腹股沟及外生殖器感觉；⑤生殖股神经（L1-L2），支配生殖器及腹股沟韧带中部感觉；⑥股外侧皮神经（L2-L3），支配大腿前外侧感觉；⑦腰骶干（L4-L5），下降汇入骶丛。股神经损伤后果十分严重，常使患者丧失行走能力。

一些尸体研究已经详细描述了腰丛与腰大肌和腰椎椎体之间的解剖学关系。一般根据无腰丛分支跨越的区域将腰椎划分为数个"安全工作区"。腰椎椎体由 4 个区组成：椎体前四分之一为Ⅰ区，椎体中前四分之一为Ⅱ区，椎体中后四分之一为Ⅲ区，椎体后四分之一为Ⅳ区（图 24.2）。最早的此类研究之一是 Benglis 等[3] 于 2009 年在 3 个尸体标本上完成的。他们发现，腰骶神经丛从横突与椎体会合处形成的裂隙中发出，然后走行于腰大肌的后表面。在 L1-L2 平面（在终板后方，即该水平的Ⅳ区），腰丛大部分位于椎体后方，沿腰椎逐渐向腹侧，然后向下。根据这项研究确定的"安全区"：在 L1-L2、L2-L3 和 L3-L4 平面，"安全区"位于Ⅰ～Ⅲ区；在 L4-L5 平面，"安全区"位于Ⅰ～Ⅱ区。因此，作者建议将扩张器和管状牵开器放置在椎间隙的前半部。

在对 20 具尸体标本进行更全面的分析后，Uribe 等[4] 发现：腰丛所有部分，包括神经根，都分布于腰大肌内Ⅳ区的背侧。生殖股神经是一个重要的例外，其起源于 L1-L2 平面，在 L2-L3 平面沿Ⅱ区斜行。在 L3-L4 平面，沿腰大肌内缘向前浅出。在 L4-L5 平面，沿Ⅰ区走行。据此，Uribe 等将 Benglis 等的"安全区"完善为：在 L1-

图 24.1 腰丛侧面观示意图
（Juan S. Uribe 医生供图）

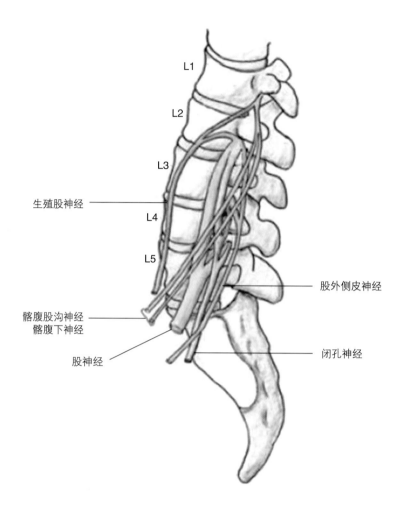

L1

L2

L3

生殖股神经

L4

L5

股外侧皮神经

髂腹股沟神经
髂腹下神经

闭孔神经

股神经

L2、L2-L3 和 L3-L4 平面，"安全区"位于Ⅲ区；在 L4-L5 平面，"安全区"位于椎体中点（Ⅱ/Ⅲ区交界）。

另外两项尸体标本研究进一步修正了每个腰椎间隙的"安全工作区"。Guerin 等[5] 对 8 具尸体进行了研究，结果发现：在 L1-L2 平面，"安全区"位于Ⅱ～Ⅲ区；在 L2-L3 和 L3-L4 平面，"安全区"位于Ⅲ区；在 L4-L5 平面，"安全区"位于Ⅱ区。在另一项 30 具尸体的早期研究中，Moro 等[6] 发现，在 L1-L2 和 L2-L3 平面，安全区位于Ⅰ～Ⅲ区。他们还认为，任何临近 L3-L4 和 L4-L5 椎间隙区域的操作都有损伤生殖股神经的可能。

通过对以上文献的数据分析，得出如下绝对安全工作区：

- 在 L1-L2 水平：绝对安全工作区为Ⅲ区。由 Uribe 等[4] 提出
- 在 L2-L3 水平：绝对安全工作区为Ⅲ区。由 Uribe 等[4] 和 Guerin 等[5] 提出
- 在 L3-L4 水平：绝对安全工作区为Ⅲ区。由 Uribe 等[4] 和 Guerin 等[5] 提出
- 在 L4-L5 水平：绝对安全工作区为Ⅱ区。由 Guerin 等[5] 提出

值得注意的是，Guerin 等[5] 对分布于 L4-L5 平面大量的神经血管结构非常重视，建议在此节段考虑采用其他手术入路（经椎间孔、后路或前路腰椎椎间融合术）。

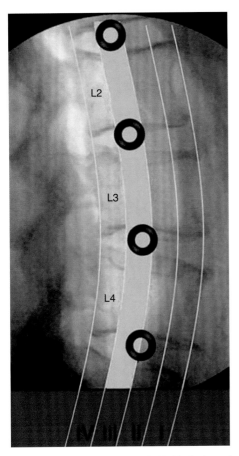

图 24.2　图示为从前向后将椎体分为 4 个区（Ⅰ~Ⅳ区）的腰椎侧位 X 线片。相对"安全"区（Ⅲ区）用绿色表示。在每个腰椎间隙平面，为防止直接神经损伤而推荐的安全工作区用黑圈表示（Juan S. Uribe 医生供图）

在 Dakwar 等 [7] 的一项重要的研究中，作者解剖了 6 具尸体，详细描述了腰大肌外腰丛分支的解剖，即腰丛分支在腹膜后腔及腹壁肌肉中的分布。作者明确提出了在腹膜后腔分离时非常容易损伤的 4 条神经：肋下神经、髂腹下神经、髂腹股沟神经及股外侧皮神经。这些神经也容易遭受牵拉损伤。为最大程度地降低神经损伤的风险，作者建议"使用钝性器械（止血钳）逐级且轻柔地扩张肌肉，直至确认到达脊柱"。作者还强调"应该尽早确认腹膜后腔的后壁（腰

方肌），从后向前、从上向下轻柔地分离腹膜后腔，直至确认到达手术平面的横突和腰大肌，以免损伤在腹膜后腔内游离分布的主要神经"。

损伤支配腹壁的神经可导致腹部侧方隆起，因此，掌握相关解剖非常必要。腹壁主要由 4 组肌肉组成：腹直肌、腹横肌、腹外斜肌和腹内斜肌。T11 和 T12 肋间神经，更准确地说是肋下神经，是支配腹壁肌肉的主要神经 [8]。肋下神经分布于腹横肌的下方，支配腹直肌和腹外斜肌（图 24.3）[7]。髂腹下神经和髂腹股沟神经也支配腹壁肌肉，特别是腹内斜肌和腹横肌。所以在暴露和缝合时要特别小心，以免造成对这些神经的离断、烧灼、缝扎或其他形式的损伤。

微创腹膜后经腰大肌侧方入路的手术体位是值得重视的（图 24.4）。置患者于右侧卧位，使用衬垫保护腋窝，右上肢旋后掌心向上伸展位固定于臂架上，肘部放置衬垫；左上肢旋前掌心向下，抬高并肘部放置衬垫固定。Kamel 等 [9] 对采用 5 种不同体位脊柱手术的连续 1000 例患者进行了研究，结果发现，侧卧位导致的上肢体感诱发电位（SSEP）改变的发生率最高（7.5%）。作者认为这是由于垂直力压迫臂丛神经和第 1 肋骨所致。因此，适当的衬垫并保持患者肢体处于无受压体位，对于最大程度地减少医源性神经损伤具有重大意义。

24.3　神经监测的类型

脊柱外科术中三种标准的神经监测方式包括体感诱发电位（somatosensory-evoked Potentials, SSEPs）、运动诱发电位（motor-evoked potentials, MEPs）和肌电图（electromyography, EMG）。每种方式在手术的特定阶段都具有重要的作用。在脊柱手术中，神经生理监测可以避免无法预料的神

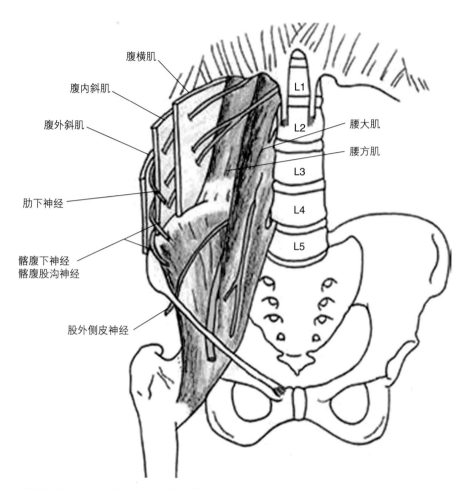

腹横肌

腹内斜肌

腹外斜肌

肋下神经

髂腹下神经
髂腹股沟神经

股外侧皮神经

L1

L2　腰大肌

腰方肌

L3

L4

L5

图 24.3　示意图显示，4 条主要神经在腹膜后腔穿出腰大肌，沿腹后壁在腹肌内走行

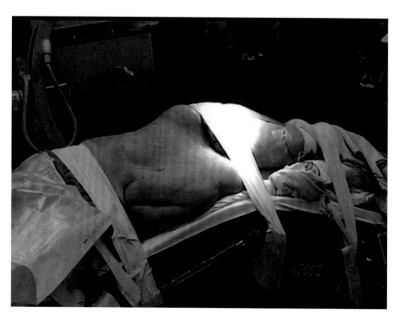

图 24.4　患者侧卧于折弯的手术台上

经血管损伤，减少术后永久性损伤的风险，并提供特定神经根的定位。SSEPs 是由主要的本体感觉束传入通路的多个位点记录的信号所组成的。这些信号由脊髓后索传输。如上所述，当患者侧卧位时，SSEPs 在识别和逆转可能即将发生的四肢周围神经损伤方面（重新摆放相关的肢体位置）特别有用[9]。在侧卧位时，对任何肢体的牵拉或压迫都可能造成周围神经传导功能障碍。例如，当没有使用合适的衬垫保护时，上方上肢的周围神经，尤其是臂丛神经，可能会受到牵拉。当患者头部没有处于中立位或衬垫卷放置不当时，下方的上肢也可能受到牵拉，并造成神经压迫。此外，如果上肢衬垫放置不当，两侧的尺神经都可能受到压迫。手术台折弯可引起下方下肢压迫和上方下肢牵拉超过其功能阈值。获得可靠的周围 SSEP 反应（从上肢 Erb 点和下肢腘窝记录）以鉴别由体位、手术操作、药物反应或潜在的生理学问题引起的改变，对神经监测团队具有非常重要的意义。

MEPs 是由运动皮质经颅激活引起的，并通过皮质脊髓侧束传导，从每一个神经根平面发出，信号继续传导到支配每一个特定肌肉的运动轴突。MEPs 对于运动功能的评估十分敏感，可以快速识别潜在的神经结构损伤。尽管 MEPs 还需要进一步的研究，但一些学者认为，有效的 MEP 方法和技术可以提供更多用于评价患者疗效的预后信息。

从技术角度来看，在特定的操作过程中，支配肌肉的神经有遭受置入的 EMG 电极损伤的风险。在侧方入路手术中，这些肌肉包括髂腰肌、股外侧肌、股二头肌、胫前肌、腓肠肌及踇外展肌（图 24.5）。

依据神经监测团队的方案，用于监测 MEP 反应的电极也足够用于监测 EMG。然

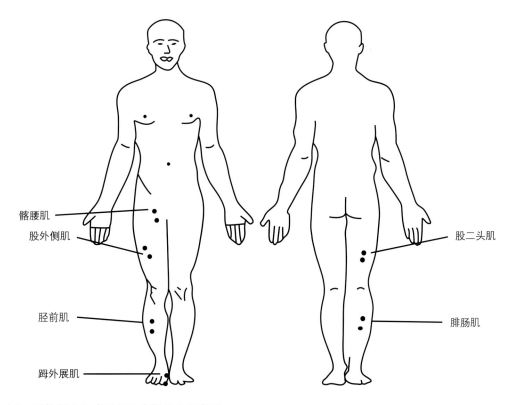

图 24.5　脊柱侧方入路时 EMG 电极置入示意图

而，一般而言，与监测 MEP 相比，监测 EMG 使用的肌肉范围更广。应当注意的是，理论上讲，任何用于监测 EMG 的电极也可用于记录 MEP 反应。当需要时，作为一种方法，可另外再置入 2 枚皮质刺激电极以辅助 MEP 监测。SSEP 和 EMG 监测都只能为外科医生及神经监测团队提供有限的信息（如某一神经根平面的缺血）。因此，MEP 能够为术者进行手术决策提供更多的数据。

在微创侧方经腰大肌入路术中，EMG 是最常用、最有益的神经监测技术。EMG 可以提供实时反馈，从而保持了手术与具体神经根的联系，并能安全引导牵开器的放置。EMG 有两种方式：①非同步式，可以连续评估对神经根干扰的证据；②激发式，神经受到人为刺激并引发反应（图 24.6 和 24.7）。在预测术后神经功能损伤方面，EMG 具有较高的敏感性，但特异性较差，因此常需联合使用其他方式的神经监测[10-11]。

在微创侧方经腰大肌入路术中，EMG 的使用是必不可少的。Uribe 等[12] 在一篇文献综述中指出，在侧方入路术中使用 EMG 可将神经损伤的发生率从 30% 降至 1% 以下[13-16]。在这篇文献中，作者介绍了一种可以确认股神经位于牵开器后方的可靠方法，可最大程度地减少牵拉损伤的风险。旋转可定向的 EMG 探针，通过前方高刺激阈值和后方低刺激阈值确定相对于股神经的理想位置（刺激阈值指兴奋神经所需要的电流量，低阈值表明离神经很近，而高阈值则代表离神经较远）。

在一项前瞻性多中心企业赞助的研究中，Tohmeh 等[17] 纳入 102 例 XLIF 术患者，手术节段为 L3-L4 和（或）L4-L5，术中进行实时 EMG 监测。用 3 个连续的扩张器在 3 个点进行记录：腰大肌表面、腰大肌中点及脊柱本身。每个点在 360° 旋转区域各取 4 点（后方、上方、前方和下方）进行记录。绝大部分病例（90%）定位于 Ⅲ 区和 Ⅳ 区。作者发现，触及腰丛神经的患者为 55.7%。更常见的是，腰丛神经位于扩张器后方的患者为 63%。EMG 提供的反馈可指导术者调整手术通道。术后，27.5% 的患者出现一过性屈髋肌力减弱，17.6% 的患者出现大腿内上方一过性感觉减退。另有 3 例患者出现肢体运动功能障碍（2 名患者伸膝肌力减

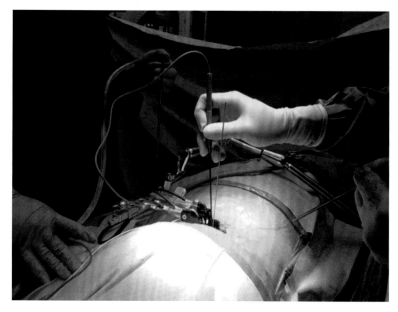

图 24.6　在管状牵开器撑开前，用神经刺激仪评估邻近的神经

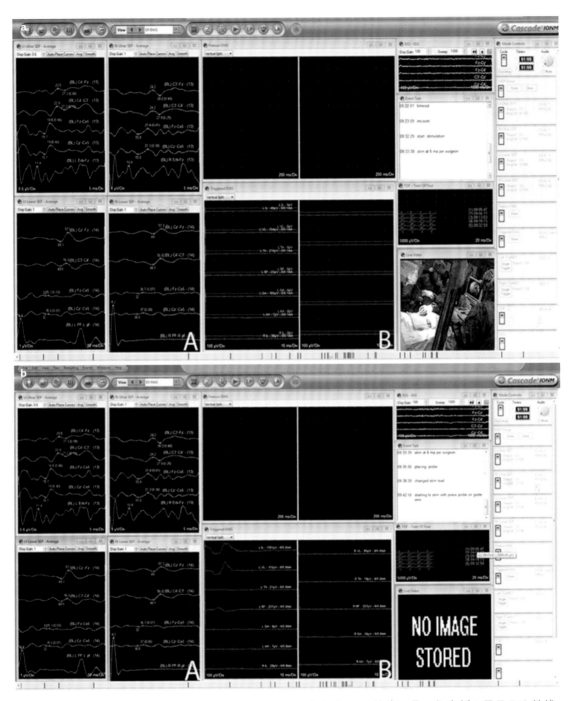

图 24.7 （a）仪表板 A 显示侧方经腰大肌入路椎间融合术中 SSEP 基线记录。仪表板 B 显示 EMG 基线。
（b）仪表板 A 显示稳定的 SSEP 记录数据，仪表板 B 为 2 mA 电流刺激时，左侧髂腰肌、股外侧肌和股二头肌的激发式 EMG。（c）激发式 EMG 的放大图片

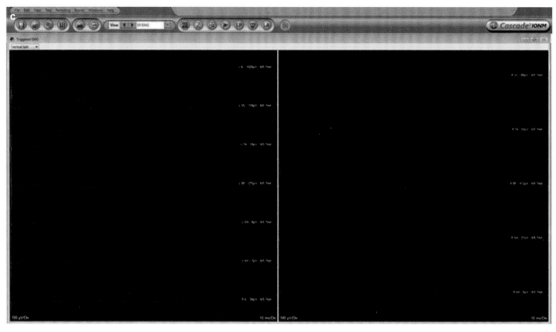

图 24.7 （续上页）

弱，1 名患者踝背伸肌力减弱），但是术后 6 个月所有患者的肌力都恢复正常。考虑到腰丛神经分布的差异和良好的远期疗效，作者支持在微创侧方经腰大肌入路术中使用实时 EMG 进行监测。

肌动图（mechanomyography, MMG）是一项新兴的神经监测方法，最近已用于各种脊柱手术。EMG 的一个潜在缺点是对电子信号的干扰较为敏感，导致信噪比低下，因此特异性较差。使用 MMG 时，电刺激探头可诱导神经根去极化。专用传感器（加速度计不易受电子干扰的影响）被放置于相关的肌群上，用以探测神经刺激后肌肉收缩的机械活动（运动）。这种反馈以一种类似于 EMG 活动的方式实时传递给术者。这种方法应用于脊柱手术仍处于开发阶段，迄今为止，还没有关于检验这种方法实用性和有效性的论文发表。然而，初步结果表明，MMG 比 EMG 检测速度更快，且敏感性更高 [18]。

24.4 脊柱侧方入路的效果

所有脊柱手术后最令人担忧的并发症就是运动功能障碍。Isaacs 等 [19] 进行了一项前瞻性非随机多中心企业赞助的研究，纳入 107 例（322 个节段）XLIF 术，以治疗退行性脊柱侧凸。36 例患者（33.5%）出现术后肌力下降，其中 80.6% 的患者屈髋肌力减弱。绝大部分（86.2%）是一过性的。7 例患者（6.5%）出现"严重"的运动功能障碍，即术后肌力下降 2 级以上，且 6 个月内无明显改善。仅 1 例患者被认为腰丛起点处损伤，但作者并未提供进一步的详细资料。作者认为：仅行 XLIF 术的患者，其并发症发生率低于联合后路固定的患者；在联合后路螺钉固定术患者中，经皮植钉患者的并发症发生率低于开放植钉。根据这项研究，"并发症的最强独立预测因子是每位患者手术节段总数量"。值得注意的是，这项研究中没有包括几项重要的远期结果评分：如术后 SVA、融合率和假关节发生率。

Cahill 等[20] 回顾性研究了 118 例（201 个节段）微创侧方经腰大肌入路椎间融合术的患者，所有患者都进行连续的 EMG 监测。术侧神经（具体指股神经）损伤 2 例，均发生在 L4-L5 平面。由于所有其他平面未发生神经损伤，这相当于 L4-L5 平面损伤的风险为 4.8%。这与上文中 Guerin 等[5] 的结论是类似的，这些作者也建议，要审慎地在 L4-L5 平面行侧方入路手术。在另一项研究中[21]，58 例患者中有 2 例发生了医源性股神经损伤，但作者并未具体说明固定融合的平面。对侧股神经损伤很少发生。2 例均是椎间融合器植入的并发症：一例是因为骨赘骨折压迫对侧神经根，另一例是由于极外侧椎间盘突出所致[22]。2 例患者经再次行神经根减压术而得到恢复。

在上述 Cahill 等[20] 的研究中，5 例（4.2%）患者出现术后腹壁肌肉无力 / 侧方膨隆，可能与暴露和缝合腹壁时损伤 T11 和 T12 运动神经有关。这 5 例患者手术部位均在 L3-L4 或更高平面。在一项纳入 568 例患者的大样本多机构研究中，有 10 例出现这样的并发症（1.8%）[23]，其中 8 例 6 个月内腹壁肌肌力恢复，另外 2 例失访。并发症的保守治疗方法有佩戴紧身腹带。为了避免并发症，作者建议，用钝性器械逐级、轻柔地扩张肌肉，游离并牵开遇到的任何神经。在腹膜后腔内，按照神经分布的方向，从后向前、从上向下地钝性分离。

虽然运动障碍影响患者功能，感觉改变也是非常痛苦的。Cummock 等[24] 在一项回顾性研究中发现，59 例患者行微创侧方经腰大肌入路，大约 60% 的患者出现术后大腿部疼痛、皮肤麻木或感觉异常，术后 3 个月一半患者症状消失，90% 的患者在 1 年内恢复正常。

术中神经监测信号没有改变并不能确保术后神经功能一定正常。Houten 等[25] 报道，尽管术中神经监测正常，但是，2 例术后出现神经功能障碍（一例患者出现严重的股四头肌肌力下降，另外一例患者屈髋肌和股四头肌抗重力功能减退）。

24.5　建议

总之，虽然微创侧方经腰大肌入路正在越来越多地应用于脊柱外科手术，但这种术式的并发症（尤其是腰丛神经的损伤）较为常见。当采用这种手术入路时，需要运用一些策略。首先，术者需要很好地理解每个腰椎节段的安全工作区。这非常简单，在 L1-L2、L2-L3 和 L3-L4，最安全区是Ⅲ区。在 L4-L5，Ⅱ区是最安全的，由于这个平面神经并发症的风险相对较高，如果在这个平面出现了低阈值，就应放弃这种术式。其次，应该常规使用 EMG 神经监测，当 EMG 出现显著异常时，就应调整手术通道。尽管 SSEP 可能会最大程度地减少体位相关的臂丛神经损伤，但 MEP 和 SSEP 监测的作用仍不明确。

（Khoi D. Than, Anthony C. Wang, Brian Bush, Paul Park, Frank La Marca 著

吕国华　谢炜星 译　晋大祥 校）

参考文献

1. McAfee PC, et al. Minimally invasive anterior retro-peritoneal approach to the lumbar spine. Emphasis on the lateral BAK. Spine (Phila Pa 1976). 1998;23(13): 1476–84.

2. Laws CJ, et al. Direct lateral approach to lumbar fusion is a biomechanically equivalent alternative to the anterior approach: an in vitro study. Spine (Phila Pa 1976). 2012; 37(10):819–25.

3. Benglis DM, Vanni S, Levi AD. An anatomical study of the lumbosacral plexus as related to the minimally invasive transpsoas approach to the lumbar spine. J Neurosurg Spine. 2009;10(2):139–44.

4. Uribe JS, et al. Defining the safe working zones using the minimally invasive lateral retroperitoneal trans-

psoas approach: an anatomical study. J Neurosurg Spine. 2010;13(2):260–6.

5. Guerin P, et al. The lumbosacral plexus: anatomic considerations for minimally invasive retroperitoneal transpsoas approach. Surg Radiol Anat. 2012;34(2):151–7.

6. Moro T, et al. An anatomic study of the lumbar plexus with respect to retroperitoneal endoscopic surgery. Spine (Phila Pa 1976). 2003;28(5):423–8; discussion 427–8.

7. Dakwar E, Vale FL, Uribe JS. Trajectory of the main sensory and motor branches of the lumbar plexus outside the psoas muscle related to the lateral retroperitoneal transpsoas approach. J Neurosurg Spine. 2011;14(2):290–5.

8. Fahim DK, et al. Avoiding abdominal flank bulge after anterolateral approaches to the thoracolumbar spine: cadaveric study and electrophysiological investigation. J Neurosurg Spine. 2011;15(5):532–40.

9. Kamel IR, et al. The use of somatosensory evoked potentials to determine the relationship between patient positioning and impending upper extremity nerve injury during spine surgery: a retrospective analysis. Anesth Analg. 2006;102(5):1538–42.

10. Paradiso G, et al. Multi-modality neurophysiological monitoring during surgery for adult tethered cord syndrome. J Clin Neurosci. 2005;12(8):934–6.

11. Paradiso G, et al. Multimodality intraoperative neurophysiologic monitoring findings during surgery for adult tethered cord syndrome: analysis of a series of 44 patients with long-term follow-up. Spine (Phila Pa 1976). 2006;31(18):2095–102.

12. Uribe JS, Vale FL, Dakwar E. Electromyographic monitoring and its anatomical implications in minimally invasive spine surgery. Spine (Phila Pa 1976). 2010;35(Suppl 26):S368–74.

13. Rodgers WB, Gerber EJ, Patterson J. Intraoperative and early postoperative complications in extreme lateral interbody fusion: an analysis of 600 cases. Spine (Phila Pa 1976). 2011;36(1):26–32.

14. Wang MY, Mummaneni PV. Minimally invasive surgery for thoracolumbar spinal deformity: initial clinical experience with clinical and radiographic outcomes. Neurosurg Focus. 2010;28(3):E9.

15. Tormenti MJ, et al. Complications and radiographic correction in adult scoliosis following combined transpsoas extreme lateral interbody fusion and posterior pedicle screw instrumentation. Neurosurg Focus. 2010;28(3):E7.

16. Bergey DL, et al. Endoscopic lateral transpsoas approach to the lumbar spine. Spine (Phila Pa 1976). 2004;29(15):1681–8.

17. Tohmeh AG, Rodgers WB, Peterson MD. Dynamically evoked, discrete-threshold electromyography in the extreme lateral interbody fusion approach. J Neurosurg Spine. 2011;14(1):31–7.

18. Jogani J, Wybo C, Bartol S. Innovation in spine surgery: miracles of MMG. International society for the advancement of spine surgery. 2011. SAS11.

19. Isaacs RE, et al. A prospective, nonrandomized, multicenter evaluation of extreme lateral interbody fusion for the treatment of adult degenerative scoliosis: perioperative outcomes and complications. Spine (Phila Pa 1976). 2010;35(Suppl 26):S322–30.

20. Cahill KS, et al. Motor nerve injuries following the minimally invasive lateral transpsoas approach. J Neurosurg Spine. 2012;17:227–31.

21. Knight RQ, et al. Direct lateral lumbar interbody fusion for degenerative conditions: early complication profile. J Spinal Disord Tech. 2009;22(1):34–7.

22. Papanastassiou ID, Eleraky M, Vrionis FD. Contralateral femoral nerve compression: an unrecognized complication after extreme lateral interbody fusion (XLIF). J Clin Neurosci. 2011;18(1):149–51.

23. Dakwar E, et al. Abdominal wall paresis as a complication of minimally invasive lateral transpsoas interbody fusion. Neurosurg Focus. 2011;31(4):E18.

24. Cummock MD, et al. An analysis of postoperative thigh symptoms after minimally invasive transpsoas lumbar interbody fusion. J Neurosurg Spine. 2011;15(1):11–8.

25. Houten JK, et al. Nerve injury during the transpsoas approach for lumbar fusion. J Neurosurg Spine. 2011;15(3):280–4.

第25章 侧方入路椎间减压融合术：入路选择

25.1 背景

2003年，Bertagnoli等在报道人工髓核植入术时首次描述了腰椎侧方入路[1]。2006年，Ozgur和Pimenta报道了极外侧经腰大肌入路椎间融合术[2]。在过去7年里，微创侧方腹膜后经腰大肌入路在腰椎手术中的应用越来越多。随着手术适应证和应用的不断拓展，关于从哪一侧入路的问题成为一个困难的选择。即便单节段融合固定治疗退行性椎间盘病，选择哪一侧入路仍有争议。选择哪一侧入路应基于X线片上肋骨或髂嵴的位置，或基于患者先前是否在某一侧有腹膜后手术史，使得在哪一侧更容易进入来决定。对有冠状面和矢状面畸形的复杂病例，选择哪一侧入路变得更加困难。

25.2 前路与后路椎间手术的对比

首先要确定的是前路或后路椎间手术是否必要，是否合理。研究表明，传统的脊柱前方和后方入路都有许多潜在的优势和并发症[3-5]。一旦决定前入路，就要考虑前路腹膜后经腰大肌入路或腰大肌前入路。前外侧入路可使脊柱在矢状面和冠状面获得显著的畸形矫正[6]。这种入路还可以放置一个有较大植骨空间的融合器以促进椎间融合。通过恢复塌陷的椎间隙高度，可对椎间孔和侧隐窝进行间接减压[7]。在术前CT或MRI图像上，对计划融合部位的小关

节情况进行仔细研究是非常必要的，以评估侧方入路时椎间隙可能撑开的程度。如果小关节僵硬明显，术者很难仅从前路撑开塌陷的椎间隙或矫正畸形。在这种情况下，先行后路小关节切除并矫正脊柱畸形，再行椎间融合术比较合理。如果小关节无明显僵硬，可以考虑选择前方入路、侧方入路或经腰大肌入路。术者必须决定是否采用传统的前方入路，或直接经腰大肌入路，或侧方腰大肌前入路。对腰椎前凸明显消失甚或腰椎后凸的患者，要获得理想的矫正就必须松解前纵韧带。虽然经腰大肌入路行前纵韧带松解是可能的[8-9]，但由于增加了损伤大血管的潜在风险，且一旦损伤，出血就难以控制，因此经腰大肌入路进行前纵韧带松解不是一个明智的选择。侧方入路椎间融合术还依赖一定时间的前纵韧带和后纵韧带的完整性以维持融合器在适当的位置。如果前纵韧带松弛或破裂，需考虑对椎间融合器行临时固定。通过传统的前方入路，甚或侧方腰大肌前入路游离牵拉血管，行前纵韧带松解并矫正严重的矢状面畸形，比后路或经椎间孔入路更安全。

25.3 从脊柱凹侧或凸侧入路

当决定侧方入路的侧别时，特别是脊柱畸形患者，有一些必须要考虑的因素。这些因素是，所选择的手术侧应能很好地暴露最多的椎体节段，以便获得对畸形的矫正。如果L4-5节段位于融合范围内，根据一般的临床经验，手术入路应选择在能方便地进入

L4-5 椎间隙并进行畸形矫正操作的一侧。一套高质量的全脊柱前后位及侧位 X 线片通常能满足计划手术入路的需要（图 25.1）。对全脊柱 X 线片进行分析，以确定冠状面或矢状面是否有脊柱侧凸或腰椎滑脱。根据存在一个或多个脊柱畸形，通常优先选择能够便捷到达 L4-5 椎间隙的一侧。术者完成对全脊柱 X 线片的分析并暂定手术侧别后，还应仔细判读术前 MRI（图 25.2），以评估融合节段的腰大肌、腰丛和大血管的位置[10-13]。

25.4　凹侧入路

　　幸运的是，通常从腰椎侧弯的凹侧能便捷地进入倾斜的 L4-5 椎间隙（图 25.3）。如图 25.3 所示，当从凹侧入路时，通过一个良好位置的切口，术者就能进入多个椎间隙。一旦做出从凹侧入路的决定，术者应考虑首先在头端或最尾端椎间隙而不是侧凸顶椎进行手术。如果首先在顶椎进行手术，由于矫正了脊柱畸形，再进入高位或低位椎间隙进行手术就变得非常困难，因为这些椎间隙可能分别向上移入到肋骨下方，或向下进入到骨盆内。现在，大部分厂商都可提供带角度、能进入并处理椎间隙的手术器械。这些带角度的 Cobb 撑开器、髓核钳及刮匙能进入、处理并松解椎间隙，同时又保留骨性终板。

　　通过从凹侧处理侧弯，冠状面和矢状面畸形可以获得显著矫正。松解每一个椎间盘纤维环，并撑开塌陷严重侧的椎间隙，可以进行最大程度的畸形矫正。从凹侧入路还可到达上腰段椎间隙，且进入胸腔的可能性较小（图 25.4）。从凹侧入路时，通过折弯手术台中间的关节以帮助矫正畸形（图 25.5）。

　　从凹侧入路时，需要特别注意不要过多切除骨性结构。对于凹侧有较大桥接骨赘的患者尤其如此。在 C 臂 X 线机前后位透视引导下用骨刀经凹侧进入椎间隙，有

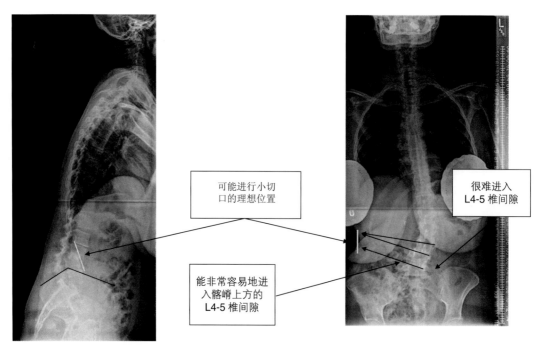

图 25.1　站立前后位和侧位全脊柱 X 线片显示冠状面和矢状面脊柱侧凸失代偿

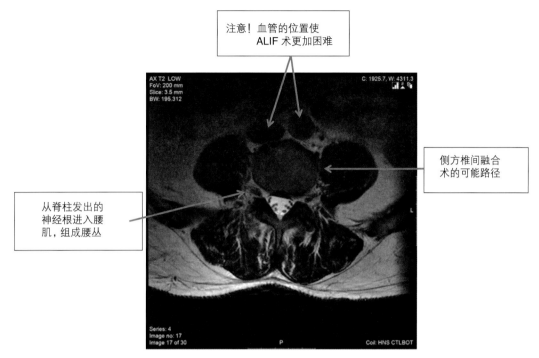

注意！血管的位置使
ALIF 术更加困难

侧方椎间融合
术的可能路径

从脊柱发出的
神经根进入腰
肌，组成腰丛

图 25.2　通过腰椎间隙的 T2 加权轴面像，显示腰大肌的位置

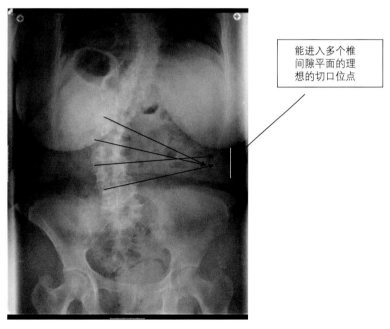

能进入多个椎
间隙平面的理
想的切口位点

图 25.3　在腰椎前后位 X 线片上沿每个椎体终板画一条直线，以显示如何确定切口的位置

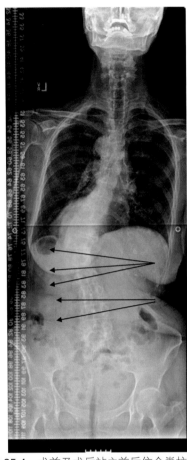

从右侧，也即是脊柱侧弯凹侧的两个小切口入路，可以进入T12~L5 的多个椎间隙，而不进入胸腔

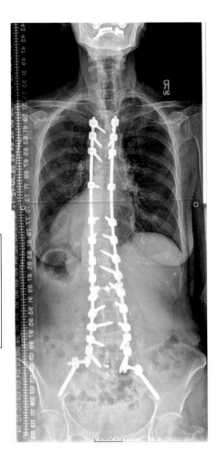

图 25.4　术前及术后站立前后位全脊柱 X 线片显示脊柱侧凸畸形获得矫正

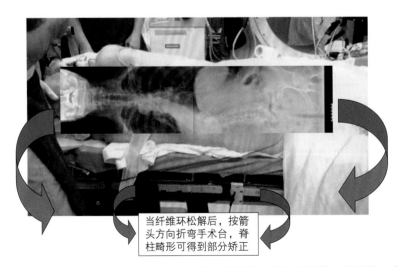

当纤维环松解后，按箭头方向折弯手术台，脊柱畸形可得到部分矫正

图 25.5　临床照片显示，患者左侧卧位于手术台上，叠加后前位全脊柱 X 线片，经凹侧入路，如何折弯手术台以方便进入脊柱

助于最大程度地减少骨性结构的切除（见图25.4）。从凹侧入路时，还必须注意节段血管的位置[14-15]。切除凹侧骨赘时容易损伤聚集在一起的节段动脉。再次使用 C 臂 X 线机透视引导，以确保骨刀位于椎间盘平面，可最大程度地减少损伤节段血管的风险。

在 30 例成人退行性脊柱侧凸患者中，从凹侧入路对 130 个节段进行手术，术后 ODI（Oswestry 功能障碍指数）、SF-12（Short Form-12）及腰背部 VAS（视觉模拟量表）评分均得到改善，并没有增加围术期的并发症[16]。

25.5 凸侧入路

冠状面严重失代偿的腰椎侧凸患者，凹侧入路除能进入下腰段椎间隙外，不可能进入其他椎间隙。由于严重的冠状面畸形和腰椎侧凸，患者站立时上腰段椎间隙实际上可能是垂直于地面的，即便有可能从凹侧入路也是非常困难的（图 25.6）。在柔软的脊柱侧凸患者，容易进入上腰段椎间隙。但对于僵硬的脊柱侧凸患者，采用侧方入路而不进入胸腔是不可能进入上腰段椎间隙的，因此通常采用凸侧入路。对从凹侧或凸侧入路都可以进入下腰段椎间隙的患者，先行部分畸形矫正。第二个切口垂直于上腰段椎间隙平面，部分畸形矫正使得经第二个切口可以很容易进入上腰段椎间隙。如有需要，通常从凹侧经第二个切口进入以便行椎间融合术（图 25.7）。

在需要多个切口的情况下，特别是从凸侧入路时，下腰段切口必须能够很好地满足

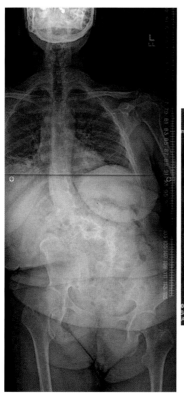
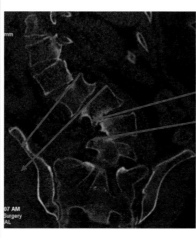
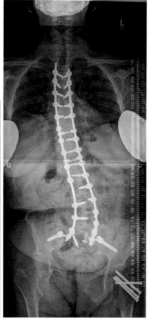

该患者 L3-5 的 Cobb 角为 80°，选择经凸侧到达 L3-4 及 L4-5 椎间隙手术，获得满意的矫正效果

图 25.6 站立前后位全脊柱 X 线片及冠状面 CT 扫描图像显示，从凹侧入路可能会遇到困难。前后站立位全脊柱 X 线片显示，从凸侧入路椎间减压融合，联合后路椎弓根螺钉固定再矫形后，最后的畸形矫正效果满意

进入 L4-5 椎间隙的要求。从这个切口通常能够进入 L3-4 和 L4-5 椎间隙。更靠近头端的第二个切口可以进入 L1-2 和 L2-3 椎间隙。从凸侧入路进入椎间隙松解纤维环是比较容易的（图 25.8）。

25.6　其他注意事项

对于由椎间孔狭窄所致或继发于脊柱侧凸的单侧下肢放射性疼痛的患者，同侧入路具有双重目的：首先，同侧入路能提供松解和矫正畸形的最好条件，从而扩大同侧椎间孔，对神经根进行彻底地间接减压；其次，减少了对侧入路时神经损伤的可能性[7, 17-23]。

无论选择从哪一侧入路，最好告知患者，前方或侧方经腰大肌入路，由于在腰大肌和腰丛周围分离和牵拉产生的局部刺激，可能会引起术后大腿疼痛、麻木或乏力等症状。这些症状大部分会在术后 6 周内消失[7, 17-23]。

对于既往有腹膜后手术史的患者，如有可能，避开有手术史的一侧是明智的。如慎重考虑后认为侧方入路必须经先前腹膜后手术的一侧进入，有必要请普通外科或血管外科医生参与手术。既往有腰椎或腹部放疗史的患者，在计划侧方入路时也有需要特别考虑的事项（图 25.9）。

考虑到右侧半膈肌通常高于左侧，对需要进入上腰段或下胸段椎间隙的患者，右侧入路有助于避免进入胸腔。通常在低位的其中一个肋骨上切开，并在这个肋骨上缘进行骨膜下游离，这是较为安全的手术入路。如有植骨或手术暴露的需要，可以切除肋骨。切除肋骨后，形成一个胸膜后腔平面，向后向下分离，可到达上腰段椎体并进入椎间隙。

应在 MRI 上评估腰大肌和腰丛的位置。如果左右侧腰大肌位置有所不同，从腰大肌更靠后和更靠近椎体的一侧入路是最安全的[10, 12]。

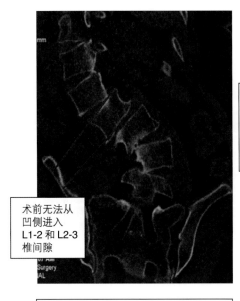

从凸侧矫正小弯后，才可以从凹侧进入 L1-2 和 L2-3 椎间隙

术前无法从凹侧进入 L1-2 和 L2-3 椎间隙

| 术前冠状面 CT 扫描 | 术后冠状面 CT 扫描 |

图 25.7　腰椎术前及术后冠状面 CT 扫描图像

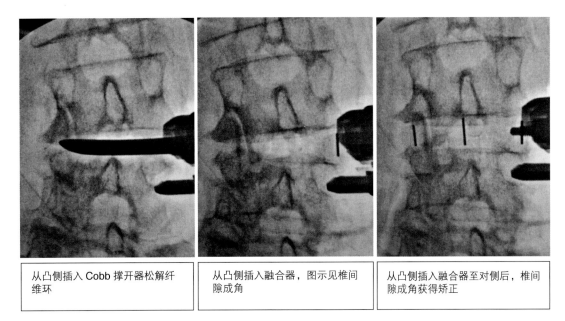

| 从凸侧插入 Cobb 撑开器松解纤维环 | 从凸侧插入融合器，图示见椎间隙成角 | 从凸侧插入融合器至对侧后，椎间隙成角获得矫正 |

图 25.8　术中 C 臂 X 线机前后位透视影像显示，椎间隙松解，植入椎间融合器矫正冠状面节段畸形，并恢复椎间隙高度

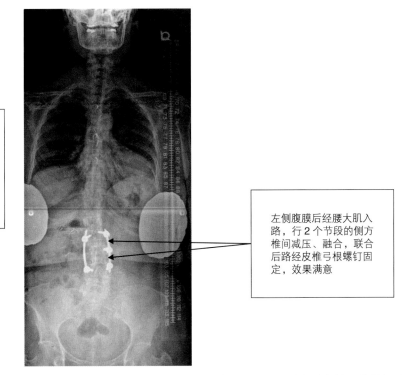

既往有因肾细胞癌行右肾切除术史的患者，因退行性椎间盘病合并椎间隙塌陷及脊柱侧凸，引起严重的椎间孔狭窄

左侧腹膜后经腰大肌入路，行 2 个节段的侧方椎间减压、融合，联合后路经皮椎弓根螺钉固定，效果满意

图 25.9　站立前后位脊柱侧凸 X 线片显示，既往有腹膜后手术史的患者，经侧方入路行选择性顶椎椎间融合，联合后路经皮椎弓根螺钉固定

结论

总之，在治疗需要椎间融合的腰椎疾病时，侧前方入路是一项功能强大的技术。研究表明该入路安全有效。对于这一入路，有一些必须注意并需要和患者讨论的特有问题。决定从左侧或右侧入路应基于需要处理的病变以及术者的偏好。需要注意的指导原则已概括如上。当有手术适应证时，无论选择哪一侧入路，都应当能最安全地到达需要手术的区域，以获得最理想的畸形矫正。

（Andrew A. Sama 著　吕国华　谢炜星 译
晋大祥 校）

参考文献

1. Bertagnoli R, Vazquez RJ. The Anterolateral TransPsoatic Approach (ALPA): a new technique for implanting prosthetic disc-nucleus devices. J Spinal Disord Tech. 2003;16:398–404.

2. Ozgur BM, Aryan HE, Pimenta L, et al. Extreme Lateral Interbody Fusion (XLIF): a novel surgical technique for anterior lumbar interbody fusion. Spine J. 2006;6:435–43.

3. Fantini GA, Pappou IP, Girardi FP, et al. Major vascular injury during anterior lumbar spinal surgery: incidence, risk factors, and management. Spine (Phila Pa 1976). 2007;32:2751–8.

4. Rajaraman V, Vingan R, Roth P, et al. Visceral and vascular complications resulting from anterior lumbar interbody fusion. J Neurosurg. 1999;91:60–4.

5. Lin PM. Posterior lumbar interbody fusion technique: complications and pitfalls. Clin Orthop Relat Res, 1983:180:154; http://www.springer.com.

6. Acosta FL, Liu J, Slimack N, et al. Changes in coronal and sagittal plane alignment following minimally invasive direct lateral interbody fusion for the treatment of degenerative lumbar disease in adults: a radiographic study. J Neurosurg Spine. 2011;15:92–6.

7. Sharma AK, Kepler CK, Girardi FP, et al. Lateral lumbar interbody fusion: clinical and radiographic outcomes at 1 year: a preliminary report. J Spinal Disord Tech. 2011;24:242–50.

8. Deukmedjian AR, Le TV, Baaj AA, et al. Anterior longitudinal ligament release using the minimally invasive lateral retroperitoneal transpsoas approach: a cadaveric feasibility study and report of 4 clinical cases. J Neurosurg Spine. 2012;17:530–9.

9. Uribe JS, Smith DA, Dakwar E, et al. Lordosis res-toration after anterior longitudinal ligament release and placement of lateral hyperlordotic interbody cages during the minimally invasive lateral transpsoas approach: a radiographic study in cadavers. J Neurosurg Spine. 2012;17:476–85.

10. Kepler CK, Bogner EA, Herzog RJ, et al. Anatomy of the psoas muscle and lumbar plexus with respect to the surgical approach for lateral transpsoas interbody fusion. Eur Spine J. 2011;20:550–6.

11. Hu WK, He SS, Zhang SC, et al. An MRI study of psoas major and abdominal large vessels with respect to the X/DLIF approach. Eur Spine J. 2011;20:557–62.

12. Kirchmair L, Lirk P, Colvin J, et al. Lumbar plexus and psoas major muscle: not always as expected. Reg Anesth Pain Med. 2008;33:109–14.

13. Uribe JS, Arredondo N, Dakwar E, et al. Defining the safe working zones using the minimally invasive lateral retroperitoneal transpsoas approach: an anatomical study. J Neurosurg Spine. 2010;13:260–6.

14. Shimizu S, Tanaka R, Kan S, et al. Origins of the segmental arteries in the aorta: an anatomic study for selective catheterization with spinal arteriography. AJNR Am J Neuroradiol. 2005;26:922–8.

15. Kawahara N, Tomita K, Baba H, et al. Cadaveric vascular anatomy for total en bloc spondylectomy in malignant vertebral tumors. Spine (Phila Pa 1976). 1996;21:1401–7.

16. Caputo AM, Michael KW, Chapman Jr TM, et al. Clinical outcomes of extreme lateral interbody fusion in the treatment of adult degenerative scoliosis. ScientificWorldJournal. 2012;2012:680643.

17. Isaacs RE, Hyde J, Goodrich JA, et al. A prospective, nonrandomized, multicenter evaluation of extreme lateral interbody fusion for the treatment of adult degenerative scoliosis: perioperative outcomes and complications. Spine (Phila Pa 1976). 2010;35:S322–30.

18. Pumberger M, Hughes AP, Huang RR, et al. Neurologic deficit following lateral lumbar interbody fusion. Eur Spine J. 2012;21:1192–9.

19. Rodgers WB, Gerber EJ, Patterson J. Intraoperative and early postoperative complications in extreme lateral interbody fusion: an analysis of 600 cases. Spine (Phila Pa 1976). 2011;36:26–32.

20. Banagan K, Gelb D, Poelstra K, et al. Anatomic mapping of lumbar nerve roots during a direct lateral transpsoas approach to the spine: a cadaveric study. Spine (Phila Pa 1976). 2011;36:E687–91.

21. Tormenti MJ, Maserati MB, Bonfield CM, et al. Complications and radiographic correction in adult scoliosis following combined transpsoas extreme lateral interbody fusion and posterior pedicle screw instrumentation. Neurosurg Focus. 2010;28(3):E1–7.

22. Le TV, Burkett CJ, Deukmedjian AR, et al. Postoperative lumbar plexus injury following lumbar retroperitoneal transpsoas minimally invasive lateral interbody fusion. Spine (Phila Pa 1976). 2012.

23. Arnold PM, Anderson KK, McGuire Jr RA. The lateral transpsoas approach to the lumbar and thoracic spine: a review. Surg Neurol Int. 2012;3:S198–215.

第26章 单独侧方入路矫正脊柱畸形

26.1 引言

脊柱畸形是指各种不同类型的成人或儿童脊柱疾病，它包括先天性和退行性脊柱疾病变。儿童或青少年脊柱侧凸／畸形及其治疗不在本章讨论范畴。此外，目前的文献中，关于单独应用侧方入路矫正儿童脊柱畸形的理论还有待完善，因此，后路或后路联合侧方入路更为常用。成人脊柱畸形以脊柱侧凸角度＞10°，且伴有脊柱 - 骨盆序列异常为特征[1-2]。成人脊柱侧凸包括原发性退行性病变和进展性特发性病变。原发性退行性病变是指骨骼发育成熟后经过一段时间发展形成的疾病，很可能继发于椎间盘的不对称性退变、骨质疏松症和椎体压缩性骨折。进展性特发性病变是指在骨骼发育成熟以前已经发生的疾病。脊柱畸形的临床症状是由同时并发的椎管狭窄引起的，主要表现为神经根性疼痛、慢性腰背痛或神经源性跛行。

成人脊柱畸形的放射学及临床学分型和进展对于确定治疗模式具有非常重要的意义[3]。手术时机、手术入路、手术固定融合和矫正的节段仍存在争议。微创脊柱外科学（MISS）起初被用于解决传统开放脊柱手术的并发症。随着这一学科的不断发展，MISS 已被用于矫正成人脊柱畸形（ASD）。微创侧方腹膜后经腰大肌椎间融合术（MIS-LIF）就是一项这样的技术，最早由 Pimenta 于 2001 年提出[4-5]。这项技术已被用于单独椎间融合器植入。手术适应证和其他任何手术入路相同，包括进展性脊柱畸形、疼痛和神经功能障碍。相对于先前公认的手术模式，MISS 单独侧方入路是一项相对较新的技术。对于任何手术，选择患者非常关键，在决定应用 MISS 单独侧方入路时尤其如此。

26.2 选择合适的患者

一旦做出手术决定，选择最合适的患者及具体入路是非常具有挑战性的。没有一个适于解决所有脊柱畸形的"万能"方案。如果运用可替代的常规或微创联合手术患者仍有很高的手术风险，则应选用单独侧方入路。对疼痛难以缓解、高龄、逐渐加重的退变性脊柱侧凸、有严重共病及较高麻醉风险的患者，应当考虑采用更微创的手术方法。此外，当计划应用单独侧方入路时，放射学评估应显示冠状面／矢状面仍处于平衡状态。最后，对考虑应用单独侧方入路的患者都应评估骨量减少或骨质疏松的程度。椎体终板的强度主要依赖于骨密度[6]。不建议骨质疏松症或严重骨量减少的患者应用单独侧方椎间融合术，而应采用非手术治疗或有限的减压。然而，这有可能导致畸形和症状的进一步加重。

26.3 优势和劣势

如上所述，决定手术及其入路方式是受多种因素影响的，尤其是决定采用侧方入路时。严重的手术入路并发症、手术／麻醉风险及术前共病等对单独应用侧方椎间融合术非常重要。前路、后路、侧方以及联合入路的风险是不同的，并且是必须要重视的[7-10]。微创脊柱手术可能具有较少的手术及术后并发症的发生率[11-12]。微创脊柱侧方入路具有一定的优势，使单独应用侧方椎间融合术成为可能。后路手术必须切除重要的稳定结构才能进入椎间隙，比较而言，单独侧方入路技术不破坏脊柱的稳定结构。此外，单独侧方入路的手术时间更短、出血量更少[5, 13]。微创侧方入路还能进行充分的椎间盘切除以及终板准备，并能植入较大的椎间融合器，从椎体骨突环一侧到另一侧，因此很少发生融合器下沉[14-15]。另外，与传统的 ALIF 相比，微创侧方入路可以到达更多节段，血管损伤的风险更小，并能保留前纵韧带。直接前路手术应特别重视对交感神经丛的保护，然而侧方入路损伤腰丛的风险更大，下腰段手术时尤其如此。另外，与后路手术相比，侧方入路损伤腹膜后器官和血管的风险更大。

26.4　生物力学

　　单独侧方入路腰椎椎间融合术和单独 ALIF 术的生物力学对比研究表明，刚度增加能促进椎间融合[16]。与单独 ALIF 相比，在侧屈及前屈 - 后伸运动时，单独侧方椎间融合的刚度更大[16]。虽然单独侧方椎间融合在所有 6 个基本运动方向上都具有很好的刚度，但远比不上增加单侧或双侧椎弓根螺钉固定。总的来说，侧方入路椎间融合联合椎弓根螺钉固定的刚度更强。单独椎间融合术仅适用于无任何明显脊柱不稳的患者。对脊柱不稳的患者，最好联合其他脊柱固定。基于相同的原因，单独椎间融合术也不可能是矫正严重脊柱畸形的理想方法，虽然该技术已在这类患者中进行了小范围的应用。此外，单独侧方椎间融合术每次只能稳定一个节段，并能防止融合器下沉。因此，与单独

侧方椎间融合术相比，联成一体的双侧椎弓根钉 - 棒固定系统能够提供跨越多节段的稳定。Phillips 等进行了单独侧方腰椎椎间融合影像学评估的队列研究，结果是，Cobb 角矫正不明显（9.8%），腰椎前凸角改善较小（18.7°）[17]。与预期相同，增加后方固定能显著改善脊柱 - 骨盆参数，这进一步说明了单独侧方椎间融合术前选择合适患者的重要性。

26.5　解剖学注意事项

　　腹膜后经腰大肌入路需要越过穿行于腰大肌内外的腰丛神经。在腰大肌表面走行的神经主要有：肋下神经（T12）、髂腹下神经（L1）、髂腹股沟神经（L1）和股外侧皮神经（L2-L3）。他们起源于腰大肌后缘，斜向下穿过腹膜后隙。这些游离的神经在入路之初分离腹壁肌肉以及腹膜后隙时特别容易损伤，故应小心钝性分离[18]。生殖股神经（L1-L2）最早穿行于腰大肌内，跨越 L2/3 椎间隙，很快穿出后继续走行于腰大肌前表面。

　　L2、L3 和 L4 神经根合并形成股神经，行走于腰大肌深部，在腹股沟韧带下方穿过之前分出皮支（股内侧 / 中间皮神经、髌下支、隐神经）及肌支。有文献报道，股神经在近端的走行有变异，可能横穿腰大肌[19-20]。虽然已有腰丛神经走行变异的报道，但仍没有手术相关的变异率更准确数据的大样本研究[21-22]。因此，当建立工作通道时，应使用直接 EMG 监测以防神经损伤，尤其要重视股神经的走行变异。闭孔神经（L2-L4）在股神经的后方穿过腰大肌，再从腰大肌的内侧穿出，从闭孔穿出骨盆之前走行于骶骨的外侧。最后，交感神经丛走行于椎体前方，在行侧方椎体次全切除或前纵韧带（ALL）松解时很容易受到损伤。

交感神经丛/节的神经纤维位于 ALL 的外侧缘并与腰丛神经形成交通支。交通支由白交通支（突触前）和灰交通支（突触后）组成。此外，这些纤维通常位于椎体下方。

为便于植入椎间融合器，侧方腹膜后游离的预期路径在矢状面上应位于椎体中部。该入路可达椎间孔的前方，因此腰丛神经比某一特定神经根更容易受到损伤。腰丛神经由多条神经根组成，因此，一旦损伤会产生严重的临床后果。除支配腰大肌的固有运动支外，腰丛的所有神经都发出一条皮肤感觉支。具体的腰丛神经损伤的临床诊断有时只能依据重叠的感觉缺失，这使得诊断更加困难。

26.6　手术注意事项

对于任何类型的脊柱畸形，侧方入路的术中注意事项都是一样的，主要有：掌握局部解剖结构，避免腰丛神经损伤，保留 ALL，充分的终板处理以及恢复椎间隙高度。然而，对于单独椎间融合术，应重点强调椎体环状骨突的使用，因此要植入宽大的融合器以增加融合床的面积，防止融合器的下沉。可用的融合器有：宽度为 18 mm、22 mm 和 26 mm，前凸角最大为 30°（Coroent, Nuvasive CA）。与小直径融合器相比，大直径融合器下沉的可能性较小，这或许与作用力能更有效地转移至终板有关[23-25]。关于最大限度降低融合器下沉的风险，利用椎体环状骨突密质骨承载应力是单独侧方椎间融合术的一个重要概念。

术前计划对于确保选择合适的手术患者非常关键。术前影像学检查应包括 MRI 以确保腹部血管不妨碍进入手术椎间隙。至于髂嵴，用前后位 X 线片确定哪一侧能提供最理想的入路，尤其是在 L4/5 椎间隙。然后将患者置于侧卧位，最佳入路的一侧朝

上。通过改善进入 L4/5 椎间隙的入路，较小的切口就可以到达多个节段，并能松解挛缩侧的软组织，因此可以植入有前凸的融合器，侧凸畸形的凹侧向上有利于矫正畸形。最大限度地屈曲膝关节和髋关节以减少对腰大肌和腰丛神经的牵拉。腋下放置圆形衬垫以预防臂丛神经损伤，髂嵴下放置衬垫有利于矫正畸形，并能加大侧屈以利于进入 L4/5 椎间隙。按照两侧椎弓根与棘突等距的方法获取对称的前后位 X 线图像，通过上述方法进行术中 C 臂 X 线机透视定位手术部位。这些图像尽可能地准确和对称是非常重要的，以免不慎过于向前或向后分离。在多节段手术时，每个节段的位置都需要重新评估，以处理旋转畸形和融合器植入后的变化。

患者体位摆放合适后，将患者安全绑定于手术台上。如有需要，将手术台在髂嵴处恰好折弯到可便利地进入椎间隙。过度折弯手术台增加了对腰丛神经的牵拉，可能导致神经损伤。在 C 臂 X 线机透视引导下将切口标记在解剖学安全区的椎间隙中央[26]。如需进入多个椎间隙，为每个椎间隙分别进行筋膜切开，有助于稳定牵开器并尽量减少对腹肌的分离。切开手术区域的筋膜后，确认并钝性分离腹外斜肌、腹内斜肌和腹横肌，直到腹横筋膜和腹膜后隙。触摸腰大肌。用逐级扩张管道扩张腰大肌，并用触发肌电图（t-EMG）进行刺激。通过 t-EMG 阈值突然下降来推断股神经的位置。理想的情况是，当在扩张管道的后方刺激时 t-EMG 阈值突然下降，而在扩张管道的前方刺激时阈值会突然增加，因此可以判断股神经位于扩张管道后方。在这样的位置放置并撑开牵开器损伤神经的风险最小。如果在最后的扩张管道的后方刺激时 t-EMG 阈值显著下降，在扩张管道的前方刺激时 t-EMG 阈值显著增加，然后才能放置撑开器。确认在手术视野内看见椎间隙且没有神经后，进行侧位 X 线透

视以确认撑开器的位置和椎间隙的关系。然后在前后位透视引导下将叶片牢固地插入椎间隙。

把撑开器放置在理想的位置后，应尽快完成其他操作，以减少对腰丛神经的牵拉时间。联合使用刮刀、髓核钳、骨锉和刮匙切除椎间盘、处理软骨终板，注意保持器械的垂直方向。然后根据术前X线片，选择一个平直或前凸的PEEK（填满成骨材料）融合器植入椎间隙（图26.1）。

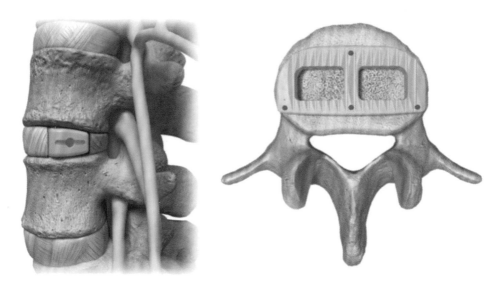

图26.1　将前凸融合器植入椎间隙。注意将融合器横跨骨突环左右两侧的终板，骨突环是终板骨最致密的部位

26.7　病例图示

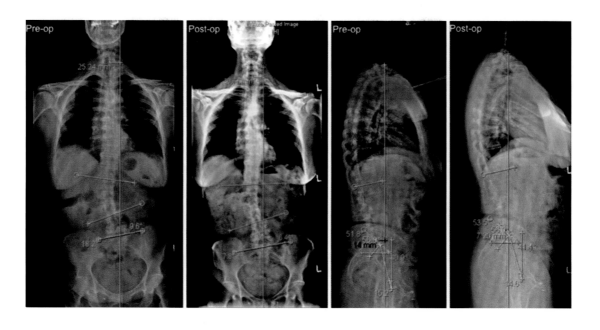

女性患者，73 岁。主诉为慢性腰背痛进行性加重 10 余年。经物理治疗及药物止痛等保守治疗后症状无明显好转。患者行左侧 MIS 单独侧方椎间融合术。站立位全脊柱 X 线片示：

	术前	术后
冠状面 Cobb 角	18.2°	7.8°
SVA（C7 铅垂线偏移）	2.3 cm	0.7 cm
CSVL（骶骨中垂线偏移）	2.5 cm	3.0 cm
SS（骶骨倾斜角）	40.9°	41.4°
PI（骨盆入射角）	56°	56°
PT（骨盆倾斜角）	15.2°	14.6°
LL（腰椎前凸角）	51.8°	53.5°
腰骶小弯	9.6°	6.4°

结论

认识老年脊柱畸形患者不同风险特征的重要性，如何强调都不为过。对于经过严格挑选的患者，单独侧方入路矫正成人脊柱畸形是一个切实可行的选项。联合入路矫正脊柱畸形为恢复脊柱 - 骨盆序列和神经减压提供了最佳方法。然而，某些患者无法承受联合入路或大手术引起的严重风险。患者的共病可能影响术后疗效[27-28]。对于一些经过挑选、保守治疗无效的患者，脊柱外科医生可以考虑行单独侧方椎间融合术。MIS-LIF 手术的优势有：肌肉分离 / 创伤小，手术时间较短，出血量少，能保留前 / 后纵韧带，最大椎间融合器植入，椎间孔间接减压，术后能早期下地活动。对于经过选择的成人脊柱畸形患者，MIS-LIF 是一项安全可行的、可替代传统术式的新技术。

（Amir Ahmadian，Juan S. Uribe 著
吕国华　谢炜星 译　晋大祥 校）

参考文献

1. Birknes JK, White AP, Albert TJ, Shaffrey CI, Harrop JS. Adult degenerative scoliosis: a review. Neurosurgery. 2008;63 Suppl 3:94–103.

2. Aebi M. The adult scoliosis. Eur Spine J. 2005;14(10):925–48.

3. Smith JS, Shaffrey CI, Kuntz C, Mummaneni PV. Classification systems for adolescent and adult scoliosis. Neurosurgery. 2008;63 Suppl 3:16–24.

4. Pimenta L. Lateral endoscopic transpsoas retroperitoneal approach for lumbar spine surgery. VIII Brazilian spine meeting, Belo Horizonte, Minas Gerais, Brazil; 2001.

5. Ozgur BM, Aryan HE, Pimenta L, Taylor WR. Extreme Lateral Interbody Fusion (XLIF): a novel surgical technique for anterior lumbar interbody fusion. Spine J. 2006;6(4):435–43.

6. Oxland TR, Lund T. Biomechanics of stand-alone cages and cages in combination with posterior fixation: a literature review. Eur Spine J. 2000;9 Suppl 1:S95–101.

7. Than KD, Wang AC, Rahman SU, et al. Complication avoidance and management in anterior lumbar interbody fusion. Neurosurg Focus. 2011;31(4):E6.

8. Asha MJ, Choksey MS, Shad A, Roberts P, Imray C. The role of the vascular surgeon in anterior lumbar spine surgery. Br J Neurosurg. 2012;26:499–503.

9. Lee P, Fessler RG. Perioperative and postoperative complications of single-level minimally invasive transforaminal lumbar interbody fusion in elderly adults. J Clin Neurosci. 2012;19(1):111–4.

10. Mehta VA, McGirt MJ, Garces Ambrossi GL, et al. Trans-foraminal versus posterior lumbar interbody fusion: comparison of surgical morbidity. Neurol Res. 2011;33(1):38–42.

11. Pelton MA, Phillips FM, Singh K. A comparison of perioperative costs and outcomes in patients with and without workers' compensation claims treated with minimally invasive or open transforaminal lumbar interbody fusion. Spine (Phila Pa 1976). 2012 Oct 15;37(22):1914-9. doi: 10.1097/BRS.0b013e318257d490. PMID:22487713.

12. Adogwa O, Parker SL, Bydon A, Cheng J, McGirt MJ. Comparative effectiveness of minimally invasive versus open transforaminal lumbar interbody fusion: 2-year assessment of narcotic use, return to work, disability, and quality of life. J Spinal Disord Tech. 2011;24(8):479–84.

13. Rodgers WB, Gerber EJ, Rodgers JA. Lumbar fusion in octogenarians: the promise of minimally invasive surgery. Spine (Phila Pa 1976). 2010;35(Suppl 26):S355–360.

14. Eck JC, Hodges S, Humphreys SC. Minimally invasive lumbar spinal fusion. J Am Acad Orthop Surg. 2007;15(6):321–9.

15. Benglis DM, Elhammady MS, Levi AD, Vanni S. Minimally invasive anterolateral approaches for the treatment of back pain and adult degenerative defor-

mity. Neurosurgery. 2008;63 Suppl 3:191–6.

16. Cappuccino A, Cornwall GB, Turner AW, et al. Biomechanical analysis and review of lateral lumbar fusion constructs. Spine (Phila Pa 1976). 2010;35(Suppl 26):S361–367.

17. Phillips FM, Khan S. Early radiographic outcomes of XLIF in minimally invasive treatment of adult scoliosis: results from a prospective multicenter non-randomized study of 107 patients. Paper presented at: 27th annual: disorders of the spine and peripheral nerves, Phoenix; 2011.

18. Dakwar E, Vale FL, Uribe JS. Trajectory of the main sensory and motor branches of the lumbar plexus outside the psoas muscle related to the lateral retroperitoneal transpsoas approach. J Neurosurg Spine. 2011;14(2):290–5.

19. Davis TT, Bae HW, Mok MJ, Rasouli A, Delamarter RB. Lumbar plexus anatomy within the psoas muscle: implications for the transpsoas lateral approach to the L4-L5 disc. J Bone Joint Surg Am. 2011;93(16):1482–7.

20. Anloague PA, Huijbregts P. Anatomical variations of the lumbar plexus: a descriptive anatomy study with proposed clinical implications. J Man Manip Ther. 2009;17(4):e107–14.

21. Matejcik V. Anatomical variations of lumbosacral plexus. Surg Radiol Anat. 2010;32(4):409–14.

22. Moro T, Kikuchi S, Konno S, Yaginuma H. An anatomic study of the lumbar plexus with respect to retroperitoneal endoscopic surgery. Spine (Phila Pa 1976). 2003;28(5):423–8; discussion 427–8.

23. Pearcy MJ, Evans JH, O'Brien JP. The load bearing capacity of vertebral cancellous bone in interbody fusion of the lumbar spine. Eng Med. 1983;12(4):183–4.

24. Closkey RF, Parsons JR, Lee CK, Blacksin MF, Zimmerman MC. Mechanics of interbody spinal fusion. Analysis of critical bone graft area. Spine (Phila Pa 1976). 1993;18(8):1011–5.

25. Lowe TG, Hashim S, Wilson LA, et al. A biomechanical study of regional endplate strength and cage morphology as it relates to structural interbody support. Spine (Phila Pa 1976). 2004;29(21):2389–94.

26. Uribe JS, Arredondo N, Dakwar E, Vale FL. Defining the safe working zones using the minimally invasive lateral retroperitoneal transpsoas approach: an anatomical study. J Neurosurg Spine. 2010;13(2):260–6.

27. Baron EM, Albert TJ. Medical complications of surgical treatment of adult spinal deformity and how to avoid them. Spine (Phila Pa 1976). 2006;31(Suppl 19):S106–18.

28. Akbarnia BA, Ogilvie JW, Hammerberg KW. Debate: degenerative scoliosis: to operate or not to operate. Spine (Phila Pa 1976). 2006;31(Suppl 19):S195–201.

第 **27** 章　侧方经腰大肌入路的并发症

Pimenta 等[12]于 2006 年发表了侧方经腰大肌入路的文章，这是一项具有里程碑意义的技术报告[12]，追求微创的医生将该入路越来越广泛地应用于腰椎椎间融合术。本质上讲，该入路是对腹膜后入路的改良，可视为一种对椎间融合术的模式转换，提供了一种独特而创新的解决问题的方法。该入路不破坏脊柱的重要稳定结构，同时又能获得前柱的坚强重建。与 PLIF/TLIF 相比，侧方入路的优势在于可完全避免对椎管内神经的牵拉所导致的并发症，如脑脊液漏、出口神经根和下行神经根损伤、硬脊膜外纤维化及蛛网膜炎。然而，随着侧方入路的广泛开展，现在越来越清楚地认识到该技术可导致一系列独有的、与入路有关的并发症。了解这些并发症及其可能的原因，对于任何希望开展这项技术的脊柱外科医生是至关重要的。

侧方入路有一些并发症是该入路所独有的，如与扩张、牵拉腰大肌或穿行其中的腰丛神经所导致的并发症。其他并发症与传统入路所遇到的类似，包括终板破坏、融合器移位和骨不愈合，但是，侧方入路时这些并发症发生的环境稍有不同。

在侧方入路手术中，为了建立一个有系统、有步骤的处理和避免并发症的方法，我们按照发生的不同阶段对并发症进行分类：①体位导致的并发症；②显露和横穿腰大肌时发生的并发症；③与椎间盘切除和融合器植入有关的并发症；④迟发性并发症。在下面几节中，我们从现有文献并根据作者的临床经验，回顾每一类并发症并提出预防并发症的策略。

27.1　体位导致的并发症

侧方入路体位导致的并发症通常与神经或软组织有关。体位导致的神经并发症通常是一过性的，主要包括由同侧腰丛牵拉引起的大腿疼痛、麻木和（或）下肢近端无力，因腰大肌牵拉所引起的同侧屈髋肌力减弱，以及由牵拉或压迫所致的周围神经损伤（如侧卧位时因衬垫放置不当所导致的对侧腋神经或尺神经损伤）。软组织并发症主要包括下方髋部或肩部骨突处压迫所致的褥疮，可以局部使用抗生素润肤剂治疗。

为了避免这些损伤，特别是当患者在特定的非解剖体位被牢牢地固定于手术台上时，注意摆放体位时的一些细节非常重要。无论何种手术，防止并发症应从在骨突处小心放置衬垫开始，这些骨突处是指对侧髋部、肘部、肩部、膝部和踝部。腋窝处应使用圆形衬垫，并避免上肢过度外展。这些措施有助于减少对尺神经、腋神经、腓总神经和胫后神经的牵拉和压迫，并可预防褥疮。

当在髋部折弯手术床增大肋骨骨盆角时，对同侧腰大肌和腰丛神经的牵拉是不可避免的。然而，并不是每个患者都需要折弯手术床，该操作一般在进入 L4-5 椎间隙和在侧凸畸形的凹侧手术时使用，但必须小心谨慎。在一些患者的对侧髋部放置衬垫可以减少或无需折弯手术台，从而减轻对同侧腰大肌和腰丛神经的牵拉。

27.2 显露和横穿腰大肌所致的并发症

传统腰椎手术入路很少需要进入腹膜后隙，而侧方入路能利用腹膜后隙到达脊柱前方，且不破坏脊柱后方的肌-骨韧带稳定结构。由于在通常不熟悉的解剖区域操作，很可能出现并发症，其中许多都是侧方入路所特有的。虽然侧方入路导致脊神经损伤的风险较传统后路或侧后方入路少，但由于大部分需要进入有腰丛神经穿行的腰大肌，侧方入路腰丛神经并发症的可能性非常大。

积极运用动态神经监测（EMG）能最大限度地降低脊神经和腰丛神经运动支直接损伤的风险，但不能预示即将发生的感觉支损伤，包括生殖股神经、髂腹股沟神经和髂腹下神经（图 27.1）。生殖股神经在 L3-4 水平出腰大肌的前侧，因此经腰大肌入路时很容易受到损伤。一般认为，生殖股神经损伤

与术后同侧腹股沟和大腿前内侧的疼痛麻木有关。尽管许多报道将某些术后大腿疼痛当做早期、典型的一过性并发症，但仍难以将经腰肌入路损伤与一般腰丛神经牵拉伤和（或）直接腰肌损伤所致的大腿部疼痛区别开来 [15, 18-19]。实际上，通过对迄今为止已经发表的大量的系列报道进行回顾，Rodgers等认为一过性大腿疼痛和屈髋肌无力是由直接腰大肌损伤所引起，这几乎是一个最常见的结论 [16]。在最近一篇报道中，Cummock等提供了关于这些症状持续时间的原始数据，根据他们的经验，50% 的患者 3 个月内痊愈，超过 90% 的患者 1 年内痊愈 [3]。根据我们的经验，一些患者还诉有从侧方切口向前延伸至腹侧感觉迟钝性疼痛，这可能是由于皮神经的损伤所致，大部分患者用神经调节因子进行治疗效果良好，如加巴喷丁和普瑞巴林。

虽然运动神经损伤罕见，但仍可能发生在微创侧方椎间融合术中。Cahill 等报道了单个中心 118 例连续患者、201 个侧方椎间融合术的经验。作者发现，股神经在 L4-5

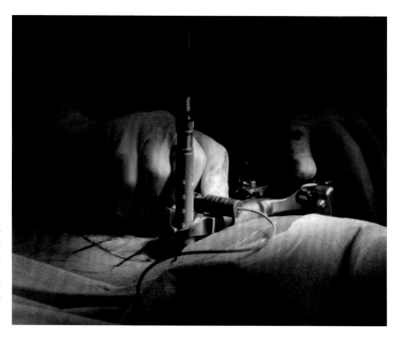

图 27.1 在逐级插入扩张管道和牵开器时，使用肌电图进行神经监测，以确定神经的距离和位置，这样就可以最大限度地降低横穿腰大肌时神经损伤的风险

椎间隙损伤风险为 4.8%，而在其他腰椎间隙的风险为 0%[2]。与其他椎间隙相比，腰骶神经丛在 L4-5 椎间隙更靠前方。股神经在 L4-5 椎间隙可前至椎间隙的中点[20]，这就是微创侧方入路时股神经在 L4-5 椎间隙损伤风险较高的原因。

在同一篇文献中，Cahill 等还报道了术后腹部侧方膨隆的发生率为 4.2%[2]。同样地，Dakwar 等报道，微创侧方经腰大肌椎间融合术后，腹壁轻度瘫痪的发生率为 1.8%[5]。6 个月随访时，腹壁轻度瘫痪的患者大部分痊愈。Fahim 等进行了详细的解剖学研究，以分析胸腰段侧前方入路术后腹部侧方膨隆发生的原因[7]。他们发现，腹壁侧前方的主要支配神经是 T11 和 T12 肋间神经。术后腹部侧方膨隆的发生主要是因 T11 和 T12 肋间神经损伤导致的肌肉去神经支配所引起的。作者推断，神经损伤可能发生在游离肋骨进入上腰段椎间隙时，因为这时用牵开器撑开肋间隙引起挤压或牵拉，或游离腹壁三层肌肉，特别是使用 Bovie 电凝止血时。

虽然脊柱外科医生强烈地认识到术中神经损伤的可能性，但是，侧方经腰大肌椎间融合术灾难性的并发症可能是血管和腹膜后隙内脏损伤。不管从哪一侧入路，结肠和大血管都非常靠近脊柱前方——升结肠和下腔静脉（IVC）位于右侧，降结肠和主动脉位于左侧。经侧后方切口将腹膜内容物向前推移是进入腹膜后隙的第一步，也是最关键的一步。并且——特别是一些非常消瘦的患者，和有严重旋转畸形的患者——沿着手术路径通常可以看到和（或）触摸到这些内脏。

肠道损伤最有可能是由锐性分离腹横筋膜，或粗暴地钝性分离腹膜，或撑开器叶片钳夹所引起的。即便术中发现，肠损伤仍可能是一种可怕的并发症，通常需要行转移结肠造口术，并密切观察以防发生腹膜后脓肿。隐匿性肠损伤的后果可能是令

人恐惧的[19]（图 27.2）。在显露并穿过腹膜后隙时也有损伤肾的风险，肾损伤可能是因为在上腰段平面锐性进入腹膜后隙或过度撑开造成的[9]。最后，输尿管走行于腰大肌前表面，尤其是在旋转畸形的情况下，放置撑开器时可能会触碰到输尿管。

同样地，侧方入路术中大血管的损伤已有报道，可能伴有大量的术中出血、术后腹膜后血肿、伴或不伴有血流动力学不稳定，以及迟发的假性动脉瘤形成[17, 19]。特别是在严重旋转畸形的情况下，大血管从脊柱前方的正常解剖位置发生偏移，使大血管很容易受到损伤。大血管的损伤可能是由于沿着前纵韧带（ALL）的过度游离，或顶靠脊柱的撑开器钳夹所导致的。脊髓节段动脉也有损伤的风险——特别是撑开器的上下叶片过度撑开时。尽管节段动脉损伤对血流动力学的影响可能很小，也不可能对脊髓血液灌注造成严重后果（L1 可能除外），但这仍是术中出血的一个潜在因素，如不能控制，也可能导致术后腹膜后血肿[11, 18]。

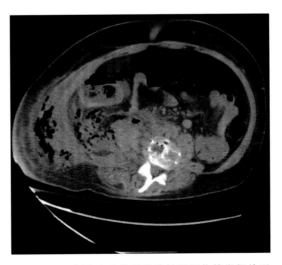

图 27.2　一例术中未发现的降结肠损伤伴粪便外溢进入腹膜后隙，引起致命的脓毒血症。由于腹膜后隙内容物的包裹，没有急腹症的临床表现，因此肠道损伤可能有几天的静默期

在胸腰段交界处，侧方入路由胸腔而非腹膜后隙进入脊柱前方。在分离过程中常损伤壁层胸膜，但一般不需特殊处理。然而，脏层胸膜损伤偶有发生，如损伤严重，应放置一条小的胸腔引流管。即使没有发现较大的脏层胸膜损伤，术后也可能发生胸腔积液或血气胸，如果非常严重，就需要放置胸腔引流管 [9, 19]。

预防手术入路导致的并发症应始于切开皮肤之前，确保患者摆放于合适的体位，使 C 臂 X 线机垂直于患者身体的矢状面和冠状面进行投照，才能获得标准的侧位和前后位图像。这样可以减少将腹部脏器带入手术通道的可能性。当计划手术切口时，把 Langer 线的局部分布模式看做是横断皮神经（以及由此导致的术后腹壁侧前方麻木疼痛综合征）的风险是有益处的。一般认为，切口与 Langer 线平行可降低腹壁麻木疼痛综合征的发生率。再者，确保正确进入腹膜后隙非常关键，而术前仔细研究患者的 MRI 和 CT 图像有助于计划手术入路。在大部分侧方入路的病例中，作者使用侧后方切口（全部病例都有旋转畸形），并强调用手指与脊柱平面呈 45° 角进行钝性分离的重要性，以防迷失方向和腹膜损伤的风险。经腹横筋膜进入腹膜后隙通常不需要锐性分离，这样就可以控制损伤腹膜后脏器的风险。彻底地、轻柔地向前推移腹腔脏器，使其远离手术通道是非常重要的。

作为一项进一步预防肠道损伤后感染并发症发生的措施，应考虑进行术前肠道准备。鉴于迄今为止报道的肠道损伤的发生率极低 [9, 15-16, 19]，只有复杂病例才有可能需要，如严重畸形情况下。

侧方切口完成后，小心钝性分离以连通两个手术通道，安全滑落扩张管道至腰大肌上。一些术者建议，在扩张腰大肌之前，通过临时插入牵开器直视手术通道深处的腰大肌。这个附加的步骤使术者能更好

地计划腰大肌的初始入口，以避开生殖股神经。在扩张腰大肌的过程中，应使用实时、直接的肌电图监测，以便安全地将牵开器放在远离神经根的位置。如果要避免在扩张管道放置的过程中损伤腰丛，深刻理解构成腰丛的神经在腰大肌内的走行位置是非常重要的。精心设计的尸体解剖学和影像学研究表明，腰丛神经沿着腰椎逐渐向尾端、向前行走，并且明确了每个椎间隙平面的安全工作区 [1, 8, 20]。即便避免了对腰丛神经的直接损伤，牵开器的过度撑开也有导致神经根和腰丛神经近端牵拉损伤的风险。因此，建议牵开器的叶片撑开至仅能进行椎间盘切除和植骨融合即可，这也有助于避免节段动脉和腰大肌的损伤（图 27.3）。一旦牵开器停靠在纤维环的侧方，通过前后位 X 线透视再次确认正确的定位。小心切除手术视野深处的任何软组织，在操作和放置牵开器时，使用肌电图球形末端探针以确保手术区域内没有神经进入。

27.3　椎间盘切除和融合器植入的并发症

在椎间盘切除和融合器植入的过程中，应注意的主要问题是椎体骨性终板和前纵韧带的破坏，以及伴随的融合器位置不当、下沉和移位的风险。然而，还有很多可能的损伤值得注意，如之前讨论的在暴露和放置牵开器时，在椎间盘切除和融合器插入过程中因操作不慎导致的对侧损伤。如有需要，进行 C 臂 X 线机透视，随时了解椎间盘切除时手术器械插入的深度是非常必要的。这在使用 Cobb 剥离器切断撑开对侧纤维环和敲断前外侧骨赘桥接时尤其必要（图 27.4），因为这个操作会有损伤对侧神经根和腰大肌的风险，可导致对侧腹膜后血肿 [13]。理论上，前面讨论过的所有脏器，包括输尿管、

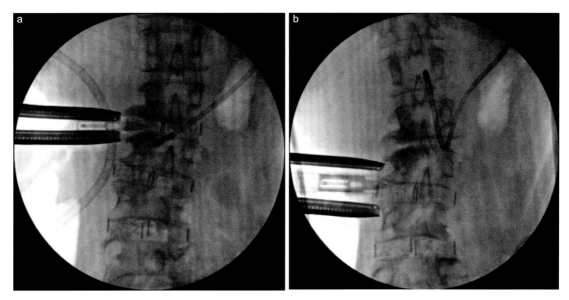

图 27.3　有两点非常重要：（a）限制牵开器头尾侧叶片撑开至恰好能顺利切除椎间盘和植入融合器所需的程度；（b）过度撑开叶片可能损伤位于和邻近脊柱侧方的腰大肌、腰丛神经、节段动脉及其他重要结构

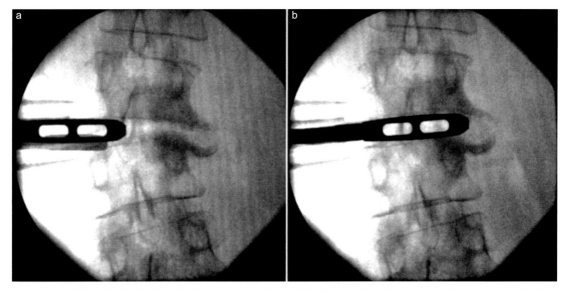

图 27.4　用逐级增大的不锈钢试模撑开椎间隙，减少终板损伤，降低因较大冲击力导致 PEEK 融合器断裂的风险，以确保最后能安全地植入融合器

肾、胸膜、肺及大血管等，在入路的对侧都可能受到损伤，尤其是旋转畸形的患者。

虽然尚未见诸报道，理论上，硬脊膜撕裂作为侧方入路的并发症是可能的，尤其是当牵开器靠近背侧放置，以及切除纤维环或椎间盘不慎损伤后纵韧带（PLL）时。如果术中确实损伤了 PLL，融合器可能会很快或在以后的康复期迟发向后突出，导致神经压迫和损伤（图 27.5）。

前纵韧带（ALL）是一种强有力的稳定

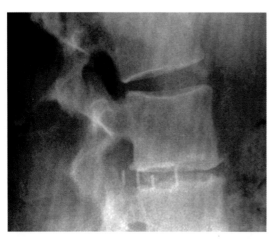

图 27.5 术后 3 周发生椎间融合器向后突出，可能是因为术中破坏了 PLL，且没有联合后方椎弓根螺钉加压固定

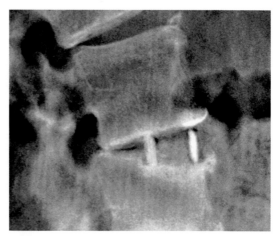

图 27.6 尽管融合器下沉最常见的原因是过度的终板准备，但许多手术因素也可能导致融合器下沉。另外，与合适大小的融合器相比，在椎间植入较高的融合器，下沉的发生率较高，且大多为迟发性

结构，在整个手术过程中必须予以保护，尤其当不行后路固定时。ALL 损伤可能导致融合器过度前置或向前移位，节段性过度前凸以及由此引起的椎间孔狭窄。牵开器放置完成后，尽早确认 ALL，并在 ALL 正前方再放置另一器械（比如改良的 Scoville 牵开器），在整个手术过程中，可以此作为定位脊柱前方边界的直视标志。这样就可避免上述不良情况的发生。当 ALL 损伤时，术者可选择更新一代的融合器，可通过螺钉将该融合器固定于椎体上。

为椎间融合必须准备终板，但防止破坏骨性终板非常关键，因为这样可导致融合器下沉和椎体骨折[6, 10, 11, 15-16, 18, 20-21]（图 27.6）。应小心切除髓核和软骨终板，只有当对侧纤维环和骨赘桥接断裂后方可撑开椎间隙。椎间盘切除后，选择合适尺寸的融合器。融合器的尺寸非常重要，因为融合器太高会损伤终板，太宽会突出椎体界面[14]。然后，在 C 臂 X 线机透视下插入融合器，注意保持融合器的插入轨迹平行于终板（图 27.7）。小心彻底地切除椎间盘，选择大小合适的试模逐级撑开椎间隙后，安全地将融合器插入椎间隙并不太困难。

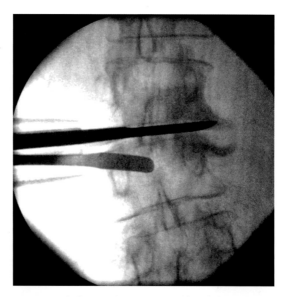

图 27.7 术者必须小心，当用钝性剥离器夯断对侧纤维环和骨赘桥接时，应确保撑开椎间平面而不损伤对侧邻近的神经及内脏器官

27.4 术后并发症

侧方经腰大肌入路椎间融合的术后并发症包括与融合器相关的、软组织的以及胃肠道的问题。有关椎间不愈合的并发症仅有很

少的报道——或许是因为使用了 BMP（骨形态发生蛋白，超范围使用）的缘故——并且在一项研究中发现，内固定组和非内固定组的椎间不愈合发生率相同[18]。目前已有报道，大尺寸的融合器、彻底的椎间盘切除和终板处理是获得椎间骨愈合的有力促进因素，这可能是椎间骨愈合率较高的基础。据文献报道，理论上讲，迟发性融合器下沉和移位很可能发生在没有联合后路固定的情况下[4, 10-11, 15-16, 18]，然而，在术中终板没有损伤的情况下，迟发性融合器下沉是不太可能发生的。

也有关于切口感染的报道，但就大多数微创手术来说比较少见，可能是由于切口小和组织创伤少的原因[9-10, 18-19]。常规的抗菌措施包括术前静脉应用抗生素和关闭伤口前用大量的抗生素冲洗，这些仍然是预防感染性并发症的主要方法。据报道，另一种切口并发症是切口疝[15, 16]。对大多数病例，在缝合皮肤之前，严密分层缝合筋膜和侧方腹壁可以避免切口疝的发生。

最后，侧方入路还有麻痹性肠梗阻[9, 15-16, 19]和胃扭转[15-16]等并发症的报道，后者需要手术修复。这些并发症很可能是由于插入牵开器前，腹内脏器不能耐受向前推动所造成的。虽然这些并发症在侧方经腰大肌入路椎间融合术中不可能完全避免，但仍须小心并尽量减少这些操作。当术者考虑到向前方推移肠道和腹膜不充分可能导致灾难性后果时尤其如此。

结论

腰椎侧方入路是一项功能强大的新技术，能直接到达脊柱前方而没有传统前路和后路手术的许多限制，提供绝佳的进入椎间隙的通路，且不侵犯椎管内神经和腹内脏器。侧方入路可保存韧带和肌肉的完整

性，比 PLIF 和 TLIF 手术更具优势，也不像 ALIF 手术需要普通外科医生协助手术入路。此外，脊柱外科医生十分熟悉的后路并发症，如硬脊膜撕裂、蛛网膜炎、硬膜外纤维化等，与侧方入路没有太大关系。

尽管如此，侧方入路本身仍有许多与入路相关的可能并发症。神经并发症与侧方入路关系较为密切，主要是对腰丛或其分支，如生殖股神经，进行钝性分离或牵拉所造成的损伤。对腰大肌的直接损伤，即使损伤较轻，在很多患者通常会造成一过性大腿前方疼痛和屈髋肌无力。需要倍加重视的是可能对腹膜后脏器造成的灾难性损伤，主要包括结肠和大血管。最后，与植骨融合相关的并发症包括终板破坏和融合器下沉，尤其是在椎间盘切除和终板准备过程中骨组织损伤过多，或选用过大的融合器时，发生的可能性较大。

与其他任何术式一样，这些并发症的预防应从选择适合侧方经腰大肌入路的患者开始。应特别注意患者的腹部手术史、旋转畸形以及造成椎管狭窄的后方骨关节炎改变。认真研读术前影像以及深刻理解腹膜后脏器的毗邻解剖结构对预防内脏损伤至关重要。患者体位摆放要最大程度上减少对腰丛的牵拉。在手术入路以及穿过腰大肌的整个过程中，应持续不断地使用 EMG 监测，以防损伤腰丛神经运动支。在满足椎间盘切除和植入融合器的情况下最小限度地撑开牵开器，以降低腰大肌和腰丛神经损伤的风险。

运用这些策略，即使在对严重的旋转畸形也可以安全有效地完成侧方入路手术。侧方入路手术是当代脊柱外科医生所有治疗手段中一项独特且功能强大的技术。

（Adam S. Kanter, Matthew B. Maserati 著
吕国华　陈浩谚 译　晋大祥 校）

参考文献

1. Benglis DM, Vanni S, Levi AD. An anatomical study of the lumbosacral plexus as related to the minimally invasive transpsoas approach to the lumbar spine. J Neurosurg Spine. 2009;10:139–44.
2. Cahill KS, Martinez JL, Wang MY, Vanni S, Levi AD. Motor nerve injuries following the minimally invasive lateral transpsoas approach. J Neurosurg Spine. 2012;17:227–31.
3. Cummock MD, Vanni S, Levi AD, Yu Y, Wang MY. An analysis of postoperative thigh symptoms after minimally invasive transpsoas lumbar interbody fusion. J Neurosurg Spine. 2011;15:11–8.
4. Daffner SD, Wang JC. Migrated XLIF cage: case report and discussion of surgical technique. Orthopedics. 2010;33:518.
5. Dakwar E, Le TV, Baaj AA, Le AX, Smith WD, Akbarnia BA, et al. Abdominal wall paresis as a complication of minimally invasive lateral transpsoas interbody fusion. Neurosurg Focus. 2011;31: E18.
6. Dua K, Kepler CK, Huang RC, Marchenko A. Vertebral body fracture after anterolateral instrumentation and interbody fusion in two osteoporotic patients. Spine J. 2010;10:e11–15.
7. Fahim DK, Kim SD, Cho D, Lee S, Kim DH. Avoiding abdominal flank bulge after anterolateral approaches to the thoracolumbar spine: cadaveric study and electrophysiological investigation. J Neurosurg Spine. 2011;15:532–40.
8. Guerin P, Obeid I, Gille O, Bourghli A, Luc S, Pointillart V, et al. Safe working zones using the minimally invasive lateral retroperitoneal transpsoas approach: a morphometric study. Surg Radiol Anat. 2011;33:665–71.
9. Isaacs RE, Hyde J, Goodrich JA, Rodgers WB, Phillips FM. A prospective, nonrandomized, multicenter evaluation of extreme lateral interbody fusion for the treatment of adult degenerative scoliosis: perioperative outcomes and complications. Spine (Phila Pa 1976). 2010;35:S322–30.
10. Karikari IO, Grossi PM, Nimjee SM, Hardin C, Hodges TR, Hughes BD, et al. Minimally invasive lumbar interbody fusion in patients over seventy years of age: analysis of peri- and post-operative complications. Neurosurgery. 2011;68:897–902.
11. Oliveira L, Marchi L, Coutinho E, Pimenta L. A radiographic assessment of the ability of the extreme lateral interbody fusion procedure to indirectly decompress the neural elements. Spine (Phila Pa 1976). 2010;35:S331–7.
12. Ozgur BM, Aryan HE, Pimenta L, Taylor WR. Extreme Lateral Interbody Fusion (XLIF): a novel surgical technique for anterior lumbar interbody fusion. Spine J. 2006;6:435–43.
13. Papanastassiou ID, Eleraky M, Vrionis FD. Contralateral femoral nerve compression: an unrecognized complication after extreme lateral interbody fusion (XLIF). J Clin Neurosci. 2011;18:149–51.
14. Regev GJ, Haloman S, Chen L, Dhawan M, Lee YP, Garfin SR, et al. Incidence and prevention of intervertebral cage overhang with minimally invasive lateral approach fusions. Spine (Phila Pa 1976). 2010;35:1406–11.
15. Rodgers WB, Cox CS, Gerber EJ. Early complications of extreme lateral interbody fusion in the obese. J Spinal Disord Tech. 2010;23:393–7.
16. Rodgers WB, Gerber EJ, Patterson J. Intraoperative and early postoperative complications in extreme lateral interbody fusion: an analysis of 600 cases. Spine (Phila Pa 1976). 2011;36:26–32.
17. Santillan A, Patsalides A, Gobin YP. Endovascular embolization of iatrogenic lumbar artery pseudoaneurysm following extreme lateral interbody fusion (XLIF). Vasc Endovascular Surg. 2010;44:601–3.
18. Sharma AK, Kepler CK, Girardi FP, Cammisa FP, Huang RC, Sama AA. Lateral lumbar interbody fusion: clinical and radiographic outcomes at 1 year: a preliminary report. J Spinal Disord Tech. 2011;24:242–50.
19. Tormenti MJ, Maserati MB, Bonfield CM, Okonkwo DO, Kanter AS. Complications and radiographic correction in adult scoliosis following combined transpsoas extreme lateral interbody fusion and posterior pedicle screw instrumentation. Neurosurg Focus. 2010;28:E7.
20. Uribe JS, Arredondo N, Dakwar E, Vale FL. Defining the safe working zones using the minimally invasive lateral retroperitoneal transpsoas approach: an anatomical study. J Neurosurg Spine. 2010;13:260–6.
21. Youssef JA, McAfee PC, Patty CA, Raley E, DeBauche S, Shucosky E, et al. Minimally invasive surgery: lateral approach interbody fusion: results and review. Spine (Phila Pa 1976). 2010;35:S302–11.

第28章　微创前柱重建矫正矢状面畸形

28.1　概述

成人脊柱畸形（adult spinal deformity, ASD）的手术矫正涉及多种因素，包括维持脊柱冠状面和矢状面的平衡和脊柱骨盆的协调[1-5]。一般认为，ASD 是由不对称性椎间盘退变、骨质疏松症和椎体压缩性骨折发展而来的[6]。这种疾病的临床症状主要包括神经根性疼痛麻木、慢性腰背痛以及同时存在的腰椎管狭窄症引起的神经性跛行[7,8]。

Schwab[9-10]、Glassman[11-12] 和其他学者[13] 研究证实，在先天性与获得性脊柱畸形的治疗中，矫正矢状面序列至 SVA（矢状面垂直轴偏距）< 5 cm 就能改善 HRQOL（健康相关生活质量）量表评分。当 SVA 为正值时，轴向肌肉的应力增加，相应地引起椎间隙异常退变，最终导致进一步失平衡，并形成自身持续不断的恶性循环。术后 SVA 较大也增加了假关节形成、相邻节段椎间盘病和近段功能性后凸的风险[14-16]。

尽管目前还没有发布关于微创矫正矢状面畸形的临床指南，但除 SVA 外，在治疗决策过程中还必须解决以下几个关键问题：

（1）胸椎后凸角在 20°～40° 的正常范围内吗[17]？
（2）腰椎前凸角在骨盆入射角 ±9° 的范围内吗[1,4,18]？
（3）骨盆倾斜角 < 25° 吗？
（4）矢状面矫正的目标是多少度？
（5）微创脊柱手术可行吗？或者是传统开放手术的适应证吗？

尽管微创脊柱手术（MIS）有许多优势，但迄今为止，MIS 的局限之一是还不能显著改善矢状面的平衡[19]。矢状面失衡的传统矫正方法是后柱短缩截骨，前柱撑开或两者结合。一般而言，经典的闭合楔形截骨术包括 Smith-Petersen 截骨术（Smith-Petersen osteotomy, SPO）、经椎弓根椎体截骨术（pedicle subtraction osteotomy, PSO）或全脊椎切除术（vertebral column resection, VCR）。据报道，这些技术用于矫正 ASD，并发症的发生率为 41%[20-21]。Cho 等[22] 对 141 例患者进行回顾性研究，结果表明，成人脊柱畸形翻修术的严重并发症发生率为 34%[22]。

基于这些原因，有学者提出降低并发症发生率的微创技术，以改善 ASD 的矢状面平衡。本章将要探讨的这些前沿技术包括：

（1）切断前纵韧带（ALL），植入大角度前凸融合器[23-24]（前柱松解术，anterior column release，ACR）
（2）侧方经腰大肌椎间融合术联合 PSO/VCR

并且，微创小关节切除术结合以上技术，当对后方的椎弓根螺钉进行加压时就会以椎间融合器为枢轴进行旋转，能够获得更大的腰椎前凸角。另外，最近的一项研究表明，多平面微创经椎间孔腰椎椎间融合术（TLIF）联合经皮椎弓根螺钉固定术能获得显著的矢状面矫正，这本质上是一项有待进一步研究的混合开放 - 微创技术[25]。到目前为止，有关这些技术的文献还很少，且大部分报道比较分散，技术缺乏一致性。我们尝试系统阐述一些矫正矢状面失衡的微创手术方法，以及侧方入路技术的相关解剖学。

28.2   选择合适的患者

除脊柱内固定器械的技术进步使我们能更加高效地治疗不同疾病外，我们对脊柱与骨盆之间协调关系的认识也取得了进展。我们现在认为，如果在手术治疗过程中实现某些特定的脊柱骨盆参数，就能提高患者的满意度和总体疗效，并有可能减少相邻椎间盘病变的发生。经常被引用的目标是：

（1）SVA＜5 cm

（2）PI=LL±9°

（3）PT＜25°

不久前，让难治性腰背痛患者仅拍摄腰椎 X 线片就已足够。然而，基于我们现在对脊柱骨盆协调关系的认识，不拍摄站立位全脊柱 X 线片（36 英寸盒式）就无法对患者的病情做出正确全面的评价。尽管目前大多数脊柱外科医生还不太重视对脊柱矢状面平衡和骨盆参数的研究，但美国脊柱外科及神经外科组织鼓励会员接受这种新的理念。有望在不久的将来，3 英尺站立位全脊柱 X 线片能被所有脊柱外科医生用于全部患者的术前评估。必须认识到，用同样的方法治疗所有的患者是危险的，每个患者的治疗必须基于个体情况。然而，就像微创手术一样，要以新的眼光看待每一位患者，尽可能采取最简单的方法，安全实现脊柱骨盆协调的目标。

28.3   优势和劣势

如前所述，矫正矢状面失平衡的开放手术包括后柱短缩截骨术 /VCR 和前柱松解术。从历史上看，前柱松解术发生过严重的与入路相关的并发症，限制了该术式的临床应用[26]。由于手术时间长、出血量大、术后疼痛严重以及术中操作可能引起神经损

伤等原因，后柱截骨术的应用也受到很大限制。然而，即便 PSO 可引起严重并发症，但目前仍是改善矢状面平衡最有效的方法，每个节段的 PSO 能获得 30° 的矫正。PSO 还能让术者直接神经减压。尽管有关微创前纵韧带松解术的证据较少，但最近的文献表明，通过侧方经腰大肌入路行前纵韧带松解，每个椎间隙可获得 10°～15° 的矢状面矫正，且手术时间明显缩短，并发症发生率下降[23, 27-28]。然而，我们必须认识到，有必要进一步研究以便能可靠地重复应用微创手术进行矢状面失平衡的矫正。

28.4   侧方经腰大肌入路前纵韧带切断术

微创脊柱外科的最新进展使得脊柱畸形的矫正有了更多的选择，因为与传统手术相比，许多新技术可以获得相同或更好的临床和放射学效果，且并发症更少[29]。特别是侧方经腹膜后或胸膜后入路，不但能沿着出血较少的平面，以最小的组织损伤到达脊柱，而且能矫正冠状面和矢状面平衡[30-31]。然而，对僵硬的矢状面失平衡患者，前纵韧带松解（或前柱松解 -ACR）有助于恢复脊柱的正常序列。基于最新数据，该术式的矢状面矫正效果与 SPO 相同[23, 27, 32]。随着该技术的广泛应用，这个观点还需要进一步的验证。

像其他任何手术一样，严谨细致的术前计划和选择合适的患者对 ACR 术非常重要。我们认为，这是一项仍在发展中的技术，仍有许多有待研究的问题。然而，我们希望并鼓励脊柱外科专家以不断提高的治疗目标尝试或改进我们的 ACR 技术。

前纵韧带切断是一项高超的操作技术，需深刻理解掌握侧方经腹膜后或经胸膜后到达脊柱的局部解剖学知识。尽管这种术式减

少了一些后路手术的并发症，但是，除了标准的微创侧方入路的并发症外，它还有一系列自身特有的风险。像其他微创技术一样，该项技术也有一个艰难的学习曲线，考虑到 ACR 可能的并发症，这可能使初学者产生一些疑惑。然而，由于这项技术对患者的潜在益处是非常显著的，因此，应进一步深入研究。

像任何有计划的侧方经腹膜后入路的术前评估一样，通过判读患者 MRI 以确定大血管走行及其分叉部位是非常关键的[33-34]。此外，在进入腹膜后隙时，必须小心操作以免损伤髂腹股沟神经、髂腹下神经和股外侧皮神经[34-36]。

然而，由于生殖股神经沿髂腰肌从后向前走行于最常手术的椎间隙（L2/3 和 L3/4），因此特别容易遭受损伤。基于其走行，撑开牵开器有可能导致神经损伤，这或许与牵拉神经的时长和力度有关。进行椎间隙前部切开到达前纵韧带时也有损伤生殖股神经的风险[37]。虽然在侧方入路手术中应用定向电生理监测有助于最大限度地降低神经损伤的风险，但生殖股神经大部分是感觉神经，如果没有阴囊或阴唇电极，就不能监测生殖股神经[38]。

使用定制弯曲的牵开器从前纵韧带游离交感神经丛和大血管时，另一个风险随之而来，即可能出现灾难性的主动脉或下腔静脉损伤。牵开器叶片应该放置在分离后的交感神经丛 / 大血管背侧与前纵韧带腹侧之间的平面。然而，一个特有的问题是在交感神经丛腹侧和大血管背侧进行分离。如果术者对此并不知晓，可能会不慎损伤到一侧的交感神经丛。目前还没有对这种损伤的后果进行检测，有待进一步研究。当分离灰白交通支时可能会损伤到该神经。该神经通常走行于椎体下 1/3 侧方，连接交感神经丛和脊神经根。由于这些结构之间有许多重叠交叉的连接，所以在一个或两个椎间隙平面的损伤不

可能导致严重的临床后果。

当牵开器进入对侧椎间隙后，用新 11 号刀片切开前纵韧带，不要用电刀以免引起交感神经和附近血管热灼伤。然后，撑开盘内牵开器，使其在椎间隙内呈"鱼嘴"畸形。如果不这样做，就不可能完全切断前纵韧带。多种前凸型融合器（10°~30°）确保术者使每个椎间隙都得到良好的匹配。融合器应放在椎间隙的前中三分之一处，比侧卧位时腰椎椎间融合器的建议位置更靠前[37, 39]。其目的是撑开后纵韧带（PLL），对该椎间隙的椎间孔进行间接减压。用一个或两个横向螺钉，唯一目的是固定融合器，以防其向前移位落入腹腔。这些螺钉的机械稳定作用很小。

28.5　解剖学注意事项

28.5.1　前纵韧带

ALL 是一条分布于椎体前方的坚韧纤维性条带。其沿脊柱向尾端逐渐变宽，胸段比颈段或腰段粗厚[40-42]。在脊柱腰段，ALL 横跨所有椎体和椎间隙的前方，由 3 层组成：浅层、中层和深层。浅层横跨 4 个或 5 个椎体，而中层覆盖 2 个或 3 个椎体。深层仅覆盖单个椎体，从一个椎体附着到另一个椎体。椎间盘平面的 ALL 较细薄且宽，而椎体上的则较粗厚且窄。另外，ALL 在椎间盘的附着比椎体中部的附着更为紧密，使椎间隙平面的前纵韧带松解有些困难。前纵韧带外侧有供血管通行的椭圆形孔洞（图 28.1）[40-42]。

28.5.2　腰丛 / 交感神经丛

该手术过程中神经损伤的风险与标准的侧方入路手术一样[37, 39, 43]。然而，在所有腰

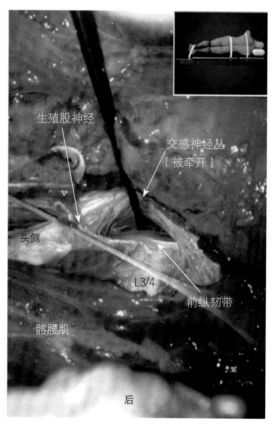

图 28.1 交感神经丛。尸体解剖照片显示，在 L3/4 椎间隙将交感神经丛牵开远离前纵韧带。注意：生殖股神经从后向前跨越椎间隙。嵌入图显示的是尸体解剖的体位

丛神经中，生殖股神经（L1、2）从后向前穿出腰大肌，横跨在 L2/3 和 L3/4 椎间隙平面，所以特别容易受到损伤。在 L4 椎体尾端，生殖股神经行向前方与交感神经丛伴行。

交感神经丛是一对沿腰椎椎体侧前缘走行的神经束，通过神经纤维与肠系膜下神经节联系，发挥一部分自主神经系统的功能[40-41]。交感神经丛走行于 ALL 侧缘，在这里与腰大肌相遇，ACR 手术时可能会损伤交感神经丛（图 28.2）。交感神经丛与腰丛神经交通连接，信号由白交通支传到椎旁神经节，并由灰交通支传出。这些交通支走行于椎体侧下方，行 ACR 手术的椎间隙一般不会遇到这些交通支。

28.5.3　大血管

主动脉和下腔静脉（IVC）分别位于腰椎椎体的左前方和右前方。即使大血管紧靠 ALL，但由于它们之间存在一脂肪衬层，因此可以在大血管背侧进行分离。一般而言，由主动脉发出的 4 对腰椎节段动脉沿椎体侧方绕行，因此避开了椎间隙[41, 43-45]。主动脉在 L4/5 椎间隙上方 18 mm 处分出左、右髂总动脉，而在与 L4/5 椎间隙距离不到 2 mm 处，左、右髂总静脉汇合形成下腔静脉（图28.3）[33]。

28.6　手术注意事项

患者全麻诱导并维持于侧卧位后，C 臂 X 线机透视以确保获得手术椎体节段标准的前后位及侧位互相垂直图像。在透视引导下标记皮肤切口，然后切开。轻柔分离腹壁肌肉和腹横筋膜后进入腹膜后隙。对多椎间隙平面的手术，采用一条纵向皮肤切口，并对每一个要进入的椎间隙平面行独立的横向筋膜切开。用逐级扩张器横穿腰大肌，并将扩张器放在椎间隙中后三分之一处上方。用定向电生理监测仪（NV5®, NuVasive, Inc., San Diego, CA）引导扩张器的放置，以最大程度地降低腰丛运动神经损伤的风险[37-38]。放置牵开器（MaXcess®, NuVasive, Inc., San Diego, CA），用安装于手术台上的自由臂固定牵开器，同时用叶片将牵开器稳定于椎间隙内[39, 50]

然后行纤维环切开和彻底地椎间盘切除，小心准备和保护终板。接着轻柔地将定制的弯曲牵开器沿 ALL 前缘插入，放置于大血管 / 交感神经丛与椎间盘的腹侧之间（图 28.4）。游离的范围仅够放置 1～2 mm 牵开器即可，大于这样的范围患者就非常危险，所以此时看不到大血管。使用定制的椎间盘

图 28.2 前纵韧带和交感神经丛。尸体解剖照片显示了前纵韧带和交感神经丛之间的关系。注意：连接交感神经丛的交通支形成复杂的神经网络。嵌入图显示的是尸体解剖的体位

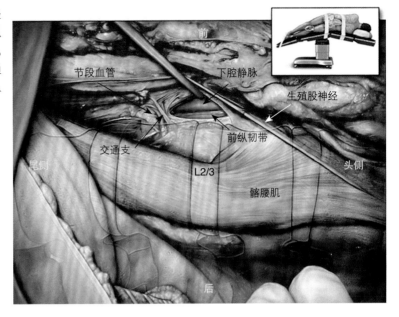

图 28.3 大血管。照片显示尸体解剖时处于右侧卧位（嵌入图）。注意：下腔静脉位于前纵韧带的右前方。主动脉已被牵开。另外，腰椎节段动脉起源于主动脉。交感神经丛与主动脉一起被牵开

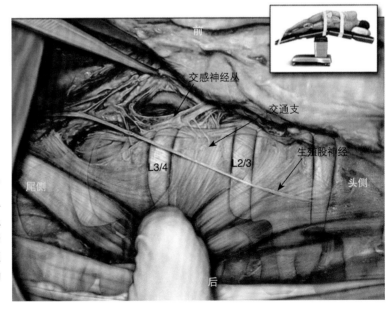

刀片和盘内撑开器逐层切断 ALL，使弯曲的牵开器非常容易地穿越至对侧椎间隙。当阻止相邻椎体终板活动的力量很小，且椎间隙腹侧呈明显的"鱼嘴样"张开时，即可证实 ALL 已被完全切断。

终板准备完成后，选择合适尺寸的 PEEK 融合器（CoRoent® XL-Hyper-lordotic, Inc., San Diego, CA）。这些融合器的规格有高（8~18）mm× 宽 22 mm× 长（50~60）mm× 前凸角（10°~30°），其中填塞自体骨（术者建议）。用一或两枚螺钉将融合器固定于相邻椎体，以防融合器向

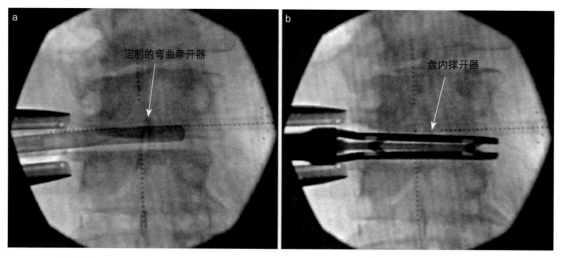

图28.4　术中前后位C臂X线机透视影像。（a）可见弯曲牵开器几乎完全穿越至对侧椎间隙；（b）图示为用盘内撑开器扩张椎间隙

前移入腹膜腔及间接减压的丢失（图28.5）。

28.7　病例分析

　　患者男性，66岁，表现为严重腰背部疼痛，放射至右下肢，行走困难。VAS和ODI评分分别为22和54。术前影像学检查显示胸腰段冠状面Cobb角为54°，SVA为10 cm，LL为23°，PI为67°，PT为34°，SS为18°，L2-4的SL为5°。

　　Ⅰ期行T12–L5平面MIS侧方入路椎间融合术。同时在T12/L1、L2/3及L3/4平面行ALR及植入大角度前凸PEEK融合器，同时行L5/S1前路椎间融合术。Ⅱ期行后路T10–S1经皮椎弓根螺钉固定术。两次手术耐受性良好，没有出现并发症，总EBL（估计失血量）少于100 ml。VAS和ODI评分分别改善为16和30。影像学显示胸腰段冠状面Cobb角为15°，SVA为3 cm，LL为50°，PI为67°，PT为25°，SS为40°，L2-4的SL为25°（图28.6）。

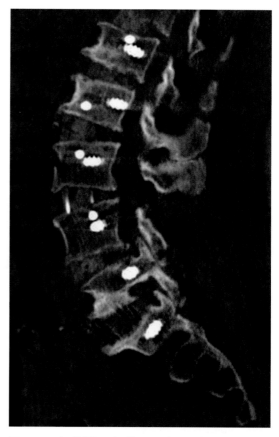

图28.5　矢状面CT扫描显示植入大角度前凸融合器。见L2/3椎间隙植入大角度前凸融合器，横向椎体钉横贯椎体

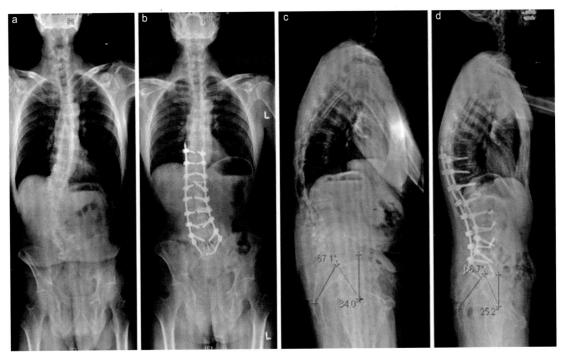

图 28.6　（a）术前站立前后位 X 线片示冠状面失平衡（Cobb 角 =54°）。（b）术后站立前后位 X 线片示冠状面已矫正平衡（Cobb 角 =15°）。（c）术前站立侧位 X 线片示 PI 为 67.1° 及 PT 为 34°。（d）术后站立侧位 X 线片示，在 T12-S1 行椎间融合术，在 L2/3 及 L3/4 平面行 ALR，T10-S1 行经皮椎弓根螺钉固定，PI 为 66.7°，PT 为 25.2°

	术前	术后
冠状面 Cobb 角	54°	15°
SVA（矢状面垂直轴偏距）	10 cm	3 cm
SS（骶骨倾斜角）	18°	40°
PI（骨盆入射角）	67°	67°
PT（骨盆倾斜角）	34°	25°
LL（腰椎前凸角）	23°	50°
SL（节段前凸角）	5°	25°

28.8　侧方经腰大肌入路截骨术："混合 PSO/VCR"

28.8.1　概述

上述所有原因，包括后路截骨术并发症及技术困难，促使我们探索更安全和更微创的截骨方法。尽管该课题仍处于初期阶段，我们还是建议采用混合技术，即从侧方和后方两个入路进行截骨。由于神经结构的可牵拉移动性相对较小，因此，混合技术对更靠近头侧平面（T12-L2）的手术尤为重要。单纯后路截骨术的另一个问题在于增加了截骨部位假关节的形成以及随后内固定失败的可能性。当进行后纵韧带切除及楔形截骨时，运用混合 PSO 技术就能最大限度地减少对神经结构的牵拉。术者还能在相应的头/尾侧平面进行椎间融合，从而降低假关节形成和内固定失败的风险。

28.8.2　解剖学/手术注意事项

从侧方入路的观点看，解剖和手术技巧与先前描述的类似。其骨切除术也在本书其他章节做过介绍，即侧方入路椎体次全切除术。然而，迄今为止，我们根据有限的临床经验发现两种完成侧方入路截骨术的不同方法：

（1）如果患者要进行上、下节段融合（如：Harrington 棒，以及前述的 TLIF/XLIF/DLIF），就把牵开器放置于椎体平面，采用同侧椎弓根和后纵韧带切除完成楔形截骨术。

（2）如果患者不进行上或下节段融合，就把牵开器放置于椎间盘平面，切除椎间盘，植入椎间融合器及骨材料。然后，牵开器放置于椎体平面，再完成楔形截骨或后纵韧带切除。这需要放置三次牵开器，以避免对腰大肌及腰丛神经的不必要牵拉。

在 L1 平面以上的入路需经胸膜后，并游离在椎体和脊柱后方结构上的膈肌附着。在 L1 平面以下的入路应经腹膜后。在将牵开器放置于椎体并分离组织的过程中，主要的困难之一是结扎/电凝位于椎体下方侧缘从前向后走行的节段血管。电凝结扎血管后，用磨钻、骨刀和咬骨钳等进行截骨。为避免硬脊膜在后方截骨区闭合时形成皱褶压迫，有必要完全切除后纵韧带并显露硬脊膜。另外，还应切除同侧的椎弓根。

我们建议 I 期手术后应立即进行 II 期手术。II 期手术包括椎板切除、双侧小关节切除及对侧椎弓根切除。然后用其他章节介绍的标准方法闭合截骨。与其他手术一样，新提出的混合截骨技术也有一些优缺点：

潜在优势：
（1）出血量更少；
（2）对神经组织牵拉更少；
（3）能直视血管和硬膜囊前方；
（4）可在手术节段行椎间融合。

劣势：
（1）需要两次手术；
（2）MIS 技术有学习曲线。

28.9　病例分析

一例 69 岁的男性患者，于 2000 年行 L2–S1 固定融合术。此后发生近端交界性后凸畸形，于 2009 年将融合延长至 T10，但这次手术并未能矫正矢状面正平衡。患者目前的主诉是腰痛伴双侧臀部放射性疼痛。

患者取侧卧位，后路取出 L1 椎弓根螺钉及 T12-L2 连接棒。行一小斜切口，按标准方法行胸腰段椎体次全切除（请参见先前章节）。在胸膜后平面游离 L1 椎体侧方，放置牵开器。用骨刀楔形切除部分椎体直到对侧，保留自体骨随后用于椎间融合。最后用咬骨钳和高速磨钻切除同侧椎弓根（图 28.7a、b、c 和图 28.8a、b）。

在随后的重建术中，患者取俯卧位，切除脊柱后方骨性结构（棘突、椎板、小关节和横突）。切除对侧椎弓根，穿棒连接头端及尾端的椎弓根螺钉。直视下加压闭合截骨（图 28.8c 和图 28.9a、b）。图 28.10 为手术前后的侧位 X 线片。

结论

矢状面失平衡是导致临床功能障碍的一个致病因素，并引起了脊柱外科医生的极大关注。这可通过前柱延长和后柱短缩技术进行矫正。这两项技术传统上都有着很高的并发症发生率。MIS 侧方腹膜后经腰大肌入路前纵韧带切断矫正节段性后凸畸形，可能提供了 ALIF 及后路截骨之外的另一种选择。随着这一技术在临床上的应用我们获得了更多的临床经验，这将使我们能更好地理解前纵韧带切断和 MIS 侧方入路畸形矫正的独特功效。尽管运用侧方入路以拓展全脊椎切除术（VCR）或经椎弓根椎体截骨术（PSO）的应用范围仍在继续探讨，并且还需要进一步的解剖学和临床研究，但侧方入路作为一

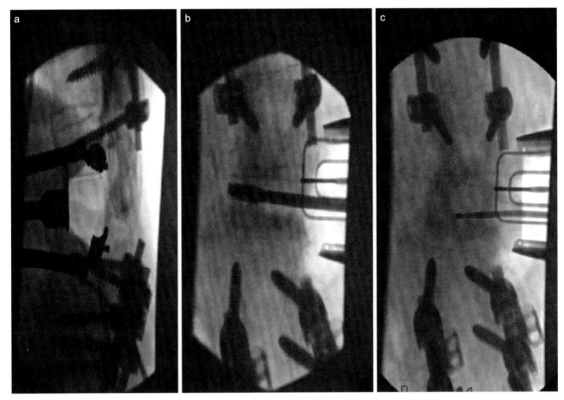

图 28.7　侧卧位截骨术中不同阶段的 C 臂 X 线透视影像。(a) 侧位 X 线透视见牵开器放置于 L1 椎体侧方。如 X 线透视影像所见，同侧椎弓根腹侧部分已充分暴露。(b) 和 (c) 前后位 X 线透视分别见使用骨刀及磨钻

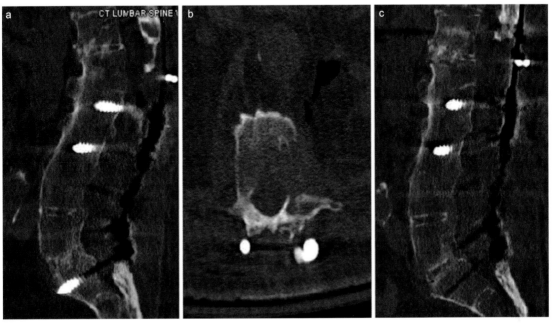

图 28.8　CT 影像。(a) 和 (b) 分别为两次术中 CT 扫描的矢状面和轴面薄层图像，侧位截骨后，后方截骨闭合前。注意 L1 椎体的楔形骨切除，已看不到左侧椎弓根。(c) 截骨闭合后的术后 CT 扫描示，L1 平面的节段性前凸已显著改善

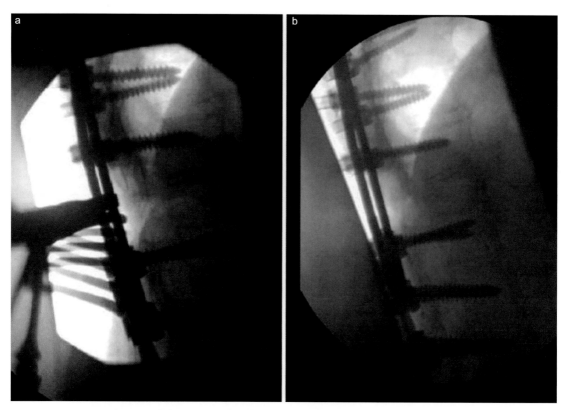

图 28.9　术中 C 臂 X 线机透视影像。(a) 见加压器已放置于连接棒上。(b) 截骨闭合后

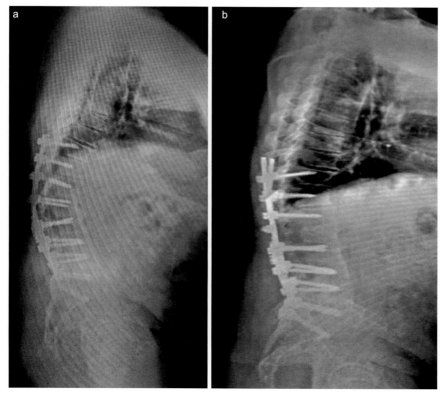

图 28.10　(a) 和 (b) 分别为截骨前后侧位 X 线影像，见整体矢状面平衡获得改善

项有效的辅助技术将会得到更广泛应用。

（经许可，图 28.1、28.2、28.3、28.4、28.5、28.6 和一些段落转载自 Journal of Neurosurgery: Spine）

（Armen Deukmedjian, Juan S. Uribe 著

吕国华　陈浩谚 译　晋大祥 校）

参考文献

1. Ames CP, Smith JS, Scheer JK, et al. Impact of spinopelvic alignment on decision making in deformity surgery in adults: A review. J Neurosurg Spine. 2012;16(6):547–64. http://www.ncbi.nlm.nih.gov/pubmed/22443546

2. Kim YB, Lenke LG, Kim YJ, Kim YW, Bridwell KH, Stobbs G. Surgical treatment of adult scoliosis: is anterior apical release and fusion necessary for the lumbar curve? Spine (Phila Pa 1976). 2008;33(10):1125–32.

3. Michael MA, Loughenbury MP, Rao MA, Dunsmuir MR, Millner MP. A survey of current controversies in scoliosis surgery in the United Kingdom. Spine (Phila Pa 1976). 2012;37:1573–8.

4. Schwab F, Patel A, Ungar B, Farcy JP, Lafage V. Adult spinal deformity-postoperative standing imbalance: how much can you tolerate? An overview of key parameters in assessing alignment and planning corrective surgery. Spine (Phila Pa 1976). 2010;35(25):2224–31.

5. Wollowick AL, Glassman SD, Perra JH, Schwab FJ. Patient evaluation and clinical assessment of adult spinal deformity. Instr Course Lect. 2012;61:469–79.

6. Herkowitz HN, Kurz LT. Degenerative lumbar spondylolisthesis with spinal stenosis. A prospective study comparing decompression with decompression and intertransverse process arthrodesis. J Bone Joint Surg Am. 1991;73(6):802–8.

7. Kostuik JP, Israel J, Hall JE. Scoliosis surgery in adults. Clin Orthop Relat Res. 1973;93:225–34.

8. Winter RB, Lonstein JE, Denis F. Pain patterns in adult scoliosis. Orthop Clin North Am. 1988;19(2):339–45.

9. Schwab F, Lafage V, Patel A, Farcy JP. Sagittal plane considerations and the pelvis in the adult patient. Spine (Phila Pa 1976). 2009;34(17):1828–33.

10. Schwab F, Patel A, Ungar B, Farcy JP, Lafage V. Adult spinal deformity-postoperative standing imbalance: how much can you tolerate? An overview of key parameters in assessing alignment and planning corrective surgery. Spine. 2010;35(25):2224–31.

11. Glassman SD, Bridwell K, Dimar JR, Horton W, Berven S, Schwab F. The impact of positive sagittal balance in adult spinal deformity. Spine (Phila Pa 1976). 2005;30(18):2024–29.

12. Glassman SD, Dimar JR, Carreon LY, Campbell MJ, Puno RM, Johnson JR. Initial fusion rates with recombinant human bone morphogenetic protein-2/ compression resistant matrix and a hydroxyapatite and tricalcium phosphate/collagen carrier in posterolateral spinal fusion. Spine. 2005;30(15):1694–8.

13. Blondel B, Schwab F, Ungar B, et al. Impact of magnitude and percentage of global sagittal plane correction on health-related quality of life at 2-years follow-up. Neurosurgery. 2012;71(2):341–8; discussion 348.

14. Kim YJ, Bridwell KH, Lenke LG, Rhim S, Cheh G. Pseudarthrosis in long adult spinal deformity instrumentation and fusion to the sacrum: prevalence and risk factor analysis of 144 cases. Spine (Phila Pa 1976). 2006;31(20):2329–36.

15. Schwab FJ, Patel A, Shaffrey CI, et al. Sagittal realignment failures following pedicle subtraction osteotomy surgery: are we doing enough? clinical article. J Neurosurg Spine. 2012;16(6):539–46. http://www.ncbi.nlm.nih.gov/pubmed/22462571. doi: 10.3171/2012.2.SPINE11120. Epub 2012 Mar 30.

16. Jackson RP, Hales C. Congruent spinopelvic alignment on standing lateral radiographs of adult volunteers. Spine (Phila Pa 1976). 2000;25(21):2808–15.

17. Fon GT, Pitt MJ, Thies Jr AC. Thoracic kyphosis: range in normal subjects. AJR Am J Roentgenol. 1980;134(5):979–83.

18. Lafage V, Schwab F, Vira S, Patel A, Ungar B, Farcy JP. Spino-pelvic parameters after surgery can be predicted: a preliminary formula and validation of standing alignment. Spine (Phila Pa 1976). 2011;36(13):1037–45.

19. Hsieh PC, Koski TR, O'Shaughnessy BA, et al. Anterior lumbar interbody fusion in comparison with transforaminal lumbar interbody fusion: implications for the restoration of foraminal height, local disc angle, lumbar lordosis, and sagittal balance. J Neurosurg Spine. 2007;7(4):379–86.

20. Glassman SD, Hamill CL, Bridwell KH, Schwab FJ, Dimar JR, Lowe TG. The impact of perioperative complications on clinical outcome in adult deformity surgery. Spine (Phila Pa 1976). 2007;32(24):2764–70.

21. Yadla S, Maltenfort MG, Ratliff JK, Harrop JS. Adult scoliosis surgery outcomes: a systematic review. Neurosurg Focus. 2010;28(3):E3.

22. Cho SK, Bridwell KH, Lenke LG, et al. Major complications in revision adult deformity surgery: risk factors and clinical outcomes with 2- to 7-year follow-up. Spine (Phila Pa 1976). 2012;37(6):489–500.

23. Deukmedjian AR, Dakwar E, Ahmadian A, Smith DA, Uribe JS. Early outcomes of minimally invasive anterior longitudinal ligament release for correction of sagittal imbalance in patients with adult spinal deformity. Scientific World Journal. 2012;2012:789698.

24. Deukmedjian AR, Le TV, Baaj AA, Dakwar E, Smith DA, Uribe JS. Anterior longitudinal ligament release using the minimally invasive lateral retroperitoneal transpsoas approach: a cadaveric feasibility study and report of 4 clinical cases. J Neurosurg Spine. 2012;17(6):530–9.

25. Wang MY. Improvement of sagittal balance and lumbar lordosis following less invasive adult spinal deformity surgery with expandable cages and percutaneous instrumentation. J Neurosurg Spine. 2013;18(1):4–12.

26. Kim YB, Lenke LG, Kim YJ, et al. The morbidity of an anterior thoracolumbar approach: adult spinal deformity patients with greater than five-year follow-up. Spine. 2009;34(8):822–6.

27. Deukmedjian AR, Le TV, Baaj AA, Dakwar E, Smith DA, Uribe JS. Anterior longitudinal ligament release using the minimally invasive lateral retroperitoneal transpsoas approach: a cadaveric feasibility study and report of 4 clinical cases. J Neurosurg Spine. 2012;17:530–9.

28. Uribe JS, Smith DA, Dakwar E, et al. Lordosis restoration after anterior longitudinal ligament release and placement of lateral hyperlordotic interbody cages during the minimally invasive lateral transpsoas approach: a radiographic study in cadavers. J Neurosurg Spine. 2012;17(5):476–85.

29. Anand N, Baron EM, Thaiyananthan G, Khalsa K, Goldstein TB. Minimally invasive multilevel percutaneous correction and fusion for adult lumbar degenerative scoliosis: a technique and feasibility study. J Spinal Disord Tech. 2008;21(7):459–67.

30. Benglis DM, Elhammady MS, Levi AD, Vanni S. Minimally invasive anterolateral approaches for the treatment of back pain and adult degenerative deformity. Neurosurgery. 2008;63 Suppl 3:191–6.

31. Dakwar E, Cardona RF, Smith DA, Uribe JS. Early outcomes and safety of the minimally invasive, lateral retroperitoneal transpsoas approach for adult degenerative scoliosis. Neurosurg Focus. 2010;28(3):E8.

32. Uribe JS SD, Dakwar E, Baaj AA, Mundis GM, Turner AW, Cornwall GB, Akbarnia BA. Lordosis restoration after anterior longitudinal ligament release and placement of lateral hyperlordotic interbody cages during the MIS lateral transpsoas approach: a radiographic study in cadavers. Society of Lateral Access Surgeons. San Diego.,2012.

33. Deukmedjian AR, Le TV, Dakwar E, Martinez CR, Uribe JS. Movement of abdominal structures on magnetic resonance imaging during positioning changes related to lateral lumbar spine surgery: a morphometric study: clinical article. J Neurosurg Spine. 2012;16(6):615–23. A review. J Neurosurg Spine. 2012;16(6):547–64. http://www.ncbi.nlm.nih.gov/pubmed/22462569. doi: 10.3171/2012.3.SPINE1210. Epub 2012 Mar 30.

34. Dakwar E, Le TV, Baaj AA, et al. Abdominal wall paresis as a complication of minimally invasive lateral transpsoas interbody fusion. Neurosurg Focus. 2011;31(4):E18.

35. Dakwar E, Vale FL, Uribe JS. Trajectory of the main sensory and motor branches of the lumbar plexus outside the psoas muscle related to the lateral retroperitoneal transpsoas approach. J Neurosurg Spine. 2011;14(2):290–5.

36. Ahmadian A, Deukmedjian AR, Abel N, Dakwar E, Uribe JS. Analysis of lumbar plexopathies and nerve injury after lateral retroperitoneal transpsoas approach: diagnostic standardization. J Neurosurg Spine. 2012;18:289–97.

37. Uribe JS, Arredondo N, Dakwar E, Vale FL. Defining the safe working zones using the minimally invasive lateral retroperitoneal transpsoas approach: an anatomical study. J Neurosurg Spine. 2010;13(2):260–6.

38. Uribe JS, Vale FL, Dakwar E. Electromyographic monitoring and its anatomical implications in minimally invasive spine surgery. Spine (Phila Pa 1976). 2010;35(Suppl 26):S368–74.

39. Ozgur BM, Aryan HE, Pimenta L, Taylor WR. Extreme Lateral Interbody Fusion (XLIF): a novel surgical technique for anterior lumbar interbody fusion. Spine J. 2006;6(4):435–43.

40. DA Agur AM. Grant's atlas of anatomy. 12th ed. Baltimore: Lippincott Williams & Wilkins/Wolters Kluwer; 2009.

41. Netter F. Atlas of human anatomy. 2nd ed. Teterboro: ICON Learning Systems; 1997.

42. Vidic B. Photographic atlas of the human body. 1st ed. St Louis: The C.V. Mosby Company; 1984.

43. Stulik J, Vyskocil T, Bodlak P, et al. Injury to major blood vessels in anterior thoracic and lumbar spinal surgery. Acta Chir Orthop Traumatol Cech. 2006;73(2):92–8.

44. Arslan M, Comert A, Acar HI, et al. Surgical view of the lumbar arteries and their branches: an anatomical study. Neurosurgery. 2011;68(1 Suppl Operative):16–22; discussion 22.

45. Lolis E, Panagouli E, Venieratos D. Study of the ascending lumbar and iliolumbar veins: surgical anatomy, clinical implications and review of the literature. Ann Anat. 2011;193(6):516–29.

46. Davis TT, Bae HW, Mok MJ, Rasouli A, Delamarter RB. Lumbar plexus anatomy within the psoas muscle: implications for the transpsoas lateral approach to the L4-L5 disc. J Bone Joint Surg Am. 2011;93(16):1482–7.

47. Anloague PA, Huijbregts P. Anatomical variations of the lumbar plexus: a descriptive anatomy study with proposed clinical implications. J Man Manip Ther. 2009;17(4):e107–14.

48. Matejcik V. Anatomical variations of lumbosacral plexus. Surg Radiol Anat. 2010;32(4):409–14.

49. Moro T, Kikuchi S, Konno S, Yaginuma H. An anatomic study of the lumbar plexus with respect to retroperitoneal endoscopic surgery. Spine (Phila Pa 1976). 2003;28(5):423–8; discussion 427–8.

50. Le TV, Uribe JS. The minimally invasive lateral retroperitoneal transpsoas approach. 1st ed. Rijeka: InTech; 2012.

第 **29** 章 微创胸椎椎间融合术

29.1 微创胸椎椎间融合术的发展

在过去 15 年里，胸段和胸腰段脊柱重建外科技术取得了迅猛发展[1-2, 4-5, 7, 9, 12, 14-15, 18, 21, 24, 26-29, 34-36, 38-40, 42, 44-49, 51, 53-55, 57]。承重前柱的结构性创伤、椎间盘突出症、脊柱肿瘤、脊柱炎 / 椎间盘炎及创伤后凸畸形是胸椎椎间手术最常见的适应证[1-2, 7, 9-10, 12-14, 23-27, 31, 33, 40, 43, 45, 47-48, 53, 55, 57]。由于单纯后路手术治疗脊柱创伤、脊柱转移瘤及脊柱炎症病变的疗效并不令人满意，前柱重建技术已越来越受到重视[7, 14-15, 20, 25, 40, 43, 50, 55]。

另外，针对复杂胸腰段畸形的全面三维矫正术（脊椎切除术、楔形截骨）能确保前柱重建的初期稳定，防止内固定失败、假关节形成以及随后的矫正丢失。然而，常规开胸手术需要广泛的肌肉游离（例如，进入上胸椎时需要游离肩胛带肌），肺和肋骨的牵拉可能导致术后肺功能障碍（肺挫伤、肺不张、血胸、乳糜胸、胸腔积液和胸膜粘连等）[9, 12-13, 19-20, 36-38, 49, 56]。常规开胸手术的主要并发症发生率大约为 11%[18, 20]。为降低与手术入路相关的并发症发生率，学者们已提出多种微创技术。

进入胸段及胸腰段脊柱的手术入路可分为：后路（椎板切除术、椎弓根及小关节切除术[41, 50]）、侧后方入路（肋横突切除术[39]、横突关节突椎弓根切除术[10]、侧后方胸腔外入路[8, 12, 21, 27, 29, 31, 33, 46-47]）、侧前方入路（开放的经胸膜[7, 9, 13, 40, 51] 或胸膜后开胸术[3, 17, 25-26, 36-38, 45, 48, 54-55] 和电视胸腔镜手术[14, 16, 34, 42-43,

47]）。虽然上述一些技术主要用于椎管减压，但也只有这些技术能够提供进入胸椎的侧前方工作通路，以便进行彻底的椎管减压和广泛的椎体处理，其中后者是治疗复杂胸段脊柱畸形必不可少的一部分。矫正重度胸段后凸畸形可能需要切断前纵韧带，因此必须管控好椎前血管。

研究表明，电视胸腔镜手术（video-assisted thoracoscopic surgery，VATS）是治疗胸椎间盘突出症、创伤性胸椎骨折和特发性脊柱侧凸的一个可行的选择方法[1-2, 14, 16, 34, 42-43, 47]。与传统的开胸手术相比，VATS 能减轻术后疼痛和降低围术期并发症的总发生率[18, 34-35, 43, 47]。然而，在治疗胸段和胸腰段脊柱肿瘤和感染性疾病时，VATS 的应用有可能显著减少。身体状况较差（由于肺或心血管共病）的患者常常不能很好地耐受单肺通气。在 VATS 术中，难以避免肿瘤细胞或致病微生物医源性播散到胸腔内。此外，围术期肺功能评估显示，无论开胸术或胸腔镜手术矫正固定脊柱畸形，患者的肺活量都会显著降低，最高可达 30%[19, 56]。VATS 术的难点包括椎管内分离，椎前大血管的处理，脊椎切除和椎体置换（vertebral body replacement，VBR），需要一个明显的学习曲线，需要指导性和实验室教学的专门训练[1-2, 5, 14, 34, 42-43, 57]。这些因素都极大地阻碍了 VATS 在脊柱畸形外科的推广应用。

29.2 前路技术

侧方胸膜后入路[3, 26, 36, 45, 48, 54] 及联合胸

膜后/腹膜后入路 [17, 25, 37, 8, 45, 48, 55] 提供了一个到达胸段及胸腰段脊柱的直接侧方工作通道而不损伤胸膜及腹膜，因此，减少了术后不适和肺部并发症。由于这种 MIS 技术是经由传统的开胸术改造而来，与学习 VATS 技术相比，其学习曲线不太陡峭，还可应用常规的脊柱内固定器械 [45, 54-55]。可直接转变为传统入路，且可迅速完成。不需要双腔插管通气，避免直接牵拉同侧肺组织，也不需要术后胸腔闭式引流。胸膜外（和腹膜后）游离降低了损伤主动脉、腔静脉和交感神经丛的风险，还减少了硬脊膜胸膜脑脊液瘘的可能性 [7, 17, 19, 34, 36, 45, 54]。

以 90° 侧方入路进入胸腰段脊柱，使术者在暴露的过程中能较早地辨认出硬膜囊，同时又保护了神经根和椎间孔内的脊髓神经根动脉 [3, 17, 21-22, 32, 37, 45, 48]。这把直接侧前方入路与传统的侧前方斜入路（该入路至少切除一部分椎体才能看到硬膜囊）、侧后方胸膜外入路（在椎体置换术中，该入路必须切断至少一条神经根）区别开来。可固定于手术台上的框架式拉钩牵开系统 [30, 45, 48, 54] 便于微创暴露，为术者进行椎间盘切除、脊椎切除、椎管减压、椎体置换（VBR）、广泛的畸形矫正处理以及从 T3 至 L4 侧前方钉 - 板或钉 - 棒固定创造了充分的工作空间 [3-4, 6, 17, 24-26, 40, 44-46, 48, 54-55]。为方便术者在整个暴露过程中进行解剖定位、椎管减压和脊柱器械固定，患者体位通常置于 90° 侧卧位。尽管侧卧位时可以进行椎弓根螺钉的植入（尤其在脊柱影像引导下），但大多数术者更愿意在行（经皮）后路椎弓根螺钉固定之前把患者置于衬垫架上，调整为俯卧位。

29.3　后路技术

侧后方胸腔外入路 [8, 12, 16, 21, 27, 29, 31, 33, 46-47]

已用于中胸段椎间盘切除，以及不需要广泛前柱操作的短节段椎体置换（VBR）。标准的俯卧位可同时进行椎弓根螺钉固定，是省时高效的工作流程。最早提出的技术需进行广泛的组织游离，然而，最近的 MIS 技术极大地减少了侧后方胸腔外入路的创伤 [8, 12, 21, 27, 29, 33, 46]。现代 MIS 侧后方胸腔外入路仅需沿肋骨在病变水平做一斜行旁正中小切口（竖脊肌肌腹侧方）。与侧前方入路不同，MIS 侧后方胸腔外入路仅能斜视椎管，为进行椎体置换（VBR）必须切断一条或多条神经根 [47]，并且由于手术视野狭小，不能很好地处理椎前血管，无法进行大范围操作（如：严重后凸畸形的矫正）。而且，改行传统的开放入路必然导致极大的手术延时、广泛的组织剥离、增加失血量和肌肉损伤 [21, 31, 46-47, 51]。

29.4　微创胸椎椎间融合术的适应证

在脊柱畸形外科，胸椎切除、椎间融合和椎体置换（VBR）的适应证包括：
- 矫正特发或退行性胸椎后凸和（或）侧后凸畸形
- 部分矫正复杂胸腰段侧后凸畸形
- （骨质疏松性）椎体塌陷所致的后凸畸形
- 强直性脊柱炎
- 胸段脊柱创伤后畸形
- 椎板切除术后后凸畸形
- 强直性脊柱炎脊柱骨折
　　一般适应证包括：
- 脊柱肿瘤、脊柱炎和椎间盘炎的椎体置换
- 脊柱创伤的前柱重建
- 后路胸椎椎间融合术后植骨不愈合

29.5　微创胸椎椎间融合术的禁忌证

以下情况可能导致微创脊柱手术充满危险、不切实际或派不上用场：

- 既往有同侧开胸手术史（或既往有同侧腹膜后入路手术史，如果考虑胸腰段联合入路）
- 术前影像学显示为肿瘤性或炎症性胸腔积液
- 手术通道过深（基于患者体型大小或术前影像），无法安全有效地使用现有的手术器械和工具

一般而言，任何一个新的微创脊柱技术都有一个学习曲线。脊柱外科医生的良好培训、技能和经验是微创脊柱外科技术在临床实践中安全有效应用的必要条件。任何一个个体病例的技术选择都应基于手术目的和患者安全。为防止必须放弃微创脊柱手术，预案还应包含一个补救选择。包括预备血管外科医生，以便处理可能发生的血管损伤。

29.6　侧方胸膜后入路微创胸椎椎间融合术

患者取 90° 侧卧位，分别在肩部、胸骨、骶骨及耻骨联合处放置支持垫（图 29.1）。使用双平面 X 线透视机以确保准确定位。在下方肩部放置胸垫以免过度压迫。手术台在位于患者骨盆下方的关节处可以折叠，以改善胸腰段交界区的暴露。但在内固定之前，手术台必须折返至中立位以免引起医源性脊柱侧凸。应根据患者的局部解剖和病情选择手术左侧或右侧入路。一般而言，上胸段及中胸段（T4-T9）病变从右侧入路（以避开覆盖上胸段上方左侧的主动脉弓），而胸腰段（T10-L2）病变从左侧入路（以免牵拉肝脏）[22, 32, 45, 52, 54]。上肢固定或悬吊于衬垫板上（图 29.1）。胸腰段手术时，入路侧髋关节屈曲以缓解髂腰肌紧张。

C 臂 X 线机透视下在皮肤上标记病灶正上方的肋骨、病变椎体及相邻椎体的投影。根据预定方案确定皮肤切口的长度。对

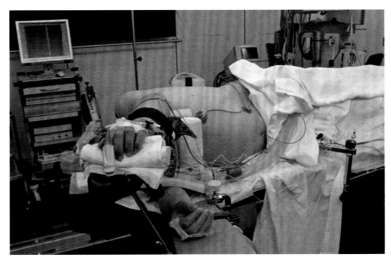

图 29.1　胸腰段脊柱微创手术左侧方入路患者的体位。上肢外展，在肩部、胸骨、骶骨及耻骨联合处放置支持垫以固定躯干，通过维持标准的侧卧位以确保准确的解剖定位。必须保持胸腰段手术入路圆周视野的清晰，特别是计划同时进行后路固定时。髂嵴通常用作影像导航动态参考框架的固定点，因此也应以消毒布单遮盖，便于术中操作

单节段脊椎切除和椎体置换，5 ~ 6 cm 长的切口就已足够。对两个节段的病变，切口可延长至 8 cm。对多节段病变，切口可延长至 10 ~ 12 cm。胸廓外皮肤及皮下疏松组织的良好移动度对组织游离及器械固定过程中软组织向头尾部及腹背侧牵拉非常重要。经过在肋骨切除部位上 / 下方一或两个肋间隙插入的胸部工作通道还可进行侧方固定。骨膜下剥离并切除一段长 8 cm 的肋骨。将肋间神经血管束牵离肋沟，以湿润的海绵覆盖，并使肋间神经血管束偏向胸腔，以免牵拉导致肋间神经痛。放入框架式牵开器叶片，以手指或海绵"花生米"从胸壁钝性分离壁层胸膜。在改变方向向脊柱进行胸膜后分离之前，先在肋骨切除部位周围（如向腹侧，以及靠近上位和下位相邻肋骨）牵拉壁层胸膜。这将最大程度地降低胸膜撕裂的可能。在这个过程中，经常调整固定于手术台的框架式牵开器叶片[30]，以便于在恒定的张力下在壁层胸膜与胸壁的界面之间进行胸膜后游离。交感神经链、节段血管、胸导管（左侧入路）以及奇静脉 / 半奇静脉都包含于紧靠椎体的疏松组织层内[22, 32, 52]。一旦看到肋骨头，就把交感神经链与胸膜一起牵离脊柱表面。与胸导管和静脉不同，交感神经链很难保留，可在手术平面切断而没有任何后遗症。根据手术目的和疾病性质的要求，应游离、结扎并切断节段血管。如果在脊柱后凸矫正时必须切断前纵韧带，应在椎体前方和血管之间进行剥离至对侧。用一宽阔的压舌板保护好血管，即可切断前纵韧带。切除手术平面的椎弓根可早期确认椎管。为了处理胸腰交界区的病灶，必须连通胸膜后隙与腹膜后隙，才能获得充分地到达脊柱 / 椎管的手术入路，并植入内固定器械。通过切断第 11 和第 12 肋软骨进入腹膜后隙[22, 32, 37, 52]，并且在暴露脊柱的入路途中钝性分离腰大肌[4, 6, 17, 24, 45, 48, 54]。有关肋骨切除的大小取决于个体解剖和手术入路所需要的

范围。与先前报道的胸腰膈入路截然不同的是[37-38]，该入路不需要对膈本身进行大范围游离。仅将最近端的附着于胸腰段（L1、L2）的膈肌从脊柱侧面分离，以连通胸膜后隙与腹膜后隙[11, 17, 45, 55]。用固定于手术台的牵开器的多个叶片牵开上方的皮肤、软组织、胸膜、膈肌和腹膜囊，即可同时看到膈肌上下延长的联合入路。通常不需要放置胸腔闭式引流管。如果直接缝合或使用密封胶（例如，一种纤维涂层的胶原海绵）不能解决脏层胸膜破裂（例如：气瘘）或壁层胸膜破裂，可直接经切口放置一条小的胸腔引流管。否则，就要在胸膜后隙留置一条较大的真空引流管（12Ch）3 ~ 4 天，以助壁层胸膜重新附着于胸壁。用不可吸收缝线使中胸椎（真）肋骨相互靠近并系紧固定。按解剖逐层关闭切口，缝合皮肤，或用氰基丙烯酸酯黏合剂密封皮肤。术后，在让患者转出 ICU 之前，必须行胸部 X 线检查，以排除具有临床意义的气胸或血胸。

29.7 胸腰段手术的胸膜腹膜外入路

胸腰段手术主要采用经胸腔胸膜后入路[1-2, 13-14, 30, 34, 42-43, 57]（L1 或 L2 手术时，可经膈肌向下延伸至腹膜后隙），或采用腹膜后入路，经膈穹窿中央附着处向上[11]，随后，沿脊柱侧方表面行胸膜后分离[3, 17, 45, 54]。最佳手术入路的选择取决于个体胸廓的解剖特点（第 10 至第 12 肋骨的位置、角度和长度）、计划使用的内固定器械以及术者的偏好。

29.8 侧后方体腔外入路微创胸椎椎间融合术

我 们 首 选 侧 后 方 体 腔 外 入 路

（posterolateral extracavitary approach, PECA）的微创改良术式，患者取常规俯卧位，切除病灶平面的肋骨近段 8～10 cm（图 29.2）。由于 PECA 不能提供一个避开椎管的侧方工作通道，手术入路必须选病灶位置或病灶主要浸润区的同侧。PECA 的这一特点使其无法完成彻底的椎体切除重建、广泛的前柱处理、前纵韧带切断或椎弓根至椎弓根的全椎管显露等重大手术操作。然而，该术式不需要改变患者体位即可便捷地行后路椎弓根螺钉固定。因此，我们认为，该入路是切除脊柱转移瘤而不是矫正脊柱畸形的首选。与胸膜后开胸术一样，壁层胸膜的钝性分离从肋骨切除处开始。逐渐扩展胸

膜后平面直至暴露出肋骨头，然后再到达椎体壁侧方，直至椎体前缘。行椎体切除重建时，至少需切断一条神经根以获得植入可撑开融合器的足够空间。与侧方胸膜后入路不同，椎体切除重建术中植入融合器的通道总是斜行的。为重建具有前凸角的前柱，建议内固定系统能以不同的斜角植入有前凸角的 VBR 器 械（ 如 Obelisk®, Ulrich Medical, Ulm, Germany ）[45, 54]。

29.9　微创椎体次全切除和椎体置换术

相邻节段椎间盘的切除极大地便利了随

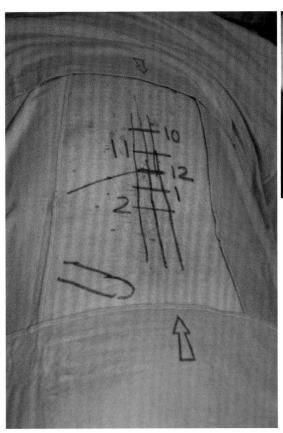
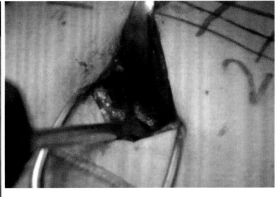

图 29.2　微创侧方体腔外入路暴露 T12 椎体。左图：显示中线、T10-L2 椎弓根连线及位置的皮肤标记。左下方标记为后方髂嵴。右图：显示左侧第 12 肋骨近端切除，胸膜后游离至肋椎关节后的手术部位。将 Cobb 剥离器放置在肋骨头下方。完全侧方剥离，以保护竖脊肌不受损伤

后的椎体次全切除的解剖定位。椎间盘切除和（或）椎体次全切除需要使用长柄器械（骨凿、剥离器、咬骨钳、刮匙和电动磨钻）。如需行椎管减压，椎体次全切除时先保留完整的椎体后壁，然后逐渐磨薄。最后，用一细长的 Cobb 剥离器将其向前推至椎体次全切除的缺损处，使其远离硬膜囊。可用钝性神经拉钩沿椎体后壁与硬膜囊下方之间划动到对侧，或硬膜外造影剂注射后透视（术中硬膜外造影），或术中 3D 成像（等中心 C 臂或术中 CT）等技术，以评估减压是否充分。

有多种椎间融合器可用于前柱重建[1, 15, 29, 33, 40, 45, 47, 53-54]。特别有助于脊柱畸形矫正的植入物是具有超大前凸角的椎间融合器（前凸角 16°～25°）和可变角终板撑开式椎体置换（VBR）融合器。个体化植入物的选择取决于畸形矫正的要求、需闭合的缺损大小、需要处理的节段数量以及提供的适用于微创脊柱手术的内固定器械。我们将圆柱形钛网个体化修剪成具有超大前凸角的椎间融合器使用，以填充经椎弓根椎体截骨术（PSO）后的前柱缺损。对于 VBR，我们首选的植入物是装有可变角终板的空心圆柱状钛质可

撑开融合器（图 29.3），融合器有各种不同尺寸，可用于桥接多至三个节段椎体切除后的空隙（Obelisk®, Ulrich Medical, Ulm, Germany）[45, 54]。对于老年以及可疑或证实骨骼质量较差的患者，即侧方可撑开 VBR 融合器上下方椎体，我们常规用 PMMA 强化（如：术中椎体成形），以预防融合器下沉和椎体应力性骨折（图 29.4）。

29.10　微创脊柱畸形矫正

运用微创椎间技术进行胸段脊柱后凸或侧凸矫正需要多节段胸椎间盘切除（图 29.4），或脊椎切除（短节段椎体次全切除），并随后行前凸椎间融合器或 VBR 融合器植入（图 29.5）。经胸及胸膜/腹膜后联合入路为上述手术操作提供了合适的通道，特别是在进行松解和随后的融合器植入过程中，能够直视下保护椎前血管和硬膜囊。通过运用专门软件个体化地计划脊柱畸形的矫正方法、VBR 融合器的大小和形状，以便在真正实施手术之前预先评估矫正的效果和所需要的内固定器械。应重点强调的是，小心谨

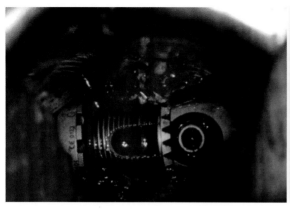
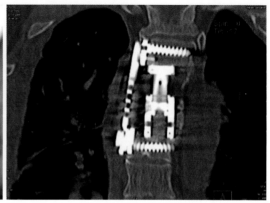

图 29.3　微创右侧胸膜后入路两个节段（T4 和 T5）椎体置换术（VBR）。主动脉弓跨过上胸段椎体的左侧。左图：壁层胸膜被牵拉到牵开器两个叶片下方（*图上缘*）；椎管平行于*图下缘*。VBR 融合器完全撑开，并锁紧螺母。右图：该患者术后冠状面 CT 重建，显示 VBR 融合器和侧方钢板

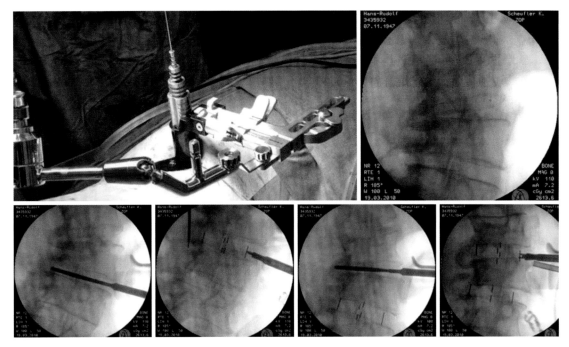

图 29.4　一例 62 岁的男性患者，胸腰段脊柱侧凸（退行性成人脊柱侧凸），经左侧 DLIF 微创矫形。左上图：为插入管状牵开器的手术部位。右上图：为矫正手术开始时的前后位 X 线透视影像。注意位于右侧凹侧坚硬的骨赘，矫正时需彻底的椎间松解。下方图像：按照顺序逐级进行椎间松解和插入融合器的术中 X 线透视影像。注意，最后一张图为坚硬的骨赘松解后行冠状面矫正松解

慎的手术计划对成功完成复杂微创脊柱畸形矫正术非常重要。复杂的脊柱固定和畸形矫正通常包括后路椎弓根螺钉固定或侧前方入路钉 - 棒固定（图 29.4 ）。后路固定可先于前路手术或与前路手术同时进行 [25, 54]。手术方案的选择包括：使用连接棒临时固定，在前路畸形矫正时用最终确定的连接棒替换；以及侧卧位图像引导下一次性 360° 环周融合固定。像不断发明出许多专用植入物、矫正工具、手术影像引导和计划软件一体化一样，学者们不断提出了各种新的手术流程方案。

29.11　并发症的预防和处理

　　微创脊柱畸形手术的一般并发症与传统的开放手术类似。微创手术的特有并发症可

能是囿于微创暴露令术者无法完成既定的手术目标。根据我们的经验，真正与微创手术相关的并发症非常少见，大多是由于手术计划不周或临床经验不足所致。出现下列情况时有必要改为"传统的"开放手术入路：

- 术野深处大血管破裂导致难以控制的出血
- 有严重旋转畸形的脊柱侧凸患者，无法安全地分离脊柱前方的软组织
- 有严重旋转畸形的脊柱侧凸患者，由于没有足够的操作空间，无法安全地完成前方的融合固定

　　出现胸膜破裂或硬脊膜破裂并脑脊液漏时，不必延长手术切口。胸膜破裂并不少见，且很容易处理（直接缝合和 / 或使用含纤维蛋白的明胶海绵），其实并非一定要留置胸腔引流管。麻醉团队应增加机械通气的呼气末正压通气（PEEP）使肺扩张。如果脏

层胸膜与壁层胸膜间已互相接触，不需要留置胸腔引流管。但是，如果不能闭合壁层胸膜，或者发生脏层胸膜破裂（气瘘），就必须留置胸腔引流管。处理硬脊膜破裂的最好方法是多层次使用纤维蛋白胶和含纤维蛋白的明胶海绵。如果发生这种情况，应将胸膜后引流管尽可能地留置在前方，并用 Floseal（Baxter）填塞邻近脊柱的胸膜后隙。

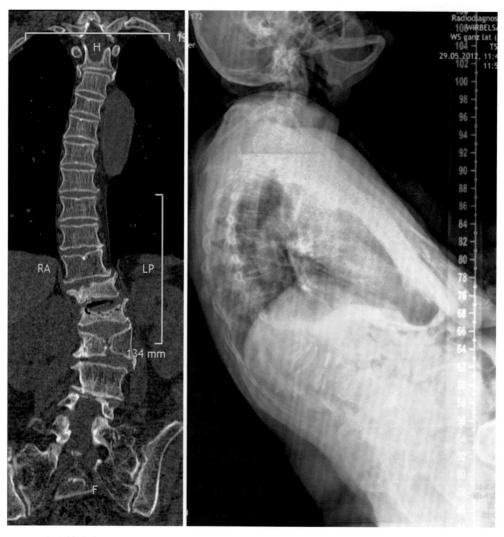

图 29.5　67 岁女性患者，经左侧小切口联合胸腹体腔外入路行胸腰段脊柱侧后凸（退行性成人脊柱侧凸）畸形微创矫正术。左上图：冠状面 CT 重建显示 T12、L1 和 L2 椎体骨折并侧向旋转滑脱。右上图：全脊柱站立位 X 线片示重度胸腰段后凸畸形，并伴有显著的代偿性骨盆后倾。患者由于疼痛和矢状面失平衡而无法行走。（下页）左下图：畸形矫正术后冠状面 CT 重建，手术包括三个节段的椎体次全切除 /VBR（T12-L2），L3/L4 和 L4/L5 行 DLIF 术，并辅以从 T8 至骶骨骨盆后路固定。应重视在侧方植入的 VBR 融合器毗邻的上下方椎体行 PMMA 强化，并在 VBR 融合器侧方用自体肋骨骨粒植骨以促进骨融合。右下图：术后矢状面 CT 重建显示，矢状面矫正及椎管减压满意

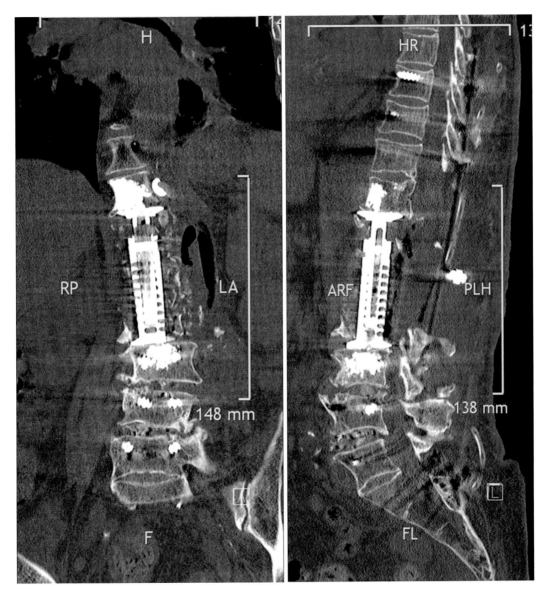

图 29.5（续）

29.12　临床结果

最近，侧方腰椎融合手术量的快速增加可能是因为直接侧方入路操作容易且便捷高效[4, 6, 17, 21, 24-45]。各种微创脊柱畸形手术利用的就是这种胸腰段脊柱侧方入路的独特优势。电视胸腔镜（VATS）和小切口侧方经

胸 / 胸膜腔后入路都采用侧方入路，可直视椎体及椎管前方，能进行复杂的前方矫正操作，且融合率高[1-4, 12-14, 25, 45, 48, 54]。这些特征使这两种手术方式在治疗僵硬性严重胸椎后凸和侧后凸畸形上更有优势。微创前路胸椎椎间融合术具有多种适应证，包括创伤、肿瘤、感染及畸形等，疗效满意[1, 3, 14, 17, 25, 43-45, 48, 54]。由于该入路可以便捷地连通腹膜后隙，

微创侧方胸膜后入路尤其适用于需要前方松解和前柱支撑的复杂胸腰段手术。一般而言，微创脊柱手术的并发症与传统开放手术类似，但运用微创胸膜后入路可有效预防诸如硬脊膜胸膜瘘等严重并发症。电视胸腔镜（VATS）和小切口手术都能减轻术后疼痛和肺功能障碍，还有助于患者早期活动。研究证明，与"常规"开放手术相比[18-20, 27, 35, 45]，在手术适应证选择正确的条件下，微创胸椎手术无明显劣势，临床疗效相当。此外，报道还表明，微创胸椎手术在手术时间、术中失血量和神经功能恢复等方面已取得良好效果[1-3, 12-14, 25-27, 29, 45, 48, 54-55]。虽然微创胸椎椎间融合术才刚刚应用于脊柱畸形的治疗，但初步的临床经验表明，该技术有望成为一项功能强大的手术治疗方法。

（Kai-Michael Scheufler 著

吕国华　肖增林 译　晋大祥 校）

参考文献

1. Amini A, Beisse R, Schmidt MH. Thoracoscopic spine surgery for decompression and stabilization of the anterolateral thoracolumbar spine. Neurosurg Focus. 2005;19:E4.
2. Anand N, Regan JJ. Video-assisted thoracoscopic surgery for thoracic disc disease: classification and outcome study of 100 consecutive cases with a 2-year minimum follow-up period. Spine. 2002;27:871–9.
3. Barone GW, Eidt JF, Webb JW, Hudec WA, Pait TG. The anterior extrapleural approach to the thoracolumbar junction revisited. Am Surg. 1998;64:372–5.
4. Benglis DM, Elhammady MS, Levi AD, Vanni S. Minimally invasive anterolateral approaches for the treatment of back pain and adult degenerative deformity. Neurosurgery. 2008;63:191–6.
5. Bergey DL, Villavicencio AT, Goldstein T, Regan JJ. Endoscopic lateral transpsoas approach to the lumbar spine. Spine. 2004;29:1681–8.
6. Bertagnoli R, Vazquez RJ. The Anterolateral Trans-Psoatic Approach (ALPA): a new technique for implanting prosthetic disc-nucleus devices. J Spinal Disord Tech. 2003;16:398–404.
7. Bohlman HH, Zdeblick TA. Anterior excision of herniated thoracic discs. J Bone Joint Surg Am. 1988;20:1038–47.
8. Capener N. The evolution of lateral rhachotomy.
J Bone Joint Surg Br. 1954;36-B:173–9.
9. Chen LH, Chen WJ, Niu CC, Shih CH. Anterior reconstructive spinal surgery with Zielke instrumentation for metastatic malignancies of the spine. Arch Orthop Trauma Surg. 2000;120:27–31.
10. Chi JH, Dhall SS, Kanter AS, et al. The Mini-Open transpedicular thoracic discectomy: surgical technique and assessment. Neurosurg Focus. 2008;25:1–5.
11. Dakwar E, Ahmadian A, Uribe JS. The anatomical relationship of the diaphragm to the thoracolumbar junction during the minimally invasive lateral extracoelomic (retropleural/retroperitoneal) approach. J Neurosurg Spine. 2012;16:359–64.
12. Delfini R, Di Lorenzo N, Ciappretta P, et al. Surgical treatment of thoracic disc herniation: a reappraisal of Larson's lateral extracavitary approach. Surg Neurol. 1996;45:517–23.
13. Deviren V, Kuelling FA, Poulter G, Pekmezci M. Minimal invasive anterolateral transthoracic transpleural approach: a novel technique for thoracic disc herniation. A review of the literature, description of a new surgical technique and experience with first 12 consecutive patients. J Spinal Disord Tech. 2011;24:E40–8.
14. Dickman CA, Rosenthal D, Karahalios DG, et al. Thoracic vertebrectomy and reconstruction using a microsurgical thoracoscopic approach. Neurosurgery. 1996;38:279–93.
15. Dvorak MF, Kwon BK, Fisher CG, Eiserloh 3rd HL, Boyd M, Wing PC. Effectiveness of titanium mesh cylindrical cages in anterior column reconstruction after thoracic and lumbar vertebral body resection. Spine. 2003;28:902–8.
16. Elsaghir H. Endoscopic medial parascapular approach to the thoracic spine. Surg Endosc. 2005;19:389–92.
17. Elsaghir H. Extracoelomic mini approach for anterior reconstructive surgery of the thoracolumbar area. Neurosurgery. 2002;51(Suppl):118–22.
18. Faciszewski T, Winter RB, Lonstein JE, Denis F, Johnson L. The surgical and medical perioperative complications of anterior spinal fusion surgery in the thoracic and lumbar spine in adults: a review of 1223 procedures. Spine (Phila Pa 1976). 1995;20:1592–9.
19. Faro FD, Marks MC, Newton PO, Blanke K, Lenke LG. Perioperative changes in pulmonary function after anterior scoliosis instrumentation: thoracoscopic versus open approaches. Spine. 2005;30:1058–63.
20. Fessler RG, Sturgill M. Review: complications of surgery for thoracic disc disease. Surg Neurol. 1998;49:609–18.
21. Graham III AW, Mac Millan M, Fessler RG. Lateral extracavitary approach to the thoracic and thoracolumbar spine. Orthopedics. 1997;20:605–10.
22. Hollinshead WH. Textbook of anatomy. 3rd ed. Hagerstown: Harper & Row; 1974. p. 496–501.
23. Huang TJ, Hsu RW, Li YY, Cheng CC. Minimal access spinal surgery (MASS) in treating thoracic

spine metastasis. Spine. 2006;31:1860–3.

24. Isaacs RE, Hyde J, Goodrich JA, Rodgers WB, Phillips FM. A prospective, nonrandomized, multi-center evaluation of extreme lateral interbody fusion for the treatment of adult degenerative scoliosis: peri-operative outcomes and complications. Spine (Phila Pa 1976). 2010;35:S322–30.

25. Jain AK, Dhammi IK, Jain S, Kumar J. Simultaneously anterior decompression and posterior instrumenta-tion by extrapleural retroperitoneal approach in tho-racolumbar lesions. Indian J Orthop. 2010;44: 409–16.

26. Kasliwal MK, Deutsch H. Minimally invasive retro-pleural approach for central thoracic disc herniation. Minim Invasive Neurosurg. 2011;54:167–71.

27. Khoo LT, Smith ZA, Asgarzadie F, Barlas Y, Armin SS, Tashjian V, et al. Minimally invasive extracavi-tary approach for thoracic discectomy and interbody fusion: 1-year clinical and radiographic outcomes in 13 patients compared with a cohort of traditional anterior transthoracic approaches. J Neurosurg Spine. 2011;14:250–60.

28. Kim DH, Jaikumar S, Kam AC. Minimally inva-sive spine instrumentation. Neurosurgery. 2002;51: S15–25.

29. Kim DH, O'Toole JE, Ogden AT, et al. Minimally invasive posterolateral thoracic corpectomy: cadav-eric feasibility study and report of four clinical cases. Neurosurgery. 2009;64:746–52.

30. Kossmann T, Jacobi D, Trentz O. The use of a retractor system (SynFrame) for open, minimal invasive reconstruction of the anterior column of the thoracic and lumbar spine. Eur Spine J. 2001;10: 396–402.

31. Larson SJ, Holst RA, Hemmy DC, Sances Jr A. Lateral extracavitary approach to traumatic lesions of the thoracic and lumbar spine. J Neurosurg. 1976;45: 628–37.

32. Louis R. Surgery of the spine. New York: Springer; 1983. p. 228–31.

33. Maciejczak A, Barnas P, Dudziak P, Jagiello-Bajer B, Litwora B, Sumara M. Posterior keyhole corpectomy with percutaneous pedicle screw stabilization in the surgical management of lumbar burst fractures. Neurosurgery. 2007;60:232–41.

34. Mack MJ, Regan JJ, McAfee PC, Picetti G, Ben-Yishay A, Acuff TE. Video-assisted thoracic surgery for the anterior approach to the thoracic spine. Ann Thorac Surg. 1995;59:1100–6.

35. McAfee PC. Complications of anterior approaches to the thoracolumbar spine: emphasis on Kaneda instru-mentation. Clin Orthop Relat Res. 1994;306: 110–9.

36. McCormick PC. Retropleural approach to the thoracic and thoracolumbar spine. Neurosurgery. 1995;37: 908–14.

37. Mirbaha MM. Anterior approach to the thoracolum-bar junction of the spine by a retroperitoneal-extrapleural technique. Clin Orthop. 1973;91: 41–7.

38. Moskovich R, Benson D, Zhang ZH, Kabins M.

39. Extracoelomic approach to the spine. J Bone Joint Surg Br. 1993;75:886–93.

39. Musacchio M, Patel N, Bagan B, Deutsch H, Vaccaro AR, Ratliff J. Minimally invasive thoraco-lumbar costotransversectomy and corpectomy via a dual-tube technique: evaluation in a cadaver model. Surg Technol Int. 2007;16:221–5.

40. Oskouian Jr RJ, Shaffrey CI, Whitehill R, Sansur CA, Pouratian N, Kanter AS, et al. Anterior stabilization of three-column thoracolumbar spinal trauma. J Neurosurg Spine. 2006;5:18–25.

41. Patterson Jr RH, Arbit E. A surgical approach through the pedicle to protruded thoracic discs. J Neurosurg. 1978;48:768–72.

42. Regan JJ, Mack MJ, Picetti III GD. A technical report on video-assisted thoracoscopy in thoracic spinal sur-gery: preliminary description. Spine (Phila Pa 1976). 1995;20:831–7.

43. Rosenthal D, Marquardt G, Lorenz R, Nichtweiss M. Anterior decompression and stabilization using a microsurgical endoscopic technique for metastatic tumors of the thoracic spine. J Neurosurg. 1996;84: 565–72.

44. Sasso RC, Renkens K, Hanson D, Reilly T, McGuire Jr RA, Best NM. Unstable thoracolumbar burst fractures: anterior-only versus short-segment pos-terior fixation. J Spinal Disord Tech. 2006;19: 242–8.

45. Scheufler KM. Technique and clinical results of mini-mally invasive reconstruction and stabilization of the thoracic and thoracolumbar spine with expandable cages and ventrolateral plate fixation. Neurosurgery. 2007;61:798–808.

46. Schmidt MH, Larson SJ, Maiman DJ. The lateral extracavitary approach to the thoracic and lumbar spine. Neurosurg Clin N Am. 2004;15: 437–41.

47. Shen FH, Marks I, Shaffrey C, Ouellet J, Arlet V. The use of an expandable cage for corpectomy reconstruc-tion of vertebral body tumors through a posterior extracavitary approach: a multicenter consecutive case series of prospectively followed patients. Spine J. 2008;8:329–39.

48. Smith WD, Dakwar E, Le TV, Christian G, Serrano S, Uribe JS. Minimally invasive surgery for traumatic spinal pathologies: a mini-open, lateral approach in the thoracic and lumbar spine. Spine. 2010;35: S338–46.

49. Smith ZA, Fessler RG. Nature reviews neurology. doi:10.1038/nrneurol.2012.110

50. Stillerman CB, Chen TC, Couldwell WT, et al. Experience in the surgical management of 82 symp-tomatic herniated thoracic discs and review of the lit-erature. J Neurosurg. 1998;88:623–33.

51. Sundaresan N, Shah J, Foley KM, Rosen G. An ante-rior surgical approach to the upper thoracic vertebrae. J Neurosurg. 1984;61:686–90.

52. Thiel W. Photographic atlas of practical anatomy. 2nd ed. New York: Springer; 2003.

53. Uchida K, Kobayashi S, Nakajima H, Kokubo Y, Yayama T, Sato R, et al. Anterior expandable strut

cage replacement for osteoporotic thoracolumbar vertebral collapse. J Neurosurg Spine. 2006;4: 454–62.

54. Uribe JS, Dakwar E, Cardona RF, Vale FL. Minimally invasive lateral retropleural thoracolumbar approach: cadaveric feasibility study and report of 4 clinical cases. Neurosurgery. 2011;68:32–9.

55. Uribe JS, Smith WD, Pimenta L, Härtl R, Dakwar E, Modhia UM, et al. Minimally invasive lateral approach for symptomatic thoracic disc herniation: initial multicenter clinical experience. J Neurosurg Spine. 2012;16:264–79.

56. Vedantam R, Lenke LG, Bridwell KH, Haas J, Linville DA. A prospective evaluation of pulmonary function in patients with adolescent idiopathic scoliosis relative to the surgical approach used for spinal arthrodesis. Spine. 2000;25:82–90.

57. Verheyden AP, Hoelzl A, Lill H, Katscher S, Glasmacher S, Josten C. The endoscopically assisted simultaneous posteroanterior reconstruction of the thoracolumbar spine in prone position. Spine J. 2004;4:540–9.

第五部分

腰椎 – 骨盆交界区的处理

第**30**章 小切口 ALIF 术行腰骶交界区融合

30.1 适应证

虽然腰椎前方入路用于临床已几十年，但直到 20 世纪 90 年代初期，由于螺纹融合器及骨融合器用于腰椎前路椎间融合术（ALIF），该入路才得以更广泛地应用。20 世纪 90 年代末期，这类融合器的应用逐渐减少，但随着人工椎间盘的问世，仍需采用腰椎前方入路。今天，尽管人们已不像过去那样对人工椎间盘具有浓厚的兴趣，但新发明的独立椎间融合器仍需采用腰椎前方入路。

起初，由于可能损伤髂血管和上腹下神经丛，学者们认为腰椎前方入路有极大的风险。从 2000 年发表小切口侧方入路和小切口前方入路以来，许多普通外科及血管外科医生进行了这方面的技术培训，极大地降低了这些并发症的发生率。这两种新入路均经腹膜后，不损伤肌肉，使脊柱外科医生能够快速安全地显露整个椎间盘区域。因此，许多脊柱外科中心已不再使用传统的"鲨鱼咬"切口、侧前方切口和左"旁正中"切口，而这些新的手术入路已成为公认的技术标准。更重要的是，脊柱翻修手术越来越多，与传统入路相比，这些小切口入路对腹膜后组织损伤更小，且使邻近节段或同一节段的翻修手术更加容易。

因此，如果脊柱外科医生有很多需要前方入路的患者，他们应利用机会使自己成为一个训练有素的"手术入路"医生。遗憾的是，目前还没有培训普通外科或血管外科住院医师及进修医师完成这些技术操作的正规教育课程。然而，有一些由器械生产商和研究生院资助的研究生课程和指导项目，有助于培训那些对腰椎入路技术感兴趣的普通外科和血管外科医生。当手术入路医生经过适当培训后，他或她就必须熟悉脊柱外科医生的需要，以及所使用各种器械，以确定任一特殊固定器械的最佳手术入路。当"手术入路"医生获得一定临床经验后，他们就能帮助脊柱外科医师针对困难手术入路的情况，如相邻节段退变，先前固定节段的翻修，以及既往有腹膜后手术史的患者，设计出具体的前方入路方案。他们还会处理任何严重并发症，如手术初期发生的髂静脉破裂或髂动脉血栓形成。他们的参与确保能及时发现并处理这些并发症，一旦延误这些问题的诊断和治疗，必将导致灾难性的后果。

30.2 禁忌证

进行腰椎前方入路只是有一些相对禁忌证。一般而言，当患者有一些共病存在时，如糖尿病、高血压、心脏病、肺病和肥胖，应请手术入路医生会诊，以确定可能的手术风险。既往有腹膜后手术史的患者，如根治性子宫切除术，或前列腺切除并淋巴结清扫术，腹腔镜下疝修补术，输尿管手术，骨盆或腹膜后腔放射治疗，主动脉或髂血管的开放性或血管内介入重建术，以及有严重闭塞性血管病或动脉瘤的患者，都能显著增加手术并发症的风险，因此，在任何腰椎前方入路手术之前，都应由手术入路医生认真仔细地进行风险评估。髂血管和主动脉钙化本质上并不是腰椎前方入路手术的禁忌证，不过，手术入路医生必须告知患者有较高的动脉血栓形成的风险，还必须提醒脊柱外科医生重视备选方案，以便前方入路不能获得充分显露时，能有侧前方入路的器械可用。

30.3　其他治疗方案

尽管一些内植物，如人工椎间盘、独立椎间融合器和前方钢板，需要充分的前方入路暴露才能植入于椎体中央，但仍有其他内植物可经侧前方或直接侧方植入到椎间隙。小切口侧方入路、侧前方经腰肌入路（ anterolateral transpsoatic approach, ALPA ）、侧前方腹膜后入路（ anterolateral retroperitoneal approach, ARPA ）和极侧方入路均可用于非椎体中央器械的植入。髓核置换器械、同种异体股骨环和侧方融合器都是经典实例。

30.4　结果

小切口 ALIF 和人工椎间盘置换术后结果优良，与入路相关的并发症发生率很低。一项大型系列研究纳入 2013 例患者 2020 个手术入路，结果表明，动脉损伤发生率为 0.29%，静脉损伤发生率为 1.1%。该系列中仅有 5 例患者因并发症导致严重的后遗症，发生率仅为 0.24%。该系列中的男性患者无一例发生逆行性射精。因此，无论椎间融合术或人工椎间盘置换术，前方入路均能显著降低与入路相关的风险，且术后结果优良。

30.5　手术方法

30.5.1　计划和设施配备

手术入路医生和脊柱外科医生必须事先详细讨论既定的手术步骤，并且很清楚彼此的需要。手术入路医生尤其必须明白哪一个节段需要暴露，以及正在使用哪一种器械。患者全身健康状况、年龄、体重指数（ BMI ）、性别、有无足背动脉搏动和既往腹膜后手术史都非常重要。手术入路医生应判读脊柱前后位及侧位 X 线片、CAT 扫描或 MRI，以确定手术节段是否存在血管钙化、骨赘形成、脊柱侧凸或旋转，或髂血管异常分布。

将患者仰卧于可透射 X 线的手术床上，腰背下方垫一可充气的囊袋。如有需要，在进行椎间盘切除和椎间植骨融合时，充气的囊袋可使脊柱后伸。

放置脉搏血氧仪于左侧第 1 或第 2 足趾。移走牵开器后，如果血氧饱和度没有恢复到基线水平则预警左侧髂动脉血栓形成，尤其是在 L4-L5 平面。记录手术开始时的血氧饱和度水平作为基线测量值。放置牵开器后，特别在 L4-L5 平面，多达 80% 的患者血氧饱和度降低为 0。如果发生这种情况，脊柱外科医生有 45~50 min 的时间进行手术。如果超过这个时间，就必须松开牵开器，几个心动周期就能使血氧饱和度恢复到基线水平。然后，再放置牵开器，脊柱外科医生又可进行 30 min 的手术。如有需要，每 30 min 重复一次上述操作。如果血氧饱和度不能恢复至基线水平，且持续低于基线水平 8~10 个点，就必须进一步分析血管的病理机制，以确定血氧饱和度低下的原因。在手术室通过节段性压力测量和动脉造影对患者进行评估，必要时经原切口入路或股内血管介入治疗。把患者从手术室移至 X 线室行血管造影将造成不必要的治疗延误，这可能导致更严重的并发症，如筋膜间室综合征。

麻醉后经鼻或经口插入胃管。手术结束即拔出胃管。在整个手术过程中必须使患者肌肉处于完全放松状态。

30.5.2　手术器械

小切口腰椎前方入路不需要特殊的手术器械。不过，最好使用可固定于手术台的反唇样叶片牵开器，一旦手术暴露完成，即可安装这种腰椎前路手术（anterior lumbar surgery, ALS）牵开器叶片。这类牵开器运用杠杆原理通过一个小切口即可获得足够大的术野显露。另外，X 线可透射这类牵开器，因此不影响透视后方终板。避免使用尖锐锋利的叶片牵开器，诸如 Homan 或 Steinmann 针，因为在安装或取出时有可能损伤血管，尤其是当缺乏经验的脊柱外科医生进行手术时。

30.5.3　手术步骤

医生站立于患者左侧，助手位于右侧。单节段手术采用横切口，多节段手术使用纵

切口或斜切口。根据侧位 X 线片上 L5-S1 的角度和 L4-L5 与髂嵴的关系确定手术切口的位置。L4-L5 与髂嵴的关系使术者能够精准确定切口位置，通过触摸髂嵴并依据这种关系向头侧或尾侧调整切口位置。小切口的精准定位对以平行于椎体终板的正确角度放置工作套管、试模和椎间融合器等非常关键。如果手术入路医生没有运用术前 X 线片精准定位手术切口的经验，就应术中借助 C 臂 X 线透视以确定切口位置（图 30.1a、b）。

对于单平面椎间隙暴露，切口自腹中线横向至腹直肌外侧缘。对于两个平面的椎间隙暴露，切口应始于下位椎间隙平面与腹中线的交点，斜向止于上位椎间隙平面与左侧腹直肌外侧缘的交点。对于三个平面，切口更斜。可行腹中线纵切口，但从不行旁正中切口（图 30.2）。

向腹直肌前鞘切开，然后从腹中线右侧 1 cm 处切开腹直肌筋膜至腹直肌外侧缘。向前提起腹直肌前鞘，使其在上方和下方都能离开肌腹 4 ~ 6 cm，使腹直肌具有充分的活动度。这对放置右侧牵开器时以免腹直肌阻碍是非常重要的步骤。然后，小心游离腹直肌中间、侧方及后侧，以免损伤腹壁下血管。然后就能轻松地将腹直肌向中间和侧方牵开（图 30.3）。腹直肌侧方游离仅适用于

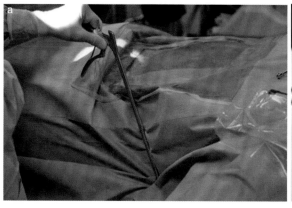
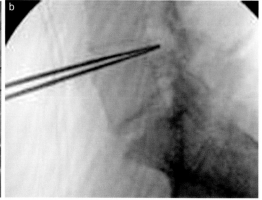

图 30.1　（a）和（b）在侧位 X 线透视影像上，不透 X 射线的标记物显示出手术椎间盘的角度，标示出皮肤切口的部位

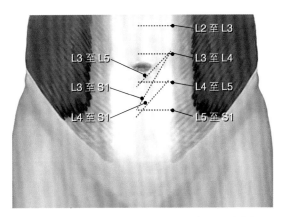

图 30.2　根据需要暴露的手术椎间隙平面确定切口的大致位置

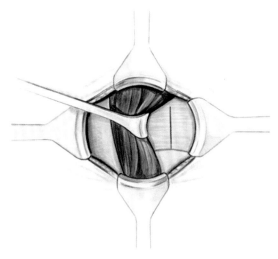

图 30.4　尽可能向侧方切开腹直肌后鞘

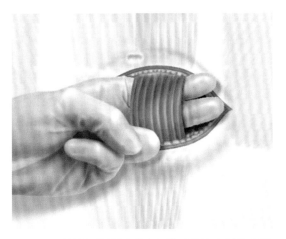

图 30.3　单椎间隙平面手术入路时提拉左侧腹直肌

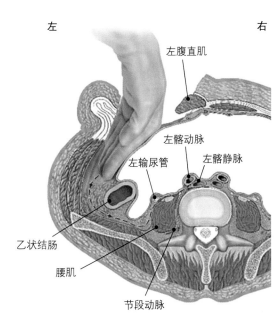

图 30.5　将腹膜及腹膜内容物向上方推挤使其远离腹膜后结构，显露手术通路

单椎间隙平面病例，不会造成腹直肌瘫痪。在两个或以上椎间隙平面的手术入路，由于切口较大，在自中线向侧方牵拉腹直肌时可进入并很容易切断腹直肌后鞘侧方，没有必要游离腹直肌侧方。

　　先将腹直肌向中间牵开（仅适用于单平面手术），灯光照明看到腹膜后，切开腹直肌后鞘。止血钳夹住后鞘边缘，小心将后鞘与腹膜分离，尽可能向上向下分离。沿筋膜切口缘小心向后推开腹膜，慢慢显露腹膜与腹内斜肌、腹横肌及其筋膜底面的间隙，由此进入腹膜后隙（图 30.4、30.5）。

　　继续小心用手指钝性向后剥离，将腹膜向上向中间推开，使其与腰大肌分离。很容易辨认出位于腰大肌表面的生殖股神经。将腹膜推离腰大肌后通常就能看到输尿管。小心保护这两种结构以免损伤。

　　确认腰大肌后，使用 Harrington 牵开器牵离腹膜内容物并进一步游离。再放置

Balfour 牵开器保持切口在头尾侧平面张开。在 Balfour 牵开器的上方叶片填塞折叠的干棉垫有助于阻止腹膜后脂肪滑落入术野而妨碍操作（图 30.6）。

对于 L4-5 椎间隙单平面或 L4-5 和 L3-4 或 L5-S1 两个椎间隙平面的手术，必须结扎切断髂腰静脉。显露髂总动脉和髂外动脉全长并尽可能向尾端牵开。这对预防向右侧牵开时造成动脉牵拉伤非常重要，还能降低左髂动脉血栓形成的发生率。然后，小心沿着动脉侧缘钝性分离，显露出正位于其下方的左髂总静脉。继续向后分离并辨认出髂腰静脉，该静脉横跨 L5 椎体并向下进入左侧棘突旁区域（图 30.7）。切断髂腰静脉前，先在合适的地方进行结扎，不要太靠近髂腰静脉与髂静脉的接合点和髂静脉本身，以防损伤髂静脉壁。对于涉及 L4-5 椎间隙平面的

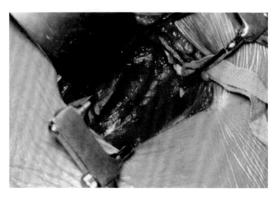

图 30.6　向上向中间牵开腹膜后即可看到髂血管

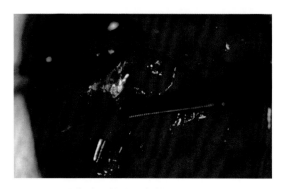

图 30.7　游离髂腰静脉以备结扎

任何手术，这些处理方法对防止静脉撕裂伤都是必需的。

然后，用海绵纱"花生米"轻柔地将左髂静脉和动脉从脊柱剥离。在大多数患者都能很容易地将髂静脉从椎体前方剥离（图 30.8）。然而，在有些患者，由于髂静脉与前纵韧带之间有严重的炎症反应，尤其是合并有骨质增生时，钝性剥离将变得异常困难费时。

从左向右游离牵开所有血管，充分显露手术椎间盘。这部分暴露完成后，即可取出（Balfour 和 Harrington）牵开器。

然后，安装可固定于手术台的牵开器。将腹直肌牵向侧方，术者左手再次伸入到腹膜后隙，手指沿先前分离出的间隙摸到脊柱右侧。在手指引导下，将可透 X 线的、1 英寸合适长度的反唇样牵开器叶片置于脊柱右侧（图 30.9）。将这个叶片连接到固定于手术台的牵开器系统，然后向右上方牵开血管，显露脊柱前方（图 30.10）。反唇使叶片锚定于脊柱边缘，以防撑开时叶片向前滑动，同时还可以利用杠杆原理使小切口成为可能。

在脊柱左侧放置第二个这样的叶片，并连接到固定于手术台的牵开器系统，完成暴露（图 30.11）。一般而言，有必要在上方或下方另外再放置两个牵开器叶片使术野显露

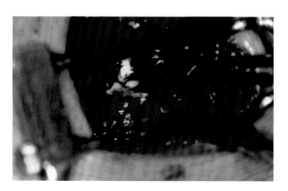

图 30.8　用海绵纱"花生米"向 L4-5 椎间隙右侧钝性游离

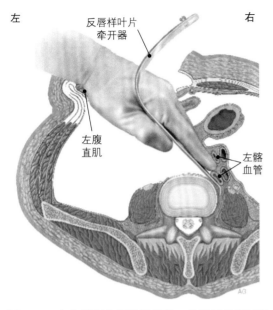

图 30.9 在血管下方用手指分离，并引导将牵开器叶片放置于椎间隙右侧

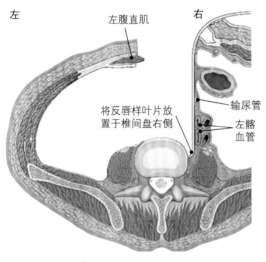

图 30.10 反唇样叶片牵开器放置于椎间盘右侧，以保护血管和神经丛

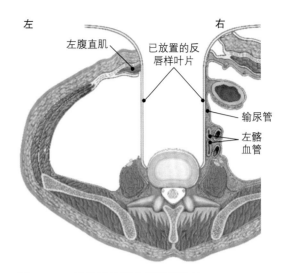

图 30.11 已放置的两个反唇样叶片

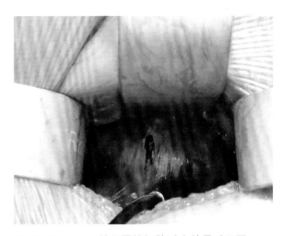

图 30.12 L4-5 单平面椎间隙手术的最后显露

得更好（图 30.12）。由于这些叶片都牢固地锚定于脊柱侧壁，使血管无法越过牵开器叶片潜入术野而避免损伤，术者及其助手就能相对安全地进行椎间盘手术。

对 L5-S1 椎间隙平面的手术，通常应显

露主动脉分支以下的左、右髂血管之间的区域。从左髂动脉前内侧向骶骨岬钝性分离。触摸到 L5-S1 椎间盘，然后向 L5-S1 椎间盘分离，直至清晰地显露出骶正中血管。当向上牵拉腹膜离开骶骨岬时，在大多数患者可以看到贴着腹膜走行的上腹下神经丛（骶前神经），输尿管的走行也是如此（图 30.13 和 30.14）。向上牵拉腹膜并清晰地确认骶正中血管后，就很容易继续将腹膜连同神经纤维推向右侧，从而避免可能的损伤。医生必须掌握交感神经丛的解剖位置，找到该交感神

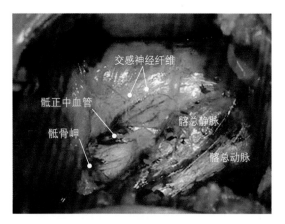

图 30.13　将腹膜和上腹下神经丛（骶前神经）向上牵拉离开骶骨岬

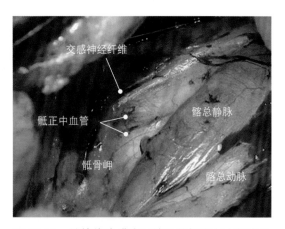

图 30.14　继续将腹膜连同神经丛纤维向右侧牵拉以显露骶骨岬

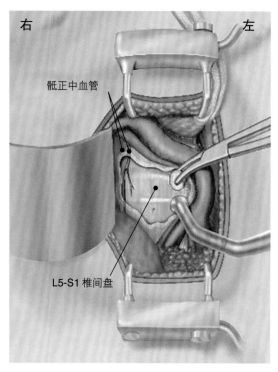

图 30.15　在 L5-S1 椎间隙平面，将左髂血管向左牵拉。上腹下神经丛（骶前神经）纤维安全地位于牵开器右侧叶片的后方

经丛对避免损伤至关重要。为进一步显露椎间盘，可用双极电凝烧灼或结扎剪断骶正中血管。为充分显露术野，有时还需大范围游离左髂静脉。左髂静脉位于左髂动脉的深部，可用海绵纱"花生米"进一步向左剥离以显露椎间盘的左侧（图 30.15）。向右剥离以显露椎间盘的右侧，可用反唇样叶片牵开器维持显露，将叶片的唇部锚定于脊柱侧壁以保护上腹下神经丛。在右侧通常看不到髂血管。第二个反唇样叶片放置于左侧，用 C 臂 X 线机透视确认中线。然后放置上下叶片即完成显露。

由于 L3-4 和 L2-3 椎间隙平面的手术不需要牵开髂血管，使得这两个椎间隙的手术入路相对容易。这种入路仅适用于正常体重的患者，因为非常肥胖者 L2-3 椎间隙很难显露。

当进行 L4-5 和 L5-S1 两个椎间隙平面的手术入路时，通常必须经左右髂血管之间才能到达 L5-S1 椎间隙，经髂血管侧方才能进入 L4-5 椎间隙。有时，如果髂血管分叉较低，也可经髂血管侧方显露 L5-S1。在这种情况下，微调牵开器及其叶片以提供理想的入路，术者就能同时看到两个椎间隙。在髂血管分叉较高的情况下，先完成 L5-S1 椎间隙的显露，还有可能在左右髂血管之间显露 L4-5 椎间隙。

然后进行椎间盘切除和融合固定。上述

步骤完成后，在 L4-L5 及以上平面的所有人工椎间盘置换、椎间融合和前方固定的钢板或张力带上方覆盖一张大小合适的 Preclude 血管保护膜（Gore Medical, Flagstaff, AZ），粗线牢固缝合固定。如果需要，这样做可方便日后对同一椎间隙或相邻椎间隙的退变进行翻修。这层隔离膜还有助于防止由固定的钢板或张力带与血管直接接触所导致的血管损伤或磨损（图 30.16）。

30.5.4　切口缝合

逐个取出牵开器叶片，右侧叶片留待最后一个移除。仔细检查血管的完整性，尤其应查看有无动脉血栓形成或牵拉损伤。取出折叠的棉垫以便各种组织结构一起回落复位。即使血氧饱和度恢复到基线值，仍需检查足背动脉的搏动情况。

然后，用可吸收线分层连续缝合各筋膜层，以确保腹直肌前鞘对合良好。如果腹直肌后鞘过于薄弱，则不必缝合。然而，厚而坚固的腹直肌后鞘应予缝合。皮下组织及皮肤可根据个人偏好进行缝合。

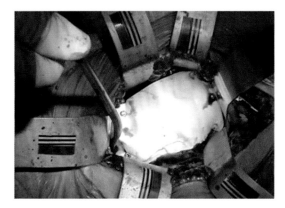

图 30.16　用粗线牢固缝合固定覆盖在 L3-4 和 L4-5 椎间盘置换上方的 Preclude 血管保护膜

30.5.5　术后护理

患者术后的治疗方案由脊柱外科医生决定，包括疼痛的处理。不用预防性抗凝治疗。除非患者腹胀，一般术后当天即可恢复清稀的流质饮食。术后第一天就开始下地活动。行单平面人工椎间盘置换或独立前路椎间融合术的患者，通常术后 1~2 天即可出院。

30.6　预防安全隐患和并发症

如果坚持用小切口，选择理想的切口位置非常重要。大幅度牵拉左侧腹直肌以免其成为手术显露的障碍。游离髂动脉远端以减轻牵开器对血管的牵拉，还能降低血栓形成的发生率。应辨认出上腹下神经丛，以免显露 L5-S1 椎间隙时受到损伤。L4-5 椎间隙的手术必须结扎并切断髂腰静脉，以减少髂静脉撕裂的发生率。应密切关注脉搏血氧仪，尤其是在 L4-5 椎间隙手术时。在大多数情况下，患者的血氧饱和度将下降至 0，但术者仍可继续手术 45~50 分钟。之后，必须放松牵开器以恢复血流 30 秒，确保血氧饱和度恢复至基线水平。一旦观察到这一情况，即可再用牵开器显露，术者可再手术 30 分钟。此后，如有必要，可每隔 30 分钟重复上述操作。一旦术后血氧饱和度恢复至基线水平，并在离开麻醉监护室时保持稳定，之后极少发生动脉血栓形成。手术过程中应使用经口胃管以保持胃内减压，还应使用止吐剂 24~48 小时以减少肠梗阻的发生率。

（Robert Watkins IV, Salvadore Brau 著　晋大祥　任之强 译　谢炜星 校）

参考文献

1. Baker JK, Reardon MJ, Heggeness MH. Vascular injury in anterior lumbar surgery. Spine. 1993;18:2227–30.

2. Brau SA. Mini-open approach to the spine for anterior lumbar interbody fusion, description of the procedure, results and complications. The Spine Journal. 2002; 2(3):216–23.

3. Brau SA. Prevention, diagnosis and management of complications in anterior lumbar spine surgery. Abstract Presentation, Spine Arthroplasty Society Annual Meeting, Montreal, May 8, 2006.

4. Brau SA, Delamarter RB, Schiffman ML, et al. Vascular injury during anterior lumbar surgery. The Spine Journal. 2004;4(3):409–12.

5. Brau SA, Delamarter RB, Schiffman ML, et al. Left iliac artery thrombosis during anterior lumbar surgery. Annals of Vascular Surgery. 2004;18(1):48–51.

6. Brau SA, Delamarter RB, Watkins RA, et al. Access strategies for revision in anterior lumbar surgery. Spine. 2008;33(15):1662–7.

7. Brau SA, Spoonamore MJ, Snyder L, et al. Nerve monitoring changes related to iliac artery compression during anterior lumbar spine surgery. Spine. 2003;3(4):351–5.

8. Faciszewski T, Winter RB, Lonstein JE, et al. The surgical and medical perioperative complications of anterior spinal fusion surgery in the thoracic and lumbar spine in adults. Spine. 1995;20(14):1592–99.

9. Khazim R, Boos N, Webb JK. Progressive thrombotic occlusion of the left common iliac artery after anterior lumbar interbody fusion. Eur Spine J. 1998;7: 239–41.

10. Mariscano J, Nirovsky Y, Remer S, et al. Thrombotic occlusion of the left common iliac artery after an anterior retroperitoneal approach to the lumbar spine. Spine. 1994;19(3):357–9.

11. Raskas DS, Delamarter RB. Occlusion of the left iliac artery after retroperitoneal exposure of the spine. Clin Orthop. 1997;338:86–9.

12. Regan JJ et al. Laparoscopic fusion of the lumbar spine: minimally invasive spine surgery. A prospective multicenter study evaluating open and laparoscopic spine fusion. Spine. 1999;24:402–11.

13. Regan JJ, Yuan H, McAfee PC. Laparoscopic fusion of the lumbar spine: minimally invasive spine surgery. Spine. 1999;24(4):402–11.

14. Watkins R. Anterior lumbar interbody fusion surgical complications. Clin Orthop. 1992;284:47–53.

第31章 微创骶前入路椎间盘切除椎间植骨融合畸形矫正术

骶前入路 L5-S1 椎间盘切除椎间融合是一项新技术，最近，该入路又应用于 L4-L5 平面 [1, 2]。由于 AxiaLIF（Axial Lumbosacral Interbody Fusion，轴向腰骶椎间融合术）棒的独特性能，在某些情况下，就没必要再行骨盆固定。因此，AxiaLIF 技术可将这一独特的植入物和手术入路用于微创脊柱畸形矫正。该入路的优势主要有：不破坏周围肌肉组织、韧带和纤维环，手术时间相对较短 [3]。从开始到完成手术一般不超过一个小时，与其他后路或前路椎间融合术相比，AxiaLIF 的手术时间是相当短的。另外，与传统的前路甚或后路开放手术比较，AxiaLIF 手术能降低手术风险 [4]。

31.1 在畸形矫正时融合至骶骨的适应证

Bridwell 总结了在脊柱畸形矫形术中需要融合至骶骨的各种适应证 [5]。主要包括：L5-S1 平面椎体滑脱、既往有 L5-S1 平面椎板切除、各种 L5-S1 平面的椎管狭窄症、L5-S1 平面显著倾斜（冠状面）以及 L5-S1 椎间盘严重退变（图 31.1）。就矫正畸形而言，所有这些情况都是融合至骶骨而不是终止于 L5 椎体的相对适应证。Bridwell 更进一步地指出，在长节段固定融合的患者中，为获得融合至骶骨的成功，下列因素是必需的：①从腰椎中段至骶骨的节段固定是不间断的；②骶椎和骨盆四点固定，以保护骶椎椎弓根螺钉；③骶椎双皮质螺钉固定；④下腰椎行前柱支撑融合；⑤脊柱

矢状面呈中性平衡或负平衡。AxiaLIF 手术不但能提供理想的椎间融合，而且也能提供坚强的固定 [5]。如以下详述，轴向 3D 螺钉能卸载骶骨椎弓根螺钉的负荷，并在很多情况下，在进行畸形矫正时不需要髂骨固定。

31.1.1 手术解剖

在骶骨前方的脏层筋膜与壁层筋膜之间，是一个被称为骶前间隙的区域。骶骨本身与直肠之间被一层直肠系膜所隔开。直肠系膜内有脂肪、淋巴系统及血管。骶前间隙内还分布有骶正中动脉等血管 [3]。Yuan 等学者通过尸体解剖研究发现，沿骶骨前方有一个可进行经皮穿刺的安全区域 [6]。研究表明，在 S3-4 平面，骶骨前缘到直肠的距离，MRI 测量约为 1.2 cm，CT 测量约为 1.3 cm。他们还发现，在 S1-2 平面，左、右髂内血管之间为安全区域，它们之间的距离在 MRI 上测量为 6.9 cm，在 CT 上测量为 6.0 cm。他们认为，骶骨及其表面的壁层筋膜共同提供了一个安全的后方边界，紧贴骶骨前方插入钝性穿刺套管针能避开骶前间隙前方的组织结构。

事实上，Cragg 等学者最早报道了这一手术入路，他们用该入路成功进行了穿刺活检 [1]。最终这一手术入路发展成为一项微创椎间盘切除椎间植骨融合技术 [2]。另外，有学者报道了经椎体支柱状植骨治疗重度椎体滑脱的临床经验，并且这一经验还对 AxiaLIF 技术的创新设计产生了重要影响 [7-9]。

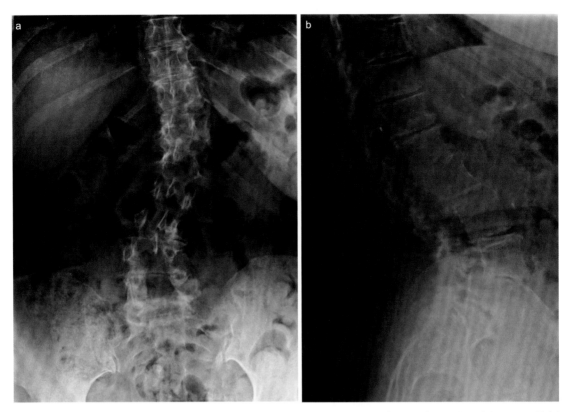

图 31.1（a 和 b）一位 70 岁的女性患者，退行性脊柱侧凸。持续性腰腿疼痛。曾在其他医院行 L4-L5 椎板切除术。腰骶椎前后和侧位 X 线平片示：L3 椎体向后滑脱，L4 椎体向前滑脱，L5-S1 椎间盘退行性改变

31.1.2　手术器械

迄今为止，市场上可供用于该手术的器械仅有一种，就是 AxiaLIF 系统（Baxano Surgical，Raleigh，North Carolina）。虽然最初设计的器械仅是一枚螺钉，在导丝引导下可将该螺钉植入经骶骨、L5-S1 椎间隙和 L5 椎体的钉道，但近期重新设计后，该系统实际由 4 个部件组成。如果需要，该系统可进行选择性的内撑开。其原理是：S1 椎体内锚定部件，撑开棒在组件内旋转顶起 L5 椎体内锚定部件的肩部。Akesen 等学者报道了单节段 AxiaLIF 坚强固定联合后路椎弓根螺钉固定[10]。同样的，Erkan 等学者也报道了后路坚强固定联合双节段 AxiaLIF 术[11]。最近，Fleischer 等比较了 S1 椎弓根螺钉在四种不同内固定的应力变化[12]。这四种不同的内固定是：L2 至 S1 单纯椎弓根螺钉固定，椎弓根螺钉联合前路椎间融合固定，椎弓根螺钉联合轴向椎间融合固定，椎弓根螺钉联合髂骨螺钉固定。研究表明，单纯椎弓根螺钉固定时 S1 螺钉承受的应力最大。联合前路椎间融合固定时 S1 螺钉承受的应力减少 38%，联合轴向椎间融合固定时 S1 螺钉承受的应力减少 75%，联合髂骨螺钉固定时 S1 螺钉承受的应力减少 78%。这项生物力学研究表明，髂骨螺钉和 AxiaLIF 固定对 S1 螺钉的生物力学保护是一样的。基于该项生物力学研究，Boachie-Adjei 等学者建议，当脊柱畸形矫正需要融合至骶骨时，应辅以单侧髂骨螺钉固定；当患者合并有骨质疏松症时，则应联合双侧髂骨螺钉固定[13]。

然而，在对骨密度正常的患者运用 AxiaLIF 进行畸形矫正时，他们并没有联合任何髂骨螺钉固定。我们的经验也是这样，对骨密度正常并且非翻修手术的患者，不行髂骨螺钉固定[14, 15]。

31.2　骶前入路椎间盘切除椎间植骨融合术的适应证

以下情况需行骶前入路椎间盘切除椎间植骨融合术：I 度退变性腰椎滑脱，需要融合的椎间盘退变性疾病，需行椎间融合的 L5-S1 或 L4-5 和 L5-S1 后外侧融合术后假关节形成，需行前柱支撑的脊柱畸形矫正术等。当 L4-5 椎间隙较低且难以经腰大肌入路手术时，也适用于骶前入路，尤其适合于脊柱畸形的矫正。

然而，骶前入路也有一些重要的禁忌证，包括：既往有骶前区手术史、结肠造口术史、骶前区直肠瘘以及重度腰椎滑脱症[3]。任何骶前间隙的血管异常都不能采用骶前入路。因此，术前务必行盆腔 MRI 检查以排除 S1-2 平面中线血管异常（图 31.2）。另外，骶前间隙组织粘连也是骶前入路的禁忌证。还应考虑行直肠造影盆腔 CT 检查，以排除需要采用其他手术入路的任何粘连或直肠及骶骨解剖异常，尤其是当患者既往有炎症性肠道病史时[16]。

31.2.1　AxiaLIF 用于脊柱畸形矫正

如果按照上述观点决定手术方案，即脊柱畸形矫正和长节段融合需融合至骶骨，我们已经提出，现在也同意 Boachie-Adjei 等学者的观点，即如果骨密度正常，可用 AxiaLIF 技术取代髂骨螺钉固定[13-15]。我们根据患者术前 36 英寸的全脊柱 X 线片确认轴向融合的钉道是理想的。另外，术前

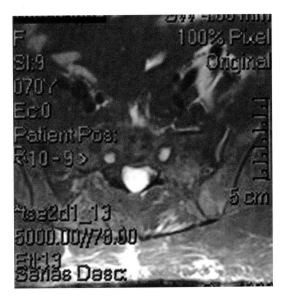

图 31.2　盆腔轴面 T2 MRI 显示，在 S1-S2 平面的中线解剖正常，未见中线流空信号

行骶骨 MRI 检查以排除盆腔内血管异常。如果既往史提示有骶前粘连的可能，我们倾向于不采用骶前入路。所有行 AxiaLIF 术的患者还需辅以小关节融合术。在椎间植骨融合时，我们还在每个椎间隙植入 2.1 mg 的 rhBMP-2[17]。再者，我们在每个 L5-S1 小关节 - 峡部复合体处植入约 1 mg 的 rhBMP-2。一般而言，我们的脊柱畸形矫正微创手术方案联合采用三项技术[17-19]。这三项技术是：经腰大肌椎间盘切除椎间融合术，当融合至骶骨时运用 AxiaLIF，以及多节段经皮钉棒植入术。一般而言，先行 AxiaLIF，然后行经皮钉棒固定，除非有腰骶交界区的倾斜。如果 L5 倾斜，一般先植入椎弓根螺钉进行畸形矫正，然后行经骶骨轴向融合术[18]。另外，根据 Lehman 等学者的观点，我们认为使用三皮质椎弓根螺钉非常重要[20]。除 AxiaLIF 技术外，再联合三皮质椎弓根螺钉固定，可最大限度地增加骶骨固定的强度。在翻修手术或骨量减少的患者，我们已运用 S2 骶骨翼髂骨技术植

入共线微创螺钉，以免为植入髂骨螺钉而向外进行的广泛剥离[21-22]。

31.2.2　手术步骤

患者俯卧位于 Jackson 手术台上。附加衬垫以抬高双侧臀部及下肢。使双下肢稍分开以方便术者的手能按照理想的钉道进行 AxiaLIF 手术操作。注意患者臀部不要绑带，以免妨碍术者操作。做好直肠区的术前准备，并使直肠区与手术区隔离（图 31.3）。虽然有学者建议术前进行肠道准备，但我们认为没有这个必要[13, 23]。

在实际操作时，于骶尾椎交界处的中线上计划一个 1 英寸的切口。切开皮肤。然后，沿尾椎旁切迹插入一钝头空芯探针，有控制地刺穿筋膜并进入骶前间隙。手在双下肢之间迅速向下，维持圆钝的探针头端紧顶于骶骨腹侧面。然后，用 G 臂 X 线机透视。探针沿骶骨腹侧面推进。应非常小心保证不使探针偏向侧方进入骶前孔。将钝头探针抵靠于 S1-2 交界处，以便穿过椎间隙获得理想的植入物轨迹。将一尖头导丝穿入空芯探针送至骶骨，锤击使导丝深入骨质。采

用 Seldinger 技术原理，将逐级扩张管插入骶骨。最后，将一直径 10 mm 的扩张管（配有套管）通过其他扩张管滑下，并用一空芯锤子将其锚定于骶骨。接着，取出所有扩张管及定位销，把 10 mm 的套管留在原位。将一直径 9 mm 的空芯骨钻套入导丝，钻入骶骨直至 L5-S1 椎间隙平面。随后，顺时针旋转退出骨钻，收集碎骨以备局部自体骨移植。

接着进行彻底地椎间盘切除。使用各种规格的镍钛合金刮刀、放射状切割刀以及毛刷等工具去除椎间盘组织（图 31.4）。完成彻底的椎间盘切除后，冲洗椎间隙，用制造商提供的漏斗状植骨器将自体骨、脱钙骨基质、2.1 mg 的 rhBMP-2 及 ACS（可吸收胶原海绵）植入椎间隙[17]。

然后，再次将导丝经直径 10mm 的工作套管插入椎间隙内。将直径 8mm 的扩张管插入套管内，扩张管与套管卡紧后一并取出，导丝留在原位。

取出 10 mm 的工作套管后，经导丝插入装配在一起的直径 12 mm 的扩张管和套管。锤击套管进入骶骨合适位置后，取出扩张管，留置套管。用直径 10.5 mm 的麻花钻

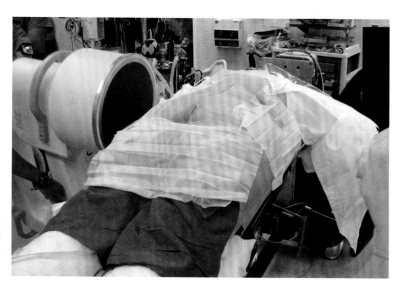

图 31.3 AxiaLIF 手术的体位。患者俯卧于 Jackson 手术台上。做好直肠区的术前准备，并使直肠区与手术区隔离。注意臀部没有妨碍术者操作的绑带

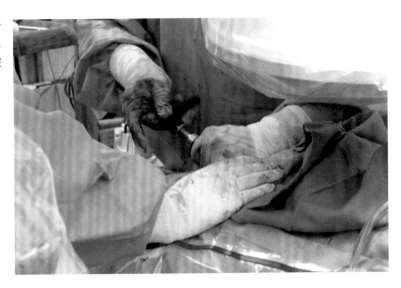

图 31.4 用放射状切割刀进行椎间盘切除。注意，术者的另一只手稳定住工作套管，并保持对骶骨面恒定的压力

头钻穿骶骨，刚好穿过 S1 终板。随后，沿导丝放入直径 12 mm 的扩张管夯实器。在侧位 X 线透视下，锤击使套管和扩张管夯实器进入到 L5 椎体下终板。取出扩张管夯实器。经导丝套入直径 10.5 mm 的空芯钻，钻入 L5 椎体内 10～15 mm。逆时针旋出骨钻以确保植骨留在原位。再取出导丝。

制造商还提供了扩张管试模以测量四部件螺钉在 L5 和 S1 的长度。器械保养技师用棘齿改锥装配好螺钉备用。然后，取出斜角的定位销。沿导丝放入一直径 10 mm 扩张管。维持导丝在合适位置后，取出扩张管及套管。选用与骶骨面倾斜角一致的转接系统。这实际上是一个将用于植入螺钉的较大钉道。将一转接器套入导丝，长边在背侧推进，直至接触到骶骨面。然后，旋转 180°，转接器的角面与骶骨面匹配。也可以使用相应的管状牵开器。用两只固定针将牵开器锚定于骶骨面。

这时，保持恒定的向前压力以确保转接系统紧密地接触骶骨非常重要。随后，将装配好的钛 AxiaLIF 螺钉沿导丝旋入骶骨，穿过 L5-S1 椎间隙，最后进入 L5 椎体。L5 锚定件全部位于 L5 椎体内，S1 锚定件有一个

或两个螺纹露出骶骨面。取出改锥。根据需要撑开 L5-S1 椎间隙。经管道将另外一个固定棒植入并拧入 L5 锚定件内。整个过程用 C 臂 X 线机透视确认。冲洗牵开器。取出固定针，最后取出牵开器。冲洗伤口并分三层缝合。以同样方法，还可以进行两个节段的 AxiaLIF 手术。

31.3　畸形矫正的结果

我们已报道两家大型脊柱中心 97 例长节段固定远端行 AxiaLIF 畸形矫正的结果（图 31.5）[14]。在这些患者中，仅有 14 例需要辅以髂骨螺钉固定。平均随访 24 个月，无一例出现术中并发症。2 例发生 L5-S1 假关节形成；1 例出现迟发性感染并骨不愈合；1 例出现骶骨螺钉松动。未发现骶骨应力性骨折。结论认为，AxiaLIF 是一项可为长节段固定提供前柱支撑的可行的替代方法。目前，Tobler 及 Gerszten 等学者的大量的临床经验表明，AxiaLIF 用于治疗脊柱退行性病变也已取得了很好的效果[24, 25]。

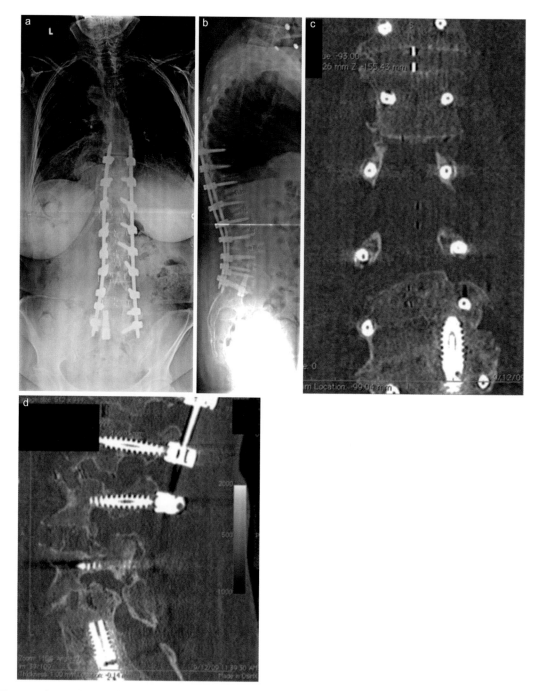

图 31.5（a，b）36″站立前后位及侧位 X 线片，运用微创脊柱外科技术行脊柱畸形矫正，术后 1 年，矫正效果很好。L5-S1 平面行 AxiaLIF 术。（c 和 d）CT 重建的冠状面及矢状面显示，L5-S1 平面骨性愈合良好

31.4　并发症

由于担心肠道损伤的可能，一些外科医生对该项技术仍持观望态度。据 2005 年 1 月至 2009 年 1 月美国 FDA 医疗器械报告的数据，回顾研究 5300 例经 S1 的 AxiaLIF 手术患者，肠道损伤的总发生率为 0.47%[4]。我们自己的 AxiaLIF 手术患者超过 95 例，未发生肠道损伤。然而，Lindley 等认为，并发症发生率为 26.5%[26]。其中，直肠穿孔发生率为 2.9%，伤口浅表感染发生率为 5.9%。如果怀疑术中有肠道损伤，应尽早行硬直肠乙状结肠镜检查或软乙状结肠镜检查以确认是否有损伤发生 [23]。其他方法还有泛影葡胺灌肠造影。如果患者术后有可疑肠道损伤的临床表现，应行腹腔及盆腔直肠灌肠造影 CT 扫描。一般而言，术中损伤乙状结肠或直肠时患者会出现急腹症的症状和体征。另外，腹膜外直肠损伤常由于局限性脓肿的形成而致临床表现隐匿。如果怀疑有这些情况发生的可能，建议请结肠直肠外科专家会诊 [23]。如果怀疑血管损伤，静脉出血常位于腹膜后隙。不应引流血肿，因为这样会引起大出血或感染。如果患者出现骶部疼痛或血性引流液时，应怀疑血肿形成。一旦出现血肿进行性扩大或血流动力学不稳，应立即进行复苏抢救，可能还需要进行动脉造影及动脉栓塞术。对于极度肥胖或有糖尿病的患者，为了防止术后切口裂开，我们通常将手术切口移向侧方。据报道，其他并发症还有：伤口浅表感染、骶骨骨折、骨盆血肿以及短暂的神经根刺激症状等 [26]。

结论

AxiaLIF 是在 L5-S1 平面，有时还可在 L4-5 和 L5-S1 两个平面，进行椎间融合的另外一种好方法，尤其适用于在微创畸形矫正

及长节段固定时。AxiaLIF 也适用于髂嵴高跨，其他入路无法到达 L4-5 椎间隙的情况。另外，骨密度正常的患者，AxiaLIF 术后不必再辅以髂骨螺钉固定。谨慎操作和严格选择合适的患者是避免手术并发症的关键。多中心研究表明，AxiaLIF 有望取代其他椎间融合术和减少髂骨螺钉固定的应用。

（Neel Anand, Eli M. Baron 著

晋大祥　任之强 译　徐继禧 校）

参考文献

1. Cragg A, Carl A, Casteneda F, et al. New percutaneous access method for minimally invasive anterior lumbosacral surgery. J Spinal Disord Tech. 2004;17:21–8.
2. Marotta N, Cosar M, Pimenta L, et al. A novel minimally invasive presacral approach and instrumentation technique for anterior L5-S1 intervertebral discectomy and fusion: technical description and case presentations. Neurosurg Focus. 2006;20:E9.
3. Anand N, Baron EM. Presacral approaches for minimally invasive spinal fusion. In: Phillips F, Lieberman I, Polly D, editors. Minimally invasive spine surgery. Berlin: Springer; 2013. in press.
4. Anand N, Baron EM, Rosemann R, et al. Safety and complication profile of percutaneous lumbosacral interbody fusion. Congress of Neurological Surgeons. New Orleans, Louisiana; 2009.
5. Bridwell KH. Selection of instrumentation and fusion levels for scoliosis: where to start and where to stop. Invited submission from the Joint Section Meeting on Disorders of the Spine and Peripheral Nerves, March 2004. J Neurosurg Spine. 2004;1:1–8.
6. Yuan PS, Day TF, Albert TJ, et al. Anatomy of the percutaneous presacral space for a novel fusion technique. J Spinal Disord Tech. 2006;19:237–41.
7. Hanson DS, Bridwell KH, Rhee JM, et al. Dowel fibular strut grafts for high-grade dysplastic isthmic spondylolisthesis. Spine (Phila Pa 1976). 2002;27:1982–8.
8. Sasso RC, Shively KD, Reilly TM. Transvertebral transsacral strut grafting for high-grade isthmic spondylolisthesis L5-S1 with fibular allograft. J Spinal Disord Tech. 2008;21:328–33.
9. Whitecloud 3rd TS, Butler JC. Anterior lumbar fusion utilizing transvertebral fibular graft. Spine (Phila Pa 1976). 1988;13:370–4.
10. Akesen B, Wu C, Mehbod AA, et al. Biomechanical evaluation of paracoccygeal transsacral fixation. J Spinal Disord Tech. 2008;21:39–44.
11. Erkan S, Wu C, Mehbod AA, et al. Biomechanical evaluation of a new AxiaLIF technique for two-level lumbar fusion. Eur Spine J. 2009;18:807–14.
12. Fleischer GD, Kim YJ, Ferrara LA, et al.

Biomechanical analysis of sacral screw strain and range of motion in long posterior spinal fixation constructs: effects of lumbosacral fixation strategies in reducing sacral screw strains. Spine (Phila Pa 1976). 2012;37:E163–9.

13. Boachie-Adjei O, Cho W, King AB. Axial lumbar interbody fusion (AxiaLIF) approach for adult scoliosis. Eur Spine J. 2012;22(2):S225–31.

14. Anand N, Kahwaty S, Daroudi S, et al. Multicenter minimally, invasive AxiaLIF L5-S1 interbody fusion for anterior column support at the end of a long segment construct: feasibility, safety, complications, early and late 3 year outcomes. Sweden: International Society for the Study of the Lumbar Spine Gothenberg; 2011.

15. Anand N, Wupperman R, Rosemann R, et al. Minimally invasive AxiALIF L5-S1 interbody fusion For anterior column support at the end of a long segment fusion: early results. Miami: Spine Arthroplasty Society; 2008.

16. Botolin S, Agudelo J, Dwyer A, et al. High rectal injury during trans-1 axial lumbar interbody fusion L5-S1 fixation: a case report. Spine. 2010;35:E144–8.

17. Anand N, Rosemann R, Khalsa B, et al. Mid-term to long-term clinical and functional outcomes of minimally invasive correction and fusion for adults with scoliosis. Neurosurg Focus. 2010;28:E6.

18. Anand N, Baron EM. Minimally invasive approaches for the correction of adult spinal deformity. Eur Spine J. 2012;22(2):232–41 [Epub ahead of print].

19. Anand N, Baron EM, Thaiyananthan G, et al. Minimally invasive multilevel percutaneous correction and fusion for adult lumbar degenerative scoliosis: a technique and feasibility study. J Spinal Disord Tech. 2008;21:459–67.

20. Lehman Jr RA, Kuklo TR, Belmont Jr PJ, et al. Advantage of pedicle screw fixation directed into the apex of the sacral promontory over bicortical fixation: a biomechanical analysis. Spine. 2002;27:806–11.

21. Matteini LE, Kebaish KM, Volk WR, et al. An S-2 alar iliac pelvic fixation. Technical note. Neurosurg Focus. 2010;28:E13.

22. O'Brien JR, Matteini L, Yu WD, et al. Feasibility of minimally invasive sacropelvic fixation: percutaneous S2 alar iliac fixation. Spine. 2010;35:460–4.

23. Lee S, Rivadeneira D, Hartl R. Best practices in avoidance detection and treatment of colorectal perforations during AxiaLIF surgery. Wilmington, NC: Trans1; 2009.

24. Gerszten PC, Tobler WD, Nasca RJ. Retrospective analysis of L5-S1 axial lumbar interbody fusion (AxiaLIF): a comparison with and without the use of recombinant human bone morphogenetic protein-2. Spine J. 2011;11:1027–32.

25. Tobler WD, Gerszten PC, Bradley WD, et al. Minimally invasive axial presacral L5-S1 interbody fusion: two-year clinical and radiographic outcomes. Spine. 2011;36:E1296–301.

26. Lindley EM, McCullough MA, Burger EL, et al. Complications of axial lumbar interbody fusion. J Neurosurg Spine. 2011;15:273–9.

第 **32** 章　微创骶髂关节融合术

骶髂关节是一个经常被忽视的腰背部疼痛的原因。据估计，15% ~ 20% 的腰背部疼痛是由骶髂关节功能障碍所引起的 [3, 22-23]。在既往有腰骶关节融合手术、后髂嵴取骨手术病史或脊柱术后持续性腰痛（术后腰痛综合征）的患者中，这一数字有可能更高 [6, 11, 15, 19, 24]。

除腰背痛外，骶髂关节病还可表现为臀部疼痛、转子部疼痛、骨盆疼痛或性交不适等 [11]。源于骶髂关节的疼痛有时也会向下肢放射，容易与神经根性疼痛或腰椎小关节痛相混淆。骶髂关节疼痛的部位最常见于臀部上内侧的骶髂交界区。其发生的原因主要有：退行性和炎症性关节炎、创伤后和产后关节不稳、感染以及肿瘤等疾病。

骶髂关节疼痛的病理生理还不十分清楚。骶髂关节具有缓冲下腰部震荡的作用。骶髂关节的自然运动幅度较小，但运动方向复杂。正常情况下，骶髂关节可滑动 2 ~ 4 mm，旋转 2°~ 4°，运动方向和幅度存在显著的个体差异。骶髂关节主要受来自 S1 神经根背侧支的支配，L4、L5 神经根及臀上神经也参与其中。另外，骶髂关节疼痛可能来源于韧带、关节囊紧张、骨关节炎、肌腱末端病或韧带扭伤等（图 32.1 和 32.2）。

性别、年龄和体重对骶髂关节源性的慢性腰背部疼痛的发生有重要影响 [7]。女性比男性更容易罹患骶髂关节疼痛，这很可能是因为解剖学差异以及妊娠、分娩所致的激素和结构的变化。年龄越大骶髂关节病的发病率就越高，可能是随着年龄的增长关节发生了慢性累积性退变。有趣的是，腰背痛患者的 BMI（体重指数）越低，骶髂关节源性疼

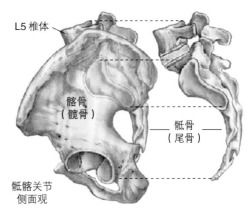

图 32.1　骶髂关节解剖

痛的可能性就越大。这可能仅仅是因为 BMI 低的患者，其他原因所致腰背痛的发病率较低。一项多元分析研究表明，在慢性腰背痛的老年女性患者中，骶髂关节源性疼痛的概率在 50% 以上 [7]。

既往有腰骶椎手术史的患者，更容易罹患骶髂关节疾病 [15, 27]。当腰椎融合术延长至骶骨时，骶髂关节就是融合节段的邻近关节。因此，与其他融合节段的邻近关节相似，骶髂关节也将承受更大的载荷和应力。来自腰骶融合节段的更大的载荷和应力有可能加速骶髂关节的退行性病变。据报道，与融合到 L5 的患者相比，融合到 S1 的患者骶髂关节退行性病变的发生率较高 [15]。生物力学研究表明，腰椎后方融合可导致骶髂关节的活动度增加和作用于骶髂关节面的应力增大 [6, 16, 19]。

既往史有髂骨取骨史的患者也易于患骶髂关节退行性病变。研究发现，取髂骨松质骨可导致骨盆不稳 [5]。一些研究表明，髂骨取骨手术病史与骶髂关节退变的发生率增加

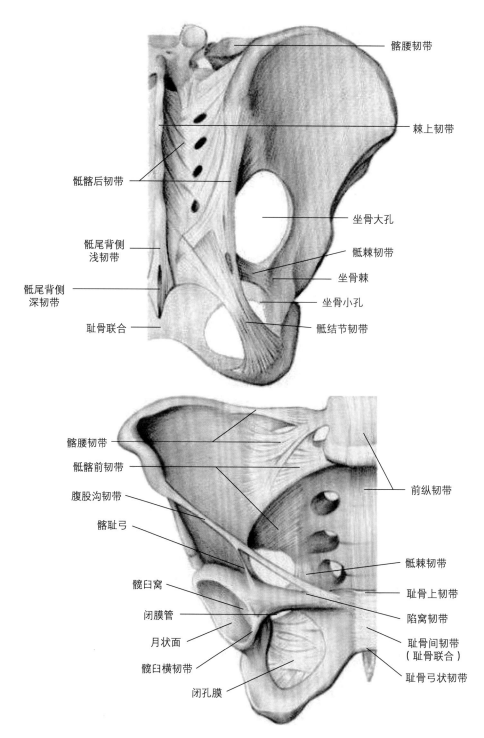

图 32.2 骶髂关节韧带

有关[9]。

对诊断为术后顽固性腰痛综合征的患者而言，发生因骶髂关节退变导致的慢性腰痛的可能性很大。术后顽固性腰痛综合征的特征是，腰椎术后反复发作或持续不断地严重腰痛。其中一部分术后顽固性腰痛综合征患者可能从一开始就是误诊，错误地把骶髂关节源性疼痛当做腰痛。另一些患者由于腰椎融合术后的应力增加发生了新的骶髂关节退变。因此，对于腰椎术后腰痛持续发作或再发作的患者，术者必须高度怀疑患者腰痛是否源于骶髂关节。

骶髂关节病治疗的难点之一是没有确诊疾病的检查方法。据报道，许多骶髂关节激发试验能够提示疼痛的来源，然而，这些试验的特异性普遍较低[8, 25]。研究表明，影像学检查对诊断骶髂关节病的敏感性和特异性也很低[10]。目前，诊断骶髂关节病最可靠的方法是，在 C 臂 X 线机透视引导下关节内注射小剂量局麻药后疼痛可暂时缓解[12-13, 18, 23]（图 32.3a、b 和 32.4）。骶髂

关节阻滞被认为是诊断骶髂关节病的金标准。但是，研究发现，即使骶髂关节注射也不是非常可靠。连续两次注射效果完全相同者仅占 60%。关于骶髂关节注射误差的一个可能解释是，在注射过程中麻醉药弥散到骶

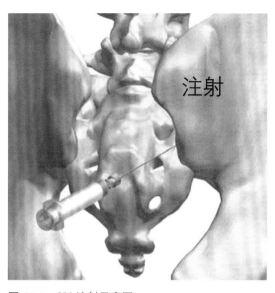

图 32.4　SIJ 注射示意图

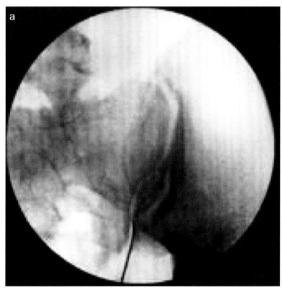

关节内注射前 SIJ

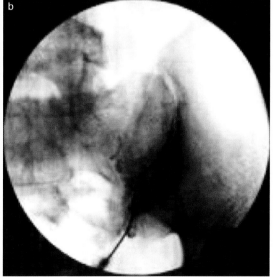

关节内注射后 SIJ

图 32.3　（a）关节内注射前的 SIJ（骶髂关节）。（b）关节内注射后的 SIJ

髂关节以外。弥散使麻醉药作用于邻近的神经干或神经根，即使骶髂关节不是疼痛源，这样也会使疼痛暂时缓解。骶髂关节注射局麻药还能缓解由许多周围韧带引起的疼痛。

鉴于骶髂关节病无法确诊，难以确定有效的治疗方法也就不足为奇。骶髂关节疼痛的治疗首选保守方法，包括：止痛药和消炎药，物理治疗以及多种类型的注射治疗。当保守治疗不能缓解症状，医者认为疼痛源于骶髂关节时，应考虑采取手术方法。有两种手术方案可供选择，如：骶髂关节融合术，或骶髂关节去神经消融术。一篇系统性回顾文献研究了已发表的 6 篇融合及 5 篇去神经消融的治疗结果，结果表明，大部分患者对两种治疗方法都很满意[2]。据报道，两种治疗方法都能有效改善患者的疼痛及运动功能。然而，由于所有的研究都是病例系列分析，并且纳入研究的病例数普遍较少，证据质量是低或非常低的级别。况且，这两种手术的治疗效果一般。患者对融合的平均满意率为 57.6%，变化范围较大（从 18% 到 100%）。平均疼痛缓解 VAS 评分分别为 3.5 分和 4.9 分。其中一项研究用 ODI 评价，平均改善 14.0 分。这两种手术方法在疼痛缓解及功能改善方面具有相似的效果。去神经消融术的随访时间较短（6 ~ 12 个月），因此，尚不清楚疼痛缓解的远期效果。值得注意的是，许多腰椎小关节去神经消融术的效果只能维持 2 年左右。

当保守治疗不能缓解疑似骶髂关节源性疼痛时，应考虑选择行骶髂关节融合术。已报道的各种开放融合术有：后路或 Smith-Petersen 入路、前路以及后正中筋膜切开入路[4, 14]。骶髂关节开放融合术的治疗结果非常混乱。有些报道称疗效显著，而有些则称结果令人失望。Schutz 等的研究发现，术后骨不愈合并骶髂关节不稳的发生率为 41.2%，并且超过 80% 的患者术后仍有明显的疼痛[21]。由于需要广泛剥离，开放手术

本身就可导致疼痛。正是由于开放手术的并发症和骨不愈合的发生率相对较高，才促使外科医生探索并发症发生率低和疗效更好的其他方法。

近年来，一些微创骶髂关节融合术相继问世[1, 17, 20, 26]。但并非所有这些技术都有临床数据支持其有效性。然而，目前有限的文献表明，对于保守治疗无效的骶髂关节病，微创骶髂关节融合术一般具有较好的临床结果。

2008 年，Wise 和 Dall 介绍了微创骶髂关节融合术，并报道了连续 13 例病例系列分析[26]。所有患者都接受了 6 个月以上的保守治疗，疼痛并没有得到缓解。他们都进行了全面的检查以排除腰椎源性疼痛。透视引导下关节内注射局麻药和皮质类固醇混合液以确诊骶髂关节病。他们采用的手术方法是经皮沿骶髂关节的前后轴植入融合器。沿前后轴安全植入融合器的关键在于，应基于术前影像准确理解骶髂关节头端及尾端的安全边界和植入深度。防止融合器植入太深穿过骶髂关节前方进入盆腔非常重要。术前于俯卧位（与手术体位相同）CT 扫描双侧骶髂关节，以测量骶骨侧和髂骨侧最大的骨表面积，可视为融合器植入的"安全区"。术中患者取俯卧位，切口起点位于髂后上棘（PSIS）最高处，向尾侧延长 1 cm，向头侧延长 4 cm。向深处游离至 PSIS，将一支标有刻度的 Steinman 针小心钻入骨内。将 Steinman 针从安全区头侧缘插入到尾侧缘 6 ~ 7 mm。透视小心监测 Steinman 针进入的深度，以确保其位于术前测量的安全范围内（一般为 4.5 ~ 6.5 cm）。当 Steinman 针进入到预定位置后，顺着 Steinman 针套入一直径 9 mm 的空芯骨钻。术者严密监视侧位透视图像，确保 Steinman 针针尖未与骨钻一起深入，以防针尖进入盆腔。触摸到钻孔后，先将 BMP 填入 11 mm × 25 mm 的钛螺纹融合器（Medtronic Sofamor Danek,

Memphis, TN）内，再把融合器塞进孔洞，融合器侧壁的狭槽朝向骶骨和髂骨。第一枚融合器植入后，按同样的方法在第一枚融合器的头侧 6~7 mm 处植入第二枚。在他们的连续 13 例病例系列研究中，术后 6 个月 CT 扫描表明骨融合率为 89%。根据 10 分制 VAS 评分，腰痛平均改善 4.9 分，腿痛平均改善 2.4 分，性交不适平均改善 2.6 分。患者对手术效果的满意率为 77%。

英国学者 Al-khayer 等也在同年发表了他们的经皮骶髂关节融合术，并对 9 例患者进行了治疗结果分析[1]。作者术中使用的是单枚中空组合式锚定（HMA）螺钉（Aesculap, Sheffield, UK），这是一种由一块钛合金做成的中空圆柱体，从侧方垂直穿过骶髂关节植入螺钉。螺钉穿过骶骨翼进入 S1 椎体内（经 S1 神经孔与 L5/S1 椎间盘之间的中点）。患者俯卧于可透视手术台上。行骨盆侧位、前后位、入口位及出口位 X 线透视。在透视引导下经皮钻入导丝，导丝穿过骶髂关节至 S1 椎体。在导向套管的保护下，用直径 10 mm 的空芯钻沿导丝钻入，这些操作也要在透视引导下进行。然后，取出导丝，用直径 10 mm 的丝攻准备钉道。将钻孔获得的自体骨和脱钙骨基质塞入 HMA 螺钉，之后将螺钉拧入已准备好的钉道。螺钉一般长 40~50 mm。透视确认螺钉位置。在他们的 9 例系列病例中，平均随访 40 个月，VAS 评分平均由术前 8.1 分降至术后 4.6 分。ODI 平均由 59 降至 45。患者平均满意度为 6.8，所有患者均表示如再发生骶髂关节病，他们还愿意接受这种手术治疗。将锚定螺钉垂直穿过骶髂关节能在骨融合前获得即刻的稳定。由于后方骶髂关节前后轴植骨类似于 Wise 和 Dall 技术，因此两者都具有门楔稳定旋转门一样的功能效果。

Khurana 等也报道，他们使用同样的中空组合式锚定螺钉填充脱钙骨基质治疗了 15 例致密性骶髂关节病[17]。在平均随访 17 个月时，按 SF-36 评价，身体功能平均由 37 分改善为 80 分，一般健康状况平均由 53 分改善为 86 分。13 例（87%）患者治疗结果优良。

目前，市场上有几种微创骶髂关节融合系统可供选择。大多数都是过去几年新开发出的，因此，有关这些系统的临床效果的资料非常有限。

1. iFuse®：iFuse 植入系统® 由 SI-BONE® 公司开发，为多孔等离子涂层钛植入物。经大约 3 cm 的切口将多枚（通常为 3 枚）植入物从侧方横跨放置于骶髂关节（图 32.5）。手术步骤包括：先在透视引导下将导丝横跨骶髂关节钻入。然后，用骨钻及三角骨凿准备骨道，在导丝外放置软组织保护套。锤击三角植入物进入已准备

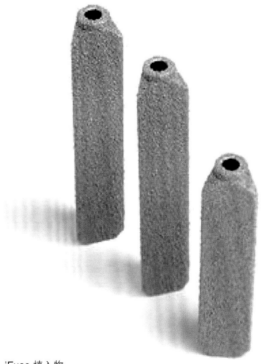

iFuse 植入物：
长 30~70 mm，直径 4 mm 和 7 mm

图 32.5 iFuse® 植入系统

好的骨道。三枚融合器通常放置在骶骨翼内，靠近或位于 S1 神经孔上方，或位于 S1 神经孔与 S2 神经孔之间（图 32.6 和 32.7）。iFuse 系统具有如下特征：三角形能最大限度地减少植入物旋转。多孔表面设计能最大程度地降低植入物的微动，促进骨生长并最终完成骨性愈合。一般而言，一个骶髂关节放置三枚融合器，因此，最大限度地减少了单枚螺纹融合器所致的骶髂关节旋转，获得了骶髂关节即刻的坚强稳定。根据该公司网站资料，生物力学研究表明，直径 7 mm 三角形植入物的抗剪强度和抗弯强度是直径 8 mm 中空螺钉的 3 倍。在 iFuse 系统，不用自体骨，

或同种异体骨，或其他融合材料植于骶髂关节，也不需要骶髂关节为准备融合而去皮质。最终的骨性愈合依赖于植入物表面的孔隙。Rudolf 报道，他们运用 iFuse 微创骶髂关节融合术治疗了第一批连续 50 例患者[20]。在 12 个月随访时，疼痛评分从 7.6 降至 3.3，在 24 个月时，已降至 2.0。患者手术满意率达 82%。没有从影像学结果讨论植入物是否促进了骶髂关节融合。有 11 例患者（22%）发生了并发症，包括：3 例浅表蜂窝织炎、1 例深部感染、2 例臀部大血肿、1 例无移位髂骨骨折、1 例迟发性植入物松动引起症状复发。3 例因植入物进入骶神经孔或 L5 椎间孔而再次手术。

2. SI-LOK®：Globus 医疗公司也开发了一套微创骶髂关节固定系统，即 SI-LOK®（图 32.8）。该系统从侧方经骶髂关节植入三枚羟基磷灰石涂层螺钉（图 32.9 和 32.10）。螺钉有可选择的植骨槽，术者可在螺钉内放置植骨材料以促进融合。另

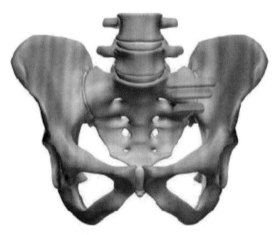

图 32.6　iFuse® 植入物横跨骶髂关节

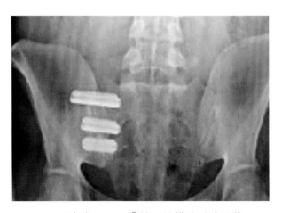

图 32.7　X 线片示 iFuse® 植入物横跨骶髂关节

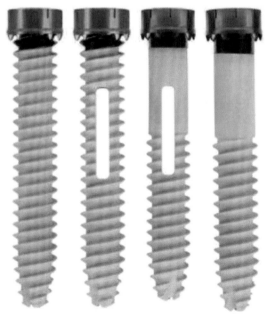

图 32.8　SI-Lok® 骶髂关节固定系统

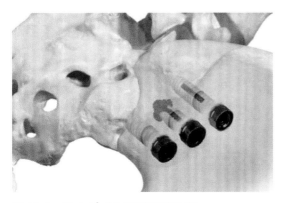

图 32.9　SI-Lok® 螺钉横跨骶髂关节

外，还有拉力螺钉螺纹设计，使螺钉穿过骶髂关节后压力也作用于骶髂关节，进一步提高骨愈合率。目前，正在进行有关 SI-LOK® 系统的临床和生物力学研究。

3. SImmetry® : SImmetry® 系统由 Zyga 科技公司研发。该系统从侧方经骶髂关节植入两枚空芯钛螺钉（一枚直径 12.5 mm，另一枚直径 6.5 mm，抗旋转）（图 32.11 ）。可供选择的螺钉长度为 30 ~ 70 mm。SImmetry® 的独特之处在于骶髂关节去皮质的特殊操作步骤，将一系列经皮不锈钢切割刀置于骶髂关节去皮质，并在骶髂关节植骨。这些手术步骤能促进横跨骶髂关节的融合（图 32.12 ）。

在 C 臂 X 线机侧位透视下，将内有填塞器的扩张管（6 mm 直径）按原计划的穿刺点和穿刺轨迹植入到髂骨。取出填塞器，换成直径 3.2 mm 导向套管，轻柔地将导向针钻入髂骨外皮质。然后，通过骨盆入口斜位及出口斜位透视图像确保导向针轨迹正确。在出口斜位透视下，导向针进入骶髂关节。分别锤击直径 6 mm、8 mm 及 9 mm 的扩张管，逐级扩张髂骨外皮质。取出导向针后，轻柔锤击工作套管进入骶髂关节，直至工作套管肩部接触髂骨外皮质。在工作套管外再套一直

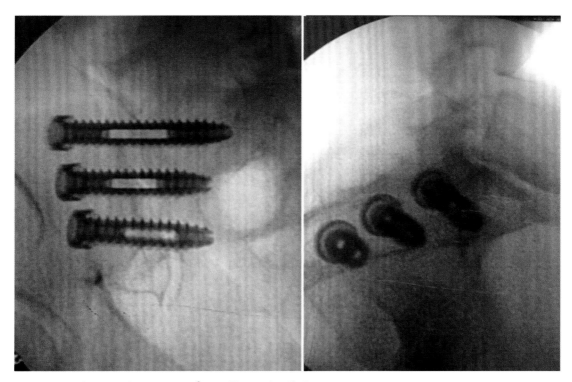

图 32.10　X 线透视图像显示 SI-Lok® 螺钉横跨骶髂关节放置

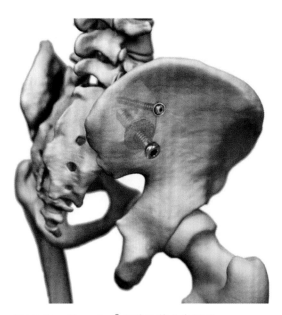

图 32.11　SImmetry® 骶髂关节融合系统

径 17 mm 的套筒。用刮刀及系列专用骶髂关节刮匙去除骶髂关节软骨，并去除一部分皮质，为骨融合创建一个渗血的植骨床面（图 32.12）。从工作通道内将装有 2ml 碎骨的填骨器抵近骶髂关节。推按填骨器背侧将碎骨挤出到骶髂关节的去皮质空腔内（图 32.12）。再用植骨分散器将移植骨粒向各方向扩散到空腔内。凹凸不平的骶髂关节面使去皮质及分散移植骨粒有一些困难。移植骨粒分散后，再放置直径 9 mm 的骨钻和导向针。透视引导下用改锥将导向针继续拧入。然后，用直径 9 mm 的骨钻钻入骶骨皮质相同的深度。'ˌ骨钻。将直径 12.5 mm 长度合适的 ˌˈ完全拧入已准备好的骨道里。这 ˈˌ机旋至侧位，为头侧防旋 ˌˌ按同样的方法植入一 ˈˌ钉，只是不必进行 ˈˌ作。 ˌˌ技公司正在组织实施 ˌ.netry® 融合手术的患者进

行术后 12 个月的 CT 影像学研究，该研究由第三方影像学分析小组完成。首批几例患者的 CT 影像见关节外骨桥，表明已形成坚强的骨性愈合。骨桥紧邻螺钉，且髂骨或骶骨处无 X 线透射（图 32.13）。

4. SIFix®：SIFix® 由 Nutech 医疗公司研发，是首款上市的后路微创骶髂关节固定融合系统。该系统采用两枚经精密机械加工的带螺纹松质骨圆柱销，规格为 22 mm × 11 mm（长 × 直径），沿骶髂关节前后轴植入以提供稳定和融合（图 32.14）。由于 SIFix® 系统采用后正中切口，术者可经单一后正中切口完成双侧骶髂关节融合术。不需要重新调整患者的体位，就可同时非常便利地将切口延长以完成后路脊柱手术。该款 SIFix® 系统是采用同种异体骨圆柱作为植入物，有助于促进植骨生长和融合。

在 SIFix® 骶髂关节融合术中，患者取俯卧位。斜位透视以清晰显示骶髂关节（图 32.15），并确认骶髂关节的下缘和上缘。做一长 4 cm 的后正中切口，可容纳两枚原计划的骨销，在透视引导下将导丝穿刺到骶髂关节内（图 32.15）。用逐级扩张管建立骨通道，通过最后的扩张管放置骶髂关节骨钻导向器，并进入到骶髂关节。然后，取出骨钻导向器内的导丝，用钻头在骶髂关节内为植入骨销创建一个空腔（图 32.16）。用把持器将骨销插入到空腔内。用相同的方法植入第二枚骨销（图 32.17）。当骨销被埋进骶髂关节后，将选择的植骨材料装填进骨销孔内以促进骨融合（图 32.18）。

总的来说，微创骶髂关节融合技术近年来已取得了重大进展。微创骶髂关节融合技术相比开放手术具有很多方面的优势。除出血少、手术时间短和术后康复快之外，对周围韧带损伤也很小，在骨愈合前保留了骶髂关节固有的稳定性。换而言之，微创骶髂关节融合技术能够在不破坏关节稳定性前提

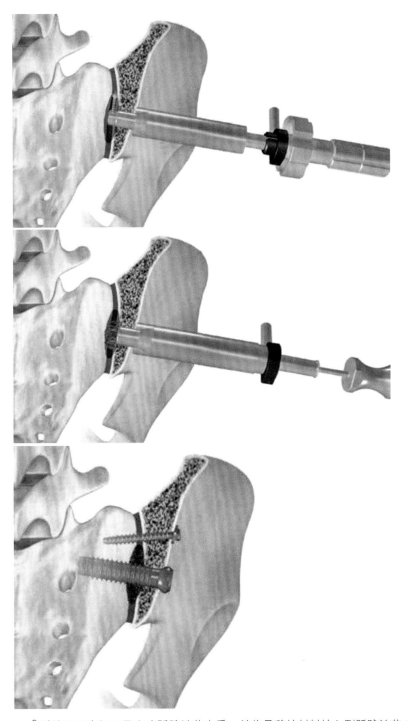

图 32.12　SImmetry® 系统运用专门工具去除骶髂关节皮质，并将骨移植材料植入到骶髂关节内

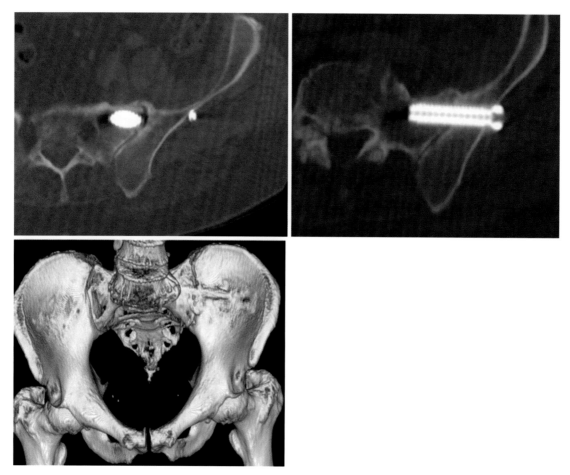

图 32.13 术后 12 个月 CT 扫描显示 SImmetry® 系统已与骶髂关节融合

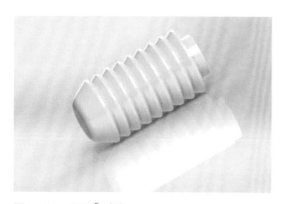

图 32.14 SIFix® 系统

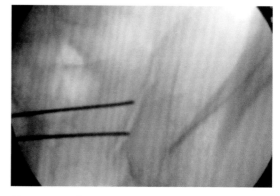

图 32.15 X 线透视引导下斜位看到的骶髂关节

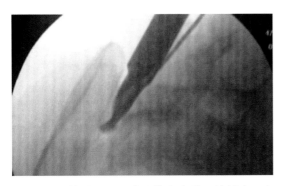

图 32.16　钻头进入骶髂关节去皮质，并创建一个植入骨销的空腔

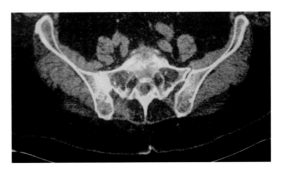

图 32.18　CT 扫描显示，SIFix® 术后骶髂关节已骨性愈合

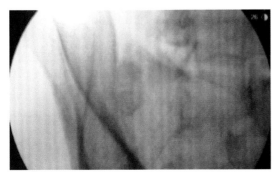

图 32.17　X 线透视显示两枚 SIFix® 骨销已沿骶髂关节前后轴植入

下，更好地促进了最终的骨愈合。这样有可能取得更好的疗效，术后当然不必限制患者的活动。相比之下，在开放骶髂关节融合术后，患者常常需要在 12 周内避免负重。传统上，效益与风险或并发症的比率大多不支持开放手术治疗骶髂关节退变性疼痛。然而，代之而起的微创技术进步有可能改变平衡，为难治性退行性骶髂关节病提供了有效的手术方法。当然，还需要更多的临床和影像学资料以支持这些新技术的应用，并证明他们的治疗效果（图 32.18）。

（Yi Lu, Steven Wu 著　丁金勇　任之强 译
晋大祥 校）

参考文献

1. Al-Khayer A, Hegarty J, Hahn D, Grevitt MP. Percutaneous sacroiliac joint arthrodesis: a novel technique. J Spinal Disord Tech. 2008;21:359–63.

2. Ashman B, Norvell DC, Hermsmeyer JT. Chronic sacroiliac joint pain: fusion versus denervation as treatment options. Evid Based Spine Care J. 2010;1:35–44.

3. Bernard Jr TN, Kirkaldy-Willis WH. Recognizing specific characteristics of nonspecific low back pain. Clin Orthop Relat Res. 1987;217:266–80.

4. Buchowski JM, Kebaish KM, Sinkov V, Cohen DB, Sieber AN, Kostuik JP. Functional and radiographic outcome of sacroiliac arthrodesis for the disorders of the sacroiliac joint. Spine J. 2005;5:520–8. discussion 529.

5. Chan K, Resnick D, Pathria M, Jacobson J. Pelvic instability after bone graft harvesting from posterior iliac crest: report of nine patients. Skeletal Radiol. 2001;30:278–81.

6. DePalma MJ, Ketchum JM, Saullo TR. Etiology of chronic low back pain in patients having undergone lumbar fusion. Pain Med. 2011;12:732–9.

7. DePalma MJ, Ketchum JM, Saullo TR. Multivariable analyses of the relationships between age, gender, and body mass index and the source of chronic low back pain. Pain Med. 2012;13:498–506.

8. Dreyfuss P, Dryer S, Griffin J, Hoffman J, Walsh N. Positive sacroiliac screening tests in asymptomatic adults. Spine (Phila Pa 1976). 1994;19:1138–43.

9. Ebraheim NA, Elgafy H, Semaan HB. Computed tomographic findings in patients with persistent

sacroiliac pain after posterior iliac graft harvesting. Spine (Phila Pa 1976). 2000;25:2047–51.

10. Elgafy H, Semaan HB, Ebraheim NA, Coombs RJ. Computed tomography findings in patients with sacroiliac pain. Clin Orthop Relat Res. 2001;382:112–8.

11. Foley BS, Buschbacher RM. Sacroiliac joint pain: anatomy, biomechanics, diagnosis, and treatment. Am J Phys Med Rehabil. 2006;85:997–1006.

12. Fortin JD, Aprill CN, Ponthieux B, Pier J. Sacroiliac joint: pain referral maps upon applying a new injection/arthrography technique. Part II: Clinical evaluation. Spine (Phila Pa 1976). 1994;19:1483–9.

13. Fortin JD, Dwyer AP, West S, Pier J. Sacroiliac joint: pain referral maps upon applying a new injection/arthrography technique. Part I: Asymptomatic volunteers. Spine (Phila Pa 1976). 1994;19:1475–82.

14. Giannikas KA, Khan AM, Karski MT, Maxwell HA. Sacroiliac joint fusion for chronic pain: a simple technique avoiding the use of metalwork. Eur Spine J. 2004;13:253–6.

15. Ha KY, Lee JS, Kim KW. Degeneration of sacroiliac joint after instrumented lumbar or lumbosacral fusion: a prospective cohort study over five-year follow-up. Spine (Phila Pa 1976). 2008;33:1192–8.

16. Ivanov AA, Kiapour A, Ebraheim NA, Goel V. Lumbar fusion leads to increases in angular motion and stress across sacroiliac joint: a finite element study. Spine (Phila Pa 1976). 2009;34:E162–9.

17. Khurana A, Guha AR, Mohanty K, Ahuja S. Percutaneous fusion of the sacroiliac joint with hollow modular anchorage screws: clinical and radiological outcome. J Bone Joint Surg Br. 2009;91:627–31.

18. Maigne JY, Aivaliklis A, Pfefer F. Results of sacroiliac joint double block and value of sacroiliac pain provocation tests in 54 patients with low back pain. Spine (Phila Pa 1976). 1996;21:1889–92.

19. Maigne JY, Planchon CA. Sacroiliac joint pain after lumbar fusion. A study with anesthetic blocks. Eur Spine J. 2005;14:654–8.

20. Rudolf L. Sacroiliac joint arthrodesis – MIS technique with titanium implants: report of the first 50 patients and outcomes. Open Orthop J. 2012;6:495–502.

21. Schutz U, Grob D. Poor outcome following bilateral sacroiliac joint fusion for degenerative sacroiliac joint syndrome. Acta Orthop Belg. 2006;72:296–308.

22. Sembrano JN, Polly Jr DW. How often is low back pain not coming from the back? Spine (Phila Pa 1976). 2009;34:E27–32.

23. Simopoulos TT, Manchikanti L, Singh V, Gupta S, Hameed H, Diwan S, Cohen SP. A systematic evaluation of prevalence and diagnostic accuracy of sacroiliac joint interventions. Pain Physician. 2012; 15:E305–44.

24. Slipman CW, Shin CH, Patel RK, Isaac Z, Huston CW, Lipetz JS, Lenrow DA, Braverman DL, Vresilovic Jr EJ. Etiologies of failed back surgery syndrome. Pain Med. 2002;3:200–14. discussion 214–207.

25. Slipman CW, Sterenfeld EB, Chou LH, Herzog R, Vresilovic E. The predictive value of provocative sacroiliac joint stress maneuvers in the diagnosis of sacroiliac joint syndrome. Arch Phys Med Rehabil. 1998;79:288–92.

26. Wise CL, Dall BE. Minimally invasive sacroiliac arthrodesis: outcomes of a new technique. J Spinal Disord Tech. 2008;21:579–84.

27. Yoshihara H. Sacroiliac joint pain after lumbar/lumbosacral fusion: current knowledge. Eur Spine J. 2012;21:1788–96.

第六部分

脊椎节段间融合

第**33**章 骨移植材料

33.1 引言

脊柱融合手术的目的就是要消除相邻脊椎节段的病理性运动。一些保守治疗无效的脊柱疾病需要手术干预,以期取得坚强的脊椎节段间的骨愈合。目前,在手术治疗时常常使用脊柱固定器械以稳定相邻节段,但是,真正的脊椎节段间骨融合并不依赖于器械固定,而是需要横跨固定脊椎节段间的骨骼生长形成一个统一的结构。研究表明,自体骨移植能显著提高脊柱的融合率[1-4]。然而,现在,由于自体骨取骨部位并发症发生率高,多种骨移植材料被单独或者联合应用以促进骨融合,这些材料包括自体骨、同种异体骨、脱钙骨基质、骨形态发生蛋白(BMP)、人工合成骨移植材料以及人工融合器等。本章我们将重点讨论人工骨移植材料。

33.2 骨形成

骨是一种主要由矿化基质结构所形成的结缔组织。骨形成起始于成骨细胞分泌I型胶原蛋白形成的骨样基质。随后,成骨细胞分泌富含碱性磷酸酶的囊泡,可水解多种磷酸酯基团,并使钙和磷酸盐沉积于基质中。渐渐地,这一过程使得骨基质沉积碳酸化羟基磷灰石而发生矿化和硬化。

有四种细胞参与了骨形成、维护和愈合的过程。成骨细胞可分泌骨基质。骨细胞是成熟的成骨细胞,具有维护保养骨骼的作用。破骨细胞可分解和清除骨基质。骨衬细胞则覆盖在骨表面。

骨移植可通过三个不同的过程使骨组织重建:骨生成、骨诱导和骨传导。骨生成是由成骨细胞在移植材料中形成新骨的过程。骨诱导是骨移植材料中的化学物质刺激患者体内的骨祖细胞分化为成骨细胞并形成新骨的过程。当骨移植材料为新骨生长提供一个支架时,就是骨传导的过程。成功的骨融合有赖于这三个过程的共同参与。

33.2.1 自体骨移植

很久以来,自体骨移植被认为是脊柱融合术的"金标准"[5-6]。自体骨可在脊柱主要手术时局部切取,或在其他部位另外切口获取,如:髂嵴或腓骨。自体骨移植是生物学上最理想的植骨材料,因为它能从所有方面促进骨再生而没有异体排斥的风险。自体骨移植通常能提供一个骨传导的结构性支架,骨髓内的活骨祖细胞具有骨生成作用,以及具有骨诱导作用的内源性生长因子等。应当注意的是,并非所有的骨供区都具有相同浓度或比例的骨祖细胞和生长因子。

虽然如此,切取自体骨可能伴随一些并发症的发生,如术中神经或血管损伤,骨盆骨折,切口感染以及术后急性和慢性疼痛等[7-9]。为降低手术并发症的风险同时又能保持与自体骨移植相同的骨融合成功率,现代技术的进步为我们提供了自体骨移植的替代材料。

33.2.2 同种异体骨移植材料

同种异体骨移植材料一般是尸体供骨单独或与其他材料联合使用。在使用同种异体骨之前，必须清除软组织和血液，并进行灭菌消毒处理以杀灭任何活细胞。得到的产物就是矿化骨。同种异体矿化骨因其仍保留有骨的机械强度，被认为是骨移植的一种替代材料。然而，灭菌消毒处理使其失去了生物活性。同种异体三皮质髂嵴和腓骨作为结构性植骨材料已成功应用于椎间融合术，并能通过骨传导促进骨融合。同种异体矿化骨条还常联合自体骨用于侧后方横突间融合。

市场上的同种异体骨有矿化骨结构性支撑体，或者脱钙骨基质（demineralized bone matrix，DBM）。DBM 是一种去除了无机矿物质的同种异体骨。为制备 DBM，首先要将骨块粉碎成颗粒状，然后再经酸脱矿和几轮冷冻干燥加工处理。最终得到的脱钙骨粉是含胶原蛋白、非胶原蛋白、生长因子、部分残留的磷酸钙盐以及少量的细胞碎片等的混合物[10]。DBM 可被制作成骨泥、骨膏，或预制成柔软的骨条，以供用于骨移植。

脱钙处理显著降低了异体骨的机械性能，但却提高了其生物活性[10]。1965 年，在 Ray 和 Holloway[11] 研究的基础上，Urist 在 *Science* 杂志发表了一篇具有里程碑意义的论文[12]，文中指出，当脱钙骨被移植到非骨组织部位时可发生异位成骨。现在已知，DBM 具有骨传导和骨诱导的双重特性，能够促进骨的再生。DBM 被认为含有骨形态发生蛋白（BMPs）和其他能刺激骨形成和融合的促骨生长因子。

在每年 10 亿美元的骨移植材料市场上，主要用于骨修复和骨再生的 DBM 产品约占 20% 的市场份额[13]。有各种各样的经美国 FDA 批准可用于临床的 DBM 产品。作为人源性组织产品的 DBM，由于通常被用作骨修复基质和生物活性物质的转运工具，非常

有必要理解影响 DBM 行为的一些重要因素。这些因素包括：从人供体的取骨技术、供体的年龄和性别、具体的 DBM 成分和性能等[14-17]。目前市场上部分由制药公司生产的同种异体骨移植材料见表 33.1。

33.2.3 生长因子骨移植材料

生长因子骨移植材料可能是天然的，也可能是重组的，可单独使用，也可与其他材料联合使用。生长因子主要有：转化生长因子 -β（TGF-β）、血小板源性生长因子（PDGF）、成纤维细胞生长因子（FGF）、胰岛素样生长因子 -1（IGF-1）和骨形态发生蛋白（BMP）。

自然产生的存在于细胞外基质的生长因子和蛋白具有调控细胞活性的功能。这些因子与细胞表面受体相互作用，引起细胞内级联反应，最终引起细胞内和细胞外活性。TGF-β 和 PDGF 在组织再生、重建、细胞分化和胚胎发育中起关键作用。FGF 是一种参与血管形成、伤口愈合和脊椎发育的多能性生长因子[18-19]。IGF-1 是一种具有生长激素（GH）效果的主要介质，对人体内的几乎每一种细胞，如骨、软骨和造血细胞，都具有生长促进作用。BMPs 是一组生长因子，又称细胞因子和代谢发生因子，对诱导骨和软骨形成具有重要作用[20-21]。将在第 38 章对 BMPs 进行详细讨论。这些因子联合同时发生作用，具有调控骨生成、吸收和重建的功能。

大多数生长因子已被分离出来，并且在某些情况下运用重组技术还能够人工合成生长因子。目前市场上部分由制药公司生产的生长因子骨移植材料见表 33.2。

33.2.4 细胞骨移植材料

细胞骨移植材料便于在体外将祖间充

表 33.1 目前市场上部分由制药公司生产的同种异体及混合骨移植材料

公司	产品名称	成分	剂型	其他性能	临床研究
AlloSource	AlloFuse™	热敏共聚物和 DBM	可注射凝胶和骨泥	骨传导 骨诱导 生物可吸收	病例报道
Biomet Osteobiologics	InterGro®	含 DBM 的磷脂载体	骨泥，与 HA/CC 混合颗粒	骨传导 骨诱导 生物可吸收	病例报道
Exactech	Optecure® Optecure® + CCC	含 DBM 的水凝胶载体 含 DBM+CCC 的水凝胶载体	干混试剂盒和缓冲盐水 干混试剂盒和缓冲盐水	骨传导 骨诱导 生物可吸收	病例报道 人体研究
	Optefil® Opteform®	含 DBM 的明胶载体 含 DBM+CCC 的明胶载体	可注射骨膏，干粉 可成形骨泥，干粉	骨生成（当与 LAG 混合时）	
Integra Orthobiologics/（IsoTisOrthoBiologic）	Accell Connexus®	DBM，Accell BM，反相介质	可注射骨泥	骨传导	病例报道
	Accell Evo3TM	DBM，Accell BM，反相介质	可注射骨泥		
	Accell TBM® DynaGraft II OrthoBlast II	DBM，Accell BM DBM，反相介质 DBM，松质骨，反相介质	各种大小的骨条 可注射骨泥 可注射骨泥	骨诱导 生物可吸收	人体研究（Accell TBM，DynaGraft II，Ortho blast II）
LifeNet Health	IC Graft Chamber®	DBM 颗粒和松质骨条	装入输送盒的颗粒或骨条	骨传导 骨诱导	病例报道
	Optium DBM®	含 DBM 的甘油载体	可成形骨泥和可注射骨胶	生物可吸收 与 BMA 或血液一起使用	人体研究（optium）
Medtronic Spinal & Biologics	Osteofil® DBM Progenix™ Plus	含 DBM 的猪明胶载体 含 DBM 的 I 型牛胶原蛋白和海藻酸钠	可注射骨膏和可塑形骨条 骨泥和脱钙皮质骨条	骨传导 骨诱导	病例报道
	Progenix™ Putty	含 DBM 的 I 型牛胶原蛋白和海藻酸钠	可注射骨泥	生物可吸收	
MTF/Orthofix	Trinity EvolutionTM	活细胞骨基质	有许多规格可供选择	骨传导 骨诱导 生物可吸收	病例报道

表 33.1　续

公司	产品名称	成分	剂型	其他性能	临床研究
MTF/Synthes	DBX®	含 DBM 的透明质酸钠载体	骨膏、骨泥和骨条	骨传导 骨诱导 生物可吸收	病例报道
NuVasive	Osteocel® Plus	同种异体细胞基质 w/ 活间质细胞	可成形骨泥	骨生成 骨诱导 骨传导 生物可吸收	病例报道 人体研究
Osteotech	GRAFTON® A-Flex®	DBM 纤维	圆形柔软骨条	骨传导	病例报道
	GRAFTON® Crunch®	DBM 纤维和脱钙皮质骨小方块	可压缩移植骨	骨诱导	人体研究（Ⅰ ~ Ⅱ级证据）
	GRAFTON® Flex®	DBM 纤维	各种规格的柔软骨条		
	GRAFTON® Gel	装在注射器内的 DBM	微创手术和可经皮注射的移植骨	生物可吸收	
	GRAFTON® Matrix PLF	DBM 纤维	单槽和双槽	骨生成（当与 LAG 或 BMA 混合时）	
	GRAFTON® Matrix Scoliosis Strips	DBM 纤维	各种规格的骨条		
	GRAFTON® Orthoblend Large Defect	DBM 纤维和松质骨小碎片	可压缩的移植骨		
	GRAFTON® Orthoblend Small Defect	DBM 纤维和松质骨大碎片	可压缩塑形的移植骨		
	GRAFTON® Plus Paste	装在注射器内的 DBM	用于微创手术可注射的移植骨，耐冲洗		
	GRAFTON® Putty	DBM 纤维	可压缩塑形的移植骨		
Regeneration Technologies	BioSetTM	DBM 混合天然明胶载体	可注射骨膏和骨泥、骨粒骨块和 CCC	骨传导 骨诱导 生物可吸收	病例报道 人体研究

表 33.1　续

公司	产品名称	成分	剂型	其他性能	临床研究
Smith &Nephew	VIAGRAF	DBM 和甘油	骨泥、骨膏、骨胶、骨粒和骨条	骨传导 骨诱导 生物可吸收	
Wright Medical Technology	ALLOMATRIX®	DBM 有／无 CBM 和硫酸钙粉	可注射／可塑形骨泥	骨传导 骨诱导 生物可吸收	病例报道 人体研究
	ALLOMATRIX® RCS IGNITE® PRO-STIM™ Injectable Inductive Graft	含 DBM 和 CACIPLEXTM 工艺的硫酸钙粉 DBM 和硫酸钙粉 40%DBM，50% 硫酸钙，10% 磷酸钙	各种规格的可塑形骨泥 经皮移植 可注射骨膏／可成形骨泥	IGNITE 与 BMA 混合	
Zimmer	Puros® DBM	同种异体 DBM 和同一个供体的 CCC	骨泥、骨混合骨粒	骨传导 骨诱导 生物可吸收	

缩写：CCC，皮质松质骨粒；LAG，局部自体骨移植；HA，羟基磷灰石；BM，骨基质；DBM，脱钙骨基质；BMA，骨髓穿刺液。

表 33.2　目前市场上的部分非同种异体骨移植材料

公司	产品名称	成分	剂型	其他性能	研究论文
ApaTech Limited	Actifuse	磷酸钙，含 0.8% 硅酸钙	可注射、混合颗粒、可塑形条带和移植物	骨传导 骨诱导 生物可吸收	病例报道
Biomet	ProOsteon 200R	羟基磷灰石和碳酸钙混合物	颗粒	骨传导 生物可吸收	病例报道
Depuy Synthes	ChronOs	β- 磷酸三钙和可吸收多聚体混合物	颗粒、预制形状和条带	骨传导 骨诱导 生物可吸收	病例报道
	Healos	羟基磷灰石涂层的交联胶原纤维	可塑形条带	骨传导 生物可吸收 骨生成（当与 BMA 或血液混合时）	

质干细胞分化为成骨细胞谱系。例如，将骨髓间充质干细胞种植在富含生长因子（如 TGF-β 和 BMPs）及各种添加剂（如地塞米松、抗坏血酸和 β- 格隆溴铵）的培养基里，骨髓间充质干细胞就会分化为成骨细胞谱系。然而，这些干细胞还需要多聚物支架，如生物活性陶瓷。市场上可供选择的细胞骨移植材料一般含有骨形成祖细胞、骨诱导生长因子和骨传导支架。表 33.2 列出了一些细胞骨移植材料。

33.2.5　陶瓷类骨移植材料

陶瓷是一种无机非金属固体材料，经高温煅烧再冷却而制成。陶瓷可能是结晶质的，或部分结晶质的，或像玻璃一样非结晶的。市场上 60% 的骨移植材料以陶瓷为主要或辅助成分。由于陶瓷易碎，因此常常加入一些其他材料。根据成分，医用陶瓷可分为三大类：磷酸钙、硫酸钙和生物活性玻璃。

骨的主要无机成分是羟基磷灰石钙，是磷酸钙家族的一种。将陶瓷应用于骨移植的灵感即来源于此。由于新骨中含有磷酸钙，所以磷酸钙被认为具有骨传导、骨整合作用，也可能具有骨诱导作用。目前常用的磷酸钙为磷酸三钙，合成羟基磷灰石和珊瑚羟基磷灰石，它们被制成骨膏、骨泥、固态基质和颗粒等。

生物活性玻璃是一种具有生物活性的硅酸盐玻璃。因其脆性很高，目前很少应用。常与其他材料（如甲基丙烯酸甲酯）联合制成具有生物活性的骨水泥，或用作金属植入物的涂层。表 33.2 也罗列了一些陶瓷类骨移植材料。

33.2.6　多聚物骨移植材料

多聚物是一种由许多重复性结构单元组成的高分子化合物，可能是天然的或人工合成的。与其他骨移植材料相比，多聚物具有更加宽泛的力学、物理和化学特性。可降解的合成多聚物可被人体吸收，因此在骨融合时无任何异物残留。常用的如聚乳酸和聚乳酸 - 羟基乙酸共聚物，它们可单独使用，或与其他自体骨或同种异体骨联合使用。多聚物骨移植材料详见表 33.2。

33.3　临床研究

脊柱融合术对治疗由退行性疾病、创伤、感染、肿瘤或医源性因素引起的脊椎不稳具有至关重要的作用。近年来，仅美国脊柱融合术的数量就已增加到每年 500 000 例[22]。新兴的生物技术目前重点开发自体髂嵴骨移植的替代材料，以期最大限度地降低脊柱融合术并发症发生率，同时又能获得相同的骨融合率。

骨生物学研究主要集中在骨诱导移植材料领域，如：DBM 和重组人骨形态发生蛋白（rhBMP，rhBMP-7）。关于应用 rhBMP2 严重并发症的早期报道激起了人们对生物和人工合成材料安全性和有效性的深入研究。

Abdullah 等[6] 最近系统性回顾分析了 19 项临床研究，其中包括系列病例研究、队列研究以及随机对照研究等，评估 BGEs（骨移植材料）在腰椎融合手术中的应用。关于 DBM（脱钙骨基质），仅有 2 篇 Ⅱ级证据的研究报道[23-24]。结果均显示，ICBG（髂骨移植）和 ICBG+DBM 在后路腰椎手术中具有相同的骨融合率，这提示 DBM 可作为 ICBG 的补充，以减少自体髂骨的切取量。并没有关于 DBM 不良事件的报道。β-TCP（磷酸三钙）已被广泛研究。已发表 2 篇关于 TCP 用于青少年脊柱侧凸手术的 Ⅰ级研究报告[25-26]。与 ICBG 相比，TCP 联合局部自体骨移植（LAG）取得了相同的骨融合率，移

表 33.2　续

公司	产品名称	成分	剂型	其他性能	研究论文
Integra LifeSciences	MOZAIK™	80%β-磷酸三钙与20% I 型胶原蛋白混合物	可塑形条带	骨传导 骨诱导 生物可吸收	病例报道
Integra Orthobiologics/（Isotis Orthobiologics）	OsSatura TCP	75%多孔羟基磷灰石与β-磷酸三钙混合物	颗粒	骨传导 骨诱导 生物可吸收	病例报道
Medtronic Spinal & Biologics	INFUSE® Bone graft	rhBMP-2 可溶性粉末	将 1.5mg/ml rhBMP-2 注入胶原海绵	骨诱导 还需其他结构性植骨材料	病例报道 人体研究
	AMPLIFY™ Matrix	rhBMP-2 与陶瓷基质（15:85 HA:β-TCP）	将 2 mg/ml rhBMP-2 注入移植物	骨诱导 骨诱导 生物可吸收	
NovaBone Products	Novabone	硅酸钙和磷酸钙基质	微创手术可注射可塑形骨泥、颗粒、碎屑	骨传导 骨诱导 生物可吸收	病例报道
Stryker	Hydroset	自硬化磷酸钙骨水泥	可成形可注射膏体	骨传导 生物可吸收	病例报道
	Vitoss®	90%多孔 β-TCP	粉末、微球、可塑形条带、可注射骨泥	骨传导 骨诱导 生物可吸收	病例报道
	Vitoss® BA	90%多孔 β-TCP 生物活性玻璃	粉末、微球、可塑形条带、可注射骨泥	骨传导 骨诱导 生物可吸收 骨生成（当与 BMA 混合时）	人体研究（I ~ II 级证据）
Wright Medical Technology	Osteoset	硫酸钙水泥	可注射微球、可塑形膏体	骨传导 生物可吸收	病例报道

植部位无并发症发生，并且出血量较少。

Alsaleh 等学者[27]发表了一篇系统性回顾论文，重点关注骨传导移植材料用于胸腰段侧后方融合手术治疗脊柱侧凸和退变性疾病。他们评估了 13 项病例对照研究和随机对照研究，共计 768 例患者，比较 BGEs 联合 LAG（局部自体骨移植）或 BMA（骨髓穿刺液）与 ICBG 单独或联合 LAG 使用。在术后至少 1 年时对患者的骨融合进行评估。结论认为，与 ICBG 相比，BGEs 在治疗退行性疾病时具有相同的骨融合率，而在脊柱侧凸则不同。亚组分析表明，单独使用 β-TCP 及与 HA（羟基磷灰石）联合使用，与使用 ICBG 具有相似的骨融合率。然而，与单独使用 HA 及 ICBG 相比，使用硫酸钙植骨材料的骨融合率较低。LAG 和 BMA 两种材料均被应用于对照组和试验组。该文还指出，与单独用 LAG 辅助或 LAG+BMA 联合辅助相比，单独用 BMA 辅助 BGEs 时骨愈合率较低。总的来说，BGE 组伤口延迟愈合、感染和血肿等不良事件的发生率显著下降。

结论

理想的骨移植材料应具备骨传导、骨诱导和骨生成等性能。自体骨移植被认为是骨移植的"金标准"，但由取骨引起的并发症限制了这一方法的广泛应用。随着技术的发展，对于理想的骨移植替代品和混合材料的需求不断增加。现已开发出多种骨移植材料，并对这些材料在脊柱融合术中的使用进行了评价。混合材料，尤其是含有 DBM、陶瓷和局部自体骨的移植材料，已在临床上广泛应用。并且研究表明，在腰椎融合术中，与自体髂骨移植相比，混合材料移植并发症的发生率较低，而骨融合率相同。目前，有关使用 BGEs 的特异性病变、风险预测和远期骨融合率等，都是仍待进行深入研究的重要课题。

（Sonia Teufack，James Harrop，Srinivas Prasad 著
张　超　丁金勇 译 周　跃 校）

参考文献

1. Young WF, Rosenwasser RH. An early comparative analysis of the use of fibular allograft versus autologous iliac crest graft for interbody fusion after anterior cervical discectomy. Spine. 1993;18:1123–4.
2. Shapiro S. Banked fibula and the locking anterior cervical plate in anterior cervical fusions following cervical discectomy. J Neurosurg. 1996;84:161–5.
3. Bishop RC, Moore KA, Hadley MN. Anterior cervical interbody fusion using autogeneic and allogeneic bone graft substrate: a prospective comparative analysis. J Neurosurg. 1996;85:206–10.
4. An HS, Simpson JM, Glover JM, Stephany J. Comparison between allograft plus demineralized bone matrix versus autograft in anterior cervical fusion. A prospective multicenter study. Spine. 1995; 20:2211–6.
5. Glassman SD, Howard JM, Sweet A, et al. Complications and concerns with osteobiologics for spine fusion in clinical practice. Spine. 2010;35: 1621–8.
6. Abdullah KG, Steinmetz MP, Benzel EC, et al. The state of lumbar fusion extenders. Spine. 2011;36: E1328–34.
7. Heneghan HM, McCabe JP. Use of autologous bone graft in anterior cervical decompression: morbidity & quality of life analysis. BMC Musculoskelet Disord. 2009;10:158.
8. Kim DH, Rhim R, Li L, et al. Prospective study of iliac crest bone graft harvest site pain and morbidity. Spine J. 2009;9:886–92.
9. Silber JS, Anderson DG, Daffner SD, et al. Donor site morbidity after anterior iliac crest bone harvest for single-level anterior cervical discectomy and fusion. Spine. 2003;28:134–9.
10. Gruskin E, Doll BA, Futrell FW, Schmitz JP, Hollinger JO. Demineralized bone matrix in bone repair: history and use. Adv Drug Deliv Rev. 2012;64(12):1063–77 [Epub ahead of print].
11. Ray RD, Holloway JA. Preliminary report of an experimental study. J Bone Joint Surg. 1957;39A:1119.
12. Urist MR. Bone: formation by autoinduction. Science. 1965;150:893–9.
13. Group MR. US markets for orthopaedic. Biomaterials. 2004(2005).
14. Groessner-Schreiber B, Krukowski M, Lyons C, Osdoby P. Osteoclast recruitment in response to human bone matrix is age related. Mech Ageing Dev. 1992;62:143–54.
15. Aaboe M, Pinholt EM, Schou S, Hjorting-Hansen E. Incomplete bone regeneration of rabbit calvarial defects using different membranes. Clin Oral Implants Res. 1998;9:313–20.

16. Schwartz Z, Somers A, Mellonig JT, Carnes D, Dean D, Cochran D, Boyan B. Ability of demineralized freeze-dried bone allograft to induce new bone formation is dependent on donor age but not gender. J Periodontol. 1998;69:470–8.
17. Zhang M, Powers Jr RM, Wolfinbarger Jr L. A quantitative assessment of osteoinductivity of human demineralized bone matrix. J Periodontol. 1997;68: 1076–84.
18. Green PJ, Walsh FS, Doherty P. Promiscuity of fibroblast growth factor receptors. Bioessays. 1996; 18:639–46.
19. Böttcher RT, Niehrs C. Fibroblast growth factor signaling during early vertebrate development. Endocr Rev. 2005;26:63–77.
20. Reddi AH, Reddi A. Bone morphogenetic proteins (BMPs): from morphogens to metabologens. Cytokine Growth Factor Rev. 2009;20:341–2.
21. Bleuming SA, He XC, Kodach LL, Hardwick JC, Koopman FA, Ten Kate FJ, van Deventer SJ, Hommes DW, Peppelenbosch MP, Offerhaus GJ, Li L, van den Brink GR. Bone morphogenetic protein signaling suppresses tumorigenesis at gastric epithelial transition zones in mice. Cancer Res. 2007;67:8149–55.
22. Rajaee SS, Bae HW, Kanim LE, et al. Spinal fusion in the United States: analysis of trends from 1998 to 2008. Spine. 2012;37:67–76.
23. Cammisa Jr FP, Lowery G, Garfin SR, et al. Two-year fusion rate equivalency between grafton DBM gel and autograft in posterolateral spine fusion: a prospective controlled trial employing a side-by-side comparison in the same patient. Spine. 2004;29:660–6.
24. Schizas C, Triantafyllopoulos D, Kosmopoulos V, et al. Posterolateral lumbar spine fusion using a novel demineralized bone matrix: a controlled case pilot study. Arch Orthop Trauma Surg. 2008;128: 621–5.
25. Delecrin J, Takahashi S, Gouin F, et al. A synthetic porous ceramic as a bone graft substitute in the surgical management of scoliosis: a prospective, randomized study. Spine. 2000;25:563–9.
26. Lerner T, Bullmann V, Schulte TL, et al. A level-1 pilot study to evaluate of ultraporous beta-tricalcium phosphate as a graft extender in the posterior correction of adolescent idiopathic scoliosis. Eur Spine J. 2009;18:170–9.
27. Alsaleh KAM, Tougas CA, Roffey DM, Wai EK. Osteoconductive bone graft extenders in posterolateral thoracolumbar spinal fusion: a systematic review. Spine. 2012;37:E993–1000.

第 **34** 章 微创 Wiltse 入路侧后方融合术

34.1 引言

微创脊柱外科手术（MISS）就是要最大限度地减少所必需的暴露，以尽量降低手术相关的并发症，力争取得最小的手术损伤和最佳的手术效果之间的平衡。本章主要讨论由腰背部节段肌肉所限定的精准入路，以及具体的神经血管支配。腰背部的局部解剖结构为经上关节突周围的神经血管束及肌腱所限定的中间或侧方解剖手术入路提供了依据。先讨论关节突复合体周围固定的约束结构，随后阐述影响手术入路的浅表解剖。

Wiltse[9] 首先报道了经多裂肌与竖脊肌复合体之间的肌间隙行脊柱后方融合的手术入路。该入路沿多裂肌及乳突侧方到达横突水平，避开肌腱和固定的神经血管束结构，这对保持腰背部肌肉的完整性非常重要。运用显微外科技术并掌握关节突周围的解剖，有助于在进行脊柱节段固定和后融合时保护腰背部肌肉的完整结构。

节段入路沿棘突外侧面椎板上方，以附着于上关节突的肌腱为边界，同样地，注意轻柔牵拉以保护腰背部肌肉神经血管束的完整性[7]。靠近中间植入椎弓根螺钉，为减压和（或）植骨融合固定预留了空间，将内固定物放置于节段肌肉的下方，以免损伤肌肉。沿肌腱中线剥离延长入路，切除骨组织，以便更好地进行减压和畸形矫正，同时还能保护支配肌肉的神经血管。

后方融合与侧方融合的解剖入路各不相同。可从中间或侧方入路完成小关节的坚强融合而不损伤肌肉。扩展到侧后方融合就可

导致肌肉附着点损伤，但不需要延伸到相邻节段就能完成。然后根据最理想的减压和畸形矫正以及植骨融合时对骨组织暴露的需求，决定是否切除骨组织或剥离肌肉。

笔者将回顾肌间隙入路椎弓根螺钉固定术，以及经节段性入路到达关节突关节，在保护肌肉的情况下行后方融合。不过，笔者认为靠近中间植入椎弓根螺钉同样能提供一个经多裂肌间隙的节段入路进行固定融合。这使我们进行小关节融合或减压椎间融合又多了一个入路选择，这种入路的界面是由附着于上关节突的肌腱所限定的，并保护了相关的节段性神经血管分布。

34.2 肌间隙入路

入路沿多裂肌复合体的侧面向下，在最长肌的侧方、多裂肌和上关节突侧面之间打开肌间隙界面。由于越向尾端多裂肌肌束就越向中间形成肌群，因此应从邻近 L1 棘突侧方进入入路界面。在多裂肌复合体侧方可看到，多裂肌会合成总腱附着于每一个节段的上关节突。关节突侧面及向横突背侧的过渡区没有肌腱附着。最长肌肌腱起源于每个节段的副突。该肌腱背侧薄弱，并于乳突副韧带和乳突相连接。越向下节段，肌腱由尾向背与附着于髂嵴的最长肌复合体总腱一致。

图 34.1 和 34.2 示已打开肌间隙界面，并显示出乳突周围肌肉和神经血管束界限。这一界面非常适合经肌间隙安放内固定器械。节段神经血管在横突部或横突深部发出

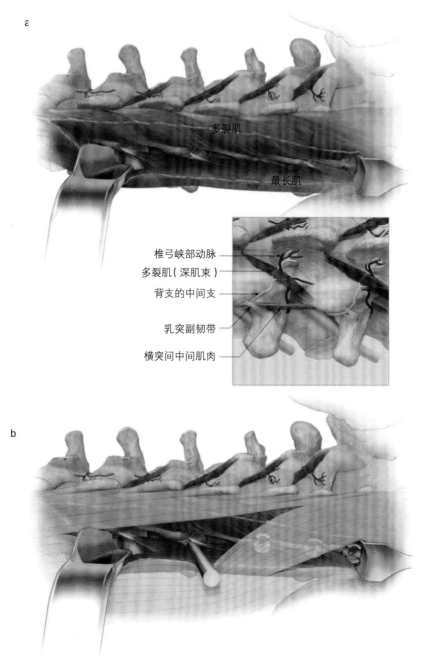

图 34.1 （a）从 L2 至骶骨分离肌间隙界面。可见多裂肌总腱附着于每一节段的上关节突。最长肌肌束起于每一节段的副突，汇聚成总腱附着于髂嵴的上中部。通常有少许脂肪覆盖在肌间隙界面背侧，在 L1 平面进到棘突附近，在骶骨水平则进到髂嵴中部。嵌套小图显示的解剖结构对椎弓根螺钉植入及融合非常重要。只要掌握解剖结构，通常都能将椎弓根螺钉在脊神经背支中间支的侧下方植入。（b）将直角牵开器放置在关节突侧方，牵开起于上节段的最长肌。L2 椎弓根螺钉的进钉点位于乳副突间沟及脊神经背支中间支的侧下方，以及起源于副突的肌腱上缘。在 L3 进钉点已植入丝攻，L4 至 S1 已植入椎弓根螺钉。必要时可切开并牵拉竖脊肌腱膜。（c）L2 至骶 1 已植入椎弓根螺钉。肌腱及最长肌近端位于螺钉头之间，有时需要少许分离肌腱背侧部分，从副突延伸到乳突副韧带，使连接棒完全沉入钉槽而不过度牵拉肌肉和肌腱。装配的内固定器械位于多裂肌复合体侧方而不压迫腰背肌肉

图 34.1 （续）

c

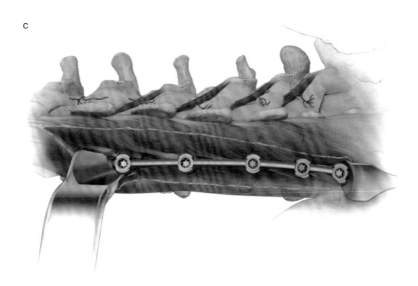

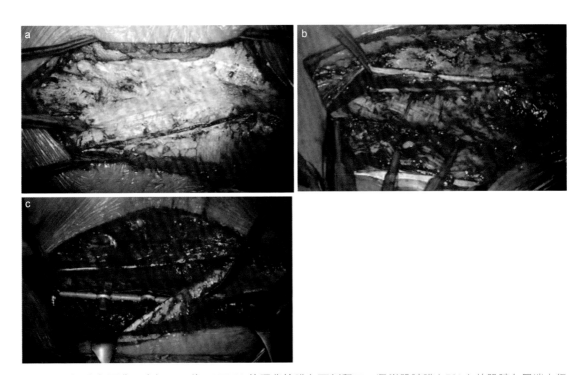

图 34.2 （a）行腰背正中切口，将 L1 至 S1 的腰背筋膜向两侧翻开。竖脊肌腱膜（ESA）的肌腱向尾端走行并附着于棘突背侧。切开的 ESA 位于附着于 L4 和 L5 的肌腱之间。（b）将中间上方的 ESA 向中间折翻。在上方邻近棘突处切开肌间隙界面。多裂肌肌腱在多裂肌的侧方形成并附着于上关节突（SAP）。牵开器抵靠于 L1 的 SAP。丝攻在 L1 至 L4 椎弓根的位置良好。在最长肌肌束之间的界面深处可见少许脂肪。（c）最终内固定器械位置良好。术野可见 L1 至 L3 椎弓根螺钉。L4 螺钉位于切开的 ESA 下方。可见 L5 和 S1 螺钉穿过 ESA 的第二个切口

分支，因此进入多裂肌与竖脊肌复合体之间不会损伤营养背部肌肉的神经血管。脊神经背支的中间支走行于关节突的侧方，转向中间走行于乳副突间沟内。营养相应肌肉的椎弓峡部动脉向中间行至横突间中间肌，邻近峡部侧方，然后转至节段多裂肌深部椎板表面。脊神经背侧支的侧支及伴行血管进入竖脊肌深面。当在横突表面进行过度牵拉时易伤及背侧支的侧支及伴行血管。

将牵开器放置于关节突侧方，有限牵开横穿横突的最长肌，显露直接植入椎弓根螺钉的骨质。螺钉的进钉点位于副突头侧缘与乳突侧面旁开 2～3 mm 处，此处植钉一般不会损伤关节突关节和乳副突间沟。

MISS 的精神实质在于手术入路应尽量保护解剖结构，而不应囿于简单的皮肤小切口，这两幅插图反映了打开肌间隙界面的解剖学入路。该入路适用于单节段或多节段手术，并且使多节段手术变得更加容易。尽管将牵开器放于关节突处能够适度牵开横跨于关节突上方的最长肌，但是透彻理解该处解剖结构有利于使用各种牵开器，并充分利用肌间隙植入内固定器械。虽然历史上一直采用 Wiltse 入路进行横突及关节突复合体去皮质操作，但该入路保护腰背肌肉的作用是显而易见的。在 MISS 场景下，该入路更适于关节内去皮质或沿侧块扩大骨显露范围，从而避免不必要的神经血管损伤。

根据笔者的临床经验和体会，植入椎弓根螺钉很多时候不会伤及脊神经背支的中间支。虽然术中难以看见脊神经背支的中间支，但理解其走行通常可以避免进入乳副突间沟和伤及中间支。当然有些时候，尤其在上腰椎，当椎弓根和关节突复合体分离时，为保证螺钉沿着正确的钉道植入椎弓根，就必须侵入到乳副突间沟内以免穿破椎弓根侧壁，这有可能损伤中间支。直视下拧入螺钉，尽量不用双极电凝，有利于保护神经。植入带导丝的空芯螺钉也有利于降低神经损伤的风险。

竖脊肌腱膜（ESA）是最长肌和髂肋肌胸背部肌束的肌腱复合体。该腱膜覆盖于背部肌肉之上，向中间走行附着于棘突背侧，并跨过远端的骶骨和髂骨。这些肌腱斜跨于肌间隙界面。分离位于深层肌间隙界面上方的纤维，这一般会使显露 3 个或 4 个节段的腰椎变得非常容易。第二个平行的 ESA（竖脊肌腱膜）切口通常可以暴露整个腰椎，在保存完好、中间纵向切开的韧带下方进行手术操作并无太大困难。

腰背筋膜是背阔肌的腱膜。从棘突附近折翻腰背筋膜能广泛显露以便切开 ESA 的肌腱。沿背阔肌筋膜纤维中间侧切开，向上切开 ESA 上方的界面就很容易显露一个或两个腰椎节段。如果不折翻和缝合腰背筋膜，显露整个腰背肌间隙界面一般需要在腰背筋膜上行三个或更多的切口。

皮肤切口对降低腰部肌肉损伤并发症的发生率并不那么重要。在 L3 及以上节段向上延长正中切口对行肌间隙入路通常较为便捷。当腰背筋膜沿棘突受到牵拉时，在 ESA 上方的腰背筋膜回缩，这样就避免了在筋膜上方的浅层形成潜在的积液腔隙。由于进入肌间隙的界面相对偏于侧方，在 L5-S1 平面采用较短的正中切口较为困难，在 L4-5 平面稍好一些，因此对于短节段固定采用一个短的旁正中切口则相对容易。

34.3　小关节融合

多裂肌有一条附着于每一节段上关节突的总腱。图 34.3 显示，手术入路在乳突上方的多裂肌总腱背侧缘，可牵开横穿椎板和小关节囊并向尾端附着的肌肉。切开关节囊，即行关节面去皮质，并直接在关节突间植骨。这不但可以完成坚强的小关节融合，而且也不破坏节段肌肉的完整性。从关节突

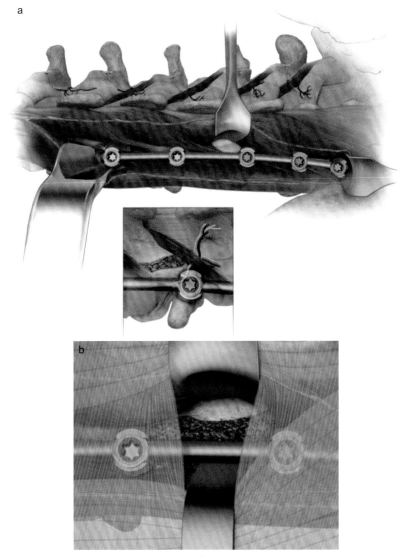

图 34.3 （a）从附着于 SAP（上关节突）的总腱尾侧缘入路，牵开横贯远节段的多裂肌复合体。牵开器显露小关节的关节囊、椎板侧缘和下关节突。切开小关节的关节囊。小关节去皮质，并保留小关节的完整性。肌间隙入路可为小关节植骨融合进行充分的准备。不游离上方肌肉就能将移植骨植入到备好的小关节处。（b）如果认为为取得坚强的骨性融合有必要牺牲肌肉，在这种情况下，即可游离邻近附着于 SAP、副突和横突的肌腱，扩大植骨范围，进行更传统的侧方融合。该图显示切开 ESA（竖脊肌腱膜）肌腱到达小关节，并经腰背筋膜行中间侧切开，通过节段入路最大程度地保留了这层结构的完整性

向峡部侧方、椎弓根基底部上方或椎板表面下方扩大去皮质范围，就能增加融合面积，而对肌肉的损伤很小。多年来，笔者一直仅采用小关节融合。只要小关节结构没被破坏，就没有必要进行椎间融合。

牵开通常比较容易，笔者一直使用各种拉钩维持肌间隙界面的视野。有一种柔软的脑部拉钩可少许折弯，将拉钩卡于棒处，并于皮肤处折叠拉钩，即可牵开肌间隙界面。手持式 Langenbeck 拉钩也很好用，可用来

牵开小关节囊上方的肌肉，以便进行充分的关节面去皮质和关节突间植骨融合。

尽管很多时候小关节融合是相当坚固的（图 34.4），然而扩大到通过下关节突经椎间孔进行椎间融合也相当便利。这可通过上述显露小关节的相同入路进行，或可经多裂肌入路，或经棘突侧缘向下更靠中间的节段入路，同样也可以保护关节突上方的肌肉。

34.4　中间侧节段入路固定术

由附着于上关节突的肌肉所限定的中间侧入路为进行固定融合提供了一个辅助且解剖结构相同的技术方法。当要保留多裂肌的起点时，该入路只是一个节段性入路，并不能显露整个腰段脊柱。在很多情况下，为了矫正脊柱畸形必须切除部分棘突或下关节突以进行截骨。不同的手术方式对肌肉的保护程度不同，然而，中间侧肌肉剥离显露效果最好。在这种情况下，不需要向侧方显露上关节突，既保护了分布于肌肉的神经血管，也能非常便利地完成多节段固定。

在每个节段，多裂肌起源于同一个总腱的起点，沿棘突侧下缘走行，从棘突深部和椎板中间缘发出一深部肌束，附着于尾侧两个节段的上关节突（如 L2 棘突到 L4 上关节突）。图 34.5 显示沿棘突切开界面，牵开节段多裂肌，即可显露椎板、下关节突和小关节的关节囊。图 34.6 显示附着于上关节突的多裂肌的深部肌束。牵开附着于邻近 SAP 的肌腱和横跨远节段的肌肉，同时又不损伤节段神经血管。用窥视器撑开放置牵开器的界面，头侧叶片被起于上位棘突的肌腱所限制，尾侧叶片将多裂肌复合体从起于邻近上关节突的肌束撑起。将牵开器叶片按小关节表面的轮廓进行塑形，以叶片突起牵开附着于 SAP 的肌腱以及附着于远节段的横贯肌肉，尽量减少对肌肉完整性的破坏。为

对称性显露，将叶片轻轻撑开即可使牵开器安置稳固，不需要机械臂辅助。图 34.7 和34.8 显示保留肌腱层及显露椎板上方的手术入路。

为更好地进行神经减压、骨切除或畸形截骨矫正和取骨行自体骨移植等，可考虑行中间侧肌肉剥离。虽然该入路影响到肌肉的拉伸功能，但是并没有导致肌肉坏死，并且与传统入路和一些扩张管道入路相比，没有损伤小关节复合体周围的解剖结构，该入路更符合解剖学层次。因此，该入路尤其适用于需要进行多节段显露的畸形矫正手术。

34.5　中间侧螺钉植入

由于沿上关节突方向神经血管和肌腱的限制，应行中间侧螺钉植入。显露并牵开 SAP 周围的限制，既能保护供养腰背部肌肉神经血管的完整性，还能便捷地植入螺钉。

Richard Hynes 最早采用中间侧螺钉植入的方法，经皮质骨通道穿过椎弓峡部，并研究了中间侧螺钉固定的生物力学。实验研究表明，中间侧皮质骨螺钉的固定强度与传统的椎弓根螺钉相当[8]。过去 14 年 1000 多例的临床经验表明，这种植钉方法的临床效果是非常显著的（Richard Hynes，个人通信）。

对于单节段固定融合，由于局部解剖结构的差异，对植入头侧和尾侧节段螺钉的限制略有不同。虽然中间侧植钉的钉道可以有偏头侧或尾侧的一些范围，但为了保护节段性神经血管的完整性，螺钉的植入会受到一些限制。头侧腰椎节段螺钉置于多裂肌的深层和中间侧，进钉点位于腰椎小关节下方、椎弓峡部的背侧。对于尾侧节段螺钉，如果保护起于邻近棘突的肌肉，进钉点应位于SAP 关节面的下缘，以免横断脊神经背支的中间支以及相应的多裂肌营养动脉。

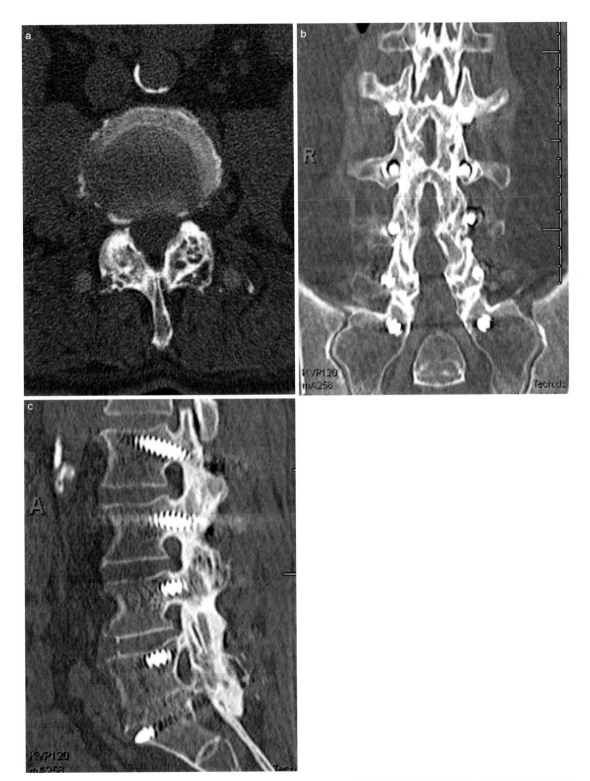

图 34.4 （a）已融合的小关节的轴面图像。在横断面可见 Peek 连接棒邻近小关节背侧，在肌间隙界面位于多裂肌和最长肌之间。（b）背侧冠状面重建图像显示，沿小关节复合体融合的小关节。（c）矢状面重建图像显示，沿关节复合体已获得坚强融合，同时在 L5-S1 行椎间融合

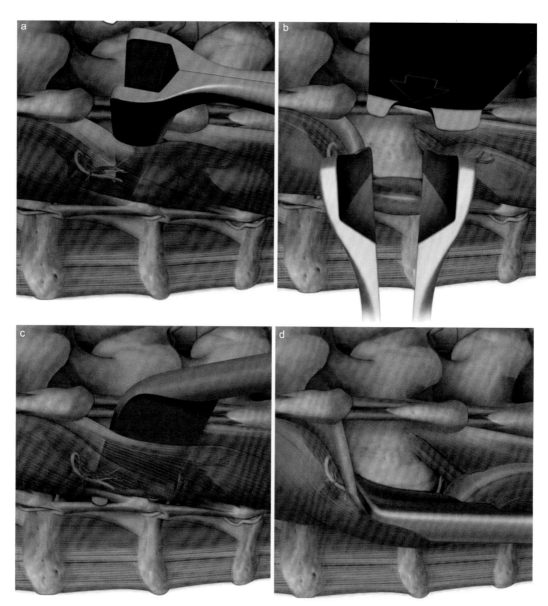

图 34.5 （a）中间侧入路示意图。沿棘突插入窥视器，将肌肉从棘突侧方和椎板提起。（b）张开窥视器，为插入到椎板和关节突背侧的牵开器叶片提供保护通道。（c）牵开器叶片撑开附着于 SAP 的肌腱和附着于尾侧下一个节段的横贯肌肉。牵开器末端不对称，头侧缘较长，这样就既能撑开附着于 SAP 的肌腱，也能撑开附着于尾侧节段的横贯肌肉和韧带。（d）牵开器已放置妥当并撑开。显露 IAP（下关节突）及其关节囊。在中间，起于邻近棘突的多裂肌肌束保护完好。将节段神经血管连同起于上位上关节突的肌肉一起牵开，而下位节段的神经血管走行于小关节下方，营养起于邻近上关节突的节段肌肉。可以看见起于棘突与椎板边缘过渡区的深部肌束。为进行椎管减压或椎间融合，常常需要至少部分牺牲这一深部肌束。椎板和关节突上方通常覆盖有少量脂肪，可根据需要予以切除。（e）注意保留小关节的完整性，切开关节囊和小关节去皮质即可进行坚固的小关节融合。从上关节突基底部中线植入椎弓根螺钉，以免损伤下方的神经血管。（f）在小关节处填塞植骨，准备拧入椎弓根螺钉。（g）最终椎弓根螺钉及连接棒位置良好

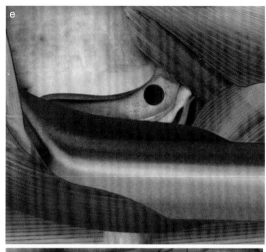
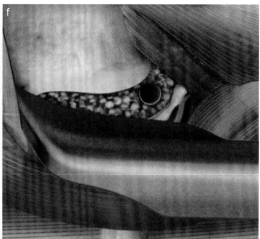
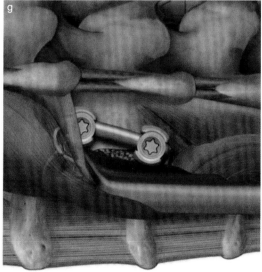

图 34.5 （续）

为了保护来自上一节段的肌肉，有限显露非常可靠的骨性表面解剖标志有助于螺钉的植入（图 34.9）。在峡部侧缘和副突之间有一弧形窝，笔者认为，该弧形窝是植入螺钉的关键性解剖标志。Richard Hynes 已用该弧形窝辅助螺钉植入。基于文献记载和历史渊源，笔者认为该弧形窝应称为 Rick's 窝。Rick's 窝位于椎弓根背侧下方向副突的过渡区，在最长肌侧方，椎弓根背侧下方向椎弓峡部和椎板中间过渡区。经椎板表面至椎弓

峡部边缘牵拉起覆盖于上方的肌肉和神经血管。确认椎弓峡部侧缘，进钉点稍偏中间，即可确保钉道位于骨内，这样就可经皮质骨钉道穿过椎弓峡部进入椎弓根。触摸椎弓峡部边缘进入 Rick's 窝，这样就确定了从椎弓峡部至椎弓根的过渡面，由此明确进钉点的头尾位置，以免螺钉穿破椎弓根至椎弓峡部过渡区的下壁。

笔者通常先使用高速磨钻磨穿峡部初始进钉点的皮质骨，当磨钻到达椎弓根松质骨

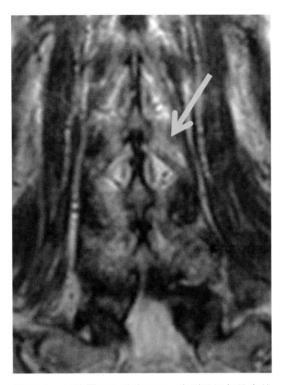

图 34.6　冠状面 MRI 重建显示，多裂肌深部肌束从棘突椎板边缘走行至 SAP。该肌束的附着是多裂肌总腱 SAP 附着的一部分。牵开该肌腱有助于牵拉深部肌肉和相关节段神经血管，以便螺钉植入

后换用丝攻。笔者认为，从椎弓峡部边缘至 Rick's 窝确定矢状面钉道，然后旋转钉道，将进钉点放在椎弓峡部背侧比放在 Rick's 窝能获得更强大和更多的皮质骨螺钉固定。钉道分别向头侧倾斜与轴面成约 25° 角，向侧方旋转与矢状面成约 15° 角（图 34.10）。全尺寸攻丝对避免植入大尺寸螺钉导致椎弓峡部皮质骨骨折非常重要。直径 4.5 ～ 5.5 mm 的皮质骨螺钉可以优化螺距，小直径螺钉以便最有效地咬合骨骼，并获得最大的螺钉强度。螺钉长度一般为 25 ～ 35 mm。

在严重退变性脊柱疾病患者，许多因素叠加使骨表面的解剖标志难以辨认。椎间盘塌陷导致下位椎体上关节突与上位椎体椎弓根下缘和 Rick's 窝相接触。肥大性关节病表现为关节囊和关节骨性增生，使术中分辨椎板和椎弓峡部的骨性隆起更加困难。切开小关节使术者可顺着下关节突确定椎弓峡部的骨性隆起和 Rick's 窝。

尾侧螺钉受到的限制略有不同。对于短节段暴露，笔者采用中间钉道经关节面进入。关节囊对正位于关节下方、供养邻近

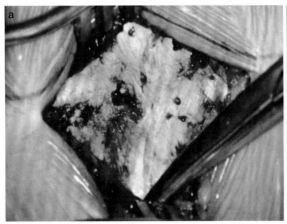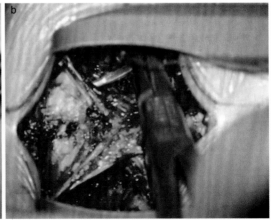

图 34.7　（a）沿腰背筋膜纤维的走行方向切开损伤最小，同时还能到达节段入路行神经减压及融合。（b）切开腰背肌筋膜和 ESA 后，放置牵开器叶片，缝合以保持手术视野的显露

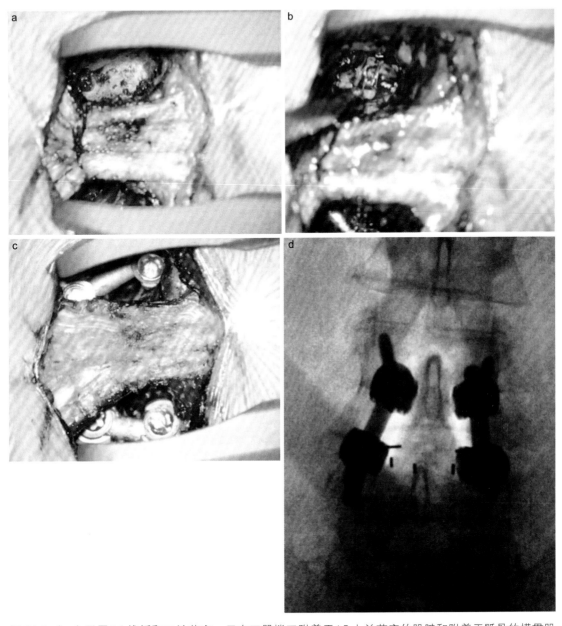

图 34.8 （ a ）显露 L4 椎板和下关节突，用牵开器撑开附着于 L5 上关节突的肌腱和附着于骶骨的横贯肌肉。向尾端可看到起源于棘突的多裂肌。牵开缝合以保持切口头侧的显露，向中间牵拉 ESA(竖脊肌腱膜)。沿棘突游离腰背筋膜，在 ESA 上方，向侧方折返腰背筋膜。(b)切除下关节突。中间的上关节突已被切除。轻微牵开或不牵开神经结构，通过切除椎间盘和椎间融合的窗口，可以看见椎间盘上方的椎间孔静脉丛。(c)椎间植骨融合完成后，植入螺钉。拆除固定 ESA 的缝合，放松肌腱使其恢复正常位置。(d)AP(前后位)X 线片表明中间肌肉保护良好

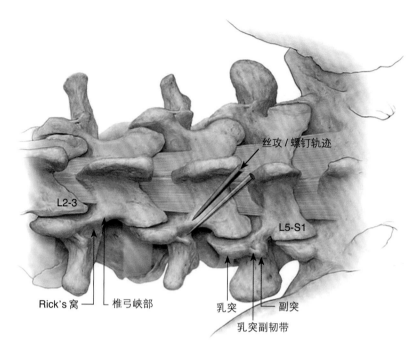

丝攻 / 螺钉轨迹

L2-3

L5-S1

Rick's 窝 ┐ ┌ 椎弓峡部　　　乳突 ┐ ┌ 副突

乳突副韧带

图 34.9　　中间植入螺钉并穿过椎弓峡部的解剖标志。从乳突到下关节突有一皮质骨隆起，这是椎弓峡部背侧面到侧方边缘过渡区的标志。在隆起与椎弓峡部侧方和副突之间有一弧形窝，这是椎弓根后下缘的标志（Rick's 窝）。触摸 Rick's 窝表面，确认钉道穿过椎弓根的过渡面。将进钉点向中间移至椎弓峡部表面，就可将钉道移至更多皮质骨处，植入螺钉的钉道越靠近棘突，就越能更好地将内植物安放在从上节段而来的肌肉下方

多裂肌的节段神经血管提供了一定程度的保护。笔者一般在关节面基底部的中外 1/3 处进入，为获得最大的把持力，钉道呈前后方向或稍偏向侧方进入椎体终板和椎体侧方交界处（图 34.11）。如果已经完成椎管减压，直接探查椎弓根内侧缘即可确认解剖标志。如果为了显露已进行肌肉剥离，那么采用与头侧螺钉植入相似的方法是最简单的，但为获得理想的钉道需要稍长一些的切口。

与上腰椎相比，L5 的独特之处在于其椎弓峡部较短，皮质部分发育不良，峡部与椎弓根及椎体的过渡区范围较小，因此植入螺钉时易穿破椎弓根的内下壁。术中通常难以直接触摸到椎弓峡部侧方和进入 Rick's 窝。切开腰骶关节面，顺着 L5 下关节突至 Rick's 窝和椎弓根下方，依此确定进钉点。

骶骨与腰椎不同。虽然两者钉道相似，但骶骨的皮质骨发育却远逊于腰椎，这与由椎间盘复合体运动节段动力学所致的经椎板和椎弓峡部的应力有关。笔者常直接植入椎弓根螺钉，或经肌肉用中间钉道将螺钉植入到骶骨终板下方骨骼质量较好的部位，并穿出到骶骨岬前方。如有需要，可使用短边连接器使头尾侧螺钉对齐。很多情况下，骶骨翼螺钉简单牢靠，其螺钉头部与中间螺钉排列整齐。

对于两个或三个节段的固定，可在多裂肌下方或经多裂肌穿过连接棒，然而，中线剥离肌肉便于术中操作，同时还保护了营养肌肉的神经血管（图 34.12）。

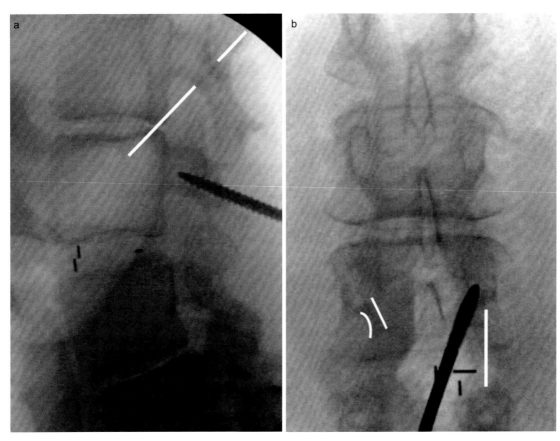

图 34.10　（a）侧位 X 线片显示副突及 Rick's 窝的硬化皮质骨表面，这即是向椎弓根的过渡区。白线表示在影像上看到的硬化骨边缘。可见丝攻尖端朝向高密度皮质区进入椎弓根，但应旋转穿过椎弓峡部而非 Rick's 窝皮质骨表面。（b）AP（前后位）X 线片显示丝攻的初始位置和朝向椎弓根的钉道。在左侧，两条线段表示椎弓峡部的侧方边界到 Rick's 窝的过渡区，线段界定了椎板表面的进针点和对应的丝攻尖端的位置。在右侧，这条线段表示钉道方向。将钉道旋转至椎板表面的中间进钉点，即对应于丝攻的方向

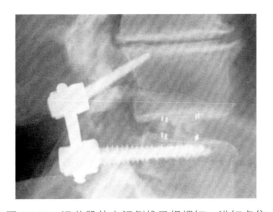

图 34.11　远节段的中间侧椎弓根螺钉，进钉点位于关节面下缘，能提供固定牢靠的钉道，而且皮肤切口很小。当保留节段肌肉起点时，也避免延伸伤及小关节下方脊神经背支中间支和动脉

34.6　讨论

　　腰背部肌肉的解剖学结构为该部位手术提供了一种不损伤肌肉的天然的微创入路。历史上，为了获得理想的暴露，许多手术入路就是直接根据需要游离脊柱周围肌肉。Caspar[2] 首次使用手术显微镜进行腰椎间盘切除术，为避免局部肌肉损伤，其采用旁正中切口经 ESA 进入，并牵开来自头侧节段的多裂肌。Ritland[5-6] 发表了显微经肌间隙融合术，或称 micro-TLIF 术，以肌肉为界限进行内固定物的植入，并经节段肌间隙

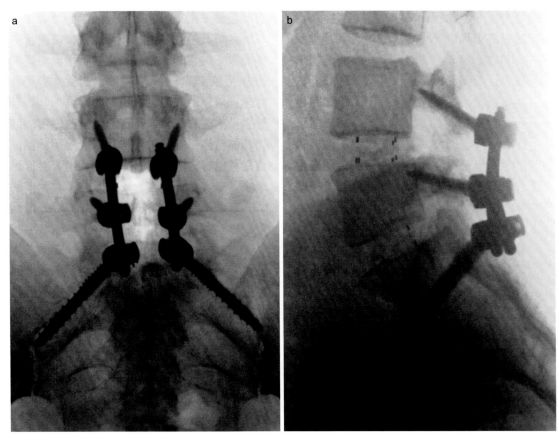

图 34.12 （a）显露 L4 至骶 1 椎板，行中间侧螺钉固定。游离中线肌肉为神经减压和取骨提供了广阔手术空间，同时也保护了营养肌肉的神经血管。将螺钉放置在起于 L3 棘突的肌肉深部，位于沿上关节突分布的肌腱和神经血管等限制性结构的中间侧。植入骶骨翼螺钉以免损伤附着于骶骨的多裂肌。（b）内固定物的侧位 X 线片显示，头侧节段的钉道穿过椎弓峡部和椎弓根

入路到达椎板进行减压和椎间融合。Foley[3] 最早提出了类似于微创经皮螺钉固定和经肌肉入路到达脊柱的方法。这种方法显露范围小，但通常不遵循腰背部肌腱和神经血管的正常解剖途径。

微创脊柱手术（MISS）所涉及的不仅是皮肤切口的大小，而是如何保护腰背肌肉的完整性，在这个意义上，我们有充分的理由支持使用保护肌肉的入路，而不采用经肌肉入路的手术方法。经肌肉入路或过度牵拉损伤腰背部节段肌肉的风险很大。在脊柱畸形和多节段畸形矫正手术时，肌间隙入路能安装内固定物于主要的腰背肌肉之间而不损伤

肌肉。联合使用到达小关节或进行椎间融合的节段入路，就有可能充分保护好腰背肌肉的完整性。将内固定物放置于肌肉之间对节段肌肉的功能影响很小。中线入路固定与中间螺钉植入的解剖结构是相同的。中线剥离肌肉能更广泛地暴露脊柱和椎管，同时还保护了支配营养腰背中线肌肉的神经血管。

对背部节段肌肉的充分认识有利于我们通过解剖路径到达脊柱，从而保护或尽量减少对背部功能完整性的影响。只有为获得理想的畸形矫正、神经减压或进行必要的融合时，才能考虑采用剥离肌肉的手术入路。

致谢：插图是由 Scott Bodell 历经数年

才得以完成，旨在阐明那些最相关的手术解剖。为清晰表达，我们不同程度地省略了一些细节，诸如棘间韧带和横突间肌等。本文对 Hoh[4] 先前发表的文章进行了扩展，还参考了 Bogduk[1] 的解剖学术语。

（Steve Ritland 著　黄　博　徐继禧
任之强 译　周　跃 校）

参考文献

1. Bogduk N. Clinical anatomy of the lumbar spine and sacrum. 4th ed. Edinburgh: Churchill-Livingstone; 2005.
2. Caspar W. A new surgical procedure for lumbar disk herniation causing less tissue damage through a microsurgical approach. In: Wullenweber R, Brock M, Hamer JN, editors. Advances in neurosurgery. Berlin: Springer; 1977. p. 74–7.
3. Foley KT, Holly LT, Schwender JD. Minimally invasive lumbar fusion. Spine. 2003;28(15):S26–35.
4. Hoh DJ, Wang MY, Ritland S. Anatomic features of the paramedian muscle-splitting approaches to the lumbar spine. Neurosurgery. 2010;66(3 Suppl Operative):13–24.
5. Ritland, S. Microsurgical intermuscular lumbar arthrodesis. Poster Session, Congress of Neurological Surgeons, Annual Meeting, San Antonio, Texas, September, 2000.
6. Ritland, S. Micro-TLIF™ a mini-open and intermuscular transforaminal lumbar interbody fusion. DePuy AcroMed Inc, Surgical Technique, October, 2002.
7. Ritland S. Intermuscular approaches for lumbar fixation and arthrodesis. Semin Spine Surg. 2003;15(4):420–9.
8. Santoni BG, Hynes RA, et al. Cortical bone trajectory for lumbar pedicle screws. Spine J. 2009;5:366–73.
9. Wiltse LL, Hutchinson RH. Surgical treatment of spondylolisthesis. Clin Orthop Relat Res. 1964;35:116–35.

第 35 章　微创胸腰段小关节融合术

35.1　引言

取得与开放手术相同的治疗效果，是成功的 MISS 所必需的。据报道，由于避免了对解剖结构的继发损伤，微创手术的主要优势有：术后疼痛轻微，住院时间短，出血量少和手术并发症少等。在过去的几年中，脊柱外科医生已经把微创手术的适应证从退行性疾病扩展到更复杂的脊柱疾病变，如胸腰段畸形、创伤、肿瘤和感染等。对许多胸腰段疾病而言，获得坚强的生物融合是治疗成功的关键。

目前，为了实现脊柱融合的目的，许多学者已提出各种融合技术，主要有微创后路椎间融合术、侧方椎间融合术和前方椎间融合术等。随着对更复杂脊柱疾病实施微创手术时代的来临，当需要跨越多个脊柱节段时，完成椎间融合手术已成为一项极其艰巨的任务。因此，微创融合的一个不同选择就是利用小关节融合联合椎弓根螺钉固定，以稳定和融合胸腰段脊柱。

1948 年，King[1] 最早报道了经腰椎小关节固定融合术。他的融合方法是用短螺钉水平穿过小关节。螺钉进入下关节突，横穿关节后进入同侧上关节突[2]。1959 年，Boucher[3] 提出改良的 King 技术。他采用相同的进钉点，但钉道更垂直进入同侧上关节突椎弓根基底部，使螺钉末端获得更大的把持力。1984 年，Magerl[4] 提出另一种经小关节固定融合的改良技术，即经椎板小关节螺钉，从对侧棘突基底部进入，横穿椎板进入同侧小关节。近年来，随着微创技术的进步，作为经小关节螺钉固定的另一种选择，小关节融合联合后路椎弓根螺钉固定可以取得良好的生物性融合。

35.2　适应证和禁忌证

微创后路经小关节或经椎弓根固定融合术的适应证包括：腰椎退行性病变、胸腰段僵硬性畸形、创伤、感染或肿瘤重建。微创固定融合的相对禁忌证有严重的骨质疏松症和活动性脓毒症。

35.3　手术方法

当进行微创后路小关节融合时，应遵循和坚持微创后路椎弓根螺钉固定的原则。术前应确定拟融合的小关节。小关节手术节段的椎弓根微创插入空芯导管。术中以真正的前后位 X 线透视观察椎弓根，椎体的上、下终板应各成一条直线平行于地面。当获得真正的前后位图像后，将克氏针放置于皮肤上，经椎弓根中心在皮肤上画一条水平线和垂直线。这两条线的交点大致相当于椎弓根螺钉的进钉点。基于这个进钉点，在椎弓根和椎体上方行小切口刺穿皮肤、皮下组织和筋膜。然后将 Jamshidi 穿刺套管针经切口放置于椎弓根 3 点钟和 9 点钟位置。术中 X 线透视确认 Jamshidi 穿刺套管针的位置。当确认 Jamshidi 穿刺套管针的位置良好时，逐渐向前钻入至椎弓根 - 椎体交界区，并再次透视确认

Jamshidi 穿刺套管针的位置。然后将一枚克氏针经空芯套管放置，并将其推进至椎体内。

　　克氏针在各节段的位置由 X 线透视确认（图 35.1）。当认为克氏针的位置满意时，套上克氏针进行钉道攻丝（图 35.2）。使用的螺钉及丝攻的大小基于术前 CT 测量值确定。钉道攻丝完成后，将扩张管道沿克氏针套上进行逐级扩张。用扩张管道不但可以建立进行小关节融合的手术区域，而且还可以像棒一样推挤清除覆盖于小关节上方的软组织（图 35.3）。当把合适大小的扩张管道放置到小关节上方时，术者应确定可清晰看见小关节（图 35.4）。如果显微镜不能进入手术区域，通常需要使用头环灯照明放大。用电刀清除覆盖小关节的软组织和关节囊。用髓核钳取出这些组织。当小关节表面的软组织被清理干净后，就可看清楚小关节，可经扩张管道使用高速磨钻。侧位透视确认磨

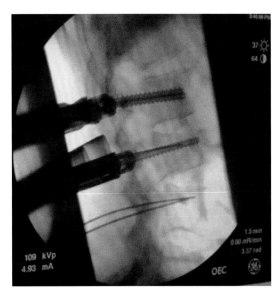

图 35.2　小关节融合后，X 线透视显示椎弓根螺钉的位置

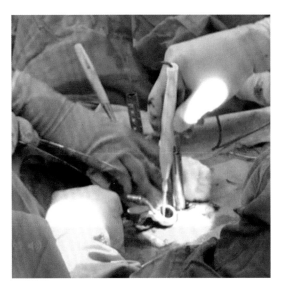

图 35.3　术中将扩张管道放置于小关节上方

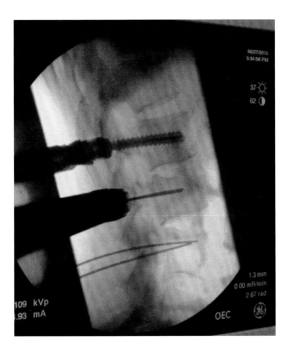

图 35.1　术中透视显示，克氏针插入椎弓根和椎体内，上方已套上扩张管道

钻在小关节的位置合适（图 35.5）。用高速磨钻进行小关节去皮质。接着，术者将所选的骨移植材料经扩张管道放置在小关节周围（图 35.6）。取出扩张管道，将空芯椎弓根螺钉套上克氏针植入。然后取出克氏针。依次在两侧所有小关节完成这一操作。

图 35.4　经扩张管道看见的去皮质小关节

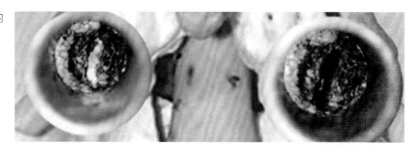

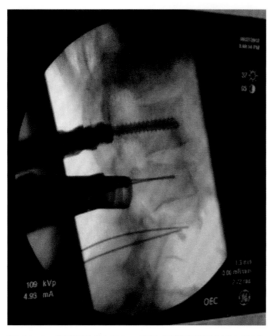

图 35.5　透视影像显示，磨钻经扩张管道插入到小关节平面

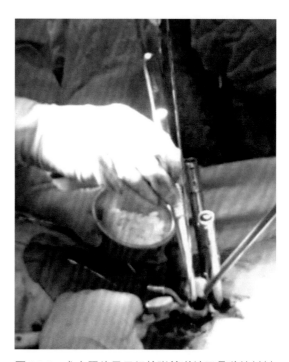

图 35.6　术中照片显示经扩张管道放置骨移植材料

35.4　临床资料

大部分小关节融合的临床资料都基于开放手术[1, 3, 5-7]。King[1] 报道，在他的 55 例系列患者的原始资料中，融合率为 91%，仅有 1 例患者因螺钉位置继发神经根刺激症状。然而，其他术者[5] 报道，运用 King 技术，经小关节螺钉固定术后假关节形成率高达 55%。Boucher[3] 报道，采用他的改良技术，椎间盘退行性病变行单节段融合术者，

融合率为 100%；而腰椎滑脱症的融合率为 92%。近年来，El Masry 等[6] 报道融合率为 100%。在这个队列研究的患者中，治疗结果优良率为 89%，未出现神经并发症。Margulies 和 Seimon[7] 有类似报道，运用开放的 Boucher 技术进行单节段融合，治疗结果优良率为 91%。

研究表明，Magerl 改良技术，即开放的经椎板小关节螺钉固定术，也是一项卓有成效的技术，并发症少且临床疗效好[4, 8-11]。Jacobs 等[8] 报道，在他们的腰骶融合队列

研究中，融合率为 91%，治疗结果优良率为 93%。Humke 等[9] 运用后路经椎板小关节螺钉固定术，融合率为 94%，治疗结果优良率为 97%。在该系列研究中的 173 例患者中，仅有 1 例经 L2-3 减压融合术后发生短暂的股四头肌无力，术后 6 个月恢复正常。有 3 例发生神经根刺激症状，在至少 52 个月的最后随访时恢复正常。在运用开放的经椎板小关节螺钉固定术的其他研究中[10, 11]，融合率超过 94%，治疗结果优良率也很高。

Best 和 Sasso[12] 也报道一项环腰椎融合术的队列研究。作者比较了经椎板小关节螺钉固定与经椎弓根螺钉固定的再手术率。在这项 43 例患者的系列研究中，经椎板小关节螺钉固定的患者有 2 例（4.7%）需要在病变节段再次手术，椎弓根螺钉固定的患者有 24 例（37.5%），无一例需要翻修手术。手术再探查发现，经椎板小关节螺钉固定患者假关节发生率为 2.3%，椎弓根螺钉固定的假关节发生率为 4.2%。有趣的是，在经椎板小关节螺钉固定术的患者中，仅 1 例假关节形成的患者需要另外行横突间融合和椎弓根螺钉固定，而没有拆除小关节螺钉。在椎弓根螺钉固定的患者中，再手术的患者均需拆除椎弓根螺钉和连接棒。

迄今为止，尚未研究过开放或微创单独小关节融合或小关节融合联合椎弓根螺钉固定的临床结果。现在还不清楚，过去的经小关节螺钉固定融合的数据是否适用于微创小关节融合联合椎弓根螺钉固定。因此，支持把这项技术作为一个可行性选择的数据乃是基于过去的临床经验。

结论

随着 MISS 技术的进步，经皮小关节融合术正逐渐成为进行腰椎后路融合时一项极具吸引力的选择。与开放手术比较，经皮技术具有很多优势，如：出血量少[13-15]、软组织损伤小[16-18]、术后疼痛轻[16, 19-20]、感染风险小[14, 21-22] 等。辐射暴露是一个值得关注的问题，然而，运用虚拟透视及 CT 引导技术可以最大程度地减少辐射[23-24]。

经皮小关节融合术是一项很有前景的技术。然而，目前为止的临床研究都是不同技术系列病例的比较和非比较研究，并且是非随机对照试验。尽管如此，经皮小关节融合联合椎弓根螺钉固定是一项可行的微创融合技术的替代方法。

（Oliver Tannous, Kelley Banagan, Steven C. Ludwig 著

丁金勇　张　瑷译　周　跃校）

参考文献

1. King D. Internal fixation for lumbosacral fusion. J Bone Joint Surg Am. 1948;30:560–5.
2. Ferrara LA, Secor JL, Jin BH, Wakefield A, Inceoglu S, Benzel EC. A biomechanical comparison of facet screw fixation and pedicle screw fixation: effects of short-term and long-term repetitive cycling. Spine (Phila Pa 1976). 2003;28:1226–34.
3. Boucher HH. A method of spinal fusion. J Bone Joint Surg Br. 1959;41:248–59.
4. Magerl FP. Stabilization of the lower thoracic and lumbar spine with external skeletal fixation. Clin Orthop Relat Res. 1984;189:125–41.
5. Thompson WA, El R. Pseudarthrosis following spine fusion. J Bone Joint Surg Am. 1949;31:400–5.
6. El Masry MA, McAllen CJ, Weatherley CR. Lumbosacral fusion using the Boucher technique in combination with a posterolateral bone graft. Eur Spine J. 2003;12:408–12.
7. Margulies JY, Seimon LP. Clinical efficacy of lumbar and lumbosacral fusion using the Boucher facet screw fixation technique. Bull Hosp Jt Dis. 2000;59:33–9.
8. Jacobs RR, Montesano PX, Jackson RP. Enhancement of lumbar spine fusion by use of translaminar facet joint screws. Spine (Phila Pa 1976). 1989;14:12–5.
9. Humke T, Grob D, Dvorak J, Messikommer A. Translaminar screw fixation of the lumbar and lumbosacral spine: a 5-year follow-up. Spine (Phila Pa 1976). 1998;23:1180–4.
10. Grob D, Humke T. Translaminar screw fixation in the lumbar spine: technique, indications, results. Eur Spine J. 1998;7:178–86.
11. Reich SM, Kuflik P, Neuwirth M. Translaminar facet screw fixation in lumbar spine fusion. Spine (Phila Pa 1976). 1993;18:444–9.
12. Best NM, Sasso RC. Efficacy of translaminar facet screw fixation in circumferential interbody fusions as

compared to pedicle screw fixation. J Spinal Disord Tech. 2006;19:98–103.

13. Wild MH, Glees M, Plieschnegger C, Wenda K. Five-year follow-up examination after purely minimally invasive posterior stabilization of thoracolumbar fractures: a comparison of minimally invasive percutaneously and conventionally open treated patients. Arch Orthop Trauma Surg. 2007; 127:335–43.

14. Schmidt OI, Strasser S, Kaufmann V, Strasser E, Gahr RH. Role of early minimal-invasive spine fixation in acute thoracic and lumbar spine trauma. Indian J Orthop. 2007;41:374–80.

15. Merom L, Raz N, Hamud C, Weisz I, Hanani A. Minimally invasive burst fracture fixation in the thoracolumbar region. Orthopedics. 2009;32.

16. Kim DY, Lee SH, Chung SK, Lee HY. Comparison of multifidus muscle atrophy and trunk extension muscle strength: percutaneous versus open pedicle screw fixation. Spine (Phila Pa 1976). 2005;30:123–9.

17. Regev GJ, Lee YP, Taylor WR, Garfin SR, Kim CW. Nerve injury to the posterior rami medial branch during the insertion of pedicle screws: comparison of mini-open versus percutaneous pedicle screw insertion techniques. Spine (Phila Pa 1976). 2009;34: 1239–42.

18. Lehmann W, Ushmaev A, Ruecker A, Nuechtern J, Grosserlinden L, Begemann PG, Baeumer T, Rueger JM, Briem D. Comparison of open versus percutaneous pedicle screw insertion in a sheep model. Eur Spine J. 2008;17:857–63.

19. Charles Y, Zairi F, Vincent C, Fuentes S, Bronsard N, Court C, Huec J-C. Minimally invasive posterior surgery for thoracolumbar fractures: new trends to decrease muscle damage. Eur J Orthop Surg Traumatol. 2012;22:1–7.

20. Rampersaud YR, Annand N, Dekutoski MB. Use of minimally invasive surgical techniques in the manage-ment of thoracolumbar trauma: current concepts. Spine. 2006;31(11):S96–102.

21. Ni WF, Huang YX, Chi YL, Xu HZ, Lin Y, Wang XY, Huang QS, Mao FM. Percutaneous pedicle screw fixation for neurologic intact thoracolumbar burst fractures. J Spinal Disord Tech. 2010;23:530–7.

22. Palmisani M, Gasbarrini A, Brodano GB, De Iure F, Cappuccio M, Boriani L, Amendola L, Boriani S. Minimally invasive percutaneous fixation in the treatment of thoracic and lumbar spine fractures. Eur Spine J. 2009;18(1):71–4.

23. Kang HY, Lee SH, Jeon SH, Shin SW. Computed tomography-guided percutaneous facet screw fixation in the lumbar spine: technical note. J Neurosurg Spine. 2007;7:95–8.

24. Sasso RC, Best NM, Potts EA. Percutaneous computer-assisted translaminar facet screw: an initial human cadaveric study. Spine J. 2005;5:515–9.

第七部分

未来发展方向

第**36**章 微创脊柱外科的临床研究：现状和未来挑战

36.1 引言

脊柱融合术是一种公认的用于各种需要稳定的脊柱伤病的治疗方法，也用于脊柱畸形的矫正。然而，传统的开放手术需要广泛的软组织剥离和牵拉，以确认解剖学标志，进行准确的内固定器械的植入和充分的融合床准备。这些开放手术的缺点主要有：出血量多[1]、并发症的发生率高[2]、住院时间长[3]、术后腰背部疼痛剧烈和躯干肌肉力量下降[4]。

报道表明，其他外科专业运用微创技术能提高疗效，降低并发症的发生率[5-8]，加之手术显微镜的高倍放大、照明、通道和内植物等手术器械不断改进，所有这些都激发了将微创外科技术应用于脊柱融合的愿望。然而，在广泛开展这些微创技术之前，必须进行微创脊柱手术与现有公认常用开放脊柱固定融合手术的安全性和有效性的比较研究。另外，新的外科技术一般都伴随着高昂的预付费用，决定采用微创脊柱技术还必须考虑成本-效益。

以现有后路微创腰椎融合术的证据为例，本章简要介绍了微创脊柱融合术的现有文献，确认迄今为止的这些资料证据的缺点，并提出可能的发展方向和需要解决的挑战，作为未来的研究课题。

36.2 现有文献：比较效果研究

在采用一项新的外科技术之前，必须与标准的手术方法比较它的相对价值、实用性和重要性。美国国家医学研究院（Institute of Medicine，IOM）强调这种研究非常必要，并通过进行比较效果研究（comparative effectiveness research，CER）来完成。根据IOM的定义，"CER是比较疾病预防、诊断和治疗替代方法的利益和危害，以及医护质量监测或改善所得出的证据。CER的目的是为了帮助消费者、医生、购买者和决策者做出明智的决定，这将在个体和群体水平上提高医疗服务质量"[9]。

外科医生传统意义上认为，CER就是证明一种手术方法与另外一种手术方法相比，安全性和有效性相当或更好。根据对CER这样的基本认识，必须证明微创脊柱融合术至少与传统开放手术一样安全有效。因此，直到最近，支持新的微创脊柱融合术的证据主要是由外科医生实施的临床试验所得出的，这些证据仅限于病例系列研究、队列研究和比较观察研究，几乎没有评价临床结果的随机对照研究，临床结果主要包括手术时间、出血量、住院时间、并发症发生率和融合率等[10]。

36.3 微创腰椎融合术的比较效果研究

近年来，有关开放与MIS后路腰椎融合术治疗退行性腰椎疾病的研究显著增加。这些研究分析了直接侧方入路或极侧方入路椎间融合术（DLIF/XLIF）、轴向腰椎椎间融合术（AxiaLIF）和MIS前路腰椎椎间融合术（ALIF）。关于这些技术现有的详细证据超出了本章的讨论范围。代之，我们将重点关注后路 MIS 腰椎融合术与传统开放后正中入路治疗退行性腰椎疾病的比较效果研究。对于侧方经腰大肌入路的手术适应证与疗效，我们推荐读者阅读近期由 Arnold 等发表的一篇很好的综述 [11]。

我们近期已完成一篇关于微创与开放后路腰椎融合术治疗腰椎退行性疾病比较效果的系统性评价综述（Goldstein and Rampersaud–2012，已提交同行评审）。我们查询了 MEDLINE、EMBASE、Web of Science 和 Cochrane 数据库。MeSH（医学主题词表）使用的术语是 "Minimally invasive" / "Minimal access" and "Lumbar spine" / "Lumbar vertebrae" or "Fusion"/"Surgical Procedures" 的派生词。用短语 "Minimally invasive spine surgery" 在 PubMed 数据库中搜索。还完成了参考文献列表的手工检索。由两个独立评估员对论文标题、摘要和全文版本进行回顾，以确定是随机对照研究或是比较队列研究。此综述纳入的研究包括：开放或 MIS 脊柱融合术治疗脊柱退行性疾病，每组有 10 例或以上患者，且至少报道下列中的一项：（1）临床结果评价，（2）围术期结果评价，（3）影像学结果，（4）并发症，或（5）经济分析。根据等级方案评估研究质量 [12]。在意见分歧的情况下，第三位脊柱外科医生参与评估研究纳入及评级是否合

适。如果合适，就对数据结果进行 meta 分析。

我们确认有 25 项比较队列研究 [13-37] 和 1 项前瞻随机试验 [38] 符合我们的纳入标准。根据等级方案，由于多种因素，包括但不限于患者和手术的异质性、样本量小、方法缺陷，和（或）治疗效应量小，所有研究的质量被评级为低或非常低水平。在这 26 项研究中，其中 856 例患者（平均年龄 54.9 岁）行 MIS 腰椎融合术，另外 806 例患者（平均年龄 56.7 岁）行传统开放固定融合术。在这些研究中，手术适应证不一致：有 14 项研究列出了术前诊断，超过一半的患者因退行性或峡部裂性腰椎滑脱行手术治疗，其余患者为腰椎椎管狭窄症、退行性椎间盘病或其他脊柱疾病变。

36.3.1　围术期结果评价

如表 36.1 所示，除辐射暴露外，与开放 TLIF 相比，围术期结果评价比较荟萃分析表明，MIS 更有优势。虽然如预期的 MIS 比开放手术患者术中辐射暴露平均多 56 秒（95%CI 6.12 ~ 75.75，$P < 0.0001$），但开放与 MIS 的手术时间无显著性差异。在 17 项研究中报告了术中出血量，MIS 融合术的平均术中出血量较开放术少 260 ml（95%CI 187.54 ~ 332.69，$P < 0.0001$）。行 MIS 融合术的患者下地行走较

表 36.1　比较 MIS 与开放 TLIF 围术期结果评估的荟萃分析结果

结果	纳入研究数量	纳入患者数量	平均差（MIS – 开放融合）[95% CI]	P 值
手术时间 [分钟]	15	1 016	-2.49 [-19.66, 14.68]	0.78
住院时间 [天]	13	891	-2.87 [-3.82, -1.91]	< 0.0001
估计出血量 [ml]	17	1 091	-260.11 [-332.69, -187.54]	< 0.0001
X 线照射时间 [秒]	6	481	55.93 [36.12, 75.75]	< 0.0001
术后下地行走时间 [天]	4	330	-3.52 [-5.52, -1.51]	0.0006

开放术平均早 3.5 天（95%CI 1.51～5.52，*P*=0.0006），出院时间平均早 2.9 天（95%CI 1.91～3.82，*P*＜0.0001）。

这些结果与先前由 Karikari 等发表的综述一致[10]，该综述纳入 7 项比较队列研究，评估了 MIS 与开放 TLIF 或 PLIF。与我们的综述一样，综述中（*n*=7）的所有比较研究表明，MIS 组估计出血量和住院时间都少于开放组。在这 7 项研究中，两组间的手术时间无显著性差异（MIS 156.2～348.2 分钟；开放手术 142.8～312.2 分钟）。

36.3.2 并发症的发生率

在推广微创腰椎融合术之前，必须阐明新技术的安全性。研究表明，腰椎融合术的并发症在老年及有多种共病的患者中比较常见[39]。由于 65 岁以上老年人口比例和退行性脊柱疾病患者的增加，这具有特别重要的意义。因此，不研究并发症的发生率，就无法完成 MIS 与开放脊柱融合术的比较效果研究。

2010 年，Wu 等完成一项文献回顾及有关评估开放和（或）MIS-TLIF 融合率的荟萃分析，纳入文献有比较队列研究和仅有的一篇 RCT（随机对照试验）[40]。16 项研究中完成开放 TLIF 术 716 例，8 项研究中完成 MIS-TLIF 术 312 例。两组间的融合率无显著性差异（开放：90.9%[95%CI：86.4%～94.0%]；MIS:94.8%[95%CI：85.4%～98.3%]）。作者还观察到，与开放队列相比（12.6%[95%CI：7.5%～20.3%]），MIS 队列并发症的发生率有下降趋势（7.5%[95%CI：3.0%～17.3%]）。然而，还应当注意到，报道及定义并发症的方法有很大不同，以及 MIS 队列使用 BMP 进行融合（50% 对 12.2% 开放队列）的比例很高。

在最近发表的一篇文献中，Parker 等对开放与 MIS-TLIF 的手术部位感染发生率进行了系统回顾，研究了两组之间的差异[41]。作者确认了 10 项 MIS 手术研究和 20 项开放手术研究，分别纳入患者 362 例和 1133 例。对这 30 项研究进行汇总分析表明，MIS 手术队列的 SSI 发生率为 0.6%，显著低于开放手术的 4.0%（*P*=0.0005）。

在我们的文献系统回顾研究中，共纳入 26 项研究，其中 23 项至少报道了一种类型的并发症，包括椎间不愈合，并发症发生率的荟萃分析总结见表 36.2。根据 Wu 等学者[40]的观点，在有关椎间融合率的 8 项研究中，开放与 MIS 队列的融合率无显著性差异（RR=0.97[95% CI：0.35–2.63]；*P*=0.95）。与 Parker 等[4]的结论不同，我们的荟萃分析认为两种术式的浅表与深部感染率

表 36.2　比较 MIS 与开放 TLIF 术并发症发生率的荟萃分析

结果	纳入研究数量	纳入患者数量	危险度 [95%CI]	*P* 值
硬脊膜破裂	16	1 009	0.71 [0.39 1.30]	0.27
感染	13	852	0.66 [0.32 1.36]	0.26
手术并发症	15	991	0.72 [0.42 1.21]	0.21
非手术并发症	13	854	0.39 [0.23 0.69]	0.001
不愈合	8	455	0.97 [0.35 2.63]	0.95
二次手术	9	640	0.99 [0.40 2.44]	0.97
总并发症	23	1 420	0.63 [0.47 0.85]	0.002

无显著差异（RR=0.66[95%CI = 0.32–1.36]；P=0.26）。然而，这种差异很可能是由于手术部位感染定义的不同以及我们的系统回顾排除了非对照研究造成的。进一步的研究表明，开放与 MIS 腰椎固定融合术并发症的发生率没有显著性差异，这些并发症包括：硬脊膜破裂、内植物位置不良、神经损伤或术后血肿等（RR=0.72[95%CI: 0.42 ~ 1.21]，P=021）。然而，开放手术患者的非手术并发症显著增多，包括尿路感染、呼吸系统和心脏并发症（RR= 0.39[95%CI: 0.23 ~ 0.69]，P=0.001）。而且开放手术患者的输血率也显著升高（RR=0.31[95%CI: 0.10 ~ 0.93]，P=0.04）。

尽管目前还没有能够满足我们纳入标准的 MIS 与开放矫正多节段冠状面畸形并发症或结果的比较研究文献，但是对这一迅速发展的领域有必要给予足够的重视。在 60 岁以上患者中，脊柱畸形的患病率几乎达 70%[42]，且在 65 岁及以上的住院患者中，以脊柱畸形为主要诊断的患者占 50%[43]。鉴于这一患者群共病增加的负担，以及术前肺、肾和心脏测试与围术期涉及这些器官系统并发症之间的关系[44]，不断提高 MIS 技术在成人脊柱畸形外科的应用有可能显著改善这一患者群的治疗结果。已发表的病例系列研究表明，除与经腰大肌入路有关的特殊并发症外，MIS 技术降低了非手术并发症的总发生率[11]。此外，每一例脊柱患者并发症住院费用约为 10 000 美元[39]，MIS 手术降低并发症发生率对经济压力的影响是非常巨大的。

36.3.3　患者报告结果量表

虽然围术期结果量表和并发症发生率是确定一项新外科技术安全性和有效性的重要组成部分，然而，这些结果通常对外科医生的意义远大于患者，因此从患者的角度看这并不能准确地反映比较效果。相反，运用以患者为中心的结果量表，包括对患者最重要的参数（如：疼痛、功能和恢复工作时间），是脊柱疾病不同疗法比较效果的一种重要方法。

腰椎疾病研究中最常用的患者报告结果量表是 Oswestry 功能障碍指数（ODI）、由医疗结果研究组织（MOS）开发的一般健康调查 36 项简表（SF-36）和欧洲五维生命质量量表（EQ-5D）。在我们系统回顾确认的 26 项研究中，其中 22 项含有至少 1 种患者报告结果量表，10 项使用 ODI[13, 16, 22-24, 27-28, 34-36]，3 项使用 SF-36[17, 22, 31]，仅有 1 项研究使用 EQ-5D[13]。其他患者报告结果量表还有腰痛或腿痛的视觉模拟评分（VAS）、McGill 疼痛评分、压力感和情绪状态量表、日本骨科协会（JOA）评分量表、Roland-Morris 功能障碍调查量表（RMQ）、北美脊柱学会（NASS）评分量表、美国骨科医师学会（AAOS）评分量表、12 项简表（SF-12）和 Prolo 量表。

在我们系统回顾中确认使用患者报告结果量表的 22 项研究的结果详情在表 36.3 中概要列出。由于纳入使用其他结果量表的研究数量较少，患者报告结果量表的 meta 分析结果就局限于 ODI 评分的变化（图 36.1）。从 MIS 与开放融合术比较的 10 项研究进行汇总分析，结果表明，ODI 的变化在统计学上有显著性差异，MIS 手术优势明显（MD=3.32[95% CI 1.33–5.32]，P=0.001）。然而，这样的 ODI 组间差异还没有接近具有临床意义的最小重要差值，或给临床带来实质性益处的临界值[45]。因此，有限的汇总分析结果以及表 36.2 罗列的文献定性地表明，在 2 年或更长时间的随访中，MIS 与开放融合术治疗腰椎退行性疾病的临床效果相当，尚未见到 MIS 手术效果较差的报道。

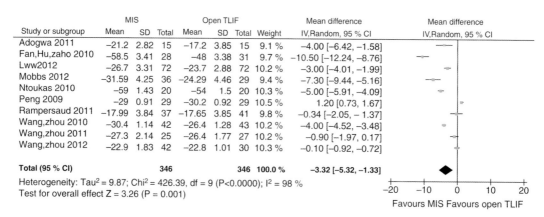

图 36.1　森林图显示 MIS 与开放 TLIF 术患者 ODI 变化的汇总分析

36.4　目前比较效果研究文献的缺点

尽管目前有充分的比较效果研究的证据表明，腰椎 MIS 与开放手术的临床效果相当，但是研究设计的局限性使得我们根本无法接受基于这些研究给出的建议。如前所述，仅有一项关于比较单节段开放与 MIS 腰椎融合术治疗各种腰椎退行性疾病的前瞻随机对照研究[38]。在至少 2 年的随访时，基于患者报告结果（ODI 和 VAS）的临床效果是相同的。然而，术中估计出血量和住院时间两组比较无显著性差异，可能是由于研究的样本量不足所致，仅纳入 79 例患者（MIS 41 例，开放手术 38 例）。设计的局限性还包括没有进行隐匿随机分组、筛选患者的数量，以及结果评分员也没有进行盲评，导致该 RCT（随机对照研究）从起初的等级评估高级别证据降为低级别。同样的，其余在我们的系统回顾中所确认的前瞻和回顾性队列研究也被评为低等级或非常低等级。

在目前大部分的开放和 MIS 腰椎融合术的比较研究中，诊断的异质性也影响了汇总分析的结果。不同于退变性或椎弓峡部裂性腰椎滑脱症，目前尚没有诊断退行性椎间盘病和椎间盘源性腰痛的具体标准。因此，把不同诊断的患者混合在一起评价治疗效果，其结果必然是无法阐明对特定脊柱疾病的疗效。如前所述，腰椎融合术的临床结果取决于第一诊断，与椎间盘病、腰椎椎管狭窄症或椎间盘摘除术后翻修的患者相比，腰椎滑脱症和脊柱侧凸患者要经过术后 2 年变化才能观察到健康相关生活质量的改善[46]。因此，我们的系统回顾认为的 MIS 与开放融合术治疗腰椎退行性疾病临床疗效相当可能是诊断的异质性的结果，而不是 MIS 融合术真正缺乏优势。

最后，缺乏不良事件的明确定义，以及没有诊断的标准方法，这些都影响了纳入我们系统回顾里的研究报告结果的准确性。最近的一项研究报道了对轻微和严重不良事件的严格前瞻性评估，在 942 例脊柱大手术的患者中，使用标准定义和多数据采集法确认并发症发生率为 87%，包括 73.5% 的术后并发症发生率[47]。这一发生率显著高于作者所在的研究所在前瞻性研究实施前 23% 的发生率，并且也高于我们系统性回顾所确认的并发症发生率。因此，大多数关于开放与 MIS 腰椎融合术的回顾性比较研究可能低估了两组间并发症发生率的差异，因此也低估了 MIS 腰椎融合术的优势。

表 36.3　基于患者报告结果的 MIS 与开放手术比较研究结果摘要

研究（国家或地区）	诊断	结果评价	随访时间			
			6～12 周 结果	6 月 结果	1 年 结果	≥ 2 年 结果
Park and Ha[25]（Korea）	混合	VAS 腰背 Prolo 量表	MIS	结果	MIS 相当	结果
Scheuffl er et al.[28]（Switzerland）	混合	RMQ AAOS 评分	MIS	MIS		
Dhall et al. 2008[15]（USA）	混合	改良 Prolo 量表				相当
Starkweather et al.[31]（USA）	不稳	McGill 疼痛量表 压力感 情绪状态量表 SF-36 量表	MIS MIS MIS MIS			
Peng et al.[53]（Singapore）	退变性 腰椎滑脱症	VAS NASS 评分 ODI		相当 相当 相当		相当 相当 相当
Schizas et al.[30]（Switzerland）	混合	VAS ODI			MIS 相当	MIS 相当
Tsutsumimoto et al.[32]（Japan）	退变性 腰椎滑脱症	JOA	相当		相当	相当
Fan et al.[16]（China）	混合	VAS 腰背 ODI		相当 相当	相当 相当	
Gahreman et al.[17]（Australia）	峡部裂或退行性 腰椎滑脱症（<50% 滑脱）	VAS 下肢 VAS 腰背 SF-36		相当 相当 相当	相当 相当 相当	
Ntoukas and Muller[24]（Germany）	退行性 腰椎滑脱症	VAS ODI	MIS 相当	相当 相当	相当 相当	
Villavicencio et al.[33]（USA）	混合	VAS MacNab's 标准				相当 相当
Wang，Cummock et al.[34]（USA）	混合	Prolo 量表			MIS（1 个节段）	

表 36.3　续

研究	诊断	评价指标			
Wang Zhou et al.[35]（China）	峡部裂或退行性腰椎滑脱症	ODI			相当
Adogwa et al.[13]（USA）	退行性腰椎滑脱症	VAS 下肢			相当
		VAS 腰背			相当
		ODI			相当
		EQ-5D			相当
Harris et al.[18]（USA）	退行性腰椎滑脱症	VAS 下肢		相当	相当
		ODI		相当	相当
Wang Lu et al.[38]（China）	混合	VAS	相当	相当	相当
		ODI	相当	相当	相当
Wang Zhou et al.[36]（China）	混合	VAS 腰背			相当
		VAS 下肢			相当
		ODI			相当
Kotani et al.[20]（Japan）	退行性腰椎滑脱症	JOA	MIS	MIS	MIS
		ODI	MIS	MIS	MIS
		RMQ	MIS		
Rampersaud et al.[28]（Canada）	峡部裂或退行性腰椎滑脱症（<50% 滑脱）	ODI		MIS	
Lee et al.[22]（Singapore）	混合	VAS 下肢			相当
		VAS 腰背			相当
		SF-36			相当
		ODI			相当
		NASS 评分			相当
Mobbs et al.[23]（Australia）	混合	VAS		开放	
		ODI		相当	相当
		SF-12		相当	
Pelton et al.[26]（USA）	混合	VAS	MIS		
Wang Zhou et al.[37]（China）	混合	VAS 腰背			相当
		VAS 下肢			相当
		ODI			相当

36.5　未来成本 – 效益研究的方向

虽然有一定的不足，但现有的成本 - 效益研究（cost-effectiveness research, CER）文献表明，与开放腰椎融合术治疗腰椎退行性疾病相比，MIS 技术明显提高了围术期的治疗结果，且两种技术的2年期临床结果相当。然而，仅仅基于手术质量和治疗结果而不考虑相关成本就广泛采用 MIS 腰椎融合术，有可能使这样的技术迅速地不可持续而危及公共医疗卫生服务的提供。

2008 年，Martin 等报道美国每年用于治疗脊柱疾病的费用为 860 亿美元，已达到与糖尿病、肿瘤和非脊柱关节炎治疗费用相当的水平 [48]。随着人口的日益老龄化，据估计，到 2030 年，65 岁以上的老人将超过美国成人的 50% [49]，脊柱外科医生再也不能认为比较效果研究和卫生经济学研究是互相排斥的。虽然卫生经济学评价（health economic evaluation, HEE）方法的综合评述已超出本章范畴，然而理解 MIS 腰椎融合术的现代 HEE，认识这篇文献的不足以及脊柱研究者所面临的未来挑战，就必须对 HEE 有一个基本的认知。

HEE 有几种类型，在运用于卫生保健决策时，它们不能相互替换或不具有相同的价值。为了平衡"付款者"和"患者"的优先权，成本 – 效益分析（cost-effectiveness analysis, CEA），即同时评估比较临床效果和替代干预的成本，是 HEE 最理想的方法 [50]。CEA 的目的是评价因选择一种干预措施替代另一种所导致的增量成本和效果 [51]。如表 36.4 所示，实施 CEA 的必要性是由成本和效益之间的关系性质所决定的。

1996 年，有学者提出了进行高质量 CEA 所必需的有关研究设计重点的建议 [52]。首先，CEA 必须从社会学的角度进行，应

表 36.4　确定 CEA 必要性的方法

		新治疗方法的成本	
		较高	较低
新治疗方法的效益	效果更好	完成 CEA	新治疗方法更优 – 采用
	效果更差	新治疗方法更差 – 放弃	完成 CEA

包括直接成本（如由手术操作和并发症导致的）和间接成本（如患者的生产力损失或需要看护者）。其次，应使用公认的全身和具体疾病健康结果量表进行临床效果评估。对于腰椎疾病，应使用 ODI 和 EuroQoL-5D 或 SF-6D [49]。通过灵敏度分析还可确认成本的不确定性，在此过程中运用较高成本和较低临床效果完成统计学分析。CEA 还应包括对成本和效益的轻视，以解释这样一种假设，即患者更愿意把经费用于当下而不是未来的医疗保健上。最后，必须包括一个适当的对照组，以便考虑对各种治疗策略进行规范的增量比较。

虽然一项 CEA 贯穿于单病种替代治疗方案选择的决策过程中（如：手术对非手术治疗，或开放对 MIS 融合治疗退行性腰椎滑脱症），但是，如果比较治疗不同疾病（如：腰椎管狭窄症对髋关节骨性关节炎）的成本 – 效益，以至于需要做出医疗资源的分配时，获得的信息就不能帮助付款者和决策者。决定不同疾病治疗的相对价值需要一个不同类型的 HEE，即成本效用分析（cost utility analysis, CUA）[53]。

在一项 CUA 中，就通用单元而言，即质量调整寿命年（QALY），用总体健康效用评分评估治疗效果。QALY 是疾病对生命影响的总体评估，反映了生命的质量和数量，可通过在治疗效果持续期间治疗收益增加的效用评分计算而得出 [45]。效用评分可从各种总体健康相关的生命质量评估得出，包括 SF-36、健康效用指数和 EQ-5D，用从 0

到 1 的范围数值表示，0 代表死亡，1 表示健康状况优良[53]。一旦得知一种治疗方法的成本和效用评分，即可算出增量成本效用比（ICUR），即获得一个QALY所需的成本。正是 ICUR，才能将跨疾病状态治疗的相对价值，与 5 万至 10 万美金之间获得效用的合理成本进行比较[54]。

36.6 MIS 腰椎融合术的成本 – 效益

与 1999 至 2004 年间相比，2004 至 2009 年间有关腰椎 CEA 的论文增加了 70%，这表明腰椎疾病治疗方案选择的价值日益重要[45]。尽管如此，在 1999 年至 2004 年间，已发表的含 CEA 的腰椎论文仍不到 1%[45]。近年来，Kepler 等完成了一项 Tufts 医疗中心临床和卫生政策研究院 CEA 注册数据库和国家卫生服务经济评价数据库的系统性回顾研究，确认了包含有 CUA 的脊柱研究[55]。在 1976 年至 2010 年间，有 33 项包含 CUA 的研究，其中仅有 4 项（12%）完全满足由美国医疗卫生成本 – 效益专家组提出的进行高质量 CEA 必须完成的重点建议[52]。但是这 4 篇论文均未涉及 MISS 治疗脊柱疾病的问题。

迄今为止，尚未完成过包含 CEA 的开放与 MIS 融合术的前瞻随机对照研究。相反地，我们的系统性回顾研究确认，与卫生经济学有关的 MIS 与开放融合术比较研究的文献很少，仅有 3 篇比较队列研究[26, 28, 34]，还有 2 篇美国大样本手术数据库的回顾性分析[36, 56]。对这 5 项研究的资料总结见表 36.5。按照等级评价，这 5 项研究的质量都可评为低等级[28, 34]或极低等级[26, 36, 41]。

在最早的 MIS 腰椎融合术的成本 – 效益评价中，Wang 等完成了一项 MIS 和开放后路 1 个和 2 个平面的椎间融合术治疗腰椎

骨性关节炎、椎间盘退变性疾病和腰椎滑脱症的回顾性比较研究，还包含了医疗费用的成本分析（不是真正的成本）[35]。没有进行患者报告临床结果的评价。单侧症状采用 MIS 融合术（n=52），双侧症状行开放融合术（n=22）。研究表明，在 2 个平面椎间融合术的患者中，两种术式的成本无显著性差异。但是，在 1 个平面椎间融合术的患者比较中，MIS 融合术的平均成本为 $70 159，而开放融合术的平均成本为 $78 444（P=0.027）。尽管作者将成本差异归因于开放手术的住院时间延长和较高的并发症发生率，但是未进行成本增加预测因子的规范化统计学评价。

在最近 Pelton 等的回顾性研究中，对 66 例退变性椎间盘病或腰椎滑脱症患者进行了 MIS 和开放 TLIF 的比较，这些患者涉及或不涉及工人的索赔问题[26]。两组都进行了术中、术后即刻和财务等结果分析。从医院的角度用管理数据库确定个体病例的成本，包括输血、影像学检查、手术植入物、化验检查、用药、多专业联合治疗、住院和手术等。索赔与否并不影响两组围术期的结果，包括手术时间、失血量和住院时间等。然而，研究发现，MIS 和开放手术比较，这些结果和术后 6 个月时的疼痛评分两组间有显著性差异，MIS 优于开放手术。尽管 MIS 内植物增加了 10% 的成本，由于索赔患者减少了对医院其他资源的使用，MIS 与开放 TLIF 的总成本比较有显著性差异（MIS 成本为 $28 060，开放手术成本为 $33 862，P=0.03），MIS 的总成本明显低于开放手术。

迄今为止仅有的一篇成本效用研究的论著，作者完成了开放与 MIS-TLIF 术的比较研究，Rampersaud 等回顾性分析了 78 例连续患者，他们患有退行性或峡部裂性腰椎滑脱症，接受了 1 个或 2 个平面的开放或 MIS-TLIF 术，以确定外科技术对经济的直接影响[28]。从医院的角度来看，病例的

表 36.5　现有的 MIS 与开放 TLIF 术比较的成本 - 效益分析资料汇总

研究	成本类型	MIS	开放	优势
Pelton et al.[26]	医院直接成本（USD）	WCB $19 705 +/-5 391	$24 115 +/-3 313	MIS
	内植物直接成本（USD）	Non-WCB $19 429 +/-8179	$26 804 +/-1 208	MIS
	手术直接成本（USD）	WCB $13 798 +/-4260	$14 702 +/- 2689	相当
	总直接成本（USD）	Non-WCB $14 658 +/-4802	$13 527 +/-4221	相当
		WCB $3756 +/-1211	$6513 +/-1818	MIS
		Non-WCB $3824 +/-742	$6673 +/-1172	相当
		WCB $28 060	$33 862	MIS
		Non-WCB $29 429	$32 998	MIS
Wang et al.[37]	协变量调整总成本（USD）	1 平面 $29 187 +/-461	$29 947 +/-324	相当
		2 平面 $33 879 +/-521	$35 984 +/-269	MIS
McGirt et al.[56]	手术部位感染治疗的直接成本（USD）	1 平面 $684	$724	相当
		2 平面 $756	$1140	MIS
Rampersaud et al.[28]	直接成本（CAD）	$14 182	$18 633	MIS
	成本 /QALY（1 年，CAD）	$128 936	$232 912	MIS
	成本 /QALY（2 年，CAD）	$70 915	$122 585	MIS
	成本 /QALY（4 年，CAD）	$37 720	$67 510	MIS
Wang Cummock et al.[34]	急诊住院费用（USD）	1 平面 $70 159	$78 444	MIS
		2 平面 $87 454	$108 843	相当

直接成本计算包括手术费、护理费、多专业联合治疗、化验检查和用药。尽管两组（MIS 组 37 例，开放组 41 例）的人口统计数据（包括年龄、性别、共病和 BMI）相同，但是 MIS 组患者的 ODI 基线明显较低（MIS 36.90 ± 15.04 *vs.* 开放 51.33 ± 15.85；P=0.001），且进行 2 个平面融合的患者较少（MIS 12 例 vs. 开放 20 例）。与其他研究的结果一致，作者发现，MIS 组患者的估计出血量、输血率和住院时间显著减少。此外，MIS 组并发症的发生率也较低（10.8% *vs.* 29.3%；P=0.02）。尽管两组术后 1 年时的临床症状都有显著改善，但是，在 SF-36 和 ODI 评分方面，术后 1 年时 MIS 组并无显著优势（P=0.08）。作者

还发现，与开放手术相比，MIS 总直接成本几乎降低了 24%（$18 633 *vs.* $14 183；$P$=0.0009）。由于术后 1 年时的效用评分相当，且研究存在局限，在术后 1 年的时间点上，这一成本节约就被转而认为两种外科技术具有相对等价的成本效用。

36.7　MISS 的临床研究：未来挑战

迄今为止，这三项低质量的回顾性比较队列研究均表明：与开放手术相比，MIS 腰椎融合术具有优势，其主要手术的直接医疗成本明显较低。这一成本节约与围术期医疗

资源消耗减少有关，尽管 MIS 植入物增加了额外的手术成本，且增加了术中 X 线透视，但成本节约都是由于减少了住院时间[28]。然而，这些研究的一些缺陷使我们无法总结出关于 MIS 技术在腰椎融合术中的价值的明确结论。除 Rampersaud 等的研究外[28]，这些经济学评价并没有考虑到临床结果，因此仅是简单的成本分析。目前的比较效果研究表明，MIS 和开放融合术治疗退行性腰椎病变的临床效果相当，这些研究支持把 MIS 手术作为最大限度地降低手术治疗这些疾病的直接医疗成本的方法（即，在假设两种治疗方法具有相同临床效果的情况下追求成本最小化）。

如前所述，医疗干预的价值等于干预的质量除以整个过程的干预成本。由于这些研究随访时间较短，且成本节约仅发生在围术期，我们能得出的结论充其量不过是，MIS 腰椎融合术的价值是很有限的。为了证明 MIS 融合术是治疗脊柱退行性疾病很有价值的手术方法，那么就必须阐明，与开放脊柱融合术相比，MIS 融合术能持续改善临床结果，或术后能持续节约成本，或两者都能持续。因此，为了能够阐明远期临床和经济学效益，未来 MIS 与开放脊柱融合术的比较研究就必须进行长时间的随访，并对间接医疗成本进行持续分析。

Rampersaud 等对 MIS 与开放 TLIF 比较的 CUA 结果表明了长期随访的重要性[28]。尽管 MIS 手术的成本效用有改善的趋势，但研究发现，每获得一个 QALY，两种手术的成本都在 $100 000 以上，超出了手术治疗的合理价值范围[54]。作者估计，在术后 2 年和 4 年随访时，单平面 MIS-TLIF 的成本效用将降至这一范围以下，成本计算为 $37 720 CAD/QALY。然而，为了获得这一价值水平，就必须阐明 MIS 腰椎融合术能够持续改善临床结果。

在我们的系统回顾研究中，10 项研究的

ODI 结果汇总分析表明，在中位数 24 个月随访时临床结果相当［平均差（MIS– 开放）=-3.32[95%CI，-5.32 ~ -1.33]；P=0.001］。在最近的一项研究中，Rouben 等观察了 169 例 1 ~ 2 个平面 MIS-TLIF 手术的患者。研究表明，在最少 3 年随访时，临床结果持续改善（平均随访 49 个月，ODI 平均改善率为 41%）[57]。Simon 和 Rampersaud 研究了 27 例腰椎间盘轻度退变或椎弓峡部裂腰椎滑脱症患者，均行 MIS-TLIF 手术，在术后 5 年随访时，其 ODI 和 SF-36 的变化仍与术后 2 年随访时保持相同[58]。尽管这些有缺陷的研究未能提供足够的支持 MIS-TLIF 术远期临床改善的确实证据，但是他们还是表明，随着随访时间的增加，MIS 腰椎融合术的成本 – 效益仍始终保持。然而，如果在相同的随访期间 MIS 腰椎融合术的术后成本低于开放手术，情况真的才是这样。

尽管最近没有研究 MIS 腰椎融合术对医疗资源消耗的评估，但仍有一些证据支持其降低了资源消耗的假设。其中一个例子与腰椎融合术并发症治疗的成本有关，研究表明，MIS 腰椎融合术并发症的发生率较低。2011 年，Parker 等完成一项文献系统综述，并对 120 例开放 TLIF 术患者进行回顾性研究，以确定 MIS 和开放 TLIF 手术部位感染（SSI）发生率，以及治疗这些 SSIs 的直接医疗成本[41]。结果的汇总分析表明，与 10 个开放手术队列相比，20 个 MIS 手术队列 SSI 发生率显著下降（0.6% *vs.* 4.0%，P=0.0005），在作者所在的机构，治疗一例 SSI 的平均成本为 $29 110。SSI 发生率下降 3.4% 就相当于每 100 例 MIS-TLIF 术节约成本 $98 974。

包括生产力损失的经济影响在内，未来研究或许也能阐明 MIS 脊柱融合术的成本节约。Adogwa 等在一项小样本（n=30）研究中，比较了 MIS 和开放 TLIF 术治疗退行性腰椎滑脱症（Ⅰ度），他们把恢复工作作为一项主要的结果评价指标[13]。关于长期伏案工作患者的百分比，两个队列是相同的（MIS=7[46.7%]，开放 =9[60.0%]；P=0.72）。尽管样本量小，但是仍然发现，与开放手术相比，MIS-TLIF 术患者恢复工作的时间缩短了 50%，恢复工作的时间平均提前 8.5 周（8.5 [4.4～21.4] vs. 17.1[1.7～35.9] 周；P=0.02）。基于这样的差别，Parker 等估计每位 MIS-TLIF 术的间接成本节约为 $10 147[41]。最近，Dagenais 等提出，生产力损失和提前退休的经济成本占治疗腰背痛总成本比例的中位数是 85%[59]。因此，我们有理由相信，把恢复工作的间接成本纳入未来脊柱融合术经济学评估，将会阐明采用 MIS 技术可以节约更多的成本。

结论

通过评估开放与 MIS 腰椎融合术治疗腰椎退行性病变，最近的比较效果研究表明，MIS 术患者的中期临床效果与开放手术相同，且围术期临床结果改善，如：估计失血量、住院时间和并发症发生率下降等。另外，成本 – 分析的有限证据表明，MIS 腰椎融合术具有优势，其主要手术操作的直接医疗成本下降。然而，研究设计、结果评价和总体健康经济分析的严重缺陷使我们无法从中得出 MIS 和开放腰椎融合术的比较效果和价值，何者更有优势等最终总体结论。然而，我们可以得出这样的结论，即 MIS 融合术的效果不低于开放融合术。

未来需要对开放与 MIS 腰椎融合术的比较研究设计进行诸多改进。一项多中心随机对照试验，纳入足够数量的患者，诊断类型均匀一致地分层（如：椎弓峡部裂性腰椎滑脱、退行性腰椎滑脱和退行性椎间盘病），且包括有综合性 CEA 和长期随访，这样才是比较理想的。然而，像 SPORT 研究纳入病例的困难和致命性缺陷（如：高交叉）所

证实的，这样研究的现实性和普遍性是不太可能的。相反，多中心前瞻性观察研究考虑到患者和外科医生的偏好，以及区域差异，或非常强大的含患者报告结果数据的手术记录，这样的研究才更适合于评价 MIS 和开放腰椎融合术比较的问题。能够计算效用评分，如：SF-6D、ODI 或 EQ-5D，有效、可靠、反应灵敏的健康相关的生命质量量表，应当用于评估患者报告结果。应确定不良事件的定义，以前瞻性方式收集关于不良事件发生率的先验数据。随访时间应足够长，以揭示腰椎融合术的临床改善持久与否。MIS 和开放腰椎融合术的经济学评估必须包括直接和间接成本，特别是出院后治疗并发症的成本、正在发生的医疗资源消耗、患者及其看护者的生产力损失。

随着这些改善建议的实施，有关比较 MIS 与开放腰椎融合术的未来研究就可得出不同手术方法比较效果和价值的明确结论。如果能够证实 MIS 腰椎融合术的临床结果明显改善或相当，且其并发症发生率较低，直接医疗成本下降，术后医疗资源耗费较少，并能较快恢复工作，那么 MIS 腰椎融合术真正的临床和成本效益就很有可能实现。

（Christina L. Goldstein, Y. Raja Rampersaud 著
丁金勇　李海音 译　周　跃 校）

参考文献

1. Cho KJ, Suk SI, Park SR, et al. Complications in posterior fusion and instrumentation for degenerative lumbar scoliosis. Spine. 2007;32(20):2232-7.
2. Carreon LY, Puno RM, Dimar 2nd JR, et al. Perioperative complications of posterior lumbar decompression and arthrodesis in older adults. J Bone Joint Surg Am. 2003;85-A(11):2089-92.
3. Thomsen K, Christensen FB, Eiskjaer SP, et al. Volvo award winner in clinical studies. The effect of pedicle screw instrumentation on functional outcome and fusion rates in posterolateral lumbar spinal fusion: a prospective, randomized clinical study. Spine. 1997;22:2813-22.
4. Gejo R, Matsui H, Kawaguchi Y, et al. Serial changes in trunk muscle performance after posterior lumbar

surgery. Spine. 1996;21:941–4.

5. Bosch F, Wehrman U, Saeger HD, et al. Laparoscopic or conventional cholecystectomy: clinical and economic considerations. Eur J Surg. 2002;168(5):270–7.

6. Topcu O, Karakayali F, Kuzu MA, et al. Comparison of long-term quality of life after laparoscopic and open cholecystectomy. Surg Endos. 2003;17(2):291–5.

7. Garry R, Fountain J, Mason S, et al. The eVALuate study: two parallel randomized trials, one comparing laparoscopic with abdominal hysterectomy, the other comparing laparoscopic with vaginal hysterectomy. BMJ. 2004;328(7432):129–35.

8. Pace KT, Dyer SJ, Stewart RJ, et al. Health-related quality of life after laparoscopic and open nephrectomy. Surg Endos. 2003;17(1):143–52.

9. O'Leary TJ, Slutsky JR, Bernard MA. Comparative effectiveness research priorities at Federal Agencies: the view from the Department of Veterans Affairs, National Institute on Aging, and Agency for Healthcare Research and Quality. J Am Geriatr Soc. 2010;58:1187–92.

10. Karikari IO, Isaacs RE. Minimally invasive transforaminal lumbar interbody fusion. A review of techniques and outcomes. Spine. 2010;36(26S):S294–301.

11. Arnold PM, Anderson KK, McGuire Jr RA. The lateral transpsoas approach to the lumbar and thoracic spine: a review. Surg Neurol Int. 2012;3(3):S198–215. Epub 2012 Jul 17.

12. Brozek JL, Akl EA, Alonso-Coello P, et al. Grading quality of evidence and strength of recommendations in clinical practice guidelines. Part 1 of 3. An overview of the grade approach and grading quality of evidence about interventions. Allergy. 2009;64:669–77.

13. Adogwa O, Parker SL, Bydon A, et al. Comparative effectiveness of minimally invasive versus open transforaminal lumbar interbody fusion. 2-year assessment of narcotic use, return to work, disability and quality of life. J Spinal Disord Tech. 2011;24(8):479–84.

14. Bagan B, Patel N, Deutsch H, et al. Perioperative complications of minimally invasive surgery (MIS): comparison of MIS and open interbody fusion techniques. Surg Technol Int. 2008;17:281–6.

15. Dhall SS, Wang MY, Mummanenni PV. Clinical and radiographic comparison of mini-open transforaminal lumbar interbody fusion with open transforaminal lumbar interbody fusion in 42 patients with long-term follow-up. J Neurosurg Spine. 2008;9:560–5.

16. Fan S, Hu Z, Zhao F, et al. Multifidus muscle changes and clinical effects of one-level posterior lumbar interbody fusion: minimally invasive procedure versus conventional open approach. Eur Spine J. 2010;19:316–24.

17. Gahreman A, Ferch RD, Rao PJ, et al. Minimal access versus open posterior lumbar interbody fusion in the treatment of spondylolisthesis. Neurosurgery. 2010;66(2):296–304.

18. Harris EB, Sayadipour A, Massey P, et al. Mini-open versus open decompression and fusion for lumbar degenerative spondylolisthesis with stenosis. Am J Orthop. 2011;40(12):E257–61.

19. Isaacs RE, Podichetty VK, Santiago P, et al. Minimally invasive microendoscopy-assisted transforaminal lumbar interbody fusion with instrumentation. J Neurosurg Spine. 2005;3:98–105.

20. Kotani Y, Abumi K, Ito M, et al. Mid-term clinical results of minimally invasive decompression and posterolateral fusion with percutaneous pedicle screws versus conventional approach for degenerative spondylolisthesis with spinal stenosis. Eur Spine J. 2012;21:1171–7.

21. Lau D, Lee JG, Han SJ, et al. Complications and perioperative factors associated with learning the technique of minimally invasive transforaminal lumbar interbody fusion (TLIF). J Clin Neurosci. 2011;18:624–7.

22. Lee KH, Yue WM, Yeo W, et al. Clinical and radiological outcomes of open versus minimally invasive transforaminal lumbar interbody fusion. Eur Spine J. 2012;21(11):2265–70 [ePub ahead of print].

23. Mobbs RJ, Sivabalan P, Li J. Minimally invasive surgery compared to open spinal fusion for the treatment of degenerative lumbar spine pathologies. J Clin Neurosci. 2012;12:829–35.

24. Ntoukas V, Muller A. Minimally invasive approach versus traditional open approach for one level posterior lumbar interbody fusion. Minim Invasive Neurosurg. 2010;53(1):21–4.

25. Park Y, Ha JW. Comparison of one-level posterior lumbar interbody fusion performed with a minimally invasive approach or a traditional open approach. Spine. 2007;32(5):537–43.

26. Pelton MA, Phillips FM, Sing K. A comparison of perioperative costs and outcomes in patients with and without workers' compensation claims treated with MIS or open TLIF. Spine. 2012;37(22):1914–9 [ePub ahead of print].

27. Peng CWB, Yue WM, Ph SY, et al. Clinical and radiological outcomes of minimally invasive versus open transforaminal lumbar interbody fusion. Spine. 2009;34(13):1385–9.

28. Rampersaud YR, Gray R, Lewis SJ, et al. Cost-utility analysis of posterior minimally invasive fusion compared with conventional open fusion for lumbar spondylolisthesis. SAS J. 2011;5:29–35.

29. Scheuffler K, Dohmen H, Vougiokas VI. Percutaneous transforaminal lumbar interbody fusion for the treatment of degenerative lumbar instability. Operat Neurosurg. 2007;60(ONS Suppl 2):ONS-203–13.

30. Schizas C, Tzinieris N, Tsiridis E, et al. Minimally invasive versus open transforaminal lumbar interbody fusion. Evaluating initial experience. Int Orthop. 2009;33(6):1683–8.

31. Starkweather AR, Witek-Janusek L, Nockels RP, et al. The multiple benefits of minimally invasive spinal surgery: results comparing transforaminal lumbar interbody fusion and posterior lumbar fusion. J Neurosci Nurs. 2008;49(1):32–9.

32. Tsutsumimoto T, Shimogata M, Ohta H, et al. Mini-open versus conventional open posterior lumbar interbody fusion for the treatment of lumbar degenerative spondylolisthesis. Spine. 2009;34(18):1923–28.

33. Villavicencio AT, Burneikiene S, Roeca CM, et al.

Minimally invasive versus open transforaminal lumbar interbody fusion. Surg Neurol Int. 2010;1:12.

34. Wang MY, Cummock MD, Yu Y, et al. An analysis of the differences in the acute hospitalization charges following minimally invasive versus open posterior lumbar interbody fusion. J Neurosurg Spine. 2010;12: 694–9.

35. Wang J, Zhou Y, Zhang ZF, et al. Comparison of one-level minimally invasive and open transforaminal lumbar interbody fusion in degenerative and isthmic spondylolisthesis grades 1 and 2. Eur Spine J. 2010; 19:1780–4.

36. Wang J, Zhou Y, Zhang ZF, et al. Minimally invasive or open transforaminal lumbar interbody fusion as revision surgery for patients previously treated by open discectomy and decompression of the lumbar spine. Eur Spine J. 2011;20:623–8.

37. Wang J, Zhou Y, Zhang ZF, et al. Comparison of clinical outcome in overweight or obese patients after minimally invasive versus open transforaminal lumbar interbody fusion. J Spinal Disord Tech. 2012;May 17 [ePub ahead of print].

38. Wang H, Lu F, Jiang J, et al. Minimally invasive lumbar interbody fusion via MAST Quadrant retractor versus open surgery: a prospective randomized clinical trial. Chin Med J. 2011;124(23):3868–74.

39. Kalanithi PS, Patil CG, Boakye M. National complication rates and disposition after posterior lumbar fusion for acquired spondylolisthesis. Spine. 2009;34: 1963–9.

40. Wu RH, Fraser JF, Hartl R. Minimal access versus open transforaminal lumbar interbody fusion. Meta-analysis of fusion rates. Spine. 2010;35(26): 2273–81.

41. Parker SL, Adogwa O, Witham TF, et al. Postoperative infection after minimally invasive versus open transforaminal lumbar interbody fusion (TLIF): literature review and cost analysis. Minim Invas Neurosurg. 2011;54:33–7.

42. Schwab F, Dubey A, Gamez L, et al. Adult scoliosis: prevalence, SF-36, and nutritional parameters in an elderly volunteer population. Spine. 2005;30:1082–5.

43. Jo DJ, Jun JK, Kim KT, et al. Lumbar interbody fusion outcomes in degenerative lumbar disease. Comparison of results between patients over and under 65 years of age. J Korean Neurosurg Soc. 2010;48:412–8.

44. Drazin D, Shirzadi A, Rosner J, et al. Complications and outcomes after spinal deformity surgery in the elderly: review of the existing literature and future directions. Neurosurg Focus. 2011;31(4):E3.

45. Rihn JA, Berven S, Allen T, et al. Defining value in spine care. Am J Med Qual. 2009;29(S6):4S–14.

46. Glassman SD, Carreon LY, Djurasovic M, et al. Lumbar fusion outcomes stratified by specific diagnostic indication. Spine J. 2009;9:13–21.

47. Street JT, Lenehan BJ, DiPaola CP, et al. Morbidity and mortality of major adult spinal surgery. A prospective cohort analysis of 942 consecutive patients. Spine J. 2012;12:22–34.

48. Martin BI, Deyo RA, Mirza SK, et al. Expenditures and health status among adults with back and neck problems. JAMA. 2008;299(6):656–64.

49. Allen RT, Garfin SR. The economics of minimally invasive spine surgery. The value perspective. Spine. 2010;35(26S):S375–82.

50. Detsky AS, Naglie IG. A clinician's guide to cost-effectiveness analysis. Ann Int Med. 1990;113:147–54.

51. Detsky AS, Laupacis A. Relevance of cost-effectiveness analysis to clinicians and policy makers. JAMA. 2007;298(2):221–4.

52. Siegel JE, Weinstein MD, Russell LB, et al. Recommendations for reporting cost-effectiveness analysis. Panel on cost-effectiveness in health and medicine. JAMA. 1996;276:1339–41.

53. Barnett DB. Assessment of quality of life. Am J Cardiol. 1991;67:41C–4.

54. Laupacis A, Feeny D, Detsky AS, et al. How attractive does a new technology have to be to warrant adoption and utilization? Tentative guidelines for using clinical and economic evaluations. CMAJ. 1992;146:473–81.

55. Kepler CK, Wilkinson SM, Radcliff KE, et al. Cost-utility analysis in spine care: a systematic review. Spine J. 2012;12(8):676–90.

56. McGirt MJ, Parker SL, Lerner J, et al. Comparative analysis of perioperative surgical site infection after minimally invasive versus open posterior/transforaminal lumbar interbody fusion: analysis of hospital billing and discharge data from 5170 patients. J Neurosurg Spine. 2011;14:771–8.

57. Rouben D, Casnellie M, Ferguson M. Long-term durability of minimally invasive posterior transforaminal lumbar interbody fusion: a clinical and radiographic follow-up. J Spinal Disord Tech. 2011;24(5):288–96.

58. Harris SA, Rampersaud YR. Minimally invasive surgery lumbar fusion for low-grade isthmic and degenerative spondylolisthesis: 2- to 5-year follow-up. Can J Surg. 2012;55(Suppl):S45.

59. Dagenais S, Haldeman S, Polatin PB. It is time for physicians to embrace cost-effectiveness and cost utility analysis research in the treatment of spinal pain. Spine J. 2005;5:357–60.

第37章 青少年脊柱畸形的微创外科治疗

据报道，青少年特发性脊柱侧凸（adolescent idiopathic scoliosis，AIS）的患病率为 2%~3%，其中侧凸大于 40° 的患者不超过青少年总数的 0.1%。手术治疗 AIS 有三个方面的主要目的：（1）通过获得坚强融合防止畸形进一步加重；（2）尽量减少融合节段；以及（3）获得畸形的三维矫正，以达到脊柱在三个平面上的平衡。

迄今为止，手术方式的选择包括：开放的后路固定融合术、开放的前路固定融合术以及胸腔镜技术。报道认为，尽管通过这些技术都能够实现 AIS 的治疗目标，但每种方法都有优缺点，且需要强调的是，运用传统技术，与手术入路相关的并发症发生率很低。前路和后路手术矫正 AIS 的主要争论集中在婴幼儿的曲轴现象、远端融合的范围、恢复和保持矢状面的能力，以及严重僵硬性畸形等。据报道，与前路开胸术相比，胸腔镜技术更有利于术后肺功能的恢复[1-3]，然而，单肺通气所致的围术期并发症也不容忽视[4, 6]。另外，前路胸腔镜固定融合依赖于单棒，由于一些研究报道假关节发生率很高，因此绝大多数脊柱外科医生倾向于术后支具保护[4-6]。

传统开放的 AIS 矫正术常伴随出血量大、软组织剥离广泛、恢复缓慢以及术后疼痛严重等。一些作者报道，由于传统开放手术可造成严重的软组织损伤，有可能使围术期并发症的发生率增加，并能引起长期疼痛[7-24]。因此，MIS 矫正 AIS 的基本原则应当是，以现有可供选择的 AIS 矫正技术，最大限度地降低与手术入路相关的、固有的并发症发生率。

37.1 MIS 矫正 AIS 的适应证

AIS 矫正术的适应证是胸弯达到或超过 50°，患者骨骼已发育成熟，且在成人期脊柱畸形有进一步加重的风险。一般认为，胸腰／腰弯 Cobb 角 40°~45° 是手术固定融合以获得脊柱稳定的适应证。尽管有确定的侧弯参数可以指导手术方案，但是，当决定进行手术矫正特发性脊柱侧凸时，患者因素也同样重要。一旦决定手术治疗，MIS 的适应证主要依赖于侧弯角度的大小、柔韧性和患者因素。一般来说，侧弯小于 70°，且在左右 Bending 像 X 线片可矫正至 30°~35° 以下，就可考虑 MIS 手术。Lenke 侧弯分型或融合范围不是 MIS 的禁忌证。在决定采用 MIS 手术方案之前，如遇下列情况，应仔细权衡患者因素，如：患者体质较差，影响融合的因素（如：吸烟），或对术后逐渐恢复活动方案的依从性问题等。

37.2 矫正 AIS 的 MIS 技术

C 臂 X 线机透视下设计好三条正中切口（透视仅用于术前切口的设计）。皮下向侧方游离，以便在正中线旁开约 1 指宽处做旁正中筋膜切开。钝性经肌间隙入路向下到达小关节，并通过手持拉钩以牵开直视。完成小关节突较大范围切除后，以徒手技术将空芯钻拧入椎弓根（图 37.1a, b）。空芯钻拧入后，用 VIPER Ⅱ系统（Depuy, J&J）提供的导丝插入空心钻内以确定椎弓根的位置。用高

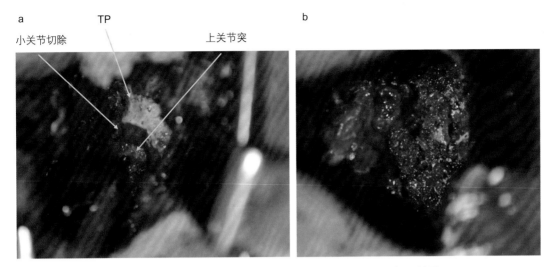

图 37.1　(a)小关节切除和空芯椎弓根螺钉。(b)在植入椎弓根螺钉前行颗粒骨植骨

速磨钻仔细进行小关节去皮质。椎弓根螺钉植入前将植骨材料平铺于去皮质床上以加强融合。植骨材料铺好后（含有冻干异体骨），拧入合适大小的空芯椎弓根螺钉，然后取出导丝。

所有节段椎弓根螺钉植入后，再放置合适长度并按照正常矢状面曲度预弯的连接棒。通过 VIPER II 圆筒（Depuy，J&J）上的延长槽，将连接棒经皮桥及软组织下方由远端穿入近端（图 37.2）。在放置连接棒前先将圆筒状延长杆共线排列以矫正大部分畸

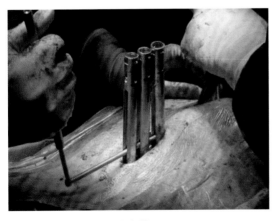

图 37.2　从远端向近端穿棒

形。用压棒器将连接棒压入椎弓根螺钉的槽内并用紧固螺钉锁紧。通过连接棒去旋转至正常矢状面进一步矫正脊柱畸形。在整体放置第二条连接棒前，运用 VIPER II 圆筒状延长杆进行顶椎直接去旋转。然后，在第二条凸侧棒的矢状面上稍稍预弯，由远端穿入近端。这条棒不要过分预弯，以便能够进一步在轴面上矫正畸形（图 37.3）。所有连接棒都由钴铬合金制成，直径为 5.5 mm。主要使用单轴螺钉（图 37.4a，b）。

目前关于 MIS 技术矫正 AIS 效果的资料还很有限。Anand 等[25] 报道了 12 例系列成人退行性脊柱侧凸患者，这些患者接受了平均 3.64 个节段的融合固定手术。他们对这些患者先行侧方腹膜外入路再行经皮椎弓根螺钉植入进行了可行性研究。该系列病例缺乏功能或长期随访资料。同样的，Hsieh 等[26] 也报道了一组 MIS 手术治疗各种复杂的脊柱疾病患者，但仅有一例患者进行了脊柱畸形矫正。Samdani 等[27] 回顾性研究了他们运用 MIS 技术治疗 15 例患者的临床经验，由术前平均主弯 Cobb 角 54° 矫正至 18°，矫正率达 67%。该系列患者平均出血量为 254 ml，平均手术时间为 470 min。

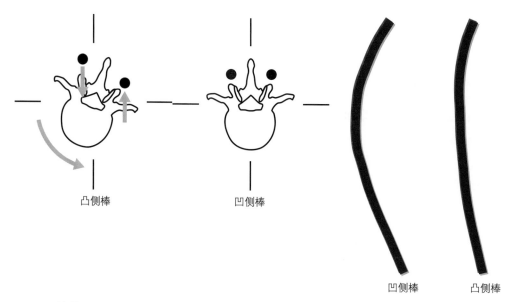

图 37.3   不同棒的预弯（承蒙 Peter O. Newton 供图）

最近，我们进行了 MIS 与开放的标准后路矫正 AIS 的前瞻性对照研究，目的是比较两组间的侧弯矫正率和围术期指标[28]。研究发现，两组间的侧弯矫正率非常接近（开放组为 63%，MIS 组为 68%）（图 37.5）。与开放的后路手术相比，MIS 组的平均出血量和住院时间显著减少。然而，MIS 组的手术时间却显著延长。这可能是应用新技术时学习曲线的影响，但是还应重视，这有可能是 MIS 手术矫正脊柱畸形的局限性之一。

37.3   局限和未来趋势

人们已经提出了对 MISS 侧弯矫正、融合、穿棒和手术时间的理论关注。尽管有许多开放手术矫正脊柱畸形的技术，但是并非所有这些技术都适用于 MIS 环境下。在 MIS 手术时，更强调旋棒、不同棒的预弯、撑开、加压和术中牵引等。

儿童患者的融合模式不同于成人，似乎更容易骨愈合[29-30]。然而，尚未见到有关 MIS 矫正 AIS 的融合率和（或）融合时间的报道，而这两项才是前瞻性长期随访研究所迫切需要的关键指标，以评价 AIS 治疗的主要目标，并阐明 MIS 矫正青少年脊柱畸形的真正临床效益。

MIS 技术矫正 AIS 的发展致力于降低传统开放入路的并发症发生率，至少在短期随访时显示出了这方面的可能性。在制订 AIS 手术计划时，为术者和患者提供了另外的选项。

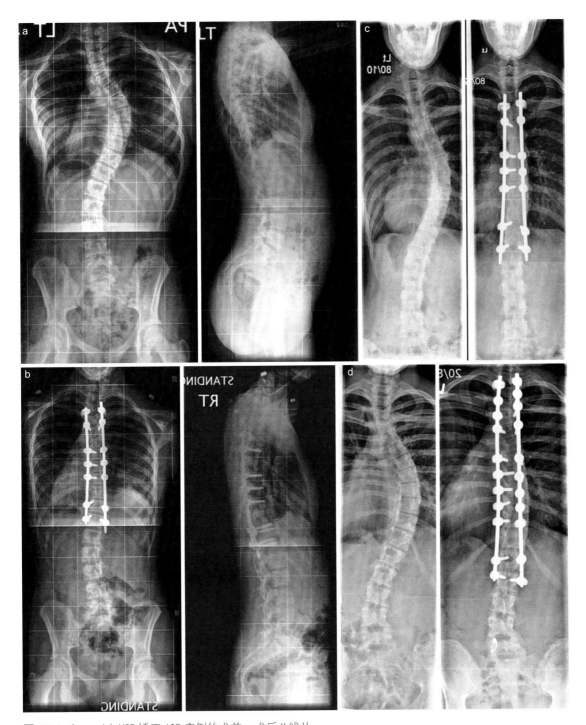

图 37.4 （a~d）MIS 矫正 AIS 病例的术前、术后 X 线片

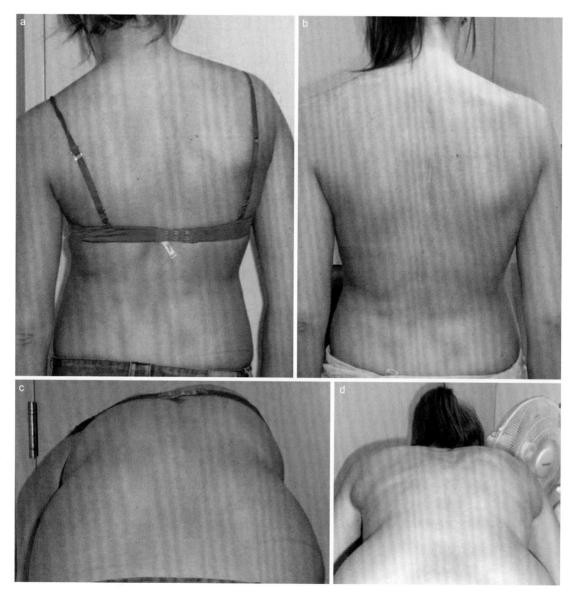

图 37.5　术前和术后 18 个月患者的外观照片 .（a）术前脊柱畸形照片，（b）术后外观照片，（c）术前肋骨突起畸形，（d）术后肋骨突起矫正

（Firoz Miyanji 著　郑文杰　丁金勇 译　周　跃 校）

参考文献

1. Kishan S, Bastrom T, Betz RR, Lenke LG, Lowe TG, Clemets D, D'Andrea L, Sucato DJ, Newton PO. Thoracoscopic scoliosis surgery affects pulmonary function less than thoracotomy at 2 years postsurgery. Spine. 2007;32(4):453–8.
2. Lonner BS, Auerbach JD, Estreicher MB, et al. Pulmonary function changes after various anterior approaches in the treatment of AIS. J Spinal Disord Tech. 2009;22(8):551–8.
3. Newton PO, Perry A, Bastrom TP, et al. Predictors of change in postoperative pulmonary function in adolescent idiopathic scoliosis: a prospective study of 254 patients. Spine. 2007;32(17):1875–82.
4. Reddi V, Clarke Jr DV, Arlet V. Anterior thoracoscopic instrumentation in adolescent idiopathic

scoliosis: a systematic review. Spine. 2008;33(18): 1985–94.

5. Newton PO, Upasani VV, Lhamby J, et al. Surgical treatment of main thoracic scoliosis with thoracoscopic anterior instrumentation a five-year follow-up study. J Bone Joint Surg Am. 2008;90(10):20077–89.

6. Wong HK, Hee HT, Yu Z, et al. Results of thoracoscopic instrumentation and fusion versus conventional posterior instrumented fusion in AIS undergoing selective thoracic fusion. Spine. 2004; 29(18):2031–8.

7. German JW, Adamo MA, Hoppenot RG, et al. Perioperative results following lumbar discectomy: comparison of minimally invasive discectomy and standard microdiscectomy. Neurosurg Focus. 2008;25(2):E20.

8. Ryang YM, Oertel MF, Mayfrank L, et al. Standard open microdiscectomy versus minimal access trocar microdiscectomy: result of a prospective randomized study. Neurosurgery. 2008;62:174–81.

9. Righesso O, et al. Comparison of open discectomy with microendoscopic discectomy in lumbar disc herniations: results of a randomized controlled trial. Neurosurgery. 2007;61(3):545–9.

10. Peng CW, et al. Clinical and radiographic outcomes of minimally invasive versus open transforaminal lumbar interbody fusion. Spine. 2009; 34(13):1385–9.

11. Katayama Y, Matsuyama Y, Yoshishara H, et al. Comparison of surgical outcomes between macro discectomy and micro discectomy for lumbar disc herniation: a prospective randomized study with surgery performed by the same spine surgeon. J Spinal Disord Tech. 2006;19:344–7.

12. Rampersaud YR, Annand N, Dekutoski MB. Use of minimally invasive surgical techniques in the management of thoracolumbar trauma: current concepts. Spine. 2006;31(11):S96–104.

13. Smith JS, Ogden AT, Fessler RG. Minimally invasive posterior thoracic fusion. Neurosurg Focus. 2008; 25(2):E9.

14. Kawaguchi Y, Matsui H, Tsuji H. Back muscle injury after posterior lumbar spine surgery. A histologic and enzymatic analysis. Spine. 1996;21:941–4.

15. Kawaguchi Y, Matsui H, Tsuji H. Back muscle injury after posterior lumbar spine surgery. Part 1: Histologic and histochemical analyses in rats. Spine. 1994;19: 2590–7.

16. Kawaguchi Y, Matsui H, Tsuji H. Back muscle injury after posterior lumbar spine surgery. Part 2: Histologic and histochemical analyses in humans. Spine. 1994;19:2598–602.

17. Kawaguchi Y, Yakubi S, Styf J, et al. Back muscle injury after posterior lumbar spine surgery. Topographic evaluation of intramuscular pressure and blood flow in the porcine back muscle during surgery. Spine. 1996;21:2683–8.

18. Kim DY, Lee SH, Chung SK, et al. Comparison of multifidus muscle atrophy and trunk extension muscle strength: percutaneous versus open pedicle screw fixation. Spine. 2005;30:123–9.

19. Macnab I, Cuthbert H, Godfrey CM. The incidence of denervation of the sacrospinalis muscle following spinal surgery. Spine. 1977;2:294–8.

20. Mayer TG, Vanharanta H, Gatchel RJ, et al. Comparison of CT scan muscle measurements and isokinetic trunk strength in postoperative patients. Spine. 1989;14:33–6.

21. Rantanen J, Hurme M, Falck B, et al. The lumbar multifidus muscle five years after surgery for a lumbar intervertebral disc herniation. Spine. 1993;18:568–74.

22. Sihvonen T, Herno A, Paljärvi L, et al. A local denervation atrophy of paraspinal muscles in postoperative failed back syndrome. Spine. 1993;18:575–81.

23. Styf JR, Willén J. The effects of external compression by three different retractors on pressure in the erector spine muscles during and after posterior lumbar spine surgery in humans. Spine. 1998;23:354–8.

24. Weber BR, Grob D, Dvorák J, et al. Posterior surgical approach to the lumbar spine and its effect on the multifidus muscle. Spine. 1997;22:1765–72.

25. Anand N, Baron EM, Thaiyananthan G, et al. Minimally invasive multilevel percutaneous correction and fusion for adult lumbar degenerative scoliosis: a technique and feasibility study. J Spinal Disord Tech. 2008;21:459–67.

26. Hsieh PC, Koski TR, Sciubba DM, et al. Maximizing the potential of minimally invasive spine surgery in complex spinal disorders. Neurosurg Focus. 2008;25(2):E19.

27. Samdani AF, Asghar J, Miyanji F, et al. Minimally invasive treatment of pediatric spinal deformity. Semin Spine Surg. 2011;23(1):72–75.

28. Miyanji F, Samdani AF, Marks M, et al. Minimally invasive surgery for AIS: an early prospective comparison with standard open posterior surgery. J Spine. 2013;2(4):S5–001.

29. Cahill PJ, Marvil S, Cuddihy L, et al. Autofusion in the immature spine treated with growing rods. Spine. 2010;35:E1199–203.

30. Betz RR, Petrizzo AM, Kerner PJ, et al. Allograft versus no graft with a posterior multisegmented hook system for the treatment of idiopathic scoliosis. Spine. 2006;31:121–7.

第 **38** 章 微创脊柱外科的未来

38.1 引言

如此多的因素影响着微创脊柱外科（MISS）未来的发展，因此进行预测是非常困难的，也是极不明智的。其中许多因素，即便不是大多数，与外科、内科甚至卫生保健几乎没有任何关系。然而，为了系统地思考这一问题，首先让我们定义什么是"微创脊柱外科"，然后，我们再考虑"在一个理想的世界里，MISS 将走向何方？"其次，让我们研究"什么因素能够改变 MISS 的发展道路？"最后，结合这两个问题的答案所得到的信息，让我们思考最后一个问题，即"MISS 未来可能向何处发展？"

38.2 什么是 MISS？

最近，关于什么样的外科才能称之为真正的 MISS，什么样的不能，已经引起了很大的争议。一个 2 cm 的皮肤切口是 MISS 吗？3 cm 的是吗？ 4 cm 的是吗？ 25 cm 的是吗？或者 MISS 与皮肤切口的大小无关？MISS 完全不能损伤肌肉和其他软组织吗？必须要通过管状牵开器来做吗？必须要使用内镜吗？只有进行有限的脊旁肌肉分离的手术才能称得上是 MISS 吗[1-2]？如果通过一个小切口并采用软组织保护技术完成椎体次全切除，这样的手术是 MISS 吗？毫无疑问，各种被称为 MISS 的手术，以及需要治疗的不同疾病（从一个较小的椎间盘突出到硬膜下肿瘤和严重的脊柱侧凸），使提出一个明

确的定义变得更加复杂。不过，笔者提议，应根据相应的开放手术来判断每一例 MISS 手术。因此，一个 MISS 手术的可能定义是：

当与相应的开放手术相比时，一个能够显著减少与入路相关的软组织损伤的脊柱外科手术。

应当注意，这一定义并没有明确规定任何具体的医疗器械、手术入路、出血量和皮肤切口等。此外，这在细节上仍有一些含糊不清。然而，在某些方面，这个问题有些类似于"淫秽"的定义问题。正如法官 Potter Stewart 在 1964 年所说："现在我不再尝试给淫秽定义，况且我也从来没有成功清晰地定义过。但是，当我看到它时，我就知道它……"[3]。上述定义至少给了你这样一个工具，即"当你看到它时，你就知道它"。

38.3 MISS 未来将走向何方？

几年前，在有关相同问题的展望章节中，我曾提出："MISS 必定会飞速发展，并将成为脊柱外科的主流技术"[4]。我的上述学术思想建立在这一理念之上，即 MISS 能最接近实现脊柱外科的"目标"。因此，MISS 必须朝着最有利于获得理想的手术结果的方向发展，即尽可能地减少疼痛、解剖结构破坏、并发症和成本。这是最理想的，但因所涉及的具体手术步骤而不同。我们已经讨论过脊柱畸形的矫正手术，因此，本章将讨论脊柱畸形手术最理想的未来发展。脊柱畸形手术最理想的目标包括：①矢状面、冠状面和轴位畸形完全矫正，② 100% 的融

合率，③无并发症，④疼痛缓解，⑤椎旁软组织解剖结构保护完好，⑥出血少，⑦即刻恢复正常高质量的日常生活。

这是一个可以实现的目标吗？现在，越来越多的文献表明，与相应的开放脊柱手术相比，MISS 技术获得了相同的远期临床结果，但术后疼痛明显缓解，且止痛药用量较少[5-6]，出血量少[7-8]，感染率低[9]，一般不需要重症监护[10]，住院时间较短[7-8]。生理应激减少[11]。并发症发生率较低[12]。肌肉萎缩减轻[13]，且精准地保留了正常运动[14]。融合率为 80% ~ 95%[8, 15]。所以，这实现了上述的理想吗？没有。但是，的确在许多方面都取得了显著改善，如：并发症、疼痛缓解、软组织解剖、出血和恢复正常活动的进度等。

运用 MISS 技术进行脊柱畸形矫正的能力也获得了进步。Anand 等报道 12 例患者，冠状面 Cobb 角从平均 18.93°（ SD=10.48°）矫正为 6.19°（ SD=7.20°）[16]。最近，Wang 报道一项 "混合"MISS 技术，运用此项技术，冠状面 Cobb 角从术前的 29.2° 矫正为 9.0°，腰椎前凸角从术前的 27.8° 矫正为 42.6°，SVA（ 矢状面垂直轴偏距）从 7.4 cm 改善为 4.3 cm[1]。VAS 和 ODI 等临床结果与开放的畸形矫正术相同。

在笔者自己的系列患者中，至少随访 2 年（ 即，我最早完全运用 MISS 技术矫正脊柱畸形的患者），冠状面 Cobb 角从术前的 25.9° 改善为 8.3°。腰椎前凸角（ LL ）稍有改善，从 27.9° 矫正为 33.6°。PT（ 骨盆倾斜角）由 25.7° 改善为 18°，SVA 由 5.1cm 稍加重为 5.7cm。因此，虽然脊柱冠状面畸形显著改善，但 LL、PT 和 SVA 无明显变化。然而，随着技术和工艺的进步，最近获得的上述数据已有明显改善。在最近的 5 例手术患者，冠状面 Cobb 角由 33.1° 改善为 9.3°，LL 由 14° 改善为 34.9°，PT 从 29.6° 矫正为 19.1°，SVA 从 8.1cm 矫正为 4.0cm。因此，

即便时间较短，MISS 矫正矢状面畸形的结果就获得了显著改善。随着临床经验、技术和内固定器械的不断丰富、提高和改进，治疗结果也有望越来越好。最后，应该指出的是，即便在早期开展的微创手术患者的放射学结果不如开放手术，但是，VAS、ODI 和 SF-36 评分结果组间并无显著性差异（ 尚未发表的数据），并且仍然保持着代表 MISS 技术的典型优势，即，能够显著缩短住院时间，减少术中出血，降低脑脊液漏和伤口感染的发生率，有趣的是，还能降低交界性后凸的发生率！

38.4　什么因素能够改变 MISS 的发展道路？

38.4.1　患者需求

随着公众意识的提高，患者对 MISS 技术的需求将会逐渐增加。这一点对传统的"大"手术而言更是如此，如脊柱侧凸的矫正，因为这样的手术常常导致长期而严重的疼痛，较高的并发症发生率，而且恢复时间较长。随着患者通过互联网获得越来越多的信息，这种对 MISS 的需求将会日益增多。再者，随着越来越多已接受过 MISS 手术的患者给他们的朋友和邻居所做的见证，公众意识将进一步提高，因此，对 MISS 技术的需求还将进一步增加。

38.4.2　技能水平和教育

任何外科手术的成功都取决于外科医生安全顺利地完成手术的能力。相应的，这取决于手术固有的难度和术者的技能水平。因此，教育和培训对增加 MISS 技术在矫正脊柱畸形中的应用至关重要。现在，精通 MISS 技术的外科医生没有脊柱侧凸矫正手

术的丰富经验，反之亦然。对于仅拥有其中一种技能的外科医生而言，为了掌握 MISS 矫正脊柱畸形的技术，也有必要精通"另一项"技术。对 MISS 医生而言，这意味着还应掌握脊柱侧后凸畸形的自然病史和病因病理学，枕骨脊柱 - 骶骨 / 骨盆平衡的复杂生物力学，以及实现脊柱平衡所需要的外科技术。对于脊柱侧凸外科医生而言，这意味着还必须熟练自如地使用一整套新器械，可能要学习二维视野（如：内镜下）手术所需要的视觉和本体感受技能，学习在可扩张管道的狭窄空间下进行手术操作（因此只能进行平行工作，而不能进行三角工作），还要能完成复杂的手术操作，如：在非常狭小的空间进行止血和硬脊膜缝合。

一般而言，新技术需要一到两代才能被广泛接受。这部分是因为有必须要学习的知识和技能，但也受到本科生和研究生教育性质的影响。正在接受 MISS 畸形矫正技术培训的外科住院医师仅仅把学到的这些技能作为他们治疗方法的一部分。由于越来越多的医疗培训机构都有技术熟练的教师，MISS 将成为治疗的标准，这与美国过去 25 ～ 30 年来接受脊柱内固定术的方法类似。鉴于这样的接受速度，即将到达活跃的职业生涯终点的脊柱外科医生将可能永远不需要学习这些技术。然而，那样就会使一部分外科医生在住院医师期间不能得到 MISS 畸形矫正技术的培训，但是他们前面还有很长的职业生涯，他们必须学习这些技术才能完成最高水平的外科手术。由于这不是通过周末课程学习就能够很好掌握的手术方法，所以，问题是：这些外科医生如何才能掌握这些技术？

目前，有关获得这些培训的建议包括了一系列的教育步骤。首先，训练有素的脊柱畸形外科医生应参加一次或多次有关 MISS 手术适应证、禁忌证、理论和基本技术的教学课程。同样的，训练有素的 MISS 医生也应参加学习有关脊柱畸形外科学的基本原理和技术课程。其次，还应完成在泡沫骨模型和尸体上的实际操作培训。尽管尚处在开发和实施的初期阶段，计算机模拟在培训中也可能具有一定的作用。第三，受训的外科医生应观摩数台由经验丰富的 MISS 畸形外科医生完成的手术。最后，对于经验较少的 MISS 畸形外科医生而言，如有机会，在独立进行手术操作前，最好在导师的监督指导下独自完成几例手术。对于外科医生而言，最后一条建议可能是很困难的，因为几乎没有脊柱中心可以提供这样的条件。除传统生产商和专业学会的培训课程外，微创脊柱外科学会（SMISS）专门开发了一门规定课程，以讲授基础和先进的 MISS 操作技能。

38.4.3　内固定器械

在 MISS 的诸多挑战中，位居第一的可能是手术区域的可视化问题。无论是内镜或显微镜外科技术，目前都仍存在着一定的局限性。一方面，内镜可视化提供了手术区域的高质量图像，且内镜的顶端没有手柄，术者的手也不遮挡看手术区域的视线，当内镜进出切口时不会撞坏显微镜镜头。然而，这一优势的代价就是需要在二维视野下工作，较大体积的摄影机镜头占据了部分工作通道。为防止这样的不利情况发生，许多外科医生选用显微镜可视化。虽然这样解决了二维视野下的工作问题，但是，如上所述，这样却产生了术者的手和显微镜的臂位于比较狭小的视野，遮挡了看手术部位视线的问题。新研发的刺刀样显微镜，一定程度上解决了这一问题。这确实将术者的手移出视野，但不能移出显微镜的臂。很多情况下，外科医生选用放大倍数较小但简单易用的双目放大镜，而不用内镜或显微镜。

MISS 畸形矫正术的第二个挑战就在于器械本身。自我们早期致力于 MISS 以来，尽管基本的内固定器械已取得很大进展，但可用于先进的 MISS 操作的工具仍然非常有限。例如：采用 MISS 侧方或腹膜后入路进行腰段脊柱冠状面畸形矫正是很好的。然而，从这样的入路对椎体进行固定的器械仍有待改进。此外，经此入路运用现有的器械进行旋转畸形的矫正也收效甚微。尽管侧方入路也可用于胸段脊柱和胸腰段交界区，但在这些区域进行手术操作所需的专业技术远超过腰段脊柱。因此，人们很想知道改进后的器械是否能使这些部位的手术困难更少一些。

无论运用开放或 MISS 技术，后路畸形矫正通常需要联合多项外科技术，包括：小关节融合术、Smith-Petersen 截骨术、经椎弓根椎体截骨术，偶尔甚或脊椎切除术。所有这些手术都可以运用 MISS 技术完成。然而，完成这些手术所使用的牵开器和其他器械都是"第一代"产品。尽管这些器械可以很好地适用于腰段，因为在腰段肌肉主要平行于脊柱，但这些器械在更复杂的解剖部位却很不好用。对于多节段脊椎切除术，就必须把磨钻改进得更细更长。此外，还必须备有随时可配用于每一种磨头的各种保护套筒，以保护狭小视野内的周围结构。必须设计成可通过管道使用的显微器械，生成的图像如在显微镜下一样的清晰。还必须设计便于缝合硬脊膜的器械。因此，虽然现有的器械在技术上是可用的，针对完成这些操作进行专门的设计改进将会使手术变得更加便捷。

同样的，尽管已经开发了能经皮穿入连接棒和植入椎弓根螺钉的器械，但是，无论在穿棒前或穿棒后，我们还不能进行复杂的弯棒操作。运用现有的器械也不能行后路矫正冠状面畸形。因此，对畸形矫正的程度也很有限。为了完成这些更复杂的操作，就必须对器械进行有针对性地改进。至于较大的脊柱重建手术，如脊柱侧凸的矫正，还必须研发可供用于 MISS 去旋转、加压、撑开和原位弯棒等的专门器械。

38.4.4　影像导航

脊柱、脊柱内及其周围软组织结构的三维解剖知识对于安全完成 MISS 至关重要。在复杂旋转的脊柱畸形，理解这些解剖结构尤其困难，对这样的脊柱进行精确成像也是极具挑战性的。例如，仅用 C 臂 X 线机对椎弓根成像常需极度旋转手术台，这样患者就有从手术台上滑落的危险。此外，即便获得了满意的影像，并非所有的外科医生都能轻而易举地将二维的 X 线透视成像转化为三维解剖结构。况且，手术团队所接触的辐射量已成为一个备受关注的问题。

术中导航和术中 CT 成像已很大程度上解决了这些问题。Kim 等最近报道，X 线透视导航与传统 X 线透视相比，总的辐射暴露时间已从 147 秒减少到 57 秒[17]。同样的，Florian 等报道，使用 CT 影像导航，总辐射暴露时间已从 177 秒减少到 75 秒[18]。

除辐射暴露减少外，精准度和可靠性也显著增加。然而，这些成像模式也有一定的局限性。在使用影像导航的整个过程中，参考框架必须固定不动才能精准。使参考框架精准的手术区域相对较小，且手术过程中通常至少需要移动一次参考框架（因此需要第二次 CT 扫描）。有助于术者的其他方面的改进还有：①改进且广泛使用的导航器械，这些导航器械能够精准显示完成手术操作所需要的专门工作器械；②不依赖于摄影机和成像阵列之间的"视线"成像的影像技术；③体积更小的设备（如：O 型臂）和④更省时高效的技术。

38.4.5　成本和生活质量（QOL）

在过去 10 年里，人们对患者评价结果、生活质量和成本的重视似乎超过了对药物及手术等科学技术进步的兴趣。虽然这可能对医学知识的快速传播有不利影响，但却对我们如何缜密地评价自己的手术结果具有积极作用。目前，已发表的有关远期生活质量和脊柱侧凸手术成本的文献资料较少。然而，这一领域已取得了一些进展。例如，已通过脊柱侧凸研究学会（SRS）收集并发表了年龄 - 性别的标准数据[19]。以此为基线设计进一步的研究方案并进行比较研究。同样的，Glassman 等已经定义了腰椎融合术的最小临床效益评价参数[20]。在他们的研究中，为评价临床效益，腰背痛必须改善 41%，下肢疼痛必须改善 38%，SF-36 必须改善 31.5%，Oswestry 功能障碍评分（ODI）必须改善 36%。Moktar 等报道，退行性腰椎滑脱术的 1 年期健康相关生活质量（HRQOL）与髋或膝关节置换术的获益相当[21]。

同样的进展也见诸于 MISS 文献的报道，尽管可搜索到的文献数量显著少于开放手术。Parker 等报道，与退行性腰椎滑脱的开放手术相比，MISS 取得了相当的 QOL 结果，且 2 年期成本节省 \$8 731[22]。他们的结论认为，MISS 是一项能够降低成本的技术。Wang 等也报告了相似的结果和结论[23]。在一篇发表于 2010 年的文献综述中，Allen 和 Garfin 的结论认为："尽管 MISS 的成本 - 效益仍有待认真研究，但现有为数不多的经济学研究表明，MISS 有可能是一项低成本高效益的治疗方法……"[24] 他们还认为，区别 MISS 最重要的特征主要包括：感染率低、入路损伤小、手术并发症发生率低、出血少、住院时间短、术后麻醉性镇痛药用量小以及术后复工快等。我们研究的初步数据表明，与脊柱侧凸开放手术相比，MISS 总并发症发生率大约减少了 50%，且出血量明显减少，感染率显著下降（待发表）。成本 - 效益分析和 QOL 评价也在进行之中。

38.4.6 医疗保健政策

以上所有讨论都集中在医疗服务供给的

医学知识、技术和教育方面的问题，以相对可以预见的方式，我们能对这些问题进行评价、理解和改变。这其中的每一方面都使我们展望到这样的前景，虽然缓慢，但是 MISS 技术的应用将逐渐扩展到大多数脊柱手术，包括脊柱畸形的矫正。然而，无法确定的是，最近改变的国家医疗保健政策将如何影响美国医疗服务的供给，尤其是对与手术有关的影响。《患者保护与平价医疗法案（PPACA）》的实施无疑将极大地改变对患者脊柱手术服务的提供，因为缺乏做出判断所需要的任何真实信息，所有改善或恶化的断言都不过是一种推测而已。正在实施的成千上万的规章制度，其中许多是相互矛盾的，有可能导致各种变化。例如，一般建议，健康保险交易市场和调节保险公司行为的新条例增加使用医疗保险患者的人数。另外，独立支付咨询委员会（IPAB）的可能决定，比较效益委员会（CERC）的早期指导方针，所有这些因素都将限制为这些重病且最需要的患者提供先进的医疗服务。老年脊柱畸形患者当然属于这一类别。一种可能的情况是，例如，不是保险公司拒绝向有需要的患者提供手术服务（于是患者有法律追索权），而是 IPAB 通过了一项国家政策确定同样的患者没有享有为那样的手术支付费用的资格（于是患者就没有法律追索权）。因此，人们不禁要问：这些患者"将会"获得"究竟什么样的"医疗服务呢？他们经常去看的主治医生也不可能提供给他们最需要的医疗服务。

另外一项不可预测的变化是私人行医参与到"责任制医疗组织（ACOs）"的快速转型，和随之而来的医疗保健支付机制的可能改变。无法掩盖的事实在于，ACOs 是实行配给医疗保健资金的工具。在多学科医学专家团队参与 CMS（医疗服务委员会）实施的"结余分享计划"的背景下，毫无疑问，尽管越来越多的证据表明采用手术的远期成本少于长疗程且效果不佳的非手术疗法，但手术的一次性高费用仍将被大幅度地削减。

尽管目前医疗保健环境的一系列不确定因素似乎是无穷无尽的，但是，另外一个影响美国医疗保健发展和提供的因素特别值得一提。大部分最终能应用于患者的医疗设备都是由具有创业精神的医生／科学家与生产商联合开发的。这些医疗保健的研发经费很少出自联邦政府，如：国立卫生研究院（NIH）。最近征收的 2.3% 的医疗设备税肯定对新设备的研发产生不利影响，从而也会对医疗保健的供给改善造成负面作用。

38.5　未来 MISS 将走向何处

如果不考虑外界因素，随着临床经验、技术和器械工艺的持续改进，运用 MISS 技术很可能完成脊柱侧凸畸形更大的矫正。可以肯定的是，MISS 技术肯定可用于矫正原发性腰椎侧凸。不确定可用于矫正原发性胸椎侧凸或"双主弯"脊柱侧凸畸形。虽然只是最近才组织实施前瞻性、多中心试验，仅比较开放与 MISS 手术矫正脊柱畸形的结果和成本效益，但是，从大量脊柱手术积累了足够的回顾性数据肯定支持提出这样的观点。即便现在还没有理想的技术和器械供 MISS 医生使用，随着上述问题的解决，MISS 技术将会得到更迅速地推广应用。

话虽如此，医学并非生存在一个与世隔绝和受保护的世界。目前，医疗配给的框架结构依然如故，投资于医疗器械开发的资金已下滑多年，且联邦政府最近已制定了对医疗器械开发的惩罚性税收政策，这将进一步阻碍医疗技术的发展。这些因素必将对美国医疗保健的提供方式以及 MISS 技术在该框架结构中的作用产生重要影响。在一个医疗保健资金配给制的系统中，择期脊柱手术将整体下滑。此外，医学创新速度也将同样减

缓。在此背景下，如果发现 MISS 技术能以更低的成本提供 QOL 结果更好、相当或大致相当的服务，那么，未来，MISS 技术必将继续扩大在脊柱手术中的应用份额。其他因素，诸如低感染率、低并发症发生率、出血量少和术后疼痛轻微等，都无疑会有助于 MISS 技术的推广。另外，如果发现 MISS 技术并非低成本高效益，或者结果与开放手术一样，那么，其他因素，如教育培训、技术熟练程度和操作难度还将对 MISS 技术的发展产生负面影响。如果是这样，MISS 只能为一部分专科医生所使用，却不可能成为主流外科技术。

（Richard G. Fessler 著　宁广智　丁金勇 译　周　跃 校）

参考文献

1. Wang M. Improvement of sagittal balance and lumbar lordosis following less invasive adult spinal deformity surgery with expandable cages and percutaneous instrumentation. J Neurosurg Spine. 2013;18:4–12.
2. Shaffrey CI, Smith JS. Editorial: minimally invasive spinal deformity surgery. J Neurosurg Spine. 2013;18:1–2.
3. Potter, Stewart: Jacobellis v. Ohio *378 U.S. 184,* 1964.
4. Fessler RG. Promising advances in minimally invasive spine surgery. In: Sandhu FA, Voyadzis JM, Fessler RG, editors. Decision making for minimally invasive spine surgery. New York: Thieme Medical Publishers; 2011. p. 2071–206.
5. Fessler RG, Khoo LT. Minimally invasive cervical Microendoscopic Foraminotomy (MEF): an initial clinical experience. Neurosurgery. 2002; 51(5, Supplement):37–45.
6. O'Toole JE, Sheikh J, Eichholz KM, Fessler RG, Perez-Cruet MJ. Endoscopic posterior cervical foraminotomy and discectomy. Neurosurg Clin N Am. 2006;17:411–22.
7. Khoo LT, Palmer S, Laich DT, Fessler RG. Minimally invasive percutaneous posterior lumbar interbody fusion. Neurosurgery. 2002;51(5):S166–71.
8. Peng CWB, Yue WM, Poh SY, Mphyty WY, Tan SB. Clinical and radiological outcomes of minimally invasive vs open transforaminal lumbar interbody fusion. Spine. 2009;34:1385–9.
9. O'Toole JE, Eichholz KM, Fessler RG. Surgical site infection rates after minimally invasive spinal surgery. J Neurosurg Spine. 2009;11:471–6.
10. Eichholz KM, O'Toole JE, Fessler RG. Thoracic

microendoscopic discectomy. Neurosurg Clin N Am. 2006;17:441–6.

11. Huang TJ, Hsu RW, Li YY. Less systemic cytokine response in patients following microendoscopic versus open lumbar discectomy. J Orthop Res. 2005;23:406–11.

12. Rosen DS, O'Toole JE, Eichholz KM, et al. Minimally invasive lumbar spinal decompression in the elderly: outcomes in 50 patients aged 75 years and older. Neurosurgery. 2007;60:503–9.

13. Bresnahan I, Fessler RG, Natarajan RN. Evaluation of change in muscle activity as a result of posterior lumbar spine surgery using a dynamic modeling. Spine. 2010;35:E761–7.

14. Bresnahan L, Ogden AT, Natarajan RN, Fessler RG. A biomechanical evaluation of graded posterior element removal for treatment of lumbar stenosis: comparison of a minimally invasive approach with two standard laminectomy techniques. Spine. 2009;34:17–23.

15. Lauber S, Schulte TL, Liljenqvist U, Halm H, Hackenberg L. Clinical and radiologic 2–4 year results of transforaminal lumbar interbody fusion in degenerative and isthmic spondylolisthesis grades 1 and 2. Spine. 2006;31:1693–8.

16. Anand N, Baron EM, Thaiyananthan G, Khalsa K, Goldstein TB. Minimally invasive multilevel percutaneous correction and fusion for adult lumbar degenerative scoliosis: a technique and feasibility study. J Spinal Disord Tech. 2008;21:459–67.

17. Kim CW, Lee Y, Taylor W, Oygar A, Kim WK. Use of navigation-assisted fluoroscopy to decrease radiation exposure during minimally invasive spine surgery.

Spine J. 2008;8:584–90.

18. Florian TG, Kraus MD, Schneider E, Liener UC, Kinzl L, Arand M. Does computer-assisted spine surgery reduce intraoperative radiation doses? Spine. 2006;31:2024–7.

19. Baldus C, Bridwell K, Harrast J, Shaffrey C, Ondra S, Lenke L, Schwab F, Mardjetko S, Glassman S, Edwards C, Lowe T, Horton W, Polly D. The Scoliosis Research Society health-related quality of life (SRS-30) age-gender normative data. Spine. 2011;36:1154–62.

20. Glassman SD, Copay AG, Berven SH, Polly DW, Subach BR, Carreon LY. Defining substantial clinical benefit following lumbar spine arthrodesis. J Bone Joint Surg Am. 2008;90:1839–47.

21. Moktar SA, McCombe PF, Williamson OD, White MD, Gavin J, Sears WR. Health related quality of life: a comparison of outcomes after lumbar fusion for degenerative spondylolisthesis with large joint replacement surgery and population norms. Spine J. 2010;10:306–12.

22. Parker SL, Adogwa O, Bydon A, Cheng J, McGirt MJ. Cost-effectiveness of minimally invasive versus open transforaminal lumbar interbody fusion for degenerative spondylolisthesis associated low back and leg pain over two years. World Neurosurg. 2012;78:178–84.

23. Wang MY, Commock MD, Yu Y. An analysis of the differences in the acute hospitalization charges following minimally invasive versus open posterior lumbar interbody fusion. J Neurosurg Spine. 2010;12:694–9.

24. Allen RT, Garfin SR. The economics of minimally invasive spine surgery. Spine. 2010;35:S375–82.